CME TEXTBOOKS NATIONAL PROJECT | 国家级继续医学教育项目教材

# 免疫学及实验技术新进展

章晓联 主编

中華醫學電子音像出版社
CHINESE MEDICAL MULTIMEDIA PRESS
北 京

**图书在版编目（CIP）数据**

免疫学及实验技术新进展/章晓联主编. —北京：中华医学电子音像出版社，2018. 6

ISBN 978-7-83005-171-6

Ⅰ. ①免… Ⅱ. ①章… Ⅲ. ①医学-免疫学-实验-研究 Ⅳ. ①R392-33

中国版本图书馆 CIP 数据核字（2018）第 066127 号

网址：www.cma-cmc.com.cn（出版物查询、网上书店）

免疫学及实验技术新进展

MIANYIXUE JI SHIYAN JISHU XINJINZHAN

**主　　编**：章晓联
**策划编辑**：史仲静　冯晓冬
**责任编辑**：史仲静　王翠棉
**校　　对**：龚利霞
**责任印刷**：李振坤
**出版发行**：中華醫學電子音像出版社
**通信地址**：北京市东城区东四西大街 42 号中华医学会 121 室
**邮　　编**：100710
**E-mail**：cma-cmc@cma.org.cn
**购书热线**：010-85158550
**经　　销**：新华书店
**印　　刷**：廊坊市团结印刷有限公司
**开　　本**：889mm×1194mm　1/16
**印　　张**：24. 25
**字　　数**：620 千字
**版　　次**：2018 年 6 月第 1 版　　2018 年 6 月第 1 次印刷
**定　　价**：98. 00 元

# 编　者


**主　编**　章晓联

**副主编**　马春红　魏　林　黄　曦　王佑春

**编　者**　（以姓氏汉语拼音为序）

白　虹　天津医科大学
陈　朗　武汉大学基础医学院
陈　强　武汉大学医学研究院
邓郁青　河北医科大学基础医学院
窦亚峰　武汉大学基础医学院
方　敏　华中科技大学同济医学院
冯　勇　武汉大学基础医学院
高劲松　中山大学南方学院
韩　莉　三峡大学医学院基础医学院
洪　海　中山大学医学院基础医学院
胡艺兰　武汉科技大学基础医学院
黄　曦　中山大学医学院基础医学院
隗　维　斯坦福大学医学院外科系亚洲肝脏中心 Stanford University，School of Medicine，Department of Surgery，Asian Liver Center
李　舒　武汉大学基础医学院
梁晓红　山东大学基础医学院
刘光辉　武汉大学中南医院过敏科
刘　敏　武汉大学基础医学院
刘　胜　武汉大学基础医学院
刘　森　三峡大学医学院
刘万红　武汉大学基础医学院

刘　焰　武汉大学基础医学院
罗凤玲　武汉大学基础医学院
马春红　山东大学基础医学院
马运峰　西安交通大学基础医学院
潘　勤　武汉大学基础医学院
潘　璆　武汉大学基础医学院
彭　超　武汉大学中南医院过敏科
邱文洪　江汉大学医学院基础医学院
瞿少刚　南方医科大学
王宝菊　华中科技大学同济医学院附属协和医院
王　坤　武汉大学中南医院
王　瑾　武汉大学基础医学院
王佑春　中国食品药品检定研究院
魏　林　河北医科大学基础医学院
徐姗姗　武汉大学中南医院过敏科
殷　雷　武汉大学生命科学学院
曾瑞红　河北医科大学基础医学院
占玲俊　医科院医学实验动物研究所
张肆肆　武汉大学中南医院过敏科
章晓联　武汉大学基础医学院
赵颖岚　南方科技大学
郑　芳　华中科技大学同济医学院基础医学院
周媛媛　武汉大学基础医学院
朱　彬　华中科技大学同济医学院附属协和医院

# 主编简介

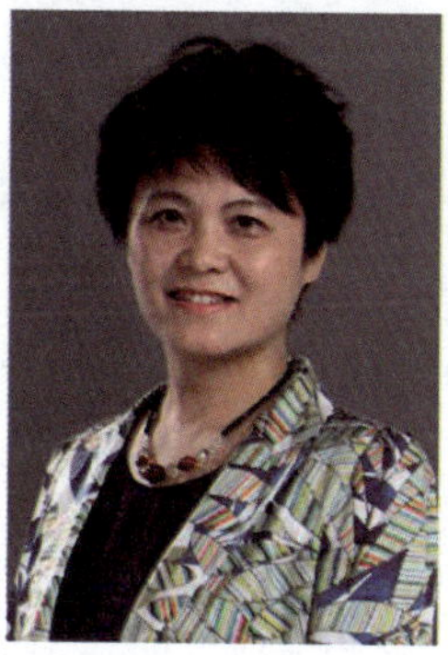

章晓联，女，二级教授，博士生导师。现任武汉大学基础医学院免疫学系系主任、湖北省过敏及免疫相关疾病重点实验室主任，病毒学国家重点实验室教授、博士生导师，武汉大学“珞珈学者”特聘教授。1997年获得香港科技大学博士学位；1997—2001年在美国马里兰大学作为博士后和研究专家；2005年获得中国青年女科学家提名奖；2009年入选国家“新世纪百千万人才工程”；2010年获得国家杰出青年基金；2013年获得湖北省首届医学领军人才荣誉称号；2013年获得国务院政府特殊津贴。现任中华医学会微生物及免疫学会副主任委员，中国免疫学会理事；第十三届全国政协委员，湖北省武汉大学教学名师。

主要从事人类重要胞内病原微生物感染免疫及糖免疫学研究，主持和承担国家“十一五”“十二五”“十三五”重大传染病专项课题、973课题、国家基金委杰出青年基金、重点及面上项目等。发表论文150篇，SCI论文103篇，被*Nature*等高水平期刊他引1000余次，单篇被引最高122次。获湖北省自然科学一等奖、二等奖，中华医学科技二等奖，教育部自然科学二等奖；研究成果曾被*Nature*、*Faculty of 1000*等多次专题报道和评价；获授权发明专利31项。国际会议大会邀请报告20余次。主编出版《医学免疫学》《病毒免疫学》《感染免疫学》《免疫学双语实验技术指导》等教材和著作7部。

# 内容提要

本书是一本立足于新世纪面向教学、科研和临床应用的免疫学实验最新进展的书籍。阐述了免疫学及相关实验技术的研究进展，内容涉及抗原-抗体体外反应、免疫细胞和免疫细胞功能的实验研究、免疫学新技术研究，同时还系统地介绍了常用的免疫学实验技术。本书内容具有系统性、实用性，既可以作为高等院校和科研院所的本科生和研究生教材，也可作为广大科研工作人员的实用参考书。

# 序 言

随着科学的发展，尤其进入新世纪以来，免疫学突飞猛进，出现了很多新的理论和新的技术，免疫学实验也与时俱进，紧跟时代的步伐。《免疫学及实验技术新进展》是一本立足于新世纪面向教学、科研和临床应用的免疫学实验最新进展的书籍。邀请参加编写的都是从事一线免疫学教学和科研，有着丰富的教学和科研指导经验，深厚扎实的理论基础，能够引领免疫学发展的方向，无论是在科研还是教学方面都取得了丰硕成果（教学、科研、教材编写等）的从事免疫学的专业人员。

本书编写的特点如下。

1. 本书具有免疫学及实验新技术的系统性、先进性和前沿性。免疫学迅猛发展，技术日新月异。本书既包括常用的经典免疫学实验技术，也介绍了一些新技术及其理论，以及常用的重要实验操作指南。全书共5篇，38章。

2. 本书还包括了一些免疫学最新发展的交叉学科实验技术及国际上最新的免疫学技术，如CAR-T免疫治疗、免疫与表观遗传学修饰、细胞自噬研究进展和流式细胞术、糖免疫学、非编码RNA与免疫相关技术和荧光标记假病毒成像技术等在免疫研究中的应用。

3. 本书既可以作为高等院校和科研院所的本科生和研究生教材，也可作为广大科研工作者非常实用的科研参考书。本书系统介绍了各类免疫细胞的分离与功能分析技术（如不同器官特异性免疫细胞、记忆性T细胞、Treg/Breg、ILC等）、抗体和补体反应、过敏反应实验和多种感染免疫动物模型等。

本书的编写凝聚了编者的学识、经验、精力和艰苦工作，对他们的付出表示衷心感谢！我们真心希望这本紧扣时代发展的免疫学实验技术教材能满足广大读者教学、科研、临床应用的需要，同时也恳请广大专家和读者对本书中的不足之处提出宝贵意见。期待本书能在今后的实践中不断充实、提高和完善。

**武汉大学基础医学院　章晓联**

2017年12月23日

# 出版说明

医疗卫生事业发展是提高人民健康水平的必然要求，医药卫生人才队伍建设是推进医药卫生事业改革发展、维护人民健康的重要保障。继续医学教育作为医学终身教育体系的重要组成部分，是实施人才强卫战略和卫生人力资源开发的主要途径和重要手段。

《国家级继续医学教育项目教材》系列于2006年经全国继续医学教育委员会批准，由中华医学会组织编写，具有以下特点：一是权威性，由全国众多在本学科领域内有较深造诣和较大影响力的专家撰写；二是时效性，反映了经过实践验证的最新学术成果和研究进展；三是实用性、指导性和可操作性，能够直接应用于临床；四是全面性和系统性，以综述为主，代表了相关学科的学术共识。

纵观《国家级继续医学教育项目教材》系列，自2006年出版以来，每一分册都是众多知名专家智慧的结晶，其科学、实用的内容得到了广大医务工作者的欢迎和肯定，被全国继续医学教育委员会和中华医学会共同列为国家继续医学教育推荐教材，同时连续被国家广播电视总局定为“十一五”“十二五”“十三五”国家重点出版物。

本套教材的编辑与出版得到了全国继续医学教育委员会、国家卫生和健康委员会科技教育司、中华医学会及其各专科分会与众多专家的支持和关爱，在此一并表示感谢！

限于编写时间紧迫、经验不足，本套教材会有很多不足之处，真诚希望广大读者谅解并提出宝贵意见，我们将在再版时加以改正。

《国家级继续医学教育项目教材》编委会

# 目 录

## 第五篇　常用免疫学实验技术

# 第一篇

# 抗原–抗体体外反应

# 凝集反应和沉淀反应研究进展

# 第1章

1890年德国学者 Behring 和 Katasato 用白喉外毒素免疫动物后发现，动物血清中产生一种能中和白喉外毒素的物质，称其为抗毒素。后来又在免疫动物或传染病患者血清中发现多种能与微生物及其产物发生特异性结合的物质，统称为抗体（antibody，Ab）。含有抗体的血清称为免疫血清，而能诱导抗体产生的物质称为抗原（antigen，Ag）。19世纪90年代后期，随着抗原抗体概念的建立，人们观察到许多体外抗原抗体反应现象，并相继创建了多种体外抗原或抗体的检测技术。特异性抗体主要存在于血清中，因此，体外的抗原抗体反应又称为血清学反应。根据参与的成分及反应特点，主要分为凝集反应、沉淀反应、补体参与的反应、中和反应等类型。随着现代免疫学、细胞生物学、分子生物学等相关学科的发展，基于抗原抗体特异性反应的免疫学检测技术也不断创新，广泛应用于临床诊断、生物学机制研究、食品卫生检查及动物检疫等。

## 一、凝集反应

1896年，Widal 利用伤寒杆菌抗原与伤寒患者的血清发生特异性凝集的现象有效地诊断伤寒。1900年，Landsteiner 发现人 ABO 血型，此后建立了血型凝集鉴定方法。

颗粒性抗原（如完整的细菌、细胞、螺旋体等，或可溶性抗原与载体颗粒结合成致敏颗粒）与相应抗体发生特异性反应，在适当浓度、电解质、温度的条件下，经过一定时间，出现肉眼可见的凝集物（图1-1）。这类抗原抗体反应称为凝集反应（agglutination reaction）。凝集反应分两个阶段：抗原抗体的特异性结合阶段；出现肉眼可见的凝集现象阶段。主要方法有直接凝集反应、间接凝集反应等。

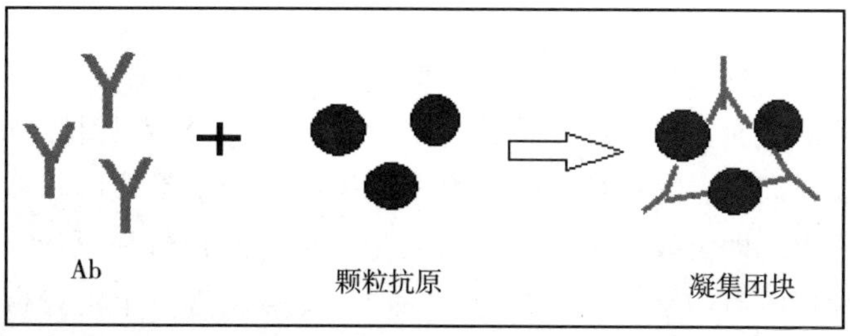


图1-1　凝集反应

## （一）直接凝集反应

细胞、细菌和螺旋体等本身即为颗粒性抗原，在适当电解质参与下可直接与相应抗体结合出现凝集，称为直接凝集反应（direct agglutination）。分为玻片法和试管法两种。

**1. 玻片凝集试验（slide agglutination test）** 玻片凝集试验为定性试验，用已知抗体检测未知抗原。一般用已知抗体作为诊断血清加一滴在玻片上，再加一滴待检颗粒性抗原，如菌液或红细胞悬液，两者混匀，轻轻摇晃玻片，数分钟后即可用肉眼观察凝集结果，出现颗粒凝集并其周围混合悬液由浑浊变为澄清透明者为阳性，如仍呈均匀浑浊状者则为阴性，并可在低倍镜下观察判断凝集强弱（图 1-2）。主要用于人 ABO 血型的鉴定、细菌的鉴定，此法简便、快速，适于大量标本检测。

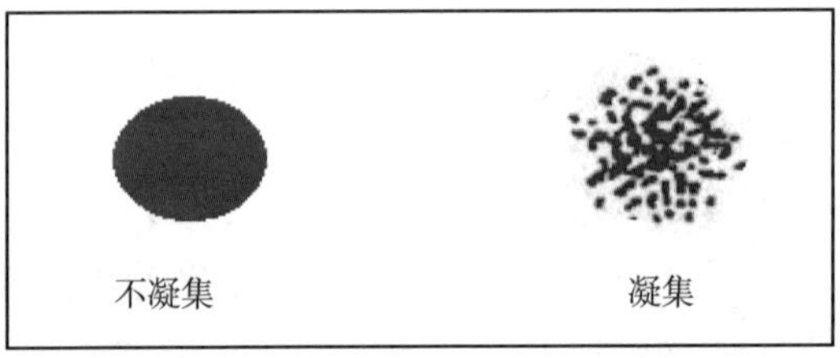


图 1-2 玻片凝集试验（ABO 血型鉴定）

**2. 试管凝集试验（tube agglutination test）** 试管凝集试验为半定量方法，用已知颗粒性抗原检测血清中有无相应抗体及抗体的相对含量。先将试管内待检血清用生理盐水连续成倍稀释，然后加入等量颗粒抗原混合，置 56℃水浴中 2~4 h（或置 37℃水浴箱中过夜），然后观察有无凝集及凝集强度。如管底沉积物呈圆形，边缘整齐，轻轻振荡，颗粒抗原即分散而呈浑浊现象，此为不凝集，阴性。凝集强度“++”指抗原部分凝集，液体半澄清，凝集颗粒小，但仍清晰可见。凡能与定量抗原产生明显凝集现象（++）的血清最高稀释倍数，即为该血清的凝集效价，也称滴度，以表示血清中抗体的含量。诊断伤寒、副伤寒病的肥达反应、诊断布氏菌病的瑞特反应，以及输血时常用于供受者的红细胞和血清的交互配血试验均属试管凝集法。多用于协助临床诊断或流行病学调查研究。

近年来肥达反应、瑞特反应有了改进，微量孔法代替传统的试管法，操作更简单快速，试剂用量少，反应时间短。

## （二）间接凝集反应

可溶性抗原与相应抗体直接反应不出现凝集现象。将可溶性抗原（或抗体）先吸附于一种与免疫无关的颗粒状载体的表面，形成致敏颗粒（或免疫微球），然后与相应抗体（或抗原）作用，由于载体颗粒增大了反应面积，当颗粒上的抗原（或抗体）与微量抗体（或抗原）结合后，在有电介质存在等适宜条件下，即可发生肉眼可见的凝集，称为间接凝集反应（indirect agglutination）（图 1-3）。间接凝集反应具有敏感性高、快速、简便等优点，也可半定量检测各种抗体和可溶性抗原，在临床上用于辅助诊断钩体病、血吸虫病、类风湿关节炎等。

用作载体的微球可用天然的微粒性物质，如人（O 型）和动物（绵羊、鸡、家兔等）的红细胞、活性炭颗粒或硅酸铝颗粒等；也可用人工合成或天然高分子材料制成，如聚苯乙烯胶乳微球等。红细胞载体颗粒主要吸附的是多糖类抗原，而对蛋白质抗原或抗体的吸附能力较差，且红细胞致敏后易出现溶血、污染等问题。聚苯乙烯胶乳载体吸附的抗体或抗原蛋白易脱落。载体的不稳定最终影响凝集结果的判断。新型凝集载体微米级二氧化硅因稳定、载体颜色可选、快速、简便、经济等优点具有广阔应用前景。

以载体颗粒吸附的成分来分，有正向或反向间接凝集试验；根据载体性质不同，分为间接血凝试验、间接乳胶凝集试验、间接明胶凝集试验等。

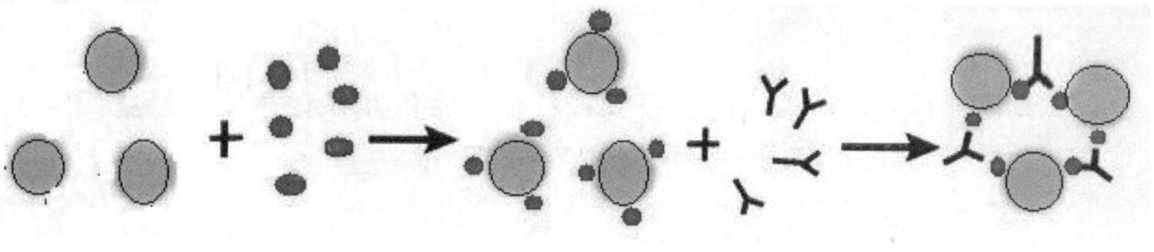


图 1-3　间接凝集试验

**1. 正向间接凝集试验（positive indirect agglutination test，简称间接凝集试验）**　将可溶性抗原吸附于载体表面，成为致敏微球，然后与相应的抗体反应，从而使载体被动凝聚，出现可见的凝集现象。用于检测细菌、病毒和寄生虫等感染后产生的抗体。

（1）间接血凝试验：如梅毒螺旋体抗体微量血凝试验。用梅毒螺旋体提取物致敏红细胞，用微量孔血凝分析法检查相应的抗梅毒螺旋体特异性抗体，其滴度在 1∶80 以上则可判定为抗体阳性，此试验的特异性与敏感性均高。间接血凝试验结果阴性：红细胞沉积于管底；阳性+：红细胞沉积于管底，周围有散在少量凝集；阳性++：红细胞形成片层凝集，面积较小，边缘较松散；阳性+++：红细胞形成片层凝集，面积多于++；阳性++++：红细胞形成片层凝集，均匀布满孔底，或边缘皱缩如花边状。

（2）间接胶乳凝集试验：胶乳凝集试验分试管法和玻片法两种，如用已知的人 IgG 致敏乳胶颗粒检测患者血清中的类风湿因子。

（3）间接明胶凝集试验：将全病毒抗原及重组抗原吸附在粉红色明胶颗粒上，以检测相应抗体，如检测抗人类免疫缺陷病毒（HIV）抗体以诊断艾滋病等。

（4）间接活性炭凝集试验：能定性或半定量检测梅毒的快速血浆反应素（RPR）试验，用活性炭颗粒（直径 3~5 μm）吸附心磷脂抗原，此致敏颗粒若与待检血清中的反应素即抗心磷脂抗体结合，就形成黑色凝集块，肉眼即可识别，试验在专用纸上的反应圈（内径 18 mm）内进行。本试验敏感性高而特异性较低，易出现假阳性，应结合临床病史或以梅毒螺旋体特异性抗体试验验证后做出诊断。目前一般作为筛选，观察疗效，复发及再感染。

**2. 反向间接凝集试验（reverse indirect agglutination test）**　是将抗体附在与免疫无关的载体颗粒上，再与可溶性的抗原发生凝集的试验（图 1-4）。利用抗体致敏颗粒检测可溶性抗原，如检测血清中的乙型肝炎表面抗原（HBsAg）及甲胎蛋白（AFP）等可溶性蛋白质抗原，可做疾病早期诊断。

## （三）间接凝集抑制试验

先让抗体与可溶性抗原作用，若待测可溶性抗原（或抗体）与抗体（或抗原）是对应的，

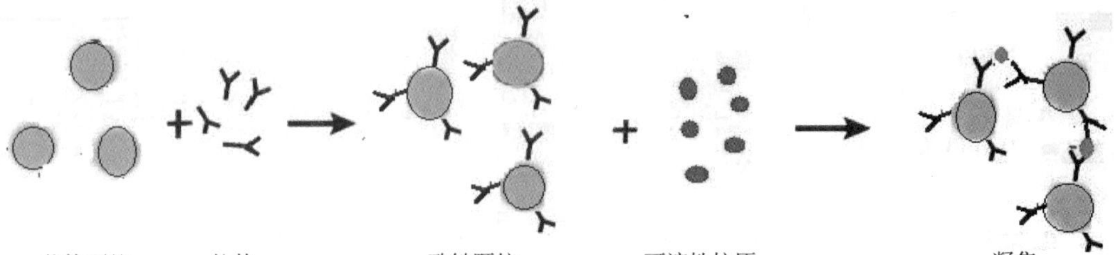


图 1-4 反向间接凝集试验

即先发生结合，则不能再与随后加入的抗原（或抗体）致敏载体颗粒发生凝集，使本应出现的凝集现象被抑制，结果阳性（图 1-5）。间接凝集抑制试验（indirect agglutination inhibition test）可用于检测抗体（如自身抗体、变态反应性抗体），也可测定抗原，如乳胶凝集抑制试验，检测人绒毛膜促性腺激素用于早期妊娠诊断。

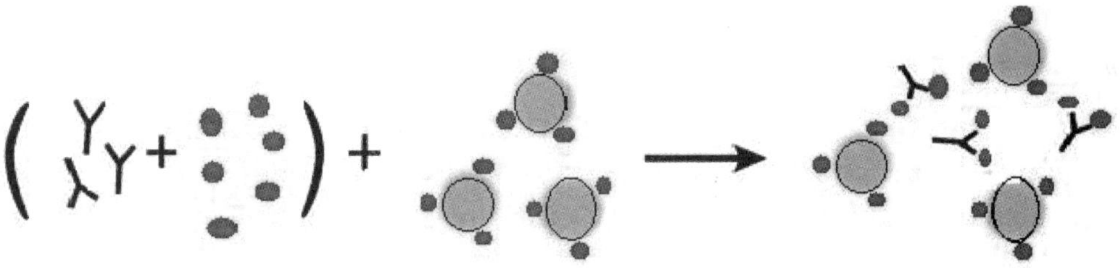


图 1-5 间接凝集抑制试验

## （四）抗球蛋白试验

抗球蛋白试验（antiglobulin test）方法是在 1946 年由英国剑桥免疫学家 Robin Coombs 与两位医师 Arthur Mourant 及 Rob Race 建立的，又称 Coombs 试验。是检测血液中不完全抗体的一种敏感方法。如人红细胞表面吸附有 IgG（称为不完全抗体），虽不能产生凝集现象，但抗人球蛋白抗体（抗 IgG 分子的 Fc 段），可以和红细胞上的抗体分子 Fc 段结合，起着搭桥的作用，使红细胞被动发生凝集，结果阳性，正常人均为阴性。如红细胞表面吸附的抗体是 IgA 或 IgM，要用对应的抗 IgA 和抗 IgM 抗体检测。目前，实验用的抗体由原来的多抗细分为多种单抗，实验操作从纯手工的普通试管法，和半手工的微柱凝胶卡，到全自动的固相法。在分析 Coombs 试验结果时，要结合患者病史及各实验室的参考值。抗人球蛋白试验分为直接试验与间接试验（图 1-6）。

**1. 直接抗球蛋白试验（direct antiglobulin test）** 直接试验是检测红细胞上有无不完全抗体，或检测体内被抗体致敏的红细胞。标本必须是抗凝血样，避免血液离体后被补体致敏，造成假阳性。操作时在小试管内加 5%红细胞标本 1 滴，用足量生理盐水洗涤 3~4 次，然后按试剂说明书加 1~2 滴最适浓度的多特异性抗球蛋白试剂，混匀后以转速 1000r/min 离心 1min，立即轻轻摇起读取结果。直接试验用于自身免疫性溶血性贫血（AIHA）和新生儿溶血病的诊断，以及溶血性输血反应的检查。

**2. 间接抗球蛋白试验（indirect antiglobulin test）** 间接试验是检查血清中游离的不完全抗体。在试管中加血清 2 滴，再加 1 滴相关的红细胞 5%悬液，37℃孵育 45~60min，用足量生理盐水洗涤 3~4 次，然后根据试剂说明书加抗 IgG 1~2 滴，立即离心读取结果。间接试验用于配血，血型鉴定、抗体筛选和鉴定。

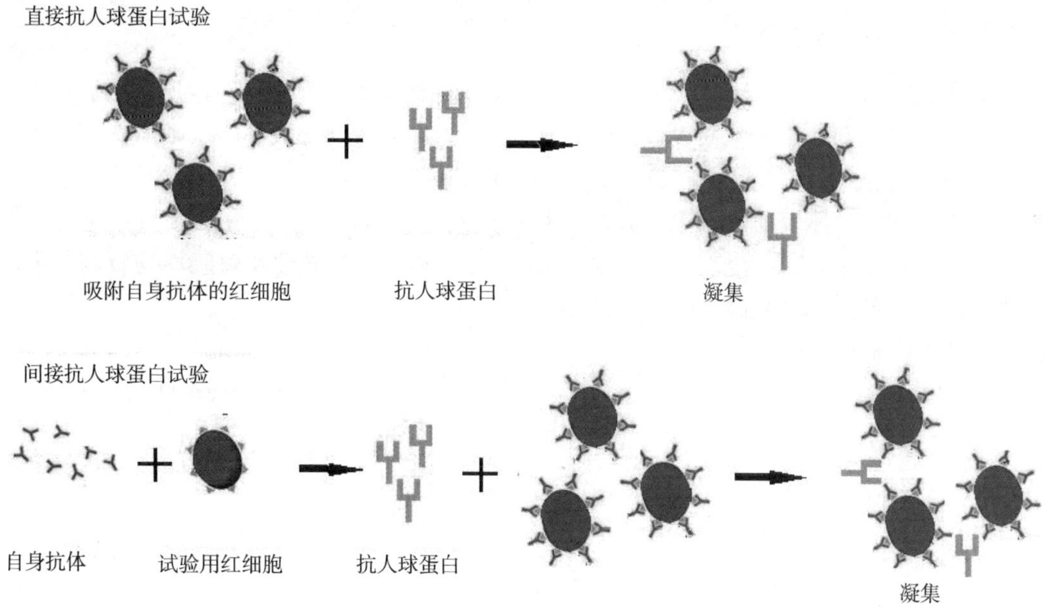


图 1-6　抗球蛋白试验

**3. 微柱凝胶试验（micro column gel test）**　1990 年，法国人 Y. Lapierre 将抗人球蛋白试验与凝胶分子筛技术相结合，建立了微柱凝胶免疫技术，即红细胞抗原抗体在微柱内的凝胶介质中发生肉眼可见的血凝反应，也可称为微柱凝胶血凝试验。在微柱凝胶管中，红细胞表面抗原与不完全抗体（IgG）特异结合，在抗人球蛋白的桥梁作用下，产生可见红细胞免疫凝集复合物；或红细胞表面抗原与完全抗体（IgM）直接产生免疫凝集物。在一定离心力下，形成的红细胞凝集团块被阻滞于呈三维空间网状结构的凝胶表层或凝胶颗粒间隙之中，为阳性结果，表示待检血标本中含有相应红细胞血型抗体；未凝集的红细胞在同样的离心力下，则通过微孔过滤到达微柱底部，即判断为阴性反应，表示待检血标本中无相应的红细胞血型抗体（图 1-7）。

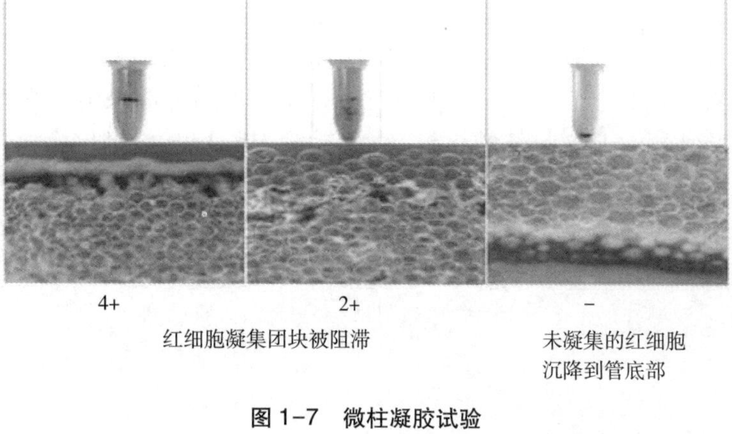


图 1-7　微柱凝胶试验

微柱凝胶法简单，一次离心多份标本，具有不需洗涤、准确、敏感、标本用量少、结果保存时间长、易于标准化、操作更安全等优点。用于临床交叉配血，是检测不完全抗体的常用方法，同时也可用于多种病原微生物、神经内分泌因子及肿瘤标志物的检测。

## (五) 协同凝集试验

协同凝集试验（coagglutination test）与反向间接凝集试验的原理类似，但所用的载体为金黄色葡萄球菌。金黄色葡萄球菌细胞壁成分中的A蛋白（staphylococcal protein A，SPA）能与人及多种哺乳动物（猪、兔、羊、鼠等）血清中IgG类抗体（IgG3除外）的Fc段结合。IgG的Fc段与SPA结合后，暴露在菌体表面的2个Fab段，仍保持其抗体活性和特异性，能与相应抗原特异结合，在金黄色葡萄球菌协同下出现凝集现象（图1-8）。本试验特异性及敏感性均较高，可用于细菌、病毒、毒素及各种可溶性微量抗原的检测。

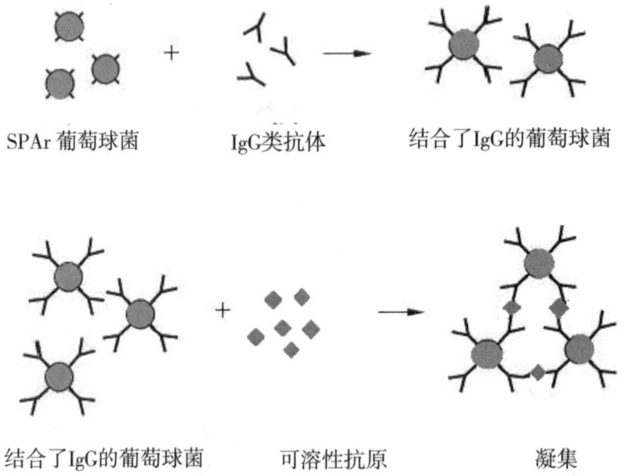


图1-8 协同凝集试验

## (六) 自身红细胞凝集试验

自身红细胞凝集试验（autologous erythrocyte agglutination test）与一般间接血凝试验不同，反应中的红细胞是未经致敏的受检者新鲜红细胞，所用抗体为抗人O型红细胞的单克隆抗体，能与各种血型的红细胞结合，但不出现红细胞凝集。这种抗体如与另一特异性抗体连接成双特异性抗体，则可检测标本中的抗原；如与特异性抗原连接，则可检测标本中的抗体（图1-9）。试验中的标本为受检者的全血，采指血或耳垂血进行试验，不需分离血清，受检者即刻可知检测结果。此试验已成功地用于HIV抗体的检测，也有检测HBsAg的试剂供应，其敏感度与间接血凝试验相同。

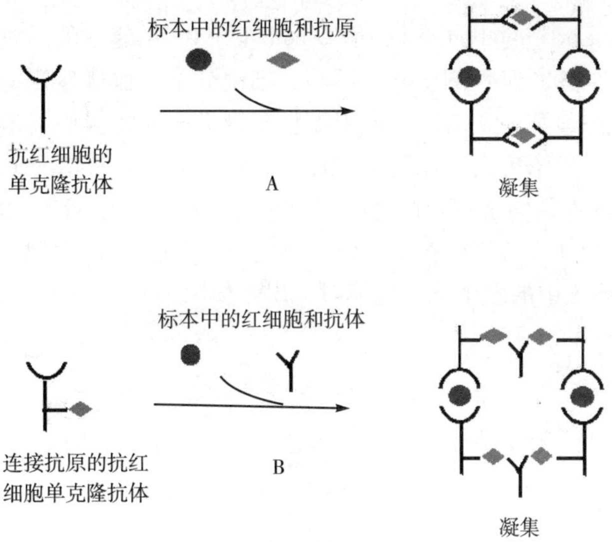


**图 1-9　自身红细胞凝集试验**

# 二、沉 淀 反 应

1897 年 Kraus 发现细菌培养物滤液（毒素）与相应抗血清混合时可出现沉淀物。1905 年 Bechhold 先将抗体均匀混入凝胶中，再将相应可溶性抗原加入其中，结果凝胶中出现肉眼可见沉淀物，随后经过改进逐步发展成多项凝胶中沉淀反应技术。

可溶性抗原与相应抗体在比例适当并有电解质等存在的情况下结合形成可见沉淀物，该反应称为沉淀反应（immunoprecipitation）。沉淀反应可发生在液相内和固相凝胶内，液体内沉淀包括絮状沉淀、环状沉淀和免疫浊度沉淀等，凝胶内的沉淀可分为免疫扩散和免疫电泳技术等。

## （一）絮状沉淀试验

絮状沉淀试验（flocculation test）是将可溶性抗原与相应抗体在试管内或凹玻片上混匀，可出现肉眼可见的絮状沉淀物。絮状沉淀法的代表为用于测定梅毒抗体的 Kahn 试验，是用正常牛心肌的心磷脂为抗原，检测梅毒患者血清中抗心磷脂抗体（即反应素），如有絮状物生成为阳性反应。该试验用于梅毒的诊断、疗效观察和对复发或再感染的监测。现今已被更简便而敏感的快速血浆反应素（RPR）试验、梅毒螺旋体抗体微量血凝试验替代。絮状沉淀试验方法简单，设备要求低，敏感度较低，受抗原抗体比例影响非常明显，目前多用于测定抗原抗体反应的最适比。

**1. 抗原稀释法**　①将可溶性抗原做一系列倍比稀释。②各管加入一定浓度的适量抗体。③抗原、抗体充分混匀，置 37℃孵育一定时间。④各管产生沉淀量不同，以出现沉淀物最多的管为抗原抗体最适比例管。

**2. 抗体稀释法**　本法采用抗原量恒定与不同倍比稀释度的抗体反应，出现沉淀物最多的管为抗体抗原最适比例管。

**3. 方阵滴定法**　抗原和抗体同时稀释，亦称棋盘（checkerboard）滴定法，是前两法的结合，可一次完成抗原和抗体的滴定并找出抗原、抗体的最适比。

## （二）环状沉淀试验

环状沉淀试验（ring precipitation test）是 Ascoli 于 1902 年建立的一种经典的血清学方法。主要用于鉴定微量抗原，如诊断炭疽的 Ascoli 试验、细菌分型、血迹鉴定等。先将抗体溶液加入内径 1.5~2.0 mm 小玻管中，装 1/3 高度，再用细长滴管沿管壁将抗原溶液小心地加于细玻管内的抗体液面上。因抗血清蛋白浓度高，比重较抗原大，所以两液体交界处可形成清晰的界面。置细玻管于室温 10min，如两界面间呈现乳白色沉淀环，则为阳性。若 30min 仍无沉淀环出现，则为阴性（图 1-10）。该试验简便、快速、实用，但只能定性、不能定量，敏感性较低（3~20 μg/ml 抗原量），不能分辨反应系统中的多个抗原抗体对，现已少用。

白色沉淀环

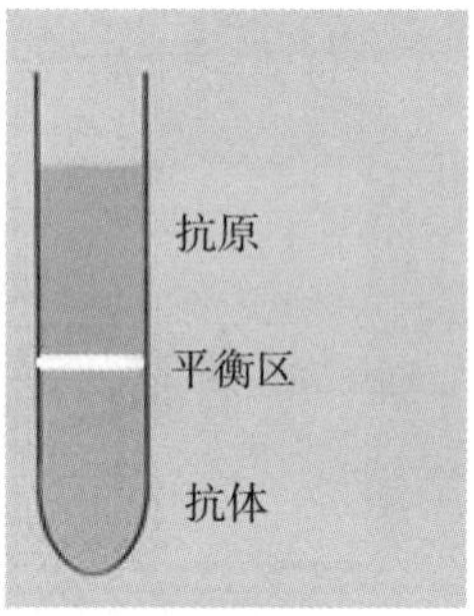


图 1-10　环状沉淀试验

## （三）免疫浊度法

免疫浊度法（turbidimetric immunoassay）是将液体内免疫沉淀反应与现代光学测量、自动化检测系统相结合，定量检测液体中微量抗原、抗体和小分子半抗原的一种方法。一束光线通过有悬浮粒子的胶体溶液时，因同时受到散射和吸收两个因素的影响而使透射光的强度相应减弱，减弱的程度与溶液中微小粒子的含量成正比。根据检测器的位置及接受光信号的性质，浊度分析可分为透射比浊法和散射比浊法，以及在此基础上发展起来的免疫胶乳浊度测定法，临床上常规检测体液中的特定蛋白。

**1. 免疫透射比浊法（immunoturbidimetry）**　当可溶性抗原与相应抗体在特殊缓冲液中，比例合适时，快速形成抗原抗体复合物，使反应液出现浊度，随着形成的复合物增加，反应液的浊度也随之增加，透射光逐渐减弱。以检测抗原为例，在反应液中抗体量足够的情况下，待测抗原越多，形成的抗原抗体复合物也越多。用一系列浓度的标准品及相应透射光强度与入射光强度的比值（光线减弱的程度）作标准曲线，即可测定待检溶液中抗原的浓度。有大量文献报道免疫透射比浊法系统误差小，敏感度高于单相琼脂扩散试验 5~10 倍，重复性较好，操作简便快速便利。

**2. 免疫散射比浊法（immunonephelometry）**　一束光线通过带有微小粒子的悬浮液和胶体溶液时，光线被粒子颗粒折射，发生偏转，光线偏转的角度与发射光的波长、颗粒大小和多少密切相关，通过测量在入射光的一定角度上复合物颗粒发出的散射光强度，推导出溶液中待测物的浓度。以检测抗原为例，在反应液中抗体量足够的情况下，待测抗原越多，形成的抗原抗体复合物也越多，散射光也越强。用一系列浓度的标准品及散射光的强度作标准曲线，即可测定待检溶液中抗原的浓度。免疫散射比浊法又可分为速率散射比浊法和终点散射比浊法。①速率散射比浊法：

是一种动力学测定方法，当抗原抗体结合过程达最大反应速度，即单位时间内形成免疫复合物的量反应达顶峰峰值时，通常为数十秒，测定其复合物形成的量。峰值的高低在抗体过量情况下与抗原的浓度呈正比，不同含量抗原其速率峰值不同，通过计算机处理，制作剂量-反应曲线，求出待测抗原含量。该检测不必等到抗原抗体反应达到平衡，大大节约反应时间，每小时可检测数十份标本，敏度高，最小检出量达 μg/L 水平。②终点散射比浊法：让抗原抗体作用一定时间，使其反应达到平衡后，测定其复合物的量。溶液复合物的浊度不再受时间的影响，可在反应复合物聚合产生絮状沉淀之前（大约反应数十分钟）进行浊度测定。敏感度达 mg/L 水平，可自动化，但反应时间较长。

**3. 免疫胶乳浊度测定法（immunolatex turbidimetry）** 量小的抗原抗体复合物很难改变浊度，而较大的复合物，则需抗原和抗体用量也较大。于是又发展了免疫胶乳浊度测定：将抗体吸附在大小适中、均匀一致的胶乳颗粒上，当遇到相应抗原时，则使胶乳颗粒发生凝集。单个胶乳颗粒在入射光波之内不阻碍光线透过，两个或以上胶乳颗粒凝聚时则使透光量减少，这种减少的程度与胶乳颗粒凝聚的程度呈正比，也与待测抗原量呈正比。检测敏感性可以提高 1000 倍以上，同时其受到非特异性反应的影响也大大减少，因而精确度和重复性较好。

### （四）免疫共沉淀试验

免疫共沉淀（co-immunoprecipitation）是利用抗原和抗体的特异性结合来研究蛋白-蛋白间的相互作用的方法。当细胞在自然状态下被裂解时，细胞内的许多蛋白质-蛋白质间的相互作用形式被保留了下来。利用其中一种蛋白的特异性抗体，通过蛋白抗原与抗体的特异性结合，就可能将整个蛋白复合物从溶液中沉淀，再通过蛋白变性分离，对这个蛋白复合物中的其他未知蛋白组分进行检测鉴定，进而证明两者间的相互作用（图 1-11）。这种方法可以有效确定两种蛋白质在完整细胞内生理性相互作用，也可用于确定一种特定蛋白质的新搭档。但要考虑的是两种蛋白质的结合可能不是直接结合，而可能有第三者在中间起桥梁作用，此外，必须在免疫共沉淀试验前预测目的蛋白质是什么，以选择最后检测的抗体。

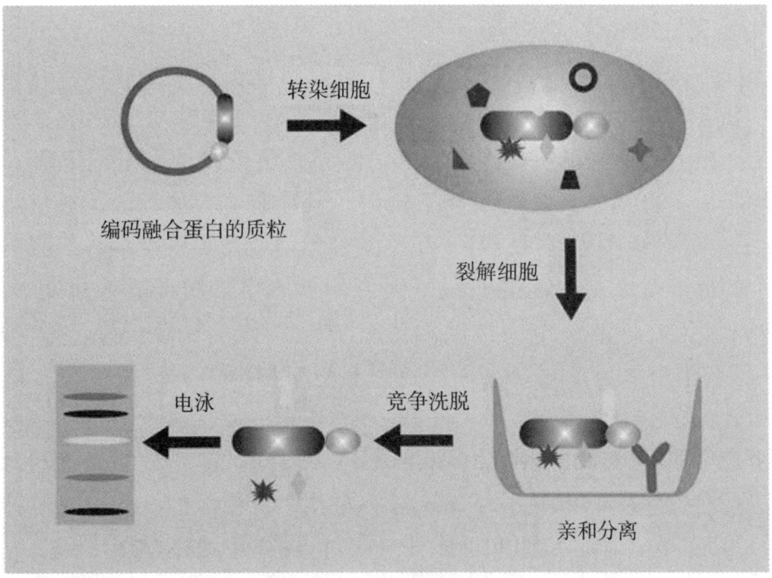


图 1-11　免疫共沉淀

## （五）凝胶内沉淀试验

凝胶内沉淀试验（gel phase precipitation）最常用的凝胶为琼脂糖、葡聚糖或聚丙烯酰胺凝胶等。适宜浓度的凝胶水分占98%以上，形成一疏松网孔状结构，可溶性抗原和相应抗体在凝胶中自由扩散，当抗原与抗体相遇，在浓度比例恰当的位置形成肉眼可见的沉淀线或沉淀环。由于凝胶网孔有一定的限度，抗原抗体复合物的分子量至少在百万以上，这种超大分子被阻止在网络凝胶中，经盐水浸泡去除游离的抗原或抗体，可用于后续的试验分析。凝胶内沉淀主要分为凝胶自由扩散及凝胶电泳扩散，以琼脂凝胶为例介绍。

**1. 免疫电泳（immunoelectrophoresis）** 免疫电泳是Grabar和Williams在1953年创建的一项将区带电泳与双向琼脂扩散相结合的技术。先利用区带电泳技术将不同电荷和分子量的蛋白抗原在琼脂内分离，根据各蛋白所处的电泳位置，可分为白蛋白区、球蛋白α1区、α2区、β区和γ区，然后在与电泳方向平行处开槽，加入抗血清。置室温或37℃使两者扩散，如抗原与抗体对应，且在相遇处比例合适，各区带蛋白在相应位置与抗体反应形成弧形沉淀线（图1-12）。免疫电泳目前大量应用于纯化抗原和抗体成分的分析及正常和异常体液蛋白的识别等方面。

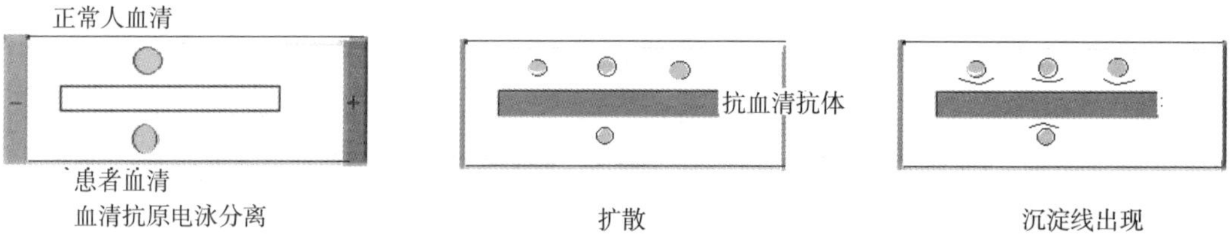


**图1-12 免疫电泳**

**2. 单向琼脂扩散试验（single gel diffusion test）** 本试验中，抗体均匀混入凝胶中，视作不动，仅抗原扩散，故称单向琼脂扩散。有试管法和平板法两种。①试管法：该方法由Oudin于1946年报道。将免疫血清或纯化抗体混入约50℃的0.7%琼脂糖溶液中，注入小口径试管内，待凝固后，在凝胶上面加入相应可溶性抗原溶液，让抗原自由扩散入凝胶内，在抗原与抗体比例恰当位置形成不透明沉淀环。沉淀环的数目和形态受抗原和抗体性质的影响。②平板法：此法由Mancini于1965年提出，是简易的抗原定量技术。将抗体混入约50℃融化琼脂，趁热立即倾注成平板，凝固后在琼脂板上打孔（一般直径3~5 mm），孔中加入抗原溶液，放室温或37℃让其向四周扩散，24~48h后可见孔周围出现沉淀环。抗原抗体复合物形成的沉淀环直径与抗原的浓度成正比。先用不同浓度的标准抗原制成标准曲线，则待测标本中的抗原含量即可从标准曲线中求出（图1-13）。单向琼脂免疫扩散法作为抗原的定量方法，其重复性较好，敏感性稍差（不能测μg/ml以下含量），主要用于定量测定IgG、IgM、IgA、补体C3、转铁蛋白、抗胰蛋白酶、糖蛋白、前白蛋白、AFP等多种血浆蛋白。

**3. 双向琼脂扩散试验（double gel diffusion test）** 双向扩散可分为试管法和平板法两种，试管法少用，平板法是在琼脂板上相距3~5 mm打一对孔，在相对的孔中分别加入抗原、抗体，置室温或37℃、18~24 h，在琼脂内抗原和抗体各自向对方扩散，如两者相对应，则在浓度比例适当处相遇时形成可见的沉淀线，每一对应抗原和抗体可出现一条沉淀线。根据沉淀线的有无、数量、位置、形状及对比关系，可分析抗原或抗体成分，定性或半定量检测抗原、抗体。临床可用本方法检查患者血清中的甲胎蛋白，作为原发性肝癌的早期辅助诊断。根据实验目的不同，打孔形状

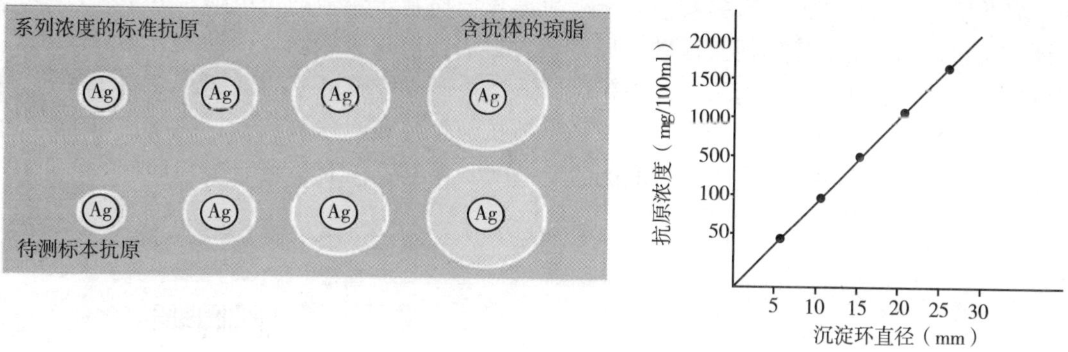


图 1-13　单向琼脂扩散试验

不一样。双孔型用于抗原、抗体相对分子质量的分析（两者分子量相同，沉淀线为一直线；抗体分子量大，沉淀线弯向抗体孔；抗原分子量大，沉淀线弯向抗原孔；如出现多条沉淀线，则说明抗原和抗体皆不是单一的成分）（图 1-14）；梅花孔型用于抗体效价的滴定（固定抗原浓度，稀释抗体，出现沉淀线的最高抗体稀释度为该抗体的效价）；三角孔型用于抗原性质的分析（两种受检抗原完全相同，形成一个完全融合的沉淀线；沉淀线交叉，两种抗原完全不同；两种抗原部分相同，沉淀线呈部分融合形状）（图 1-15）。

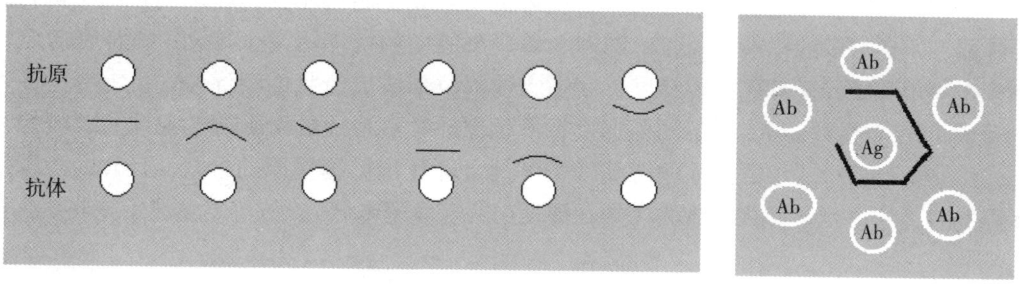


图 1-14　双向琼脂扩散试验

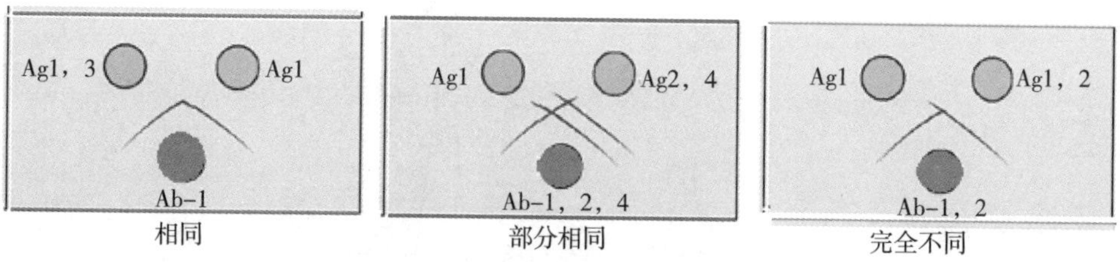


图 1-15　双向琼脂扩散试验

**4. 对流免疫电泳（counter immunoelectrophoresis）**　对流免疫电泳是双向琼脂扩散与电泳技术的结合，将琼脂加热融化，立即倾注成平板，凝固后照模板打几对孔，分别加入抗原与相应抗体，琼脂板置电泳槽中电泳，抗原孔端接阴极，抗体孔端接阳极。在 pH 8.6 的琼脂凝胶中，抗体球蛋白只带有微弱的负电荷，而且分子又较大，所以向正极泳动慢，由于不能抵抗向负极的电渗作用，故在电泳时，反而向负极移动。而一般抗原蛋白质常带较强的负电荷，分子又较小，所以向正极泳动快，虽然电渗作用使其泳动速度减慢，但仍能向正极泳动。两种成分相对泳动，一定时间后抗原和抗体将在两孔之间相遇，并在比例适当处形成肉眼可见的沉淀线（图 1-16）。由于电场的作用，限制了抗原抗体向四周自由扩散，使抗原抗体相对定向移动，因而加速了反应的出现，提高了敏感性。本法比双向琼脂扩散法的灵敏度要高 10~16 倍，而且反应时间短，可用于各种蛋白的定性和半定量测定。

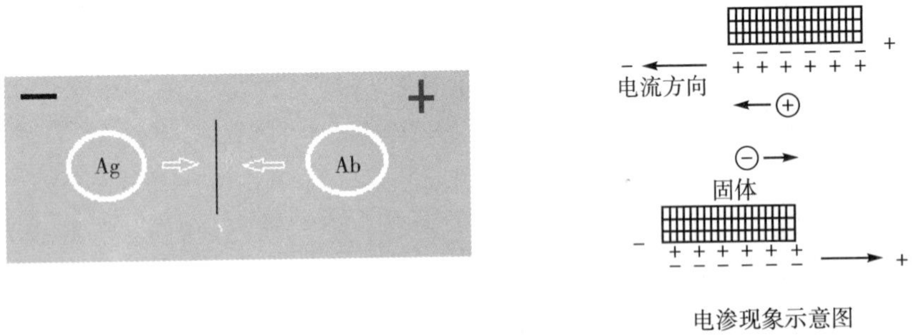


图 1-16 对流免疫电泳

**5. 火箭免疫电泳（rocket immunoelectrophoresis，RIEP）** 火箭免疫电泳是将单向琼脂扩散和电泳技术相结合的一种定量检测方法。将抗体混入融化琼脂后制板，在琼脂板的一侧打孔，加入待检样品及不同浓度的标准抗原。电泳时，琼脂凝胶中的抗体不发生移动，抗原在含定量抗体的琼脂中向正极移动，并形成浓度梯度，在适宜的部位形成火箭状的沉淀峰，沉淀峰的高度与抗原的含量成正比（图 1-17）。以不同稀释度标准抗原泳动后形成的沉淀峰为纵坐标，抗原浓度为横坐标，绘制标准曲线。根据样品的沉淀峰长度即可计算出待测抗原的含量；反之，当琼脂中抗原浓度固定时，便可测定待测抗体的含量（即反向火箭免疫电泳），故可定量测定抗原。火箭电泳

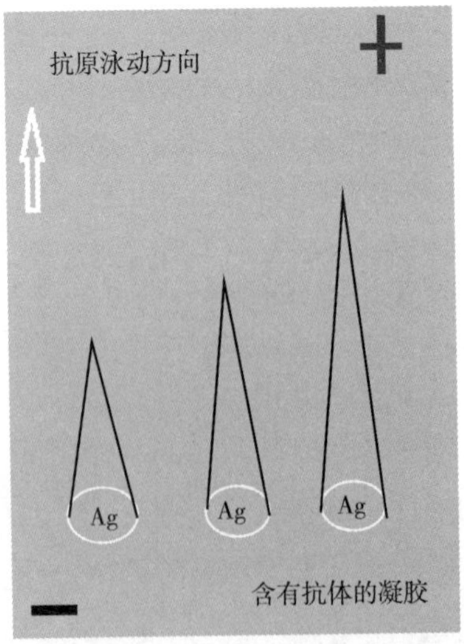


图 1-17 火箭电泳

作为抗原定量只能测定 mg/ml 以上的含量，如将免疫标记技术与火箭电泳技术相结合，加入 $^{125}$I 标记的标准抗原共同电泳，或将辣根过氧化物酶（HRP）标记的抗体混合于琼脂糖凝胶中进行火箭免疫电泳，则具有更高的检测灵敏度、特异性和准确性。

**6. 免疫固定电泳（immunofixation electrophoresis，IFE）** 免疫固定电泳是 Alper 和 Johnson 在 1969 年创建的一项区带电泳和免疫沉淀反应相结合的技术。IFE 的原理类似免疫电泳，不同之处是血清蛋白质在琼脂介质上经电泳分离后，再将抗血清直接加于电泳后蛋白质区带表面，或将已浸有抗血清的滤纸贴于其上，通常选用抗 IgG、IgA、IgM 和 Igκ、λ 轻链抗血清，必要时还可加抗 Fab、抗 Fc 等特殊抗血清。参考泳道则加蛋白质固定剂，用于区带对照。经孵育 30min 后，产生的抗原抗体复合物在适当位置沉淀下来，嵌于固相支持物中。经固定后的电泳凝胶在洗脱液中漂洗，以除去未结合的游离抗原或抗体，仅保留抗原抗体复合物。经染色后，蛋白质电泳参考泳道和抗原抗体沉淀区带被氨基黑着色。根据电泳移动距离分离出单克隆组分，并可对各类免疫球蛋白及其轻链进行分型。可用于血清、尿、脑脊液或其他体液中各种蛋白质的检测与鉴定。其优点是分辨率强，敏感度高，操作周期短，仅需数小时，结果易于分析。区带电泳支持物选用滤纸、醋酸纤维素膜、琼脂或聚丙烯酰胺皆可。

**7. 交叉免疫电泳（crossed immunoelectrophoresis）** 交叉免疫电泳是将区带电泳和火箭免疫电泳相结合的一项技术。用琼脂糖作支持物，先将抗原经电泳展开，然后在同一玻板上浇注含抗体的琼脂糖凝胶，在后一个凝胶中进行第二次电泳（与第一次电泳方向垂直）。这种方法实际上是在凝胶电泳后进行免疫电扩散。不同抗原形成互相独立的峰状免疫沉淀，至最适抗原/抗体比值处停止运动，沉淀峰的高度和面积与抗原量成比例关系（图 1-18）。此法是一种有效的抗原蛋白定量技术，可一次同时对多种抗原定量。分辨率较高，有利于各种蛋白组分的比较，对于蛋白质遗传多态性、微小异质性、蛋白质裂解产物和不正常片段等进行定性分析。

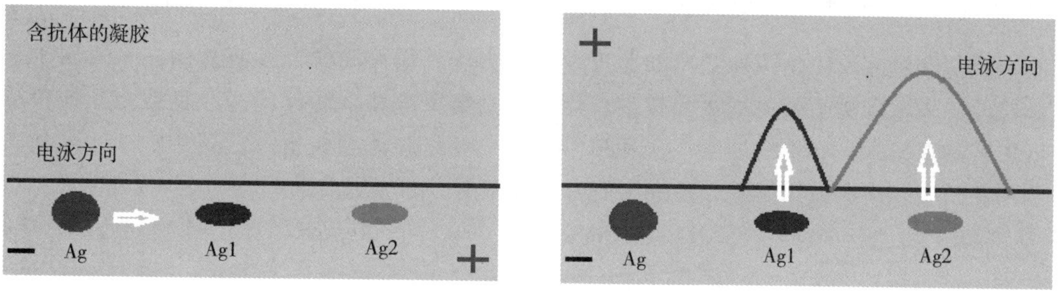


图 1-18　交叉免疫电泳

## （六）免疫胶体金技术

胶体金是由氯金酸（$HAuCl_4$）经过还原法制成的大小各异的不同颜色的胶体金颗粒，能与多种蛋白质（如葡萄球菌 A 蛋白、免疫球蛋白、毒素、糖蛋白、酶、抗生素、激素、牛血清白蛋白等）通过静电结合，不影响蛋白质的生物特性（如抗体结合抗原的特异性）。1971 年 Faulk 和 Taytor 将胶体金引入免疫化学，此后免疫胶体金技术（immune colloidal gold technique）作为一种新的免疫学方法，在生物医学各领域得到了日益广泛的应用。近年来随着技术的不断发展和完善，已与流式、电镜、免疫、分子生物学以至生物芯片核酸适配体、纳米磁结合运用，又形成新兴的技术。免疫胶体金可定性或半定量的快速免疫检测，除了检测 HBsAg、hCG 和抗双链 DNA 抗体外，在生物学、临床医学检验中广泛使用，具有简单、快速、准确和无污染等优点。

常用的免疫胶体金检测技术有免疫胶体金光镜染色法、免疫胶体金电镜染色法、斑点免疫金渗滤法及胶体金免疫层析法。胶体金免疫层析法是将特异性的抗原或抗体以条带状固定在膜上，胶体金标记试剂（抗体或单克隆抗体）吸附在结合垫上，当待检样本加到试纸条一端的样本垫上后，通过毛细作用向前移动，溶解结合垫上的胶体金标记试剂后相互反应，当移动至固定的抗原或抗体的区域时，待检物与金标试剂的结合物又与之发生特异性结合而被截留，聚集在检测带上，可通过肉眼观察到显色结果（图 1-19）。该法现已发展成为诊断试纸条，使用十分方便。

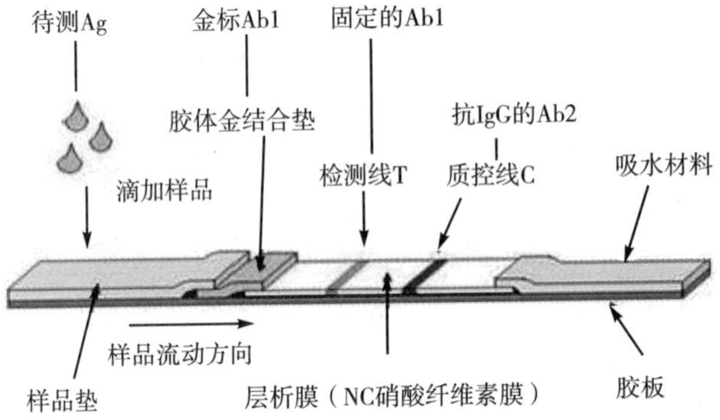


**图 1-19 胶体金免疫层析法**

# 展 望

凝集反应和沉淀反应是两种经典的免疫学试验方法，操作简便，经济适用，一般用于基层临床医学检验、大范围初筛及免疫实验教学。传统的凝集反应和沉淀反应经改良或与其他检测技术相结合形成的新技术，如免疫浊度法、免疫共沉淀、免疫胶体金技术等已达到快速、微量、自动化检测的新阶段，广泛应用于基础及临床研究，具有更广的应用前景。

（王 瑾）

## 参考文献

[ 1 ] 覃艳春，曾怡，黄干荣，等. 肥达氏反应试验方法的改进. 卫生职业教育，2016，34（23）：110-111.

[ 2 ] 于彩霞，王建明，胡哲英. 微柱凝胶法交叉配血试验次侧凝集的临床因素分析. 河北医药，2014，36（3）：445-447.

[ 3 ] 刘灵，燕耿，朝晖，等. 速乳胶散射免疫比浊法检测尿 RBP 的方法学评价术. 临床输血与检验，2016，18（2）：152-157.

[ 4 ] 宋昀鹏. 胶体金读数仪在快速检测中的应用研究进展. 食品安全质量检测学报，2017，8（1）：163-168.

[ 5 ] 许鹏展. 免疫胶体金技术在医学检验领域的应用与进展. 医疗装备，2017，30（8）：202-203.

CME TEXTBOOKS NATIONAL PROJECT

# 补体系统及实验研究进展

## 第 2 章

补体系统（complement system）由补体的固有成分、补体调节蛋白（complement regulatory protein，CRP）和补体受体（complement receptor，CR）等 30 多种蛋白成分组成（表 2-1），广泛存在于人和脊椎动物血清、组织液及部分细胞膜表面，是一个与免疫有关的、活化后具有多种生物学活性并具有精密调控机制的蛋白质反应系统。补体固有成分可以直接或间接被结合于抗原-抗体复合物中的抗体、多种病原体或其他内源性或外源性物质激活，在激活物表面或附近发生一系列级联反应，产生多种生物学效应，是将对病原体的识别有效地转化为宿主对最初感染发挥防御功能的主要机制之一。补体系统广泛参与机体的抗感染免疫防御，还具有调节炎症反应、处理自身抗原、调控免疫相关基因表达等多重作用。通过对免疫调控、凋亡调控和自噬调节等的参与，补体在维持机体免疫自稳方面也发挥重要作用，此外，补体系统也可以介导多种免疫病理损伤。补体系统作为机体重要的免疫效应及其放大系统，是机体固有免疫和适应性免疫重要的效应机制，也是连接固有免疫和适应性免疫的重要桥梁。

**表 2-1　补体系统主要成分**

| 补体固有成分 | | | | 补体受体 | 补体调节蛋白 | |
|---|---|---|---|---|---|---|
| 经典激活途径 | 旁路激活路径 | 凝集素途径 | 共同末端通路 | | 可溶性补体调节蛋白 | 膜型补体调节蛋白 |
| C1（C1q，C1r，C1s），C4，C2 | B 因子<br>D 因子 | MBL<br>纤维凝胶蛋白（ficolin） | C3，C5，C6，C7，C8，C9 | CR1（CD35），CR2（CD21），CR3（CB11b），CR4（CD11c），CR5，C3aR，C5aR（CD88），C1qR，fH-R | C1INH，C4bp，I 因子，H 因子，P 因子（备解素），S 蛋白（Sp/Vn） | MCP（CD46），DAF（CD55），HRF（C8bp），MIRL（CD59） |

注：MBL. mannose-binding lectin，甘露聚糖结合凝集素；C1INH. Clinhibitor，C1 抑制分子；C4 bp. C4binding protein，C4 结合蛋白；MCP. membrane cofactor protein，膜辅助蛋白；DAF. decay-accelerating factor，衰变加速因子；HRF. homologous restriction factor，同源抑制因子；C8bp. C8 binding protein，C8 结合蛋白；MIRL. membrane inhibitor of reactivelysis，膜反应性溶解抑制物

补体各成分含量在正常人的血清中相对稳定，但在某些疾病发生时，可检测出补体含量及活性异常。此外，可应用补体参与的抗原抗体反应对多种抗原、抗体或免疫复合物进行相应检测。补体相关实验可广泛应用于对机体免疫状态的评估、多种疾病的诊断及辅助诊断、特定疾病发病机制的研究和肿瘤免疫治疗等多个领域。

# 一、补体系统研究进展

补体固有成分循三条既独立又交叉的途径活化，模式识别受体甘露糖结合凝集素(mannose-binding lectin，MBL）或纤维胶原素（ficolin，FCN）可触发凝集素途径；结合在病原体表面的抗体可以激活经典途径；某些细菌、内毒素、酵母多糖、葡聚糖等表面发生的C3的自发水解可迅速触发旁路途径（图2-1）。三条激活通路的共同末端是形成具有溶细胞作用的膜攻击复合物，在抗革兰阴性菌感染免疫和其他多种病理生理过程中发挥重要作用。可溶性的及膜结合性的补体调节蛋白调节补体的活性，以防止由于活化的补体成分与宿主细胞意外结合或血浆中补体成分的自发活化而引起组织损伤。许多病原微生物可以产生一系列可溶性的或膜相关蛋白以阻碍补体活化，从而感染宿主。补体活化过程中产生的补体活性片段与相应受体结合后，介导多种重要的生物学效应。除了介导细胞溶解、调理吞噬、免疫黏附、参与炎症反应等作用外，补体还参与多种免疫效应，参与多种疾病的发生发展。近年来，绝大多数补体成分及调节因子的编码基因和基因座位已经明确，它们在遗传、分子结构等方面的特性已被揭示，此外，研究人员在对补体凝集素、补体受体、补体调控蛋白等领域的研究也不断出现令人鼓舞的新进展。

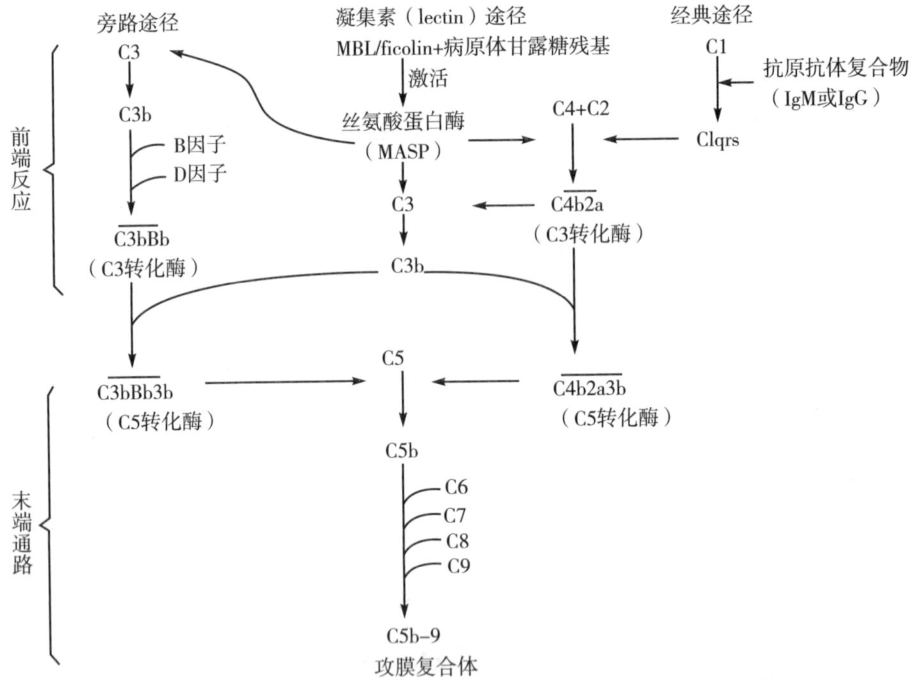


图2-1 补体激活途径

### （一）补体与感染性疾病

补体是机体抗感染免疫的重要效应成分，经典途径在抗荚膜菌如嗜血杆菌、肺炎链球菌感染中发挥非常重要的作用，经典途径补体成分缺陷的个体容易感染荚膜菌。MBL途径亦在抗细菌感染中发挥重要作用，对免疫抑制人群以及尚不能依赖自身产生成熟抗体而又无法从母体被动获得抗体的婴儿尤其重要。旁路途径能够有效地放大经典途径和凝集素（MBL/ficolin）途径。

补体凝集素的相关研究中发现，纤维胶凝蛋白-2（ficolin-2）可以结合 HCV 包膜蛋白 E1 和 E2 的糖链，通过凝集素途径激活补体，抑制 HCV 的早期感染，ficolin-2 竞争性抑制 HCV 包膜糖蛋白与其受体的结合在一定程度上阻断了 HCV 对易感细胞的入侵，而 HCV 病毒颗粒中的 ApoE3 可以通过竞争性结合 HCV-E2 抑制 ficolin-2 的抗 HCV 感染效应，介导病毒免疫逃逸。

C1q 是补体 C1 分子中的识别成分，除启动补体的经典激活途径外，还可以与相应受体 C1qR 结合，调节机体的抗感染免疫功能。C1q 与受体结合可以抑制树突状细胞分泌 IL-12，可以活化巨噬细胞的 PI3K/AKT 通路从而抑制 TLR4 介导的 IL-12 分泌。在 HCV 慢性感染时，HCV 核心蛋白可以与巨噬细胞膜表面的 gC1qR 结合，激活巨噬细胞 MAPK 信号通路中的 p38、JNK 通路和 NF-κB 信号通路，诱导巨噬细胞负调控分子 A20 高表达，进而抑制 IL-6、IL-1β 和 TGF-β1 等细胞因子的分泌，使巨噬细胞处于低度炎性状态而有利于病毒存活。

目前已有多项研究显示 CD59 可能参与多种病原体的免疫逃逸。在引发相应疾病之前，水痘-带状疱疹病毒（VZV）能够通过多种免疫调控手段逃避宿主的免疫系统攻击并逐步侵害宿主的免疫系统。研究表明，VZV 感染时宿主细胞膜表面的补体调节蛋白 CD59 在 T 细胞及背根神经节（DRG）表达显著上调，但在皮肤组织未检测到类似的表达上调，这种组织特异性的 CD59 表达改变可能与 VZV 的致病及免疫逃逸有关。在对小鼠 HBV 感染的研究中发现乙型肝炎病毒 X 蛋白（HBx）可以通过 CREB（camp response element binding potein）与 CD59 的基因启动子进行结合，在转录水平上调 CD59 的表达，其可能通过活化 p38 MARK 通路上调小鼠肾小球足细胞中 CD59 的活性，从而抑制补体介导的足细胞裂解，进而导致 HBV 在足细胞潜伏感染时不易被清除，以此参与 HBV 的免疫逃逸。此外，感染性疾病研究中，研究人员对白细胞表面几种膜型补体调节蛋白（mCRP）CR1（CD35）、CD59、MCP（CD46）及 DAF（CD55）等的表达水平进行了检测，有学者提出，中性粒细胞及单核细胞表面的 CD59 表达可作为细菌和病毒感染诊断时全身感染的标志物之一。

### （二）补体与肿瘤

近年来多项研究表明，补体系统参与肿瘤的发生、发展及转移。已知多种补体成分可以促进肿瘤的发生和发展。

补体活化过程中产生的多种活化产物可以促进肿瘤的生长。在胃癌研究中发现，患者肿瘤组织中 C5aR 和 p-PI3K/AKT 水平均显著高于邻近的非肿瘤组织，而 p21/p-p21 水平较邻近的非肿瘤组织显著降低。进一步的体外实验显示，应用 C5aR 拮抗药阻断 C5a/C5aR 通路能够逆转 C5a 诱导的 p21/p-p21 表达抑制，将 C5a 给予 PI3K 抑制药预先处理的肿瘤细胞也有类似效果。在小鼠体内实验中，C5aR 拮抗药能显著抑制小鼠体内肿瘤的生长，同时伴有 p21/p-p21 表达上升和 p-PI3K/AKT活化降低。上述结果提示 C5a/C5aR 能够通过激活 PI3K/AKT 信号通路抑制 p21/p-p21 表达，进而促进胃癌的发病。HBx 可以通过上调肿瘤细胞表面 CD46 的表达影响 Sata3 信号通路，进而促进肝癌细胞的增殖等。

在小鼠黑色素瘤模型中，补体可以通过影响 NK 细胞而减弱 $CD8^{+}$T 细胞的抗瘤活性进而促进肿瘤生长。C3a 和 C5a 可以通过促进内皮细胞的功能，促进 VEGF 表达进而促进肿瘤的血管生成。对小鼠卵巢癌的研究发现，卵巢癌细胞分泌产生的 C3 可以促进肿瘤的增殖、侵袭和转移。人类肿瘤细胞系表达的 C5aR 与 C5a 结合后，可以改变细胞的骨架结构，使肿瘤细胞系的活动能力增加，进而增强肿瘤细胞的侵袭能力。

在肺癌研究中发现，肺癌细胞上沉积的 C5 活化后产生的 C5a 能够增加肿瘤组织新生血管形成，并诱发肿瘤局部免疫抑制，与肿瘤生长微环境的形成密切相关。

多种肿瘤表面高表达一种或多种 CRP，通过抑制补体对肿瘤细胞的细胞毒作用参与肿瘤的免疫逃逸，如 CD59 可以抑制补体对肺癌细胞的杀伤作用。通过结合激光捕获显微切割技术和质谱分析法对胰腺癌组织进行蛋白质组学分析，发现 CD59 与 CD24 共同高表达参与了促进肿瘤细胞迁移与侵袭、免疫逃避和肿瘤发展的过程。

近年来，CD59 在肿瘤的发生发展及肿瘤的抗体治疗耐药之间的作用日益受到重视。研究发现高表达 CD59 的非小细胞肺癌细胞对曲妥珠单抗（赫赛汀）表现出高度耐药，抑制或下调 CD59 的功能对补体介导的杀伤有增敏作用。这表明，CD59 参与了肺癌细胞对赫赛汀单抗诱发的补体杀伤效应的耐药，而应用 4 种不同卵巢癌细胞系研究发现 CD59 和 DAF 稳定表达，当肿瘤细胞与针对不同肿瘤相关性抗原的多价抗体一同培养时，对补体的杀伤变得敏感。已有研究证实，通过降低 CD59 的表达水平或抑制 CD59 的功能将可以逆转耐药，进而提高单克隆抗体的治疗效果。

### （三）补体与自身免疫病

多种自身免疫性疾病的发病与补体相关。系统性红斑狼疮（SLE）是一种多系统损害的慢性系统性自身免疫性疾病，在临床上表现复杂多变，缺乏理想的诊断标准和治疗手段，一般认为其发病机制为：机体产生异常的自身抗体、致病性免疫复合物沉积，T 细胞和 NK 细胞功能失调。近年来通过基因敲除小鼠所做的研究表明，补体活化途径中多种成分如 C1q、C1r、C1s、C4、C2 等遗传基因的缺陷及多种膜表面 CRP 的表达水平均与 SLE 的活动性有关，对 SLE 患者进行相关检查，可检测到患者体内存在 C1q 抗体、*C1q* 突变基因等，相关补体成分的缺陷可能参与 SLE 的发病，在敲除 CD59 的 MRL/lpr 狼疮鼠中的研究表明，CD59 缺失加剧了系统性自身免疫，不仅引起蛋白尿和自身抗体滴度增高，还使得皮肤病及淋巴结增生加剧，由此推断 CD59 有可能通过一些不依赖于补体的机制抑制系统性自身免疫反应，CD59 有可能成为 SLE 诊断的生物标记及潜在的治疗靶分子之一。此外，在多发性神经病患者中发现，CD59 的第 89 位纯合子错意突变（Cys89Tyr）引起其不能在细胞表面正确定位，是导致慢性溶血及复发性免疫介导的多发性神经病的分子基础。

### （四）补体与移植排斥反应

补体是器官移植后排斥反应的重要参与成分。近年来，补体在移植后机体出现的急性及慢性移植排斥反应中的作用日益受到关注。应用 $C3aR^-$、$C5aR^-$、$C3aR^-/C5aR^-$ 小鼠制造肾缺血再灌注损伤模型，结果发现任一或上述两个基因均缺失者肾能得到有效的保护，该保护作用与肾细胞渗透降低及肾损伤分子、促炎介质、黏附分子低表达有关，提示补体受体 C3aR 和 C5aR 与肾缺血再灌注损伤的发病机制存在关联。C5a 与 C5aR 结合可以诱导炎症细胞因子 IL-17 的产生，促进排斥反应发生。在伴随急性排斥的人或小鼠移植肾中，均可以观测到肾组织及肾小管间质浸润细胞中 C5aR 表达上升。体内动物实验中，在移植前每天给予受体小鼠 C5aR 拮抗药，则小鼠接受肾移植后存活率显著提高，肾组织中单核细胞/巨噬细胞浸润减少，细胞凋亡率下降，单核细胞趋化蛋白-1（MCP-1）和细胞间黏附分子-1（ICAM-1）减少。在小鼠体外实验中发现，C5aR 拮抗药可以抑制原代小鼠主动脉内皮细胞中的细胞间黏附分子-1（ICAM-1）的表达上调，减少外周血单个核细胞的粘连。

### （五）补体与神经系统疾病

在神经系统疾病方面，*CR1* 基因是近年来明确的与晚发性阿尔茨海默病（Alzheimer disease，AD）相关的易感基因，CR1 的配体包括经典途径中和旁路途径中的 C3 和 C5 转化酶。有研究发现 C3a 可以通过激活星形胶质细胞激活干扰神经元的死亡，从而起到神经保护作用，在阿尔茨海默病（AD）患者的新皮质斑块中发现有 C3b 的激活，而 CR1 蛋白参与调节 C3 的转化。此外，CR1 蛋白也存在于外周神经髓鞘中的主要成分施万细胞上，可以通过减少补体激活减少有髓神经的损伤。因此，CR1 可能通过多种途径调节补体系统从而影响炎症并最终参与 AD 病理。

### （六）补体与适应性免疫

补体虽然属于固有免疫分子，但近年来，大量研究对补体在适应性免疫应答中的作用进行了揭示。研究表明，补体可以参与对 T 淋巴细胞的调节。在 APC 参与的 T 细胞活化过程中，APC 和 T 细胞均可以分泌补体成分 C3、B 因子和 D 因子。局部产生的补体活化片段 C3a 和 C5a 可以通过与 APC 与 T 细胞表面的受体 C3aR 以及 C5aR 结合，直接影响 T 细胞的活化、增殖与凋亡。C3aR、C5aR 缺乏可以诱导 T 细胞向 Tregs 分化并促进转化生长因子 β（TGF-β）的分泌，反之 T 细胞更容易向效应型 Th1 与 Th17 细胞分化。补体系统可以通过磷脂酰肌醇 3 激酶（phosphatidylinositide 3-kinases，PI3K）介导的 AKT 磷酸化对 T 细胞的进行调节，在上调 T 细胞内抗凋亡蛋白 Bcl-2 的表达，下调促凋亡分子 Fas 的表达的同时，激活 APC 上调表达协同刺激因子 CD80（B7-1）、CD86（B7-2），促进炎性因子 IL-12 和 IL-23 的产生。另外，补体系统的活化并不仅局限于血浆或细胞表面，最近的研究显示，在 T 细胞内部也能够检测到 C3 的活化。亦有研究表明部分补体成分参与 T 淋巴细胞的归巢过程。

## 二、补体系统相关实验研究进展

补体系统相关实验通常可分为两类：补体参与的抗原抗体反应和对补体相关成分含量及活性的检测。

### （一）补体参与的抗原抗体反应

补体参与的抗原抗体反应为一类经典的抗原抗体反应，此外，多种免疫相关检测中也应用到补体。现分别介绍如下。

**1. 溶血反应（hemolysis）**　原理：抗体与红细胞表面相应抗原相遇，形成的红细胞-抗体复合物可使反应体系中的补体活化，导致红细胞溶解。

此方法可用于红细胞表面的各种抗原或相应抗体的检测，灵敏度高于凝集反应。此外，溶血反应还是补体结合试验的指示系统，也可以应用于检测抗体分泌细胞即空斑形成细胞的溶血空斑试验中。

近年来，溶血反应也被应用于乙型溶血性细菌的检测。乙型溶血性细菌可选择性地引发脂质体裂解，可以溶解和释放封装在立体稳定脂质体中的荧光团，然而 α 和 γ 溶血细菌无此效果。通过荧光动力学分析，血琼脂平板上的 β 溶血克隆培养可以在 6h 内保证培养成功，基于荧光强度的端点分析和机器提取的纹理特征可以 99%准确性区别共培养克隆和 β-溶血反应克隆。在液体培养基培养时，β-溶血细菌可在 1 h 内检测到，然而对照组即使到第二天仍检测不到细菌。该方法被称为 β-溶血触发释放分析（BETA），具有高度准确性和单细胞敏感性，可以在当天检测到 β 溶血反应，可以快速、准确检测相关病原体。

**2. 补体结合试验（complement fixation test，CFT）**　原理：分为反应系统和指示系统（溶血反应），反应系统中已知抗原（或抗体）与待测抗体（或抗原）特异结合形成的抗原-抗体复合物能将同时加入的补体系统激活，消耗补体，当再加入指示系统［常将相应抗体和绵羊红细胞（SRBC）预先结合成致敏绵羊红细胞］时，反应体系中已无游离补体，不出现溶血，则为补体结合试验阳性，待检标本中存在已知抗原（或抗体）相应抗体（或抗原）。反之，则为补体结合试验阴性。

补体结合试验广泛应用于抗原、抗体的定性和定量及抗原差异性分析等领域。如：①抗体检测。检测自然人群血清病原体抗体研究人群感染或疾病流行情况；检测疫苗接种后人群的血清抗体，以判断免疫效果；检测患者血清抗体，对疾病进行诊断、辅助诊断、病程评估等。②抗原检测，可用于检测多种病原微生物、肿瘤相关抗原、血浆中的蛋白质、HLA 的鉴定和分型，以及抗原结构差异分析等。③自身抗体检测，可用于抗核抗体、抗甲状腺微粒体抗体等自身抗体的检测。

**3. 免疫黏附试验（immune adhesion experiment）** 补体系统被激活后，可以产生一系列具有重要生物学活性的补体活性片段，这些活性片段与表达在多种细胞表面的受体结合而发挥相应生物学效应。其中 C3b/C4b 可以与 CR1 和 CR3 结合，通过免疫黏附作用，参与对免疫复合物的清除。在体外，多种免疫学检测与补体的免疫黏附作用有关。

（1）免疫黏附血凝试验（immune adherence hemagglutination assay，IAHA）：抗原抗体复合物（IC）能结合并激活补体，当加入具有补体受体 CR1 的指示细胞（常用为“O”型人红细胞）后，免疫复合物中的 C3b 可以与红细胞表面的 CR1 发生免疫黏附而出现凝集。本试验可用于检测各种抗原、抗体或补体的含量，灵敏度较高。

（2）红细胞 C3b 受体（RBC-C3bR）花环及免疫复合物（RBC-IC）花环试验：存在于红细胞膜上的 C3b 受体（C3bR）可与补体致敏的酵母菌黏附形成花环（RBC-C3bR 花环）；红细胞膜上黏附的免疫复合物中的 C3b 分子可与未致敏的酵母菌黏附形成花环（RBC-IC 花环）。将待测红细胞悬液分别加入补体致敏/未致敏的酵母菌悬液，孵育一定时间后，检测花环形成率。RBC-C3bR 和 RBC-IC 花环率可作为红细胞免疫黏附功能的指标，若两项指标均低下，提示原发性红细胞免疫功能低下，多为红细胞膜 C3bR 受到破坏或影响所致；若 RBC-C3bR 花环率降低而 RBC-IC 花环率升高，则提示继发性红细胞免疫功能低下，多由于循环免疫复合物增多，红细胞黏附 IC 过多所导致。

该试验可作为临床上免疫相关疾病的疗效和预后监测指标，亦可作为器官移植、疾病发生机制研究与药物筛选时的红细胞免疫指标。

（3）红细胞的 SPA-酵母菌混合花环试验：葡萄球菌 A 蛋白（SPA）能与红细胞膜上黏附的 IC 中的 IgGFc 段结合，而补体致敏的酵母菌能与红细胞膜上未黏附 IC 的 C3bR 结合，各自形成花环。将待测红细胞悬液与补体致敏酵母菌悬液混合，孵育一定时间后，再加入 SPA 菌液混匀，孵育一定时间后观察计数。红细胞上黏附两个以上酵母菌为红细胞-C3bR 花环（酵母菌花环），为已经全部被 IC 或抗红细胞抗体黏附的红细胞；黏附 10 个以上 SPA 菌体为红细胞-IC 花环（SPA 花环），同时黏附 10 个以上 SPA 菌体和 2 个以上酵母菌者为混合花环，为部分黏附 IC 或少量抗 RBC 抗体，且 C3b 受体有空位的红细胞；未黏附 SPA 菌体和酵母菌者为裸红细胞，为未黏附 IC 或补体且 C3b 活性低的红细胞。

本试验常用于检测红细胞的免疫功能状态。

**4. 溶血空斑试验或空斑形成细胞（plaque forming cell，PFC）测定** 原理：将经过 SRBC 免疫的小鼠脾，在体外与 SRBC 一起加入琼脂糖凝胶内混合均匀，37℃孵育一定时间，待 B 细胞释放抗 SRBC 抗体（溶血素）。在体外抗体参与下，SRBC 溶解，从而在每个能分泌抗体的 B 淋巴细胞周围形成一个肉眼可见的溶血空斑。

本试验可用于检测 B 淋巴细胞产生和分泌抗体功能。

**5. 应用补体检测循环免疫复合物（circulating immune complexes，CIC）** 循环免疫复合物的持续存在与多种疾病尤其是自身免疫性疾病的发生发展有关，检测组织内或循环中 IC 的存在有助于对相关疾病的诊断、辅助诊断、发病机制的研究、预后及疗效观察等。

PEG 沉淀补体消耗实验和抗补体实验可用于 CIC 的测定。

（1）PEG 沉淀补体消耗试验：原理为应用低浓度 PEG 将 IC 沉淀，在沉淀物中加入补体，通过溶血反应检测补体消耗量，再通过标准曲线换算待检样本中 CIC 的量。

本实验可用于检测血清中 CIC。

（2）抗补体试验：原理为血清中存在免疫复合物时，IC 可与自身的内源性 C1 结合，将待检血清 56℃加热 1 h，能破坏结合的 C1，空出 IC 中的补体结合位点，随后加入豚鼠血清（外源性 C1）和作为溶血指示系统的致敏绵羊红细胞，循环 IC 可与外源性 C1 结合，使致敏绵羊红细胞的溶血被抑制，根据溶血结果判断免疫复合物的存在。

本试验可用于检测血清中 CIC。

**6. 补体参与的细胞毒反应（complement mediated cytotoxicity，CMC）**　原理：带有特异抗原的靶细胞（如正常细胞、肿瘤细胞、病毒感染细胞等）与相应抗体结合后，所形成的免疫复合物能活化反应体系中的补体，引起靶细胞膜损伤，细胞膜的通透性增加，细胞死亡。台盼蓝、伊红等染料可以通过损伤的细胞膜进入细胞，使死亡细胞或濒死细胞着色，而不带相应抗原细胞膜保持完整的活细胞不着色。

补体参与的微量细胞毒实验，可检测细胞膜表面抗原，如可以对 HLA-Ⅰ类分子的 A、B、C 抗原及 HLA-Ⅱ类分子的 DR、DQ 抗原进行分型鉴定，也可以用于抗体特异性鉴定。此外，抗体/补体介导的细胞毒作用也可以用于 T 细胞亚群等的选择性分离纯化。在一些免疫学实验中也可用这种方法，根据需要特异地消除带某种抗原的细胞。

## （二）补体测定技术

补体的存在不受抗原刺激影响。正常人血清中补体各成分含量相对稳定，但在某些疾病发生时，补体的含量及活性可能发生改变。在细菌感染（特别是革兰阴性菌感染）时、大面积烧伤、大量失血、某些肾疾病、严重肝病或营养不良患者，常出现血清补体水平不同程度的降低，而某些恶性肿瘤、心肌梗死、甲状腺炎、大叶性肺炎、感染恢复期、急性病毒性肝炎、糖尿病、妊娠等情况时，常出现血清补体水平的升高。在系统性红斑狼疮、类风湿关节炎、强直性脊柱炎等自身免疫性疾病患者，血清补体水平可随病情发生变化，其中疾病活动期补体过度活化，血清补体水平下降，病情稳定后血清补体水平反应性增高。补体各成分在不同的自身免疫性疾病患者中，可出现特征性的表现。因此，补体检测可用于自身免疫性疾病的辅助诊断，也可以作为某些疾病活动期的参考指标。

利用补体各成分与相应抗体的特异性结合反应，可以对补体各个组分的含量进行检查。

**1. 补体总活性的测定**　血清补体总活性的鉴定，是对激活后补体最终效应的检测方法，可借此反映补体的整体功能。

补体活性测定方法多以红细胞的溶解为指示，以 50%溶血为判断终点，称为补体 50%溶血试验（50% complement hemolysis，CH50）。主要包括用于经典途径（classic pathway）检测的 CP-CH50 和用于旁路途径（alternative pathway）检测的 AP-CH50，近年来脂质体均相免疫溶破法也应用于血清补体总活性的测定。

（1）补体经典途径活性测定

1）经典途径检测的 CP-CH50：原理是特异性抗体与红细胞结合后可以激活补体，导致溶血，溶血程度与补体的活性相关，在一个适当的稳定的反应体系中，溶血反应对补体的剂量呈特殊的 S 形曲线，以溶血百分比为纵坐标，相应血清量为横坐标，曲线在 30%～70%阶段对补体量的变化非常敏感。

2）脂质体均相免疫溶破法：原理是脂质体是一种人工合成的固相载体，由双层脂质体包裹荧光素、有色染料或酶等组成。脂质体表面经修饰可与抗原或抗体偶联，成为致敏脂质体，在与相应抗体或抗原结合后，可经经典途径激活补体，导致脂质体溶破，释放内容物的量与待测样本中的补体活性成正相关。

（2）补体旁路途径活性测定：AP-CH50的原理是用乙二醇双（2-氨基乙醚）四乙酸螯合样品中的 $Ca^{2+}$，封闭C1，阻断补体经典激活途径，再加入能直接激活血清中B因子的家兔红细胞，激活旁路途径，使家兔红细胞受损而发生溶血。在一定时间内，溶血程度与旁路激活的补体活性成正相关。

若补体总活性测定值过低或完全没有活性，多考虑存在补体缺陷，可以进一步通过对补体单个成分的检测，明确是否是由于某一成分缺乏所致活性降低。

（3）ficolin/MBL补体凝集素途径活性测定：原理是补体凝集素和经典途径中都有C4补体的裂解、活化并产生C4c片段，我们采用高盐抑制经典途径，因而采用检测C4c在细胞表面的沉积可以代表凝集素途径的活化。一般在96孔板包被靶细胞和对照细胞，BSA封闭后，用GlcNAc-agarose和MBL-agarose柱子清除血清中含有的内源性的ficolin和MBL；血清需先加入高浓度（1M）的NaCl溶液以抑制补体经典途径的激活；再加入处理后的血清与ficolin或MBL，洗后加入C4蛋白，37℃孵育；洗后再加入FITC-抗C4c，室温避光孵育30min；洗板后用荧光酶标仪测荧光值。

**2. 补体各成分的测定**

（1）血清补体成分的检测：30多种补体成分中，C3、C4、C1q、B因子和C1抑制物是常被检测的血清补体成分，常用的检测血清中蛋白的方法如ELISA等均可用于补体成分的检测，也可应用免疫溶血法检测血清补体成分。

免疫溶血法：原理是抗原与其特异性抗体（IgG、IgM）结合可以激活补体经典途径，导致细胞溶解。反应中使用的补体有两种，一种是化学试剂灭活某一补体成分的正常血清，或某一成分缺乏的人或动物血清；另一种是待测样本中的补体。指示系统（常将绵羊红细胞与其特异性抗体预先结合形成致敏绵羊红细胞）与缺乏某一补体成分的血清作用不能发生溶血反应，此时加入待测样本，原来缺乏的补体成分得以补偿，级联反应完成，溶血发生。免疫溶血法可用于检测待检样品中某一补体成分是否缺乏，也可用于辅助诊断某一补体成分缺陷或其含量虽然正常但缺乏溶血活性的原发性补体缺陷，还可用于间接判断补体产生组织和细胞的功能状态。

（2）补体受体的检测：补体受体存在于细胞表面，常用的细胞膜分子检测方法如流式细胞术、免疫组织化学技术等均可用于补体受体的检测。

（3）补体裂解产物的测定：补体固有成分激活过程中，可以产生一系列补体裂解产物，如C3a、C3b、C5a等，这些裂解产物参与机体的多种生理和病理反应。补体裂解产物的检测，不仅能反映补体系统的活化程度，而且能对某些疾病进行辅助诊断、病情监测、病程评估等。酶联免疫吸附试验（ELISA）、放射免疫测定法等试验是较为常见的补体裂解产物检测方法。

C3a的检测：多采用竞争性放射免疫测定法检测。用 $^{125}I$ 标记C3（$^{125}I$-C3），与待测样本、兔抗人C3a多克隆抗体一起孵育一定时间，待测样本中的C3a（未标记抗原）能竞争性地与抗C3a抗体结合，使C3a复合物增多，$^{125}I$-C3游离，根据C3a复合物所占比例判断待测样本中C3a的含量。

C5a的检测：多采用双抗体夹心ELISA检测。用抗C5a单克隆抗体包被固相载体，加入经聚乙二醇（PEG）处理的待测样本，然后依次加入兔抗人C5a-IgG和过氧化物酶标记的抗兔IgG抗体，加入底物显色，酶标仪检测。

膜攻击复合体（C5b-9）的检测：多采用双抗体夹心 ELISA 检测。补体活化后，产生 C5b-9 复合物新生抗原，用抗 C5b-9 复合物新生抗原的单克隆抗体包被固相载体，加入待测样本，然后依次加入亲和层析纯化的兔抗人 C5b-9-IgG 抗体和过氧化物酶标记的抗兔 IgG 抗体，加入底物显色，酶标仪检测。

## 展　望

作为机体免疫系统的重要组成部分，补体系统具有介导细胞溶解、调理吞噬、免疫黏附、参与炎症反应等作用，某些补体成分及调节因子的缺失可以导致一些疾病的发生；同时，基于补体的溶细胞特性，补体广泛应用于包括抗原抗体反应在内的多种免疫学检测技术中。补体及补体相关检测方法的深入研究，对研究多种疾病的发病机制、诊断和治疗具有重要意义。

（魏　林　邓郁青）

### 参考文献


[1] Murphy K, Weaver C. Janeway's Immunology. 9th edition. New York: Garland Science, 2017.

[2] 曹雪涛. 医学免疫学. 6 版. 北京：人民卫生出版社，2013.

[3] Zhao Y, Ren Y, Zhang X, et al. Ficolin-2 inhibits hepatitis C virus infection, whereas apolipoprotein E3 mediated viral immune escape. J Immunology, 2014, 193: 783-796.

[4] Song XT, Yao ZY, Yang JL, et al. HCV core protein binds to gC1qR to induce A20 expression and inhibit cytokine production through MAPKs and NF-κB signaling pathways. Oncotarget, 2016, 7 (23): 33796-33808.

[5] Wang W, Wang X, Yang LW, et al. Modulation of host CD59 expression by varicella-zoster virus in human xenografts in vivo. Virology, 2016, 491: 96-105.

[6] Nuutila J, Jalava-Karvinen P, Hohenthal U, et al. Use of complement regulators, CD35, CD46, CD55, and CD59, on leukocytes as markers for diagnosis of viral and bacterial infections. Human Immunology, 2013, 74: 522-530.

[7] Janelle V, Langlois MP, Tarrab E, et al. Transient complement inhibition promotes a tumor-specific immune response through the implication of natural killer Cells. Cancer Immunol Res, 2014, 2: 200-206.

[8] Cho MS, Vasquez HG, Rupaimoole R, et al. Autocrine effects of tumor-derived complement. Cell Rep, 2014, 6: 1085-1095.

[9] Zhang SH, Shan CL, Cui WJ, et al. Hepatitis B virus X protein protects hepatoma and hepatic cells from complement-dependent cytotoxicity by up-regulation of CD46. FEBS Lett, 2013, 587: 645-651.

[10] Jian Chen, Guiqing Li, Li Zhang, et al. Comlement C5a/C5aR pathway potentiates the pathogenesis of gastric cancer by down-regulating p21 expression. Cancer Letters, 2018, 412: 30-36.

[11] Mamidi S, Höne S, Kirschfink M. The complement system in cancer: ambivalence between tumour destruction and promotion. Immunobiology, 2017, 222 (1): 45-54.

[12] Afshar-Kharghan V. The role of the complement system in cancer. J Clin Invest, 2017, 127: 780-789.

[13] Miwa T, Zhou L, Michael A, et al. Absence of CD59 Exacerbates Systemic Autoimmunity in MRL/lpr Mice. J Immunology, 2012, 189: 5434-5441.

[14] Nevo Y, Ben-Zeev B, Tabib A, et al. CD59 deficiency is associated with chronic hemolysis and childhood relapsing immune-mediated polyneuropathy. Blood, 2013, 121: 129-135.

[15] Farrar CA, Sacks SH. Mechaniam of rejection; role of complement. Curr Opin Organ Transplant, 2014, 19: 8-13.

[16] Rosenberg RN, Lambracht-Washington D, Yu G, et al. Genomics of alzheimer disease. JAMA Neurol, 2016, 73: 867-874.
[17] Strainic MG, Shevach EM, An F, et al. Absence of signaling into CD4 (+) cells via C3aR and C5aR enables autoinductive TGF-beta1 signaling and induction of Foxp3 (+) regulatory T cells. Nature immunology, 2013, 14: 162-171.
[18] Liszewski MK, Kolev M, Le Friec G, et al. Intracellular complement activation sustains T cell homeostasis and mediates effector differentiation. Immunology, 2013, 39: 1143-1157.
[19] Sum R, Swaminathan M, Rastogi SK, et al. Beta-Hemolytic bacteria selectively trigger liposome lysis, enabling rapid and accurate pathogen detection. ACS Sensors, 2017, 2: 1441-1451.
[20] 徐顺清，刘衡川. 免疫学检验. 2 版. 北京：人民卫生出版社，2015.

# 抗体的制备及抗体药物研究进展

## 第3章

抗体是最早被发现和研究的免疫分子，抗体与抗原反应的特异性使其具有极广泛的应用范围。在体外，抗体可作为诊断试剂用于血清学鉴定、免疫标记技术等；在体内，抗体类药物可用于体内影像诊断及疾病治疗。

单克隆抗体问世后取得了辉煌的成就。单克隆抗体克服了多克隆抗体的交叉反应，提高了免疫学实验的特异性和敏感性，从而促进了医学检验学的发展；用单克隆抗体作为亲和柱，可分离提纯极微量的可溶性抗原，如激素、细胞因子和难以纯化的肿瘤抗原等，为物质提纯开辟了一条新途径；单克隆抗体识别细胞表面特异性受体，单克隆抗体与抗肿瘤药物（如毒素或放射性物质）偶联，构建生物导弹，为人类攻克肿瘤带来希望。目前，基因工程抗体在临床已用于治疗肿瘤、病毒性疾病、自身免疫病和某些神经系统疾病等。

抗体的功效不仅依赖于其抗原特异性结合区（中和作用），Fc 段也同样能够发挥一系列作用，如抗体依赖的细胞介导的细胞毒作用（antibody-dependent cell-mediated cytotoxicity，ADCC）、补体依赖的细胞毒作用（complement dependent cytotoxicity，CDC），以及抗体依赖的细胞介导的吞噬作用（antibody-dependent cell mediated phagocytosis，ADCP）。此外，IgG 类抗体的 Fc 还能结合新生的 Fc 受体（neonatal Fc receptor，FcRn），从而延长抗体药品的半衰期。

## 一、抗体制备

人工制备抗体是大量获得抗体的重要途径。现有方法包括：通过传统的方法用抗原免疫动物制备多克隆抗体（polyclonal antibody，pAb），通过细胞工程和基因工程技术分别制备单克隆抗体（monoclonal antibody，mAb）和基因工程抗体（genetic engineering antibody）。

### （一）多克隆抗体

以相应抗原免疫动物获得抗血清。由于天然抗原常含多种不同抗原表位，同时抗血清也未经免疫纯化，故所获抗血清是含多种抗体的混合物，即多克隆抗体。多克隆抗体是在含多种抗原表位的抗原物质刺激下，体内多个 B 细胞克隆被激活并产生针对多种不同抗原表位的抗体。此外，多克隆抗体还可来源于恢复期患者血清或经免疫接种的人群。

多克隆抗体的优点是来源广泛、制备容易；但其特异性不高、易发生交叉反应，也不易大规模制备，从而应用受限。

## （二）单克隆抗体

克隆是指由一个祖先细胞经增殖、分化所产生的遗传性状完全相同的细胞系或细胞群。由单一B淋巴细胞克隆所产生的、只作用于某一特定抗原决定基的均一抗体称为单克隆抗体。制备单一表位特异性抗体的理想方法是获得仅针对单一表位的浆细胞克隆，使其在体外扩增并分泌抗体。然而，浆细胞在体外的寿命较短，也难以培养。为克服此缺点，Kohler 和 Milstein 将可产生特异性抗体但短寿的浆细胞与无抗原特异性但长寿的恶性浆细胞瘤细胞融合，建立了可产生 mAb 的杂交瘤细胞和单克隆抗体技术。融合形成的杂交细胞系称为杂交瘤（hybridoma），其既有骨髓瘤细胞大量扩增和永生的特性，又具有免疫B细胞合成和分泌特异性抗体的能力。现多用生物反应器悬浮培养细胞大量制备单克隆抗体，在此过程中，细胞系的选择十分关键，必须具有以下特点：①在生物反应器长时间的孵育下，能够高表达抗体，保持细胞活性和基因稳定性。②能够不断扩增。③能进行翻译后的修饰。④生产的抗体应用于人体具有安全性。目前多选择中国仓鼠卵巢细胞、NSO 小鼠骨髓瘤细胞、人视网膜细胞（最新发展的细胞系）等。近年来使用幼仓鼠肾细胞和人胚肾细胞进行单抗研究也逐渐增多。由于下游的生产还要考虑抗体药物安全性的问题，中国仓鼠卵巢细胞或人胚肾细胞将是工业生产抗体的主要细胞。

单克隆抗体具有纯度高、特异性强、效价高、少或无交叉反应、制备成本低等特性，现已广泛应用于生物学、医学研究及实验诊断，如检测 ABO 血型、病毒性肝炎表面抗原、肿瘤相关抗原 ErbB2 所用的抗体制剂。

单克隆抗体也应用于疾病的被动免疫治疗及生物靶向药物的制备等领域。然而，研制成功的单克隆抗体几乎均为鼠源性，如作为靶向诊断药物或治疗性药物应用于人体，可诱导人体产生人抗鼠抗体（human anti-murine antibody，HAMA）。HAMA 不仅可降低鼠源性单克隆抗体的治疗作用，而且与鼠源性单克隆抗体结合可产生类似血清病的变态反应，并对抗体的排泄器官产生毒性作用；此外，完整的抗体分子的相对分子质量过大，难以穿透实体肿瘤组织达到有效的治疗浓度。上述原因限制了鼠源性单克隆抗体在疾病治疗上广泛应用。

## （三）基因工程抗体

随着 DNA 重组技术的发展，使得有可能制备部分或全人源化的基因工程抗体，从而解决抗体应用中的异源性问题。基因工程抗体（genetic engineering antibody）又称重组抗体，它是在充分认识抗体基因结构与功能的基础上，应用 DNA 重组和蛋白质工程技术，按人们的意愿在基因水平上对抗体分子进行切割、拼接或修饰，重新组装成的新型抗体分子。基因工程抗体保留了天然抗体的特异性和主要生物学活性，去除或减少了无关结构，并可赋予抗体分子以新的生物学活性，因此比天然抗体具有更广泛的应用前景。迄今已成功构建多种类型的基因工程抗体（图 3-1）。

抗体工程技术发展迅速。通过基因工程技术对鼠源性单克隆抗体进行改造，制备出人-鼠嵌合抗体、改型抗体、Fab 抗体、Fv 抗体、单链抗体、单域抗体、最小识别单位、抗体融合蛋白及细胞内抗体等；通过噬菌体抗体库技术制备全人源抗体，以及转基因动物表达全人源抗体等。

**1. 人-鼠嵌合抗体（chimeric antibody）** 是指通过基因工程技术将鼠源性抗体的可变区与人类抗体的恒定区融合而成的抗体。此类抗体既保持了原来鼠源单抗的特异性、亲和力，又大大减少了其对人体的免疫原性。借助这种构建嵌合抗体的方法，还可对抗体进行不同亚类的转换，从而产生特异性相同、但可介导不同效应的抗体分子，如将细胞毒性较弱的 IgG2 变成细胞毒性较强的 IgG1 和 IgG3，从而增强抗体免疫治疗的功能。

**2. 改型抗体/人源化抗体（humanized antibody）** 是指以鼠单抗 V 区中互补决定区（CDR）

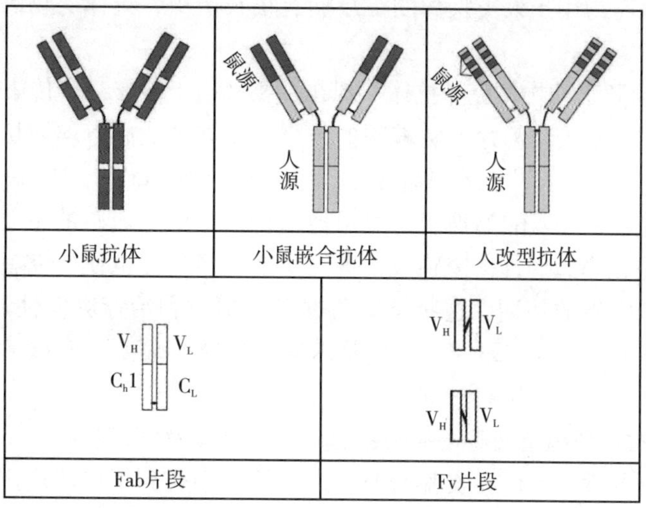


图 3-1　基因工程抗体

序列取代人源抗体相应 CDR 序列，重组构成既具有鼠源性单抗特异性，又保持人抗体亲和力的 CDR 移植抗体（CDR-grafted antibody），又称为改型抗体（reshaping antibody）。

**3. 全人源抗体（fully human monoclonal antibody）** 最理想的治疗性抗体是全人源抗体。随着基因工程技术的发展，可通过抗体库技术、转基因小鼠技术及基于单个 B 细胞 PCR 技术高通量制备全人源抗体。

**4. 小分子抗体及新型结构的抗体与其融合蛋白**

（1）单链抗体：用适当的寡核苷酸接头（linker）连接轻链和重链可变区基因，使之表达单一多肽链，称为单链抗体（single chain fragment variable，scFv）。多肽链能自发折叠成天然构象，保持 Fv 的特异性和亲和力。

（2）双特异性抗体（bispecific Ab，BsAb）：又称双功能抗体（bifunction antibody），即抗体分子中的两个抗原结合部位可分别结合两种不同的抗原表位。BsAb 的一个臂可与靶细胞表面抗原结合，而另一个臂可与效应物（药物、效应细胞等）结合，从而将效应物直接导向靶组织细胞，并在局部聚集发挥作用。

## 二、抗体药物研究进展

抗体药物进入临床研究，主要用于肿瘤、免疫相关疾病、感染、眼科、神经、呼吸、代谢和骨相关疾病等众多领域，尤其在肿瘤免疫治疗领域开发的一系列抗体药物最为引人瞩目，为肿瘤的免疫治疗迎来了新的发展，并逐渐成为肿瘤临床方案中的主流之一，主要包括细胞因子治疗、治疗性疫苗、CAR-T 代表的过继免疫细胞疗法（ACT）和包括 CTLA-4/PD-1 抗体药物的免疫检查点阻断或免疫共刺激通路激活。抗体药物为人类疾病的治疗提供了丰富的产品、策略和疗法，未来与精准医疗相结合，还有很大发展空间。

### （一）抗体药物的发展历程

抗体药物是以细胞工程技术和基因工程技术为主体的抗体工程技术制备的药物，具有特异性高、性质均一、可针对特定靶点定向制备等优点，在各种疾病治疗、特别是对肿瘤治疗的应用前景备受关注。抗体作为药物用于人类疾病的治疗拥有很长历史，抗体药物的发展历程大致分为以下 3 个阶段。

**1. 第一代抗体药物源于动物多克隆抗体** 现在主要被用于治疗一些传染病（如狂犬病）和中毒等。目前针对一些预防困难和治疗方法有限的传染病，如禽流感、埃博拉病毒和其他动物传染性的病毒，多抗的研发仍在进行中。高致病率的流感病毒（如 H5N1、H7N9 等）是目前研制的多克隆抗体治疗的新靶标。神经氨酸酶抑制药奥司他韦仍然是治疗流感的主要药物，据报道可以降低 49%的病死率，但是在高致病性禽流感中，奥司他韦的耐药性也使研究者必须努力寻求其他治疗方法，并且在流行病发生的初期，这些抗体药物对于预防和治疗突发性流行病来说很有必要。目前针对 H5N1 流感病毒的临床前研究及 I 期临床安全研究都表明，多抗 F（ab′）2 片段有很好的安全性和治疗效果。

**2. 第二代抗体药物** 利用杂交瘤技术制备的单克隆抗体及其衍生物。单克隆抗体由于具有良好的均一性和高度的特异性，因而在实验研究和疾病诊断中得到了广泛应用。早期生产的单克隆抗体大多属于鼠源性单克隆抗体，虽易于制备，但有诸多的临床应用问题；诸如与 NK 等免疫细胞表面 Fc 段受体亲和力弱，产生的 ADCC 作用较弱；与补体成分结合能力低，对肿瘤细胞的杀伤能力较弱；鼠源性抗体在人血循环中的半衰期短，发挥作用的时间较短；具有免疫原性，易引起宿主过敏反应，需要进行改善以后，才可用于临床。单克隆抗体最早被用于疾病治疗是在1982 年，美国斯坦福医学中心 Levy 等利用制备的抗独特型单抗治疗 B 细胞淋巴瘤，治疗后患者病情缓解，瘤体消失，使得人们对抗体药物产生了极大的期望。1986 年，美国 FDA 批准了世界上第一个单克隆抗体治疗性药物——抗 CD3 单抗 OKT3 进入市场，用于器官移植时的抗排斥反应。此时抗体药物的研制和应用达到了顶峰。随着使用单克隆抗体进行治疗的病例数增加，鼠源性单克隆抗体用于人体治疗的毒副作用也越来越明显，人们的热情开始下降。到 20 世纪 90 年代初，抗内毒素单克隆抗体用于治疗脓毒败血症失败使抗体药物的研究进入低谷。

**3. 第三代抗体药物** 利用 DNA 重组技术制备的基因工程抗体。随着免疫学和分子生物学技术的发展及抗体基因结构的阐明，DNA 重组技术开始用于抗体的改造，人们可以根据需要对以往的鼠源性单克隆抗体进行相应的改造以消除鼠源性单克隆抗体应用的不利性状或增加新的生物学功能，还可用新的技术重新制备各种形式的重组抗体。基因工程抗体具有如下优点：①通过基因工程技术的改造，可以降低甚至消除人体对抗体的排斥反应。②基因工程抗体的分子量较小，可以部分降低抗体的鼠源性，更有利于穿透血管壁，进入病灶的核心部位。③根据治疗的需要，制备新型抗体。④可以采用原核细胞、真核细胞和植物等多种表达形式，大量表达抗体分子，大大降低了生产成本。自从 1984 年第一个基因工程抗体人-鼠嵌合抗体诞生以来，新型基因工程抗体不断出现，如人源化抗体、单价小分子抗体（Fab、单链抗体、单域抗体、超变区多肽等）、多价小分子抗体（双链抗体，三链抗体，微型抗体）、某些特殊类型抗体（双特异抗体、抗原化抗体、细胞内抗体、催化抗体、免疫脂质体）及抗体融合蛋白（免疫毒素、免疫粘连素）等。另外，用于制备新型抗体的噬菌体抗体库技术成为继杂交瘤技术之后生命科学研究中又一突破性进展。采用噬菌体抗体库技术筛选抗体不必进行动物免疫，易于制备稀有抗原的抗体、筛选全人源性抗体和高亲和力抗体。同时也将抗体工程的研究推向了一个新的高潮。在噬菌体抗体库基础上，近几年又发展了核糖体展示抗体库技术。利用核糖体展示技术筛选抗体的整个过程均在体外进行，不经过大肠埃希菌转化的步骤，因此可以构建高容量、高质量的抗体库，更易于筛选高亲和力抗体和采用体外进化的方法对抗体性质进行改造。核糖体展示抗体库技术代表了抗体工程的未来发展趋势。

（1）基因工程抗体药物的种类：嵌合抗体、人源化抗体。

嵌合抗体：第一代人源化抗体（20 世纪 80 年代中期）。用人源基因代替鼠源单抗的恒定区。保留了抗原抗体结合的特异性，降低了鼠源单抗的免疫原性。代表药物——利妥昔单抗（美罗华，rituximab）是第一个用于肿瘤治疗的基因工程抗体。缺点：仍然保留鼠源性的框架区，可引起 HAMA 反应。短尾猿猴源性的 V 区抗原性小，可进行嵌合抗体的研究。

人源性抗体：由于嵌合抗体异源性仍然很大，因此需要对鼠源抗体进行人源化改造，主要方法是重构抗体和表面重塑技术两种。重构抗体：互补决定区移植。将鼠抗体的 CDR 移植到人抗体的相应部位，其人源化程度可达 90%以上，目前该方法是人源化单抗最常用、最基本的方法。表面重塑技术：即将鼠抗体框架区表面氨基酸的残基进行人源化改造。该方法是仅替换与人抗体 SAR 差别明显的区域，在维持抗体活性并兼顾减少异源性基础上选用与人抗体表面残基相似的氨基酸替换。

（2）人源化抗体主要通过 3 种途径研制：噬菌体抗体库技术、核糖体展示技术、转基因小鼠制备人源性抗体。

1）噬菌体抗体库技术：噬菌体抗体库技术是迄今发展最成熟、应用最广泛的抗体库技术。基本原理是将蛋白质分子或肽段的基因克隆到丝状噬菌体的基因组 DNA 中，与噬菌体的外壳蛋白形成融合蛋白，从而使该异源分子呈现于噬菌体表面。通过这种方式，形成了一个收藏上亿个以体外方式制得的不同抗体的基因数据库，使从任何真实的抗原中迅速分离高度相似的同族抗体成为可能。目前已构建的噬菌体抗体有两种类型：免疫抗体库和非免疫抗体库。免疫抗体库的抗体基因来自经疫苗注射、微生物感染、肿瘤、自身免疫等途径免疫过的个体，这些个体的淋巴经抗原选择和亲和力成熟，在较小的库容量即可筛选到针对特定抗原的高亲和力的抗体，也可从羊、鸡、兔等免疫动物中获得抗体。在针对自身抗原、抗原性较弱及有毒性的抗原时，制备抗体较困难。非免疫抗体库包括 3 类：天然抗体库、半合成抗体库和全合成抗体库。天然抗体库的抗体基因来自于未经免疫的个体，可用于筛选多种抗原，但较小的库容只能得到中等亲和力的抗体。半合成抗体库则是由人工合成随机化的 V-CDR3 序列；全合成抗体库则是半合成抗体可变区序列全部人工合成。合成和半合成抗体的库容大，但亲和力较低。

2）核糖体展示技术：该技术将基因型和表型联系在一起，编码蛋白的 DNA 在体外进行转录与翻译，由于对 DNA 进行了特殊的加工与修饰，如去除 3′末端终止密码子。核糖体翻译到 mRNA 末端时，由于缺乏终止密码子，停留在 mRNA 的 3′末端不脱离，从而形成蛋白质-核糖-mRNA 三聚体，将目标蛋白特异性的配基固相化，然后进行筛选，对筛选分离得到的复合物进行分解，释放的 mRNA 进行 RT-PCR，PCR 产物进入下一轮循环，多次循环后可使目标蛋白及其编码的基因序列得到富集和分离。可制备大容量抗体库，避免噬菌体抗体库的缺点，库容可达 $10^{11}$左右。

3）转基因小鼠：将已产生一定免疫反应的供者或癌症患者的淋巴细胞导入严重联合免疫缺陷小鼠（SCID）或 Trimera 小鼠，取鼠脾细胞与人骨髓瘤细胞杂交就可能获得分泌人抗体的杂交瘤。通过基因敲除技术，使小鼠自身的基因失活，并导入新基因，创造出携带人抗体重轻链基因簇的转基因小鼠。目前已经成功制备了携带完整的人 14 号染色体（该染色体包含全部人抗体产生基因）的小鼠。

### （二）抗体药物的临床应用

目前，人源化抗体、全人单抗和抗体药物偶联物已较多应用在临床，在治疗免疫性疾病、肿瘤、感染性疾病等方面有广泛的用途。截止到 2017 年 5 月 1 日，有 74 种抗体药物已被监管机构批准。另外，在进行Ⅲ期和Ⅰ/Ⅱ期临床试验的抗体药物分别有 70 种和 575 种。在进行临床试验的

719 种抗体药物中，包括 493 种单克隆抗体，87 种单克隆抗体-药物偶联物，61 种双特异性抗体，37 种 Fc 融合蛋白，17 种放射免疫球蛋白，13 种抗体片段和 11 种免疫细胞因子。每年，人们都会发现很多这些抗体药物的新用途。

**1. 免疫性疾病的治疗** 在神经系统疾病的治疗中，血脑脊液屏障是影响抗体药物治疗的最大障碍，目前还没有获批的治疗性抗体药物用于治疗脑部疾病。lingo-1 单抗（opicinumab）是一种正在多发性硬化症（mutiple sclerosis，MS）进行临床试验的人源化单克隆抗体。髓鞘逐渐剥离导致多发性硬化患者神经损伤，lingo-1 是百健（Biogen）研究了十年以上的重要靶点，是一种能够抑制髓鞘形成的膜蛋白。研究发现，opicinumab 能有效修复多发性硬化造成的神经损伤，Ⅰ期临床试验展示了药物的安全可靠。在未来的Ⅱ期临床试验中，将提供更多的关于这种单抗治疗 MS 机制方面的资料，如怎样提高髓鞘修复效率。

细胞因子 IL-17A 主要通过 T 细胞产生，与其受体 IL-17RA、IL-17RF 结合后刺激纤维细胞、胆道上皮细胞释放 IL-1、IL-6、TNF-α 及 CXCL1 等促炎因子，最终导致类风湿关节炎、银屑病和多发性硬化等慢性炎性疾病。2015 年，诺华公司全人源 IgG1κ 型抗 IL-17A 抗体苏金单抗（secukinumab，Cosentyx）上市用于治疗中度、重度斑块状银屑病及强直性脊柱炎。2016 年，礼来公司人源化单克隆抗体伊珠单抗（ixekizumab，Talz）成为第二个获准上市的 IL-17A 单抗，用于治疗成人中重度斑块状银屑病。2017 年 2 月，Valeant 公司研发的抗 IL-17A 受体单克隆抗体 brodalumab（Siliq）获准用于治疗中重度银屑病，成为第一个受体水平阻断 IL-17A 信号通路的单抗。3 种靶向 IL-17A 的抗体均可通过皮下注射获得满意的治疗效果。

**2. 肿瘤的治疗**

（1）抗体偶联细胞毒药物：CD30 是肿瘤坏死因子受体超家族的成员。其特征在某些造血恶性肿瘤中表达，包括间变性大细胞淋巴瘤和霍奇金淋巴瘤等。CD30 通过抗凋亡机制使恶性淋巴细胞过度生长，导致淋巴瘤，使 CD30 成为潜在的治疗靶点，用于淋巴瘤治疗。然而在实践中，单独针对 CD30 的单克隆抗体的治疗效果不显著。此外，与细菌毒素和放射免疫缀合物的组合限制了疗效。抗有丝分裂药去甲基 auristatin E（MMAE）阻断微管蛋白的聚合而抑制细胞分裂。由于 MMAE 毒性过强，临床无法药用。brentuximab vedotin（BV）是一种偶联抗 CD30 单克隆抗体和 MMAE 的药物，使 CD30 重新恢复为肿瘤治疗靶点。霍奇金淋巴瘤，外周 T 细胞淋巴瘤，皮肤 T 细胞淋巴瘤，甚至 CD30 表达的 B 细胞淋巴瘤的Ⅰ期和Ⅱ期临床试验均显示该化合物具有良好的耐受性，但更重要的是能够有效地控制多发、复发或难治性疾病患者的病情。美国 FDA 已批准 brentuximab vedotin 用于复发性霍奇金淋巴瘤和全身性变应性大细胞淋巴瘤治疗。

（2）免疫检测点（immune checkpoint）：是控制 T 细胞免疫响应的分子开关，被证实在自身免疫耐受、免疫响应调控等方面具有重要作用，也是肿瘤免疫逃逸的重要机制之一。免疫检测点抑制药是临床免疫治疗的创新，针对免疫检测点的单克隆抗体通过阻断 T 细胞上的免疫检测点分子或抗原提呈细胞和肿瘤细胞上的配体来恢复和增强细胞毒性 T 细胞的抗肿瘤免疫活性。基于临床前数据，许多临床试验已经证明在各种癌症中，针对免疫检测点的单克隆抗体有可接受的安全性和功效。检查点阻断药正迅速成为非常有希望的癌症治疗方法，产生显著的抗肿瘤反应并只有少许不良反应。

近来，已将多于四种检查点抗体抑制药商业化用于靶向 PD-1、PDL-1 和 CTLA-4。A 类首次批准的免疫检查点抑制药易普利姆玛（ipilimumab，anti-CTLA-4）是完全人源化的单克隆抗体，其通过 CTLA-4 阻断免疫抑制信号。2011 年，美国 FDA 批准使用易普利姆玛对转移性黑色素瘤进行治疗。随后，纳武单抗（nivolumab），一种阻断 PD-1 的人源化单克隆抗体，2014 年在美国被允许用于治疗晚期黑色素瘤，2015 年在日本被允许用于治疗晚期肺小细胞癌。人源化单克隆抗体

pembrolizumab 是另一种 anti-PD-1 抗体，在日本主要用于治疗晚期黑色素瘤和晚期肺小细胞癌患者，而纳武单抗在日本被准许用于治疗晚期肾癌（2016.08）、霍奇金淋巴瘤（2016.12）及头颈癌（2017.03）。在Ⅲ期临床试验中，将研究抗 PD-1 单克隆抗体和抗 PD-ligands-1 单克隆抗体对于治疗胃癌、卵巢癌、膀胱癌和食管癌等治疗效果。

肿瘤免疫学进展揭示了免疫抑制细胞如调节性 T 细胞、骨髓源性抑制细胞和肿瘤相关巨噬细胞等在肿瘤发生中的重要作用。来自小鼠模型的基础研究和癌症患者的免疫监测数据表明，通过抑制免疫抑制细胞的活性及相关免疫抑制因子的分泌，或阻断免疫检查点等抑制性受体的功能，解除肿瘤细胞及肿瘤微环境对 T 细胞等效应细胞的抑制，重启抗肿瘤免疫活性，将是免疫检查点抑制药用于消除免疫抑制的临床研究开发策略之一。

在肿瘤治疗方面，许多令人兴奋的新方法涉及针对 T 细胞的抗体药物。目前在Ⅰ期或Ⅱ期临床试验中，靶向 T 细胞检查点的临床试验中有超过 80 种单克隆抗体药物，26 种靶向 T 细胞的双特异性抗体和 145 种嵌合抗原受体（CAR）细胞的抗体药物，总计超过 250 种针对 T 细胞相互作用的临床试验阶段的候选抗体药物。

（3）肿瘤血管生成是控制肿瘤进展和转移的关键事件：在肿瘤发生过程中，通过上调促血管生成因子及其受体的协同作用控制肿瘤血管生成。在过去几十年中，血管内皮生长因子（VEGF）信号传导已被确定为肿瘤血管发生的中心轴。重组抗体技术的显著进展导致贝伐珠单抗的发展，贝伐珠单抗是靶向 VEGF 的人源化抗体，是抑制肿瘤血管生成的主要临床疗法。然而，尽管贝伐珠单抗的临床疗效，其明显的不良反应和耐药性已经引起了人们的关注，人们现在需要鉴定新的药物靶标和开发新型治疗药来对抗肿瘤血管的生成。2014 年，Cyramza 公司研发的抗 VEGFR2 单克隆抗体雷莫芦单抗（ramucirumab）上市。雷莫芦单抗阻断配体 VEGF-A、VEGF-C 和 VEGF-D 与受体 VEGFR2 的结合，可有效阻断肿瘤的血供，进而达到抑制肿瘤生长的目的。临床主要用于治疗目前最常见且致命的晚期转移癌，包括胃癌、非小细胞型肺癌及结直肠癌。

**3. 感染性疾病的治疗** 20 世纪初期，血清常用于治疗细菌感染性疾病，但常伴有免疫不良反应。目前有许多抗体药物应用于临床，但大部分药物针对非感染性疾病，由于细菌耐药性及抗生素药物的相对低效，用抗体治疗感染性疾病重新引起了人们的兴趣。现有多种方法使用抗体治疗感染性疾病，如抗体偶联细胞内毒素、抗体偶联放射性核素、构建双特异性抗体等。目前抗体治疗感染性疾病仍处于研究的初期阶段。但已有报道推荐抗体应用于 HIV、疟疾、肺结核的治疗。

在艰难梭状芽孢杆菌感染中，复发是临床治疗面临的主要难题。2016 年，美国 FDA 批准 bezlotoxumab 用于预防艰难梭状芽孢杆菌感染的复发，这是一种抗毒素，具有阻断毒素与细胞结合的能力，与临床上治疗该菌感染的抗生素联合用药。在此之前，艰难梭状芽孢杆菌感染尚无获批的有效治疗方法。

**4. 临床广泛应用的抗体药物**

曲妥珠单抗（trastuzumab）：是抗 Her2 的单克隆抗体，它通过将自己附着在 Her2 阻止人体表皮生长因子在 Her2 上的附着，从而阻断癌细胞的生长，还可以刺激身体自身的免疫细胞去摧毁癌细胞。临床上目前主要用于 Her2 过度表达的转移性乳腺癌。单药治疗可用于已接受过一个或多个化疗方案的转移性乳腺癌；可与紫杉醇联合治疗未接受化疗的转移性乳腺癌。

利妥昔单抗（rituximab）：是一种作用于人类 CD20 的人鼠嵌合单克隆抗体。由于 CD20 主要表现于 B 淋巴球细胞表面，因此利妥昔单抗可用来治疗因 B 淋巴球过多所造成的疾病，包括淋巴癌、白血病、移植排斥和某些自体免疫疾病。

贝伐珠单抗（bevacizumab）：又称安维汀，是世界上第一种抗肿瘤血管生成药物，于 2010 年 2 月 26 日获得中国国家食品药品监督管理局批准，用于治疗转移性结直肠癌。作用机制是通过特异性结合并阻断 VEGF（血管内皮生长因子），以抑制肿瘤血管生成。作为世界上第一个抗肿瘤血管生成药物，安维汀已在美国、欧洲等全球 120 多个国家和地区获批，用于结直肠癌、非小细胞肺癌、乳腺癌、恶性胶质瘤和肾细胞癌、卵巢癌等的治疗，其安全性已经得到多项临床试验的证实，迄今全球已有超过 1 000 000 例患者接受安维汀治疗。与作用于肿瘤细胞增殖的传统化疗药物不同，安维汀靶向作用于肿瘤赖以生存的血管，通过抑制肿瘤血管生成，将肿瘤的给养切断，达到阻止肿瘤生长的目的。

西妥昔单抗（cetuximab）：是对抗表皮生长因子受体的嵌合型（chimeric）抗体，表皮生长因子受体和西妥昔单抗的亲和力比表皮生长因子高 5~10 倍，因此西妥昔单抗可以阻断表皮生长因子刺激细胞生长的功能。西妥昔单抗还能刺激表皮生长因子受体的内在化作用（internalization），因此可能导致表皮生长因子受体的负向调控（down-regulation）而更加抑制细胞生长。西妥昔单抗也可以引发抗体依赖性细胞毒作用，使免疫细胞攻击具有表皮生长因子受体的肿瘤细胞，协助清除肿瘤。

阿达木单抗（adalimumab）：适应证为类风湿关节炎。本品与甲氨蝶呤合用，用于治疗和改善病情的抗风湿药（DMARDs），包括甲氨蝶呤疗效不佳的成年中重度活动性类风湿关节炎患者。本品与甲氨蝶呤联合用药，可以减缓患者关节损伤的进展（X 线显示），并且可以改善身体功能。强直性脊柱炎用于常规治疗效果不佳的成年重度活动性强直性脊柱炎患者。阿达木单抗在中国获批用于 2 个适应证分别为类风湿关节炎、强直性脊柱炎。大量数据证明，阿达木单抗在疗效、安全性和患者体验等方面表现相当出色，很大程度地改善了症状。

## 展　　望

近年来，多个单克隆抗体药物上市，是临床医学、制药领域中的巨大突破。但如何降低单克隆抗体的免疫原性和不良反应，是需要面对的临床治疗问题。单克隆抗体的异源性所引起的抗体反应，不但降低了单抗的效价，而且会给患者带来严重的后果。抗体药物引起的感染等并发症问题，也值得关注。抗体药物治疗主要是利用其靶向性，随着生物医学的不断发展，一定会出现具有更高靶向性的单克隆抗体和药效更强的“弹头”用于临床的治疗。

（邱文洪）

### 参考文献

[1] 沈关心. 微生物学与免疫学. 8 版. 北京：人民卫生出版社，2016.

[2] 曲艺，李志勇，缪朝玉. 药学实践杂志，2017，35（4）：301-303.

[3] 李锋. 我国抗体药物产业分析和展望. 生物产业技术，2017，(2)：68-71.

[4] Dixit R，Herz J，Dalton R，et al. Benefits of using heterologous polyclonal antibodies and potential applications to new and undertreated infectious pathogens. Vaccine，2016，34（9）：1152-1161.

[5] Gaughan CL. The present state of the art in expression production and characterization of monoclonal antibodies. Mol Divers，2016，20（1）：255-270.

[6] Van der Weyden CA，Pileri SA，Feldman AL，et al. Understanding CD30 biology and therapeutic targeting：a historical perspective providing insight into future directions. Blood Cancer J，2017，7（9）：e603.

[7] Ruggieri S，Tortorella C，Gasperini C. Anti lingo 1（opicinumab）a new monoclonal antibody tested in relapsing remitting multiple sclerosis. Expert Rev Neurother，2017，17（11）：1081-1089.

[8] Puig L. The role of IL 23 in the treatment of

psoriasis. Exp Rev Clin Immunol, 2017, 13 (6): 525–534.

[ 9 ] Dong J, Goldenberg G. New biologics in psoriasis: an update on IL-23 and IL-17 inhibitors. Cutis, 2017, 99 (2): 123–127.

[10] Lee L, Gupta M, Sahasranaman S. Immune checkpoint inhibitors: an introduction to the next-generation cancer immunotherapy. Journal of Clinical Pharmacology, 2016, 56 (20): 157–169.

[11] Kitano S. Development of immune checkpoint inhibitors. Rinsho Ketsueki, 2017, 58 (8): 966–976.

[12] Strohl WR. Current progress in innovative engineered antibodies. Protein Cell, 2017, 9 (1): 86–120.

[13] Kong DH, Kim MR, Jang JH, et al. A review of anti-angiogenic targets for monoclonal antibody cancer therapy. Int J Mol Sci, 2017, 18 (8).

[14] Limi BN, Tye GJ, Choong YS, et al. Principles and application of antibody libraries for infectious diseases. Biotechnol Lett, 2014, 36 (12): 2381–2392.

[15] Uchtenhagen H, Schiffer T, Bowles E, et al. Boosting of HIV-1 neutralizing antibody responses by a distally related retroviral envelope protein. J Immunol, 2014, 192 (12): 5802–5812.

CME TEXTBOOKS NATIONAL PROJECT

# 第 4 章 免疫标记技术研究进展

免疫标记技术是将荧光素、酶、放射性核素、胶体金、化学（或生物）发光物质等示踪剂高的敏感性与抗体抗原反应的特异性结合，通过荧光显微镜、酶标检测仪、射线测定仪等精密仪器，在组织、细胞及分子水平对抗原-抗体反应直接观察或进行自动化测定的检测方法，具有灵敏度高、快速、可定性、定量、定位等优点。

根据试验中所用标记物的种类和检测方法不同，免疫标记技术分为免疫荧光技术、放射免疫技术、免疫酶技术、免疫电镜技术、免疫胶体金技术和发光免疫测定。近年来，随着分子生物学、细胞生物学、基础免疫学和免疫化学等学科的进展，以及应用现代高新技术建立的仪器分析日趋发展，免疫标记技术也不断完善和更新，各种新技术和新方法不断涌现，至今已发展成为一类检测微量和超微量生物活性物质的免疫生物化学分析技术，在医学和其他生物学科的研究领域及临床检验工作中应用十分广泛。

## 一、免疫荧光技术

免疫荧光标记技术（immunofluorescence technique）的基本原理是以荧光素标记的抗体作为标准试剂，将抗原抗体反应的特异性和敏感性与显微示踪的精确性相结合，用于检测和鉴定未知的抗原。该技术始创于 20 世纪 40 年代初，1942 年 Coons 等首次报道用异氰酸荧光素标记抗体，检查小鼠组织切片中的可溶性肺炎球菌多糖抗原。1958 年 Riggs 等合成了性能较为优良的异硫氰酸荧光素（fluorescein isothiocyanate，FITC），Marshall 等又对荧光抗体标记的方法进行了改进，从而使免疫荧光技术逐渐推广应用。免疫荧光技术不仅可以检测自身免疫病、感染性疾病状态的免疫球蛋白和抗体（如查出 IgM 抗体作为近期接触抗原的标志），用于细菌、病毒、螺旋体感染性疾病的辅助诊断，而且还可以鉴定淋巴细胞亚类、细胞或组织内抗原或半抗原。目前随着物理、化学及电子信息理论或技术的发展，在传统免疫荧光技术基础上建立了以荧光偏振免疫测定、时间分辨免疫测定、酶联荧光免疫测定等为代表的荧光免疫测定技术，并广泛应用于生命科学研究的多个领域。

### （一）荧光显微技术

借助荧光显微镜直接观察呈特异荧光的抗原抗体复合物及其存在部位的技术。

**1. 荧光抗体特点**

（1）荧光素：荧光素是一种能够吸收激发光的能量而产生荧光，并能作为染料使用的有机化合物。适用于抗体标记的荧光素须具备的条件：具有能与蛋白质分子形成稳定共价键结合的化学基团，或易于转变为此类基团而不破坏其荧光结构；荧光素与蛋白质结合的方法简便、快速，游离的荧光素及其降解产物容易去除；荧光效率高，与蛋白质结合的需要量很少；与抗体或抗原结合后，应不影响其免疫学特异性，偶联物产生的荧光颜色与背景组织的自发荧光对比鲜明、清晰，容易判断；其结合物的性能稳定，可保存使用较长时间。目前用于标记抗体的荧光素主要有异硫氰酸荧光素、四甲基异硫氰酸罗丹明（tetramethyl rhodamine isothiocyanate，TRITC）和藻红蛋白（phycoerthrin，PE）等。

（2）抗体：用于荧光素标记的抗体要求特异性强、纯度高、效价满意。用稀释抗原的环状沉淀实验效价或免疫扩散需达到 1∶4000，用稀释抗体的琼脂双向扩散效价需在 1∶32 以上，通常可以用特异性抗血清或用抗（人或其他动物）Ig 的免疫血清提纯的 IgG，或相应的单克隆抗体都可用于荧光素标记。

（3）荧光素标记抗体的方法主要有直接法和半透膜法等。

（4）注意事项：冷冻切片能较好保持组织的抗原性，且操作步骤简单，切片自发荧光较少，适合于免疫荧光检测。相比较而言，石蜡切片的非特异性荧光染色较强，进行免疫荧光检测有一定难度。切片厚度影响免疫荧光检测效果，一般在 4μm 左右，太厚可增加自发荧光。若组织不易切片（如肺）或太小，可将组织浸于清蛋白溶液中或埋于鼠肝切口内，再冷冻后连肝组织一起切片。

对于不同的组织和抗原成分，需要选择合适的固定剂、适宜的固定温度和时间；蛋白质类抗原，如血清蛋白和抗体，可用乙醇或甲醇固定；微生物抗原（包括病毒）可用四氯化碳固定；若需将病毒等的蛋白外壳除去，则可使用胰蛋白酶。多糖类抗原有时也可以固定为佳，一般先用丙酮处理后再行切片，细菌多糖抗原以微火加热；如有黏液物质存在，应用透明质酸酶等处理。

**2. 两种荧光显微检测技术**

（1）直接荧光法：特异性荧光抗体作为分子探针加到待检细胞涂片或组织切片上进行染色。滴加适当稀释的荧光标记的抗体溶液，使其完全覆盖标本，置于有盖搪瓷盒内，保温一定时间，用荧光显微镜观察。观察标本的特异性荧光强度，一般可用“+”表示：（-）无荧光；（±）极弱的可疑荧光；（+）荧光较弱，但清楚可见；（++）荧光明亮；（+++ ~ ++++）荧光闪亮，待检标本特异性荧光强度达“++”上，而各种对照显示为（±）或（-），即可判定为阳性。一般标本在高压汞灯下照射超过 3 min，就有荧光减弱现象，经荧光染色标本最好在当天观察，随着时间的延长，荧光强度会逐渐下降。

（2）间接荧光法：将组织或细胞上的抗原直接与相应抗体（不标记荧光）结合，此为第一抗体，再将与第一抗体特异结合的荧光标记的第二抗体即抗免疫球蛋白抗体加入，利用荧光显微镜观察标本。该方法敏感性高，可克服直接法须制备多种荧光抗体的复杂操作。

## （二）荧光偏振免疫分析技术

荧光偏振免疫分析（fluorescence polarization immunoassay，FPIA）是利用荧光素经单一波长的蓝偏振光（485 nm）照射后，吸收光能跃入激发态，随后恢复至基态，并发出偏振荧光（525 nm），其强弱程度与荧光分子的大小呈正比，与其（受激发时）转动的速度呈负相关，依此建立的定量免疫分析技术，常用于药物、激素等小分子、中等分子物质的测定。

FPIA 常利用竞争结合反应的原理，检测体液中的抗原或半抗原药物。在免疫反应检测系统中，标本中 Ag 浓度愈低，产生的 AgF-Ab 复合物愈多，偏振光愈强，反之亦然。根据荧光偏振光强度与 Ag 浓度呈反比，以抗原或半抗原药物浓度为横坐标，以荧光偏振光强度为纵坐标，绘制竞争结合抑制标准曲线。通过测定反应系统的偏振光强度，从标准曲线上就可明确得知样品中待测Ag的相应含量。

FPIA技术优点：①简便的均相测定方法，易于快速、自动化测定，灵敏度高，如测定digoxin的灵敏度可达0.2 ng/ml。②血清样品可直接用于测定，样品用量少。③精密度高，结果准确，仪器不需要每日校准。缺点是仪器设备昂贵，药品试剂盒专属性强。

### （三）时间分辨荧光免疫分析

时间分辨荧光免疫分析（time resolved luoro-immunoassay，TrFIA）技术是20世纪80年代初期在免疫荧光分析基础上发展的一种新型超微量物质免疫分析方法。TrFIA利用镧系稀土元素标记抗原或抗体，根据镧系元素螯合物的发光特点，对检测波长和时间两个参数进行信号分辨，排除样品中的非特异荧光的干扰，最大限度地提高分析方法的灵敏度。该方法在灵敏度、特异性、稳定性及测量自动化等方面可与放射免疫分析（RIA）相媲美，最小检出值可达10~18 mol/L，且无放射性污染。在甲状腺激素和甾体类激素等激素、病毒性肝炎标志物、肿瘤相关抗原、胃蛋白酶原（PG）、药物、多肽等临床生化分析中广泛应用。

镧系稀土元素铕（$Eu^{3+}$）、铽（$Tb^{3+}$）、钐（$Sm^{3+}$）等通过具有双功能基团的螯合作用与抗原或抗体分子以共轭双键结合形成标记物。当标记抗原或抗体与抗体或抗原结合后，稀土元素螯合物在340 nm紫外光激发下，不仅发射613 nm高强度的荧光，而且有10~1000 μs较长的衰变时间，而待测样品中各种蛋白荧光和其他化合物的非特异荧光的衰变时间一般在1~10 ns，最长不超过20 ns。利用延缓测量时间，待样品中的非特异的、短命荧光全部衰变后，测量稀土元素螯合物的特异荧光，以不同稀释度的样品标准物为横坐标，以相应的荧光强度为纵坐标绘制标准曲线，从标准曲线上就可确定地得知样品中待测样品相应含量，并可以完全排除非特异本地荧光的干扰。

### （四）量子点标记技术

量子点（quantum dots，QDs）全称为半导体荧光量子点（fluorescent semiconductor quantum dots），又称半导体纳米晶粒（semiconductor nanocrystals），是一种由Ⅱ~Ⅵ族元素族（如CdSe、CdTe、CdS、ZnSe等）或由Ⅲ~Ⅴ族元素族（如InP、InAs等）组成，直径在1~100 nm颗粒。这种量子点可以将电子锁定在一个非常微小的三维空间内，当有一束光照射上去的时候，电子会受到激发，跳跃到更高的能级。当这些电子回到原来较低的能级的时候，会发射出波长一定的光束。由于量子尺寸效应，其连续的价带和导带分裂为分离的量子化的能级，其某些性质具有量子化的特点，可以作为生物示踪的标记物应用在生物化学、分子生物学、细胞生物学、基因组学、蛋白质组学、药物筛选、生物大分子相互作用、不同类药物的多残留检测等研究中。与传统有机荧光染料相比，半导体荧光量子点具有很多优异的荧光性质，如激发光谱宽、发射光谱窄且其波长可通过晶粒尺寸和组成进行调控、量子产率高、光稳定性好（不易光漂白）、可实现一元激发多元发射的同时标记等。特别是高灵敏生物传感及肿瘤成像、病毒标记示踪等活体动态实时监测使其在基础生物学研究及医学诊断等领域具有广阔应用前景。

## 二、免疫酶标记技术

1971年，Engvall和Perlmann发表了酶联免疫吸附试验（enzymelinked immunosorbent assay，ELISA）用于IgG定量测定的文章，使得1966年开始用于抗原定位的酶标抗体技术发展成液体标本中微量物质的测定方法。此法将抗原-抗体反应的特异性与酶催化作用的高效性相结合，借助用酶标测定仪测定酶作用于底物的显色反应-光密度（OD）判定结果，从而反映抗原、抗体含量，灵敏度达 ng/ml 甚至 pg/ml 水平。免疫酶标记技术中使用的酶具有以下特征：①纯度及比活性高，且价廉易得。②性质稳定，可溶性好；而且容易与抗体或抗原连接，两者的活性均不受影响。③受检样本中不存在与标记酶相同的内源性酶或抑制物。④ 酶的底物对人体及环境无危害；其分解产物易测定，灵敏度高，比色方便。

实践中应用较多的有辣根过氧化物酶（HRP）、碱性磷酸酶、葡萄糖氧化酶等，其中以 HRP 应用最广。它们价廉物美，对环境、对操作者无明显危害，与抗体结合不影响抗体活性，同时具有一定的稳定性，制成酶标抗体可保存较长时间。目前常用的方法有酶联免疫吸附试验（ELISA）和免疫酶组织化学技术（IEH），前者用于测定可溶性抗原或抗体，后者用于测定组织或细胞表面的抗原。本法既没有放射性污染又不需要昂贵的测试仪器，因此，它虽问世较晚，但发展十分迅速，已成为目前使用最多的一类免疫学实验技术，应用范围遍及医学和生物学科的各个领域。

### （一）酶联免疫吸附试验

原理：由于蛋白和聚苯乙烯表面间的疏水性部分相互吸附，并保持其免疫学活性，因此可将已知抗原或抗体物理性吸附在固相载体表面，并加入待检抗体或抗原，同时已知的抗原或抗体可通过共价键与酶连接形成酶结合物，而此种酶结合物仍能保持其免疫学和酶学活性；使抗原-抗体反应在固相表面进行，借助洗涤将固相上的抗原-抗体复合物与液相中游离成分分离；酶结合物与相应抗原或抗体结合后，可根据加入底物的颜色反应判定是否有免疫反应的存在，颜色深浅与标本中相应抗原或抗体的量成正比，因此，可以按底物显色的程度显示试验结果。常用的 ELISA 法有双抗体夹心法、间接法等，前者用于检测大分子抗原，后者用于测定特异抗体。近年来对酶免疫分析法的改进是应用生物-酶标亲和素系统作为指示剂，组成一高敏感度的新的生物放大系统以及微粒捕获酶免疫分析技术等，用于检测多种抗原抗体系统检测。由于一个亲和素（avidin）分子可以非常稳定地结合 4 个生物素分子（biotin），一个抗体分子可偶联 90 个生物素分子，亲和素可与酶、荧光素等分子结合，而彼此不影响生物活性，因此大大提高检测的敏感度。同时近年来在传统 ELISA 技术上建立了检测效应细胞所分泌功能的酶联免疫斑点试验。

**1. 间接法检测抗体**　将特异性抗原包被在固相载体上，形成固相抗原，加入待检标本（含相应抗体），形成抗原-抗体复合物，再加入酶标记的抗抗体（抗人免疫球蛋白抗体，称二抗），与上述抗原-抗体复合物结合。此时加入底物，复合物上的酶则催化底物而显色，根据颜色有无及深浅进行相应判断。由于每个步骤之间均有冲洗步骤，因此若标本中不含相应的抗体，酶标抗体则将被洗掉，底物不显色而呈阴性反应。该方法的优势为二抗可以加强信号，而且有多种选择能做不同的测定分析，不加酶标记的一级抗体则能保留它最多的免疫反应性，但交互反应发生的概率较高。

**2. 双抗体夹心法检测抗原**　将特异性抗体包被在固相载体上，加入待检标本，其抗原成分与固相抗体形成抗原-抗体复合物，再加入酶标记的抗体与上述抗原-抗体复合物结合。此时加入底物，复合物上的酶则催化底物而显色，根据颜色有无及深浅进行相应判断（图 4-1）。

该方法应用中，待测的抗原必须有 2 个可以与抗体结合的部位，因为其一端要包被于固相载体上的抗体作用，而另一端则要与酶标记特异性抗体作用。因此，不能用于相对分子质量<5000 的半抗原之类的抗原测定。该方法的优势为高灵敏、高专一性，抗原无须事先纯化，但抗原一定得拥有 2 个以上的抗体结合位点。

**3. 竞争法检测抗原**　将特异性抗体包被在固相载体上，加入待检标本和酶标记抗原，其抗原成分及酶标记抗原竞争性与固相抗体形成抗原-抗体复合物，经过洗涤分离，结合与固相抗体的酶

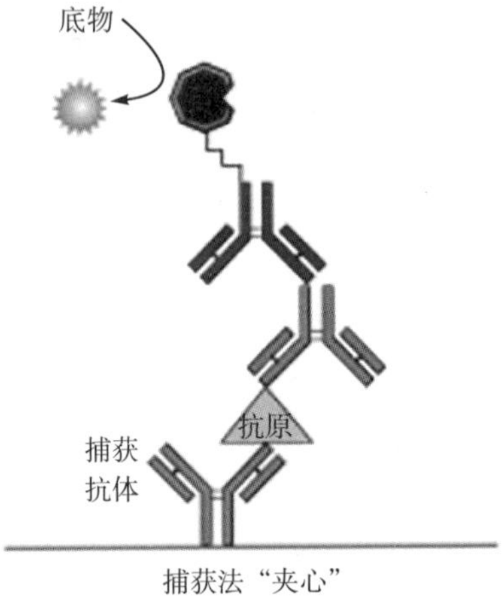


图 4-1 双抗体夹心法

标记抗原与待测抗原含量呈负相关。

这种方法所测定的抗原只要有一个结合部位即可，因此对小分子抗原如激素和药物之类的测定常用此法。该方法的优点是可适用比较不纯的样本，而且数据再现性很高，但整体的敏感性和专一性都较差。

**4. 生物素亲和素酶联免疫吸附试验** 生物素亲和素酶联免疫吸附试验（biotinavidin system-ELISA，BAS-ELISA）是在常规 ELISA 原理的基础上，结合生物素（B）与亲和素（A）间的高度放大作用，而建立的一种检测系统。生物素在温和条件下可与各类生物大分子如蛋白质（如特异性抗体）、脂多糖等以共价键结合，并且这种结合对原生物大分子的生物活性无影响，每个亲和素分子可与 4 个生物素分子结合，两者亲和力强、结合稳定、所需时间短，这样结合了酶的亲和素分子与结合有特异性抗体的生物素分子产生反应，既起到了多级放大作用，又由于酶在遇到相应底物时的催化作用而显色，达到检测未知抗原（或抗体）分子的目的，对于所有的抗原抗体系统，包括免疫细胞化学、ELISA、免疫印迹法等都适用，应用范围极广，具有灵敏度高、专一性强、节约抗体等特点。

**5. 微粒捕获酶免疫分析技术（microparticle enzyme immunoassay，MEIA）** 该技术是将已知特异性抗体致敏的免疫微粒与生物素亲和素酶放大系统相结合，最后酶作用于荧光底物，使之发荧光，通过检测荧光强度判断未知抗原的含量。通常用于检测肿瘤标志物（CA199、CEA、CA125、AFP）、性激素、甲状腺素（$T_3$、$T_4$）、hCG 等微量可溶性抗原。

以检测 AFP 为例，其基本原理及过程如下：将待检标本、抗 AFP 包被微粒、生物素化的抗 AFP（识别的表位与包被微粒上的抗 AFP 不同）加入同一反应孔中作用。若待检标本中存在 AFP 时，则在微粒表面形成抗 AFP 抗体-AFP-生物素化抗 AFP 抗体的双抗体夹抗原复合物。将上述复合物转移至玻璃纤维上，微粒与玻璃纤维可发生不可逆性结合，用磷酸缓冲盐溶液（PBS）洗去未结合的抗原和生物素化抗 AFP 抗体。最后加入碱性磷酸酶（ALP）标记的亲和素，在微粒表面形成抗 AFP 抗体-AFP-生物素化抗 AFP 抗体-亲和素 ALP 复合物。同样用 PBS 洗去未结合的亲和素 ALP 后，加入 ALP 的作用底物 4-甲基伞形酮磷酸酯（MUP）。在 ALP 酶的作用下，MUP 去磷酸化生成 4-甲基伞形酮（MU），在激发光的作用下 MU 吸收能量，从基态跃迁至激发态，当从激发态返回基态时，发射波长为448 nm的荧光，用荧光分光光度计检测荧光强度，在一定范围内，荧光强度与待检标本中 AFP 含量呈正相关。

### （二）免疫酶组织化学技术

免疫酶组织化学技术（immunoenzymatic histochemistry，IEH）是指通过底物被酶解显色以示踪组织细胞中原位抗原抗体反应，对相应抗原进行定性、定位、定量测定的技术。它把免疫反应的特异性、组织化学的可见性结合起来，通过显微镜的显像和放大作用，在细胞、亚细胞水平检测各种抗原物质。

碱性磷酸酶-抗碱性磷酸酶桥联酶染色法（APAAP 法），是一种常见免疫组化技术。用兔抗鼠 IgG 起搭桥作用，其中一个 Fab 段连接 McAb，另一个 Fab 段连接 APAAP 复合物，再通过复合物中的碱性磷酸酶催化底物显色判断抗原分子的存在。该方法由于使用免疫桥联技术，故其敏感性高，结果易于判断，同时又减少了内源性酶的影响，特异性强。目前已广泛用于淋巴细胞分化抗原、活化抗原、MHC-Ⅰ、MHC-Ⅱ类抗原表达的检测等。

近年来，在传统免疫酶标记技术基础上，通过技术的不断改进，形成化学发光酶免疫分析（chemiluminescent enzyme immunoassay，CLEIA）。该方法是将化学发光剂作为酶反应的底物，操作步骤与酶免分析完全相同，即以酶标记生物活性物质进行免疫反应，免疫反应复合物上的酶再作用于发光底物，在信号试剂作用下发光，用发光信号测定仪进行发光测定。经过酶和发光两级放大，具有很高的灵敏度。化学发光酶联免疫分析（CLEIA）常用标记酶辣根过氧化物酶（HRP），HRP 有许多发光底物，但最常用的发光底物是鲁米诺及其衍生物，并加入发光增强剂如萤火虫荧光素，含有取代基的酚类化合物、萘酚、取代的溴酸化合物、乙酰苯胺类化合物等，以提高敏感度和发光稳定性。应用的标记酶也可以为碱性磷酸酶（alkaline phosphatase，ALP），具有代表性的是 Bronstein 等提出的 ALP-AMPPD 发光体系以及 AMPPD 改进后产物 CSPD 和 CDP-Star，它们的两个关键结构，一个是连接苯环和金刚烷的二氧四节环，它可以断裂并发射光子；另一个是磷酸根基团，它维持着整个分子结构的稳定。在此基础上研发的新型的发光试剂有 APS 5、PS-3 等。

## 三、放射免疫技术

20 世纪中叶，诺贝尔奖获得者 Yalow 和 Berson 创立放射免疫分析方法（radioimmunoassay RIA），开创了生物医学超微量分析的全新发展空间，并以其超灵敏度与高特异性、测量简便及成本低廉的优势广泛应用于临床检测及研究。放射免疫技术是用放射性核素标记抗原或抗体进行免疫学检测。该方法兼有放射性核素的高灵敏度和抗原-抗体反应的特异性，具有灵敏度高、重复性好、方法规范等特点，可进行毫微克、微微克甚至毫微微克等超微量分析，主要包括放射免疫分析、免疫放射分析和放射受体分析等微量测定技术。常用的放射性核素有$^{125}$Ⅰ和$^{32}$P 等。

### （一）放射免疫分析技术

放射免疫分析技术是将放射性标记抗原和被测抗原（或标准品）与有限的特异性抗体发生可逆性的竞争结合反应，最终形成的放射性抗原-抗体复合物，由于该复合物与被测物的含量呈负相关，故此法也称为竞争抑制反应。

在 RIA 反应中，必须分离结合抗原和游离的放射性标记物，要求分离效率高，重复性好，非特异性结合率低，来源方便和经济实用。特异性抗体或第二抗体，以物理吸附或共价键结合法与聚苯乙烯试管、塑料小珠、琼脂糖珠和磁性微球等固相载体连接，制成特异性固相吸附剂的固相分离技术，具有特异、稳定、非特异性结合低，使用方便，不受一般非特异性因素影响等优点。除此之外，还有用饱和硫酸铵或硫酸钠作为分离剂的盐析共沉淀法，以活性炭末、硅胶微粒等吸附游离抗原的吸附法，以及利用聚乙二醇（PEG 6000）、二氧六烷等作为沉淀剂。

### （二）免疫放射分析技术

免疫放射分析技术（immunoradiometric assay，IRMA）是利用过量的核素标记的抗体检测抗原的放射分析法，未结合的标记抗体通过和固相的抗原免疫吸附剂结合而去除，溶液中的放射性与待测抗原的含量呈正相关。该技术最早由 Miles 和 Hales 于 1968 年建立。放射免疫分析技术与免疫放射分析技术的特点比较见表 4-1。

表 4-1 放射免疫分析技术与免疫放射分析技术的特点比较

| 项目 | 放射免疫分析技术 | 免疫放射分析技术 |
| --- | --- | --- |
| 标记物 | 抗原 | 免疫球蛋白 |
| 比活度 | 相对较低 | 较高 |
| 灵敏度 | 相对较低 | 高 |
| 反应速度 | 相对较慢 | 快 |
| 抗体亲和力要求 | 高 | 较低 |
| 重复性 | 相对较弱 | 相对较好 |

根据检测过程的操作步骤不同，有以下几种类型。

（1）直接 IRMA 法：将待测抗原与过量的标记抗体进行温育，使两者结合，然后加入固相抗原免疫吸附剂再次温育，吸附游离的标记抗体。离心去除沉淀物，测定上清液中放射性强度，根据标准曲线即可得知待测样品中抗原的含量。

（2）双抗体夹心 IRMA 法：在待测抗原内依次加入固相抗体和标记抗体，反应后形成固相抗体（Ab1）-抗原-标记抗体（Ab2）复合物，洗涤去除游离的标记抗体，测定固相抗体或载体上免疫复合物的放射性强度，根据标准曲线即可得知待测样品中抗原的含量。此法仅用于检测有多个决定簇的多肽和蛋白质抗原。

（3）间接 IRMA 法：此法是在上述双抗体夹心法的基础上，进一步改良为用核素标记抗 Ab2 的抗体（羊抗兔或抗鼠的 IgG），反应后形成固相抗体（Ab1）-抗原-Ab2-＊Ab3（标记抗抗体）的四重免疫复合物。其中，Ab3 可作为通用试剂，可省去标记针对不同抗原的特异性抗体。

（4）BSA-IRMA 法：是将生物素-亲和素系统（BSA）引入免疫放射分析建立的新一代 IRMA。此法最大的优点是使用生物素化抗体和以核素标记亲和素为示踪剂，可以通用于甾体类、前列腺素等小分子物质的检测。由于 1 个抗体分子上可标记数十个生物素分子，而每个亲和素又可与4 个生物素分子结合，从而产生多级放大效应。同时生物素与亲和素之间的亲和力要比抗原抗体间的亲和力大 10 万~100 万倍，两者结合极为稳定，因此，使其灵敏度、特异性和精密度都大大提高。

### （三）放射受体分析技术

受体是能与细胞外专一信号分子（配体）结合，将信息转变为生物效应的蛋白质，存在于细胞表面、胞质或细胞核内。放射受体分析（radioreceptor assay，RRA）或受体的放射配体结合分析（radioligand binding assay，RBA）是放射性标记配体与受体之间的结合反应，可以对受体分子进行定量和定位分析，方法灵敏、可靠，可用于测定受体的亲和常数、解离常数、受体结合数及定位分析，也可以应用在药物设计、作用机制、生物效应、激素、药物浓度检测，以及受体相关疾病病因探讨、诊断和激素治疗等领域。

## 四、免疫胶体金技术

氯金酸（$HAuCl_4$）在白磷、维生素C、枸橼酸钠等还原剂作用下形成特定大小带负电的金颗粒疏水胶颗粒，因其静电作用成为稳定的胶体金状态，该胶体金在碱性环境中带负电荷，与蛋白质的正电荷靠静电吸引结合而不影响蛋白质的生物特性。由于胶体金电子密度高，颗粒聚集后呈红色，因此可用于标记大分子，如白蛋白、糖蛋白、脂蛋白、免疫球蛋白、激素、植物血凝素等，广泛地应用于免疫学、组织学、病理学和细胞生物学等领域。免疫胶体金技术已成为目前免疫标记技术中较常用的敏感方法之一，具有标记物稳定、使用方便快速、成本低、应用范围广等优势。胶体金标记技术的主要临床应用：感染类疾病的抗原抗体检测、各种蛋白质的检测（粪潜血应用最广）、激素类测定（尿hCG广泛应用）、药物检测（毒品类检测）等。

1971年，Faulk和Taylor首先报道将胶体金与抗体结合应用于电镜水平的免疫细胞化学研究。1974年，Romano等将胶体金标记在马抗人的IgG上，实现了间接免疫金染色法。1988年，Unipath公司利用染料颗粒开发生产的一种层析法检测试剂，非常方便用于妊娠检测。1989年，Spielberg F等发展了以胶体金为标记物用于检测艾滋病病毒抗体的渗滤法检测试剂。此后，免疫胶体金在快速检测试剂中得到了广泛的应用和发展，随着技术的不断改进和完善，免疫金标记术已建立了免疫层析检测法、免疫转印、流式细胞术、液相免疫测定、固相斑点金/银染色（Dot IGS/IGSS）及斑点免疫渗滤测定（dot immunogold filtration assay，DIGFA）等多种标记免疫检测方法。

### （一）免疫层析法

将特异抗体先固定于硝酸纤维素膜的某一区带，然后将硝酸纤维素膜一端浸入含尿液或血清的样本，由于毛细管作用，样本将沿着该膜向前移动，当移动至固定有特异抗体的区域时，样品中的相应抗原与该抗体特异性结合，若用胶体金染色可使该区域显示颜色，以观察结果，如胶体金免疫层析法检测呼吸道合胞病毒抗原、心肌标志物诊断急性心肌梗死、早早孕检测等。

### （二）胶体金标记流式细胞术

胶体金可以改变红色激光的散射角。胶体金标记的细胞在波长632 nm时，90°散射角可放大10倍以上，同时不影响细胞活性、不干扰共同标记的荧光素将胶体金标记的羊抗鼠Ig抗体应用于流式细胞术，可以分析不同类型细胞的表面抗原。本实验中先用荧光素DiI标记LDL，再在一定pH下将DiI-LDL吸附在胶体金颗粒表面上，获得稳定的双标记配体Au-DiI-LDL，利用双标配体Au-DiI-LDL结合流式细胞仪对ANA-1细胞LDLR进行定性定量分析。

### （三）液相免疫胶体金技术

液相免疫胶体金法是近年来出现的一种新的检测方法，将抗CysC（Cystatin C）多克隆抗体标记胶体金颗粒，抗CysC多克隆抗体和样本中的CysC抗原发生凝集反应，在546 nm波长处检测其吸光度的变化，其变化程度与样本中CysC浓度成正比，可以直接应用全自动生化分析仪或分光光度计进行定量分析。

### （四）胶体金固相免疫测定法

**1. 斑点免疫金/银染色法（dot-IGS/IGSS）** 借鉴斑点 ELISA 原理，用胶体金标记物代替酶。将蛋白质抗原直接点样在硝酸纤维素膜上，与特异性抗体反应后，再滴加胶体金标记的第二抗体，结果在抗原抗体反应处发生金颗粒聚集，形成肉眼可见的红色斑点，此称为斑点免疫金染色（dot-IGS）。此反应可通过银显色液增强，即斑点免疫金/银染色法。

**2. 斑点免疫金渗滤测定法（dot immuno-gold filtration assay，DIGFA）** 实验原理同斑点免疫金染色法，只是在硝酸纤维素膜下垫有吸水性强的垫料，即为渗滤装置。在加抗原（抗体）后，迅速加抗体（抗原），再加金标记第二抗体，由于有渗滤装置，反应很快，在数分钟内即可显出颜色反应。

### （五）胶体金在免疫组化的应用

胶体金和荧光素、酶等标记物一样，用标记抗体对组织切片做染色后在光镜下检查。3～15 nm的胶体金多用于单一抗原颗粒的检测，而直径 15 nm 多用于检测抗原量较多的感染细胞。

由于直径为 3～15 nm 的胶体金均可用于电镜样本的标记，因此胶体金标记技术也可用于免疫电镜技术。其最大优点是可以用不同大小的颗粒或结合酶标对样本进行双重或多重标记。

## 五、发光免疫技术

发光免疫技术（chemiluminescence immunoassay，CLIA）是将具有高灵敏度的用发光物质（如吖啶酯、鲁米诺等）标记抗原或抗体，在反应剂（如过氧化氢）激发下生成激发态中间体，当恢复至稳定的基态时发射光子，通过自动发光分析仪测定光子产量，可反映待检样品中抗体或抗原含量。该技术具有灵敏度高、特异性强、分离简便快速、试剂无毒、安全稳定、可以实现自动化分析、试剂价格低廉，方法稳定、快速等优点，广泛用于各种抗原、半抗原、抗体、激素、酶、脂肪酸、维生素和药物等超微量活性物质的检测分析技术。

### （一）化学发光免疫标记技术

化学发光是指化学反应过程中产生发光的现象，基于此建立的化学发光免疫标记技术是根据发光强度与物质含量的对应关系实现对目标检测物的测定。化学发光分析法因其灵敏、简单、易自动化等优点，在食品科学、环境科学、生命科学及临床医学领域都得到了广泛的应用。

### （二）生物发光免疫标记技术

荧光素酶基因整合到预期观察的细胞染色体 DNA 上以表达荧光素酶，培养出能稳定表达荧光素酶的细胞株，当细胞分裂、转移、分化时，荧光素酶也会得到持续稳定的表达。基因、细胞和活体动物都可被荧光素酶基因标记。将标记好的细胞接种到实验动物体内，当外源（腹腔或静脉注射）给予其底物荧光素（luciferin）后，即可在几分钟内产生发光现象。这种酶在 ATP、氧存在的条件下，催化荧光素的氧化反应才可以发光，因此只有在活细胞内才会产生发光现象，并且发光强度与标记细胞的数目线性相关。利用生物发光成像系统检测肺部肿瘤生物发光信号强度，监测肺部肿瘤的生长，结合小动物活体 Micro-CT 影像系统监测和诊断裸鼠肺部肿瘤。实验数据采用 Graph Pad Prism 6.0 软件进行统计学分析。

### （三）电化学发光免疫标记技术

电化学发光法（electrochemiluminescence）源于电化学法和化学发光法，是一种在电极表面由电化学引发的特异性化学发光反应，是电启动发光反应，发光剂为三联吡啶钌，包括电化学和化学发光二个过程。它作为新一代标记免疫测定技术，具有与放射免疫媲美的灵敏度、与酶联免疫媲美的通量方便的优点，因而可以应用于所有的免疫测定。

电化学反应过程：在工作电极上（阳极）加一定的电压能量作用下，反应体系中存在具有强氧化性的三价的三氯联吡啶钌［$Ru(bpy)3$］$^{3+}$和具有强还原性的三丙胺自由基TPA·。

化学发光过程：具有强氧化性的三价的三氯联吡啶钌［$Ru(bpy)3$］$^{3+}$和具有强还原性的三丙胺自由基TPA·发生氧化还原反应，结果使三价的三氯联吡啶钌［$Ru(bpy)3$］$^{3+}$还原成激发态的二价的三氯联吡啶钌［$Ru(bpy)3$］$^{2+}$，后者以荧光机制衰变并释放出一个波长为620 nm光子的方式释放能量，而成为基态的［$Ru(bpy)3$］$^{2+}$。

循环过程：上述化学发光过程后，反应体系中仍存在二价的三氯联吡啶钌［$Ru(bpy)3$］$^{2+}$和三丙胺（TPA），使电极表面的电化学反应和化学发光过程可以继续进行，通过上述的循环过程，测定信号不断地放大，从而使检测灵敏度大大提高。

将二价的三氯联吡啶钌［$Ru(bpy)3$］$^{2+}$与免疫反应体系中的一种物质结合，经免疫反应、分离后，检测免疫反应体系中剩余二价的三氯联吡啶钌［$Ru(bpy)3$］$^{2+}$经上述过程后所发出的光，即可得知待检物的浓度。本技术具有结果精确及准确，操作简单，流程规范，节约时间、资源、样本和费用等特点，可以应用于信号通路中小分子抑制剂研究、杂交瘤上清抗体筛选、抗体药物筛选、Biomarkers多因子检测等。

## 展　望

免疫标记技术是生命科学研究技术中最重要的技术之一，也是临床疾病相关分子标志物检测的必要手段。近年来，随着分子生物学、细胞生物学、生物物理学和免疫化学等学科的进展，发光物质、纳米材料与免疫检测技术的结合，以及应用现代高新技术建立的仪器分析日趋发展，免疫标记技术不断完善和更新，各种新技术和新方法不断涌现，至今已发展成为一类检测微量和超微量生物活性物质的免疫生物化学分析技术，并已成为免疫检测领域最具活力的研究方向。免疫标记技术必将为食品科学、环境科学、生命科学及临床医学领域多方位研究添上能够飞翔的坚实两翼。

（韩　莉）

### 参考文献


[1] Darwish IA. Immunoassay methods and their applications in pharmaceutical analysis: basic methodology and recent advances. Int J Biomed Sci, 2006, 2 (3): 217-235.

[2] Wendy A Lea, Anton Simeonov. Fluorescence polarization assays in small molecule screening. Expert Opin Drug. Discov, 2011, 6 (1): 17-32.

[3] Hiroaki Takehara, Yasumi Ohta, Mayumi Motoyama, et al. Intravital fluorescence imaging of mouse brain using implantable semiconductor devices and epi-illumination of biological tissue. Biomed Opt Express, 2015, 6 (5): 1553-1564.

[4] Dongmei Miao, Andrea K. Steck, Li Zhang, et al. Electrochemiluminescence assays for insulin and glutamic acid decarboxylase autoantibodies improve prediction of type 1 diabetes risk. Diabetes Technol Ther, 2015, 17 (2): 119-127.

[5] 葛海良，张冬青. 免疫学技术. 北京：科学出版社，2009.

[6] 沈关心，周汝麟. 现代免疫学实验技术. 武汉：湖北科学技术出版社，1998.

# 第二篇

# 免疫细胞及实验研究进展

CME TEXTBOOKS NATIONAL PROJECT

# 第5章 T细胞亚群及实验研究进展

T细胞是异质性、不均一的细胞群体，分类方法有多种。按T细胞表面抗原识别受体（TCR）的不同，可分为αβT细胞和γδT细胞；按细胞表面CD分子可分为CD4$^{+}$和CD8$^{+}$两大亚群；按功能可分为辅助性T细胞（Th细胞）、抑制性T细胞（Tr细胞）、细胞毒T细胞（CTL）、记忆性T细胞和滤泡性辅助性T细胞（Tfh）等（表5-1）。

**表5-1 T细胞亚群、表型和功能**

| T细胞亚群 | 细胞表型 | 特征细胞因子 | 特征转录因子 | 免疫功能 |
|---|---|---|---|---|
| Naïve T cells<br>初始型T细胞 | CD3$^{+}$CD45RA$^{+}$TCR$^{+}$ | | | 1. 细胞介导的适应性免疫<br>2. MHC-Ⅰ/Ⅱ类分子限制性的特异性肽识别 |
| Th1<br>（Th1型细胞） | CD3$^{+}$CD4$^{+}$ | IFN-γ | T-bet$^{+}$ | 1. 介导细胞免疫<br>2. 巨噬细胞活化<br>3. 分泌：IFN-γ，TNF |
| Th2<br>（Th2型细胞） | CD3$^{+}$CD4$^{+}$ | IL-4 | GATA-3$^{+}$ | 1. 辅助B细胞活化<br>2. 介导过敏性炎症<br>3. 分泌：IL-4，IL-15，IL-13 |
| Th17<br>（Th17型细胞） | CD3$^{+}$CD4$^{+}$ | IL-17 | RORgt$^{+}$ | 1. 炎症反应<br>2. 机体防御<br>3. 分泌：IL-17A，IL-17F，TNF |
| Treg（regulatory T cells）<br>调节性T细胞 | CD3$^{+}$CD4$^{+}$<br>CD25$^{+}$ | | Foxp3$^{+}$ | 1. 以接触依赖性方式抑制免疫细胞活化<br>2. 分泌：TGF-γ，IL-10 |
| Tr1（regulatory T type 1）<br>Ⅰ型调节性T细胞 | CD3$^{+}$CD4$^{+}$ | IL-10 | | 1. 免疫调节<br>2. 高分泌：IL-10 |
| CTL（cytotoxic T lymphocyte）<br>细胞毒性T细胞 | CD3$^{+}$CD8$^{+}$ | | Eomes$^{+}$<br>T-bet$^{+}$ | 1. 介导细胞免疫<br>2. 分泌：IFN-γ，TNF，Perforin（穿孔素），Granzyme（颗粒酶） |
| γδT<br>γδT细胞 | CD3$^{+}$ TCRγδ$^{+}$<br>CD4$^{-}$CD8$^{-}$ | | | 1. 参与上皮细胞免疫<br>2. 细胞毒作用<br>3. 分泌：IFN-γ，TNF |

续 表

| T细胞亚群 | 细胞表型 | 特征细胞因子 | 特征转录因子 | 免疫功能 |
|---|---|---|---|---|
| Th9 细胞 | | IL-9，IL-10 | PU. 1 | 免疫调节 |
| NKT（natural killer T lymphocyte）NKT 细胞 | $CD3^+CD56^+$ | | | 1. 免疫应答中发挥多种功能<br>2. 分泌：IFN-γ/TNF 或 IL-4/IL-13 |
| Tfh 细胞（folical helper T cells）滤泡辅助性 T 细胞 | $CXCR5^+CD40L^{hi}ICOS^{hi}$ | IL-21 | Bcl-6 | 辅助 B 细胞增殖和产生抗体，参与体液免疫 |
| Th22 细胞 | $CCR6^+CCR4^+CCR10^+$ | IL-22<br>IL-13 | | 参与免疫自稳调节和病理状态 |

## 一、Th1 细胞、Th2 细胞、Th17 细胞

T 辅助细胞（严格意义上是 Th0 细胞）具有在各种生理与病理条件下分化为 Th1、Th2 和 Th17 的能力。细胞因子 IFN-γ 会促进 $CD4^+T$ 细胞向 Th1 细胞分化，IL-4 会促进 $CD4^+T$ 细胞向 Th2 细胞分化，TGF-β、IL-6 和 IL-23 通过活化 STAT3 诱导转录因子 RORγδ 调控 Th17 细胞的分化。Th1 细胞主要分泌 IL-2、IL-12、IFN-γ 和 TNF-α 介导与细胞毒和局部炎症有关的免疫应答，参与细胞免疫及迟发型超敏反应。Th1 细胞在抗胞内病原体（病毒、细菌及寄生虫等）感染中发挥重要作用。Th2 细胞主要分泌 IL-4、IL-5、IL-6 和 IL-10，其主要功能是刺激 B 细胞增殖并产生抗体，与体液免疫相关。IFN-γ 可诱导 Th1 细胞分化，但抑制 Th2 细胞增殖；IL-4 诱导 Th2 细胞分化，但可抑制 Th1 细胞的功能。Th17 细胞是 $CD4^+T$ 细胞中能产生前炎症细胞因子 IL-17 的特殊的细胞亚群。近来研究证实，Th17 细胞不仅在外源病原体引起的感染中发挥作用，而且参与风湿性关节炎、哮喘、多发性硬化症和皮癣等（小鼠模型）自身免疫疾病的发生。Th17 通过分泌 IL-17A、IL-17F、IL-21、TNF-α、IL-6 和 IL-22 等因子发挥效应功能；其中 IL-21 作为 Th17 细胞自身分泌的调节因子，在诱导 Th17 及抑制 Th1、Treg 功能方面发挥关键作用。

静息状态（即未受任何刺激，如人的正常生理状态）下，Th0 分化为 Th1、Th2 和 Th17 的能力非常弱，所以外周血中仅含有极少量的 Th1、Th2 和 Th17 细胞，这时我们所能检测到的 IFN-γ、IL-4、IL-17A 也微乎其微。而当 Th 细胞受到外界因素刺激分化为 Th1、Th2 或 Th17 细胞后，在特定转录因子控制下产生大量的特征性细胞因子。因此，可以通过检测相应细胞因子和转录因子检测不同 Th 亚群。

为刺激 Th 细胞分泌细胞因子，通常选用的刺激素为 PMA（佛波酯）+Ionomycin（离子霉素）刺激 Th 细胞。PMA 为 PKC（蛋白激酶 C）的激活物，PKC 能够激活下游众多的蛋白激酶的磷酸化，形成级联反应，导致许多蛋白的表达，进而引起 T 细胞的活化。在细胞内，PKC 可被 DAG（二酰甘油）和 $Ca^{2+}$ 的共同作用而激活，因此在 Ionomycin（$Ca^{2+}$ 的转运剂，可将细胞器内的 $Ca^{2+}$ 转运至胞质内）的参与下，T 细胞内 PKC 可被进一步激活。因此，PMA 与 Ionomycin 协同活化 T 细胞。也有人选用其他刺激剂活化 T 细胞，如 CD3/CD28 协同刺激，它是通过 TCR 受体的作用，仅对部分 T 细胞亚群有效。所以可根据实验的需要来选择刺激方式。

活化的 T 细胞可分泌多种细胞因子至细胞外，而流式细胞仪仅能检测细胞表面或细胞内的抗原，所以需要特殊试剂阻断细胞因子的分泌。细胞因子（即各种蛋白）在合成后需经高尔基体的

加工和转运，才能到达细胞膜，然后通过高尔基体膜与细胞膜的融合作用将细胞因子分泌至细胞外。因此破坏高尔基体即可切断细胞因子的转运途径，干扰其分泌。通常选用 BFA 或 Monensin 作为高尔基体的阻断剂，其中 BFA 的阻断效果优于 Monensin，但由于前者价格较昂贵，很多实验用 Monensin 替代 BFA。

由于 PMA 会诱发细胞表面 CD4 分子被内吞，因此，PMA 刺激 4 h 后会发现 $CD4^+$ 的细胞明显减少，甚至消失，为避免上述问题，可用 CD3 和 CD8 反设 CD4 细胞，即 $CD3^+CD8^-$ 的细胞被认为是 $CD3^+CD4^+$ 的细胞（注：PMA 对小鼠 CD4 的影响很小，所以检测小鼠 Th1/Th2/Th17 时可用 CD4 直接设门）。

## 二、调节性 T 细胞

调节性 T 细胞（regulatatory T cells，Treg）是具有调节功能的成熟 T 细胞亚群，最初在自身免疫性疾病及肿瘤治疗的免疫学研究中被发现，因其具有抑制免疫反应的作用，一直被称作抑制性 T 细胞（Ts）。随着细胞及分子生物学的飞速发展，Treg 的分子作用机制逐渐被阐明。研究发现，Treg 在维持机体免疫稳态、移植耐受、肿瘤免疫、过敏反应及微生物感染等方面均发挥重要作用。

2001 年，证实人类 Treg 细胞表达 CD4、CD25 分子，随后的研究将转录因子叉头盒 P3（forkhead box P3，Foxp3）作为 Treg 细胞的特异性标记，尤其是小鼠。

## 三、$CD8^+$ T 细胞

$CD8^+$T 细胞可特异性杀伤靶细胞，故又称细胞毒性 T 细胞（cytotoxic T lyrrlphocyte，CTL 或 Tc），也称杀伤性 T 细胞，是免疫应答的主要效应细胞。CTL 的主要作用是特异性直接杀伤靶细胞，这种作用具有抗原特异性，一个 CTL 可反复杀伤多个靶细胞。CTL 还可以辅助 B 细胞，有效杀伤静止或活化的同种异体特异性 B 细胞，介导巨噬细胞和粒细胞向炎症部位的聚集。CTL 通过分泌的细胞因子与其他免疫细胞群体如 Th1、Th2、NK 等形成复杂免疫网络，借此发挥免疫效应及参与免疫调节。CTL 识别靶细胞（抗原）和攻击靶细胞时都受 MHC-Ⅰ类分子的约束。

## 四、γδT 细胞

γδT 细胞主要分布于皮肤、小肠、肺及生殖器官等黏膜及皮下组织，是上皮组织中非常重要的第一道防线，也是天然免疫与获得性免疫应答之间的桥梁。T 细胞的分布提示其在黏膜免疫过程中可能发挥重要作用。与 γδT 细胞比较，γδT 细胞具有以下特点：识别抗原可能不需要 APC 的辅助；对抗原的识别不受 MHC 分子的限制，而且抗原无须被处理为小分子肽段而以完整形式被识别；不仅能识别多肽抗原，而且能识别来自分枝杆菌的非多肽抗原，对热休克蛋白具有特殊的亲和力。

## 五、滤泡辅助性 T 细胞

滤泡辅助性 T 细胞（follicular helper T cell，Tfh）最早是由 Schaerli 和 Breifeld 在 2000 年发现，且在 2008 年 King 等确定了 Tfh 细胞是一种独立的 $CD4^+$T 效应细胞亚群。Tfh 细胞直接来源于初始 T 细胞（Naïve T cells），定位于淋巴滤泡，主要功能是辅助 B 细胞增殖和产生抗体，参与体液免疫。它对免疫系统的建立以及功能的完善非常重要，特别是针对感染疾病的体液免疫起决定性调节作用，同时在自身免疫和肿瘤发生等相关疾病中也扮演重要角色。其特殊之处在于，它没有溶解细胞或吞噬细胞的作用，但却可以激活并指导其他免疫细胞。主要标记物：Tfh 细胞属于 $CD4^+T$ 细胞亚群，其表型特征为 $CXCR5^+CD40L^{hi}ICOS^{hi}$，并且还表达细胞因子 IL-21 和转录因子 Bcl-6。IL-21 和 Bcl-6（B-cell lymphoma 6）对于 Tfh 细胞的发生和发育至关重要。其中 IL-21 诱导 Tfh 的分化并促进其表面 CXCR5 的表达 Bcl-6 对于 Tfh 转移到淋巴滤泡和 B 细胞发生中心（Germinal center）的形成必不可少。

## 六、Th22 细胞

Th22 细胞是最近发现的 $CD4^+T$ 细胞功能亚群，表达 CCR6、CCR4 和 CCR10，产生 IL-22 和 IL-13，但是不产生 IFN-γ、IL-4 和 IL-17，是独立于 Th1、Th2 和 Th17 的细胞亚群。IL-6 和 TNF 能够诱导初始 $CD4^+T$ 细胞向 Th22 细胞分化。TGF-β 抑制 Th22 的分化。加入 IL-1β 后，诱导同时产生 IL-17 和 IL-22 的 Th17 细胞。AHR 的激动药可以促进 Th22 细胞的分化，而抑制 Th17 细胞的分化。Th22 细胞主要参与免疫自稳调节和病理状态。在正常情况下，与其他细胞亚群互相调控，使机体处于平衡状态。

## 七、Th9 细胞

2008 年，有学者在 *Nature Immunology* 杂志中首先报道 IL-4 和 TGF-β 共同作用可以诱导天然 $CD4^+T$ 细胞分化成一类新的 $IL\text{-}9^+IL\text{-}10^+Foxp3^-T$ 细胞，这一结果是在研究 Treg 细胞的诱导分化及与 Th2 细胞间相互作用关系的过程中发现的。后来证实，$IL\text{-}9^+IL\text{-}10^+Foxp3^-T$ 细胞既不同于 Th2 细胞，也不属于 Treg 细胞，是 $CD4^+T$ 细胞的新成员，因其主要分泌细胞因子 IL-9，所以被命名为 Th9。Th9 细胞在肠道寄生虫感染、过敏性疾病（尤其是过敏性哮喘、鼻炎）、自身免疫病、克雷伯菌引发的肺炎等疾病中都发挥了重要的免疫调节作用。

## 展　　望

正常机体中各淋巴细胞亚群相互作用，维持着机体的正常免疫功能。不同淋巴细胞亚群的数量和功能发生异常，可导致免疫系统紊乱并发生一系列的病理变化。越来越多的研究表明，T 淋巴细胞亚群在某些临床疾病，如自身免疫性疾病、免疫缺陷性疾病、变态反应性疾病、病毒感染、恶性肿瘤等均有异常改变。此外，随着研究的不断深入，越来越多的 T 细胞亚群也在不断地被发现，亚群的分类越来越细。T 淋巴细胞亚群的检测对控制疾病的发生发展、了解疾病的机制、指导临床治疗都有极其重要的意义。

（罗凤玲）

### 参考文献

[ 1 ] Luz-Crawford P，Kurte M，Bravo-Alegría J，et al. Mesenchymal stem cells generate a $CD4^+$ $CD25^+$ $Foxp3^+$ regulatory T cell population during the differentiation process of Th1 and Th17 cells. Stem Cell Res Ther，2013，4（3）：65.

[ 2 ] Ghonaim MM，El-Edel RH，Kamal Eldein SM，et

al. T-regulatory cell subsets in children with type 1 diabetes mellitus: relation to control of the disease. Endocr Metab Immune Disord Drug Targets, 2017, 17 (3): 238-245.

[ 3 ] Ichikawa A, Miyoshi H, Arakawa F, et al. Detection of tax-specific CTLs in lymph nodes of adult T-cell leukemia/lymphoma patients and its association with Foxp3 positivity of regulatory T-cell function. Oncol Lett, 2017, Jun; 13 (6): 4611-4618.

[ 4 ] Asrir A, Aloulou M, Gador M, et al. Interconnected subsets of memory follicular helper T cells have different effector functions. Nature Communications, 2017, 8 (1): 847.

[ 5 ] Ma C S, Deenick E K. Human T follicular helper (Tfh) cells and disease. Immunology & Cell Biology, 2014, 92 (1): 64-71.

[ 6 ] Mangaslosada A, Garcíagarcía R, Urios A, et al. Minimal hepatic encephalopathy is associated with expansion and activation of $CD4^{+}CD28^{-}$, Th22 and Tfh and B lymphocytes. Scientific Reports, 2017, 7 (1): 6683.

# 调节性 T 细胞及实验研究进展

# 第 6 章

调节性 T 细胞（regulatory T cell，Treg）天然存在于免疫系统中，表达转录因子叉头盒 P3（forkhead box P3，Foxp3）。Treg 细胞在控制自身免疫、过敏和炎症反应，以及对感染和肿瘤的免疫反应中发挥作用。1995 年，发现小鼠 Treg 细胞组成型表达 CD25（也称为 IL-2Rα，是 IL-2 受体高亲和力链）；2001 年，证实人类 Treg 细胞表达 CD4、CD25 分子，随后的研究将 Foxp3 作为 Treg 细胞的特异性标记，尤其是小鼠。本章节就 Treg 在胸腺中的分化、Foxp3 对 Treg 细胞的调控、Treg 分类及功能，阐述近年对 Treg 细胞的研究现状。

## 一、Treg 细胞在胸腺内的发育

Treg 细胞在胸腺内发育机制的研究主要来自小鼠模型。小鼠胸腺 Treg 细胞发育需要胸腺基质细胞，包括皮质、髓质胸腺上皮细胞和树突状细胞（dendritic cells，DCs），这些细胞有助于 Treg 细胞在胸腺中的分化和选择。此外，Treg 细胞在胸腺内的发育需要 T 细胞受体（T cell receptor，TCR）和由胸腺基质细胞自身肽-组织相容性复合体（major histocompatibility complex，MHC）之间的高亲和力相互作用，以及 Treg 细胞活化所必需的共刺激信号如 CD40 或 CD28。此外，胸腺微环境中的白细胞介素 2（interleukin-2，IL-2）和白细胞介素 7（interleukin-7，IL-7）都是小鼠 Treg 细胞发育所必需的。小鼠和人胸腺细胞发育之间有许多相似之处。人类胸腺中已经鉴定出未成熟的诱导 Foxp3 胸腺细胞，但对人胸腺 Treg 细胞发育还知之甚少。人类胸腺中独特的结构——胸腺髓质中的 Hassall 小体可能有助于新生 Treg 细胞形成，Hassall 小体分泌胸腺基质淋巴细胞生成素（thymic stromal lymphopoietin，TSLP），激活胸腺中未成熟的 $CD11c^{+}DC$ 并上调共刺激分子的表达，TSLP 激活的 DC 在未成熟的 $CD4^{+}CD8^{-}CD25^{-}$ 胸腺细胞中诱导 Foxp3 表达，有助于高亲和力自身反应性胸腺细胞的阳性选择，并支持其分化为成熟的 $Foxp3^{+}Treg$ 细胞。

## 二、转录调控因子 Foxp3 对 Treg 细胞的调控

人 *Foxp3* 基因位于 X 染色体的 p 臂，该基因包括 11 个外显子，人和小鼠基因之间存在高度的保守性。*Foxp3* 基因在 $CD4^{+}Treg$ 细胞内组成性表达，也可以在非 Treg 细胞激活后瞬时诱导表达；但 Foxp3 与其免疫稳态的相关性不太清楚。除了 Foxp3，Treg 细胞另一个表型特征是组成性高表达 CD25，对于稳定 Foxp3 表达和 Treg 细胞的抑制功能具有重要作用。

Foxp3 对于 Treg 细胞的免疫抑制机制目前正逐渐变得清晰。Foxp3 能够结合超过 2800 个基因

组位点，目前有 700~1400 个基因处于研究阶段，但 Foxp3 结合的基因仅有一小部分（6%~10%）是能被控制的。Foxp3 与许多辅助因子的相互作用间接调控许多靶基因的转录活性。活化 T 细胞中激活 T 细胞核因子（nuclear factor of activated T cells，NFAT）和 Runt 相关转录因子 1［runt-related transcription factor 1，RUNX1；也称为急性粒细胞白血病-1（acute myeloid leukemia-1，AML1）］结合在 *Foxp3* 基因启动子区域，导致 Treg 细胞功能下调，Foxp3 通过竞争性与 FOS-JUN 复合物结合 NFAT 促进 Treg 细胞特异性基因的表达。干扰素调节因子 4（interferon-regulatory factor 4，IRF4）与 Foxp3 相互作用，选择性调节 Treg 细胞基因的表达；IRF4 和 Foxp3 的相互作用在小鼠关节炎模型中能抑制 Th17 细胞介导的炎症反应。Foxp3 辅助因子［EOS，SATB1，淋巴增强因子结合因子（lymphoid enhancer-binding factor 1，LEF1）和 GATA1］有助于 Foxp3 在 Treg 细胞内的表达。此外，Foxp3 还与转录因子 GATA3、REL 和 RORγt 存在相互作用。Foxp3 通过在其基因启动子附近诱导组蛋白乙酰化促进糖皮质激素诱导的肿瘤坏死因子受体相关蛋白（glucocorticoid-induced tumor necrosis factor receptor，GITR，也称为 TNFRSF18）、CD25 和细胞毒性T 淋巴细胞抗原 4（cytotoxic T lymphocyte antigen 4，CTLA-4）的表达。但是，究竟这些辅助因子在 Treg 细胞如何进行网络调控的尚待确定。

## 三、Treg 细胞亚群

人 $Foxp3^{+}T$ 细胞是一群表型和功能多样性的细胞群，按照其分化状态和分布分为初始 Treg 细胞、效应性 Treg 细胞和组织内 Treg 细胞；按其起源可分为天然调节性 T 细胞（naturel Treg，nTreg）和诱导性调节性 T 细胞（induced or inducible Treg，iTreg）。

**1. 初始 Treg 细胞**　初始 Treg 细胞的特征在于其表面高表达 CD45RA 和核内低表达 Foxp3。大多数 $CD45RA^{+}Foxp3^{low}$ 淋巴瘤 Treg 细胞也表达 CD31（也称为 PeCAM1），而 $CD45RO^{+}Treg$ 细胞不表达 CD31。人初始 Treg 细胞转到 $NOD^{/Shi\text{-}scid}IL2rg^{-/-}$（NOG）小鼠体内 TCR 谱系分析表明，初始 Treg 细胞激活后增殖，Foxp3 表达上调并转化为 $CD45RO^{+}CD25^{hi}Foxp3^{hi}Treg$ 细胞。在人脐带血中发现的 Foxp3 表达的 $CD4^{+}T$ 细胞是 $CD45RA^{+}Foxp3^{low}$ 的 Treg 细胞。

**2. 效应性 Treg 细胞**　由 $CD45RA^{+}Foxp3^{low}$ 表达的初始 Treg 细胞分化而来的 $CD45RO^{+}Foxp3^{hi}T$ 细胞具有强大的体外抑制活性。CD25、GITR、CD95 和 CTLA4 在激活的 $CD45RO^{+}Foxp3^{hi}T$ 细胞表面表达，这些分子标记在常规 $CD4^{+}T$ 细胞激活也是上调的，也是活化 T 细胞的特征。与处于静息状态的初始 Treg 细胞相比，$CD45RO^{+}Foxp3^{hi}T$ 细胞认为是 Treg 细胞活化细胞亚群，被称为“效应” Treg 细胞。效应 Treg 细胞亚群表达诱导型 T 细胞共刺激因子（inducible T cell co-stimulator，ICOS）和 HLA-DR。$ICOS^{+}$或 $ICOS^{-}$效应性 Treg 细胞分别产生抑制性细胞因 IL-10 或 TGF-β。$ICOS^{+}$效应 Treg 细胞可以抑制 DCs 表面 CD86 的表达上调；效应 T 细胞 HLA-DR 的表达也表明它是一个终末分化亚群。成人外周血细胞中约 1/3 的效应 Treg 细胞表达 HLA-DR，HLA-DR+Treg 细胞抑制常规 T 细胞的增殖，细胞因子分泌比 HLA-DR-Treg 细胞更快，常规 T 细胞在激活后暂时表达 HLA-DR，其中 Treg 细胞在激活后至少 30d 保持 HLA-DR 表达。

**3. 组织内 Treg 细胞**　Tregs 细胞对维持生物体内稳态具有重要的贡献，不但通过淋巴器官循环的 Treg 细胞发挥作用，还由存在于实质组织中的 Tregs 细胞介导体内免疫系统的平衡（图6-1）。

在小鼠和人类的多个非淋巴组织中已经发现了不同种群的 Treg 细胞的存在，如在皮肤、肠黏膜、肺、肝、脂肪组织、自身免疫靶组织、感染组织、移植物、胎盘、肿瘤、动脉粥样硬化斑块

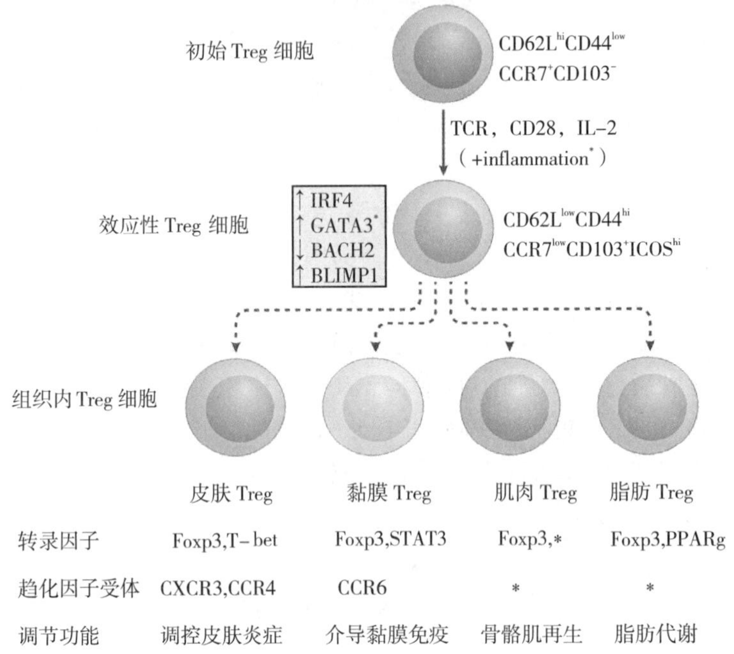


**图 6-1　健康组织内 Treg 细胞亚群**

注：* 表示目前不确定

和受损肌肉中都发现 Treg 细胞的存在。组织内 Treg 细胞与经典淋巴器官内 Treg 细胞在表型和功能有所不同。不同组织内 Treg 虽然在功能活化和（或）效应细胞有相似性，但不同组织内的 Treg 细胞群都是独特的，如表达特异性转录因子、趋化因子受体、效应分子；或通过不同的 TCR 谱系、迁移模式、作用机制或靶标而表现出不同特性。

（1）脂肪组织 Treg 细胞：目前了解的比较清楚的是内脏脂肪组织中发现的 Treg 细胞群体（visceral adipose tissue，VAT）。在老年雄性偏瘦小鼠的 VAT 富含 Treg 细胞，占 CD4$^{+}$T 细胞的 50% 以上，明显高于淋巴器官（包括老年个体）常规观察到的 5%~15%。组织学上，Foxp3$^{+}$CD4$^{+}$T 细胞存在于脂肪细胞之间的空间，通常位于巨噬细胞集合体的冠状结构中。基因表达谱分析 VAT 中 Treg 细胞具有独特的表型。VAT 中 Treg 细胞中过表达的基因包括编码几种趋化因子受体（如趋化因子受体 CCR1、CCR2 和 CCR9）的基因，免疫调节细胞因子（如 IL-10、St2），与脂质代谢相关的分子（如 LDLR、Dgat）和转录因子 PPAR-γ，所有这些都是 VAT Treg 细胞所独有的功能特性。VAT 中维持 Treg 细胞表型和功能的主要驱动因素是 PPAR-γ，PPAR-γ 属于核受体超家族的成员，它是脂肪细胞分化和功能特征的“主调节剂”，PPAR-γ 与 Foxp3 的相互作用，以促进体外细胞转导实验中脂肪组织内 Treg 细胞特征的上调。在 Treg 细胞中缺乏 PPAR-γ 的小鼠与野生型同窝出生的小鼠相比，VAT 中 Treg 细胞数量显著降低，而淋巴样器官中的 Treg 细胞数量没有任何变化。同时 VAT 中 Treg 细胞内 PPAR-γ 表达明显高于任何其他组织 Treg 细胞，这些细胞可以通过表达清除剂受体 CD36 来摄取脂质，表明 VAT 中 Treg 细胞是适应局部微环境的，在组织微环境中的优先存活。VAT 中 Treg 细胞 TCR 谱的另一个特征是具有一个独特的抗原特异性受体，VAT 中不同表型 Treg 细胞的 TCR 序列与淋巴器官 Treg 细胞的 TCR 序列几乎没有重叠，表明各内脏器官 Treg 细胞可能会对原位特异性抗原产生应答反应。

VAT Treg 细胞具有广泛的功能。Treg 异常高表达 IL-10 和 CTLA-4 等因子，体外实验抑制测定中，VAT Treg 细胞可以控制脂肪组织中常规 $CD4^+T$ 细胞和 $CD8^+T$ 细胞数量；VAT Treg 细胞还可以控制共驻髓系细胞的产生，如 Treg 细胞频率与促炎性髓系 $CD11b^+CD11c^+F4/80^+$ 巨噬细胞频率和促炎 $CD11b^+Ly6Chin$ 单核细胞之间呈负相关。Treg 下调胰岛素受体底物-1 的胰岛素依赖性酪氨酸磷酸化；通过葡萄糖转运蛋白 Glut4 抑制葡萄糖摄取。

（2）骨骼肌 Treg 细胞：另一个组织 Treg 细胞群是浸润在受伤和再生骨骼肌组织中的 Treg 细胞。在骨骼肌损伤后的几天内，Treg 细胞开始在局部累积，$CD4^+T$ 细胞的频率稳定增加至 50%～60%，即使在局部炎症消退后仍然能保持数周。基于微阵列的基因表达谱显示，肌肉 Treg 细胞具有独特的转录组，其与 VAT Treg 细胞转录组更为接近。如 IL-10，生长因子双调蛋白（Areg），将该生长因子注射入 Treg 缺陷或正常小鼠，可以改善肌肉修复；将 Areg 添加到肌肉祖细胞（muscle progenitor cells，MPCs）培养中会增加其分化能力。肌肉内 Treg 细胞具有不同的 TCR 表达谱，与肌肉内常规 $CD4^+T$ 细胞或脾内 Treg 细胞 TCR 表达谱并不重叠，并且显示克隆扩增。肌肉 Treg 细胞在受损肌肉髓系细胞浸润的炎症反应控制中起重要作用；肌肉损伤时 Treg 细胞的减少会导致促炎淋巴细胞、单核细胞在损伤组织中的长时间积累。Treg 细胞在维持骨骼肌内稳态中起重要作用。老年小鼠的骨骼肌显示 $Foxp3^+CD4^+$ 细胞群数目下降，同时伴随骨骼肌细胞再生能力的下降。通过注射重组 IL-33，增加老年肌肉 Treg 的数量，改善急性损伤后的肌肉再生。

（3）皮肤 Treg 细胞：Treg 存在于所有非淋巴组织中。皮肤在稳定状态下具有特别高比例的 Treg 细胞。皮肤中的 Treg 细胞表型是 $CD44^+CD103^{high}$，并表达趋化因子受体 CCR4、CCR5、CCR6 和 CCR7。研究表明 $CCR5^+$Treg 细胞优先迁移至利什曼原虫感染的皮肤损伤区域。Treg 表面 CCR4 表达缺失的小鼠会发生自发性淋巴细胞浸润和皮肤、肺部的严重炎症，伴有周围淋巴结病和皮肤 $CD4^+Foxp3^-T$ 细胞的分化增加。Dudda 等报道 E-选择素和 P-选择素配体对于 Treg 向皮肤迁移的重要性，与选择素结合的减少会引起皮肤特异性炎症，表明皮肤内驻留的 Treg 细胞对维持局部免疫稳态具有重要的作用。

（4）肠道 Treg 细胞：胃肠道是体内最大的组织 Treg 细胞库，大量的肠道 Treg 细胞，对于维持肠道免疫稳态，特别是在结肠中是必不可少的。小鼠结肠固有层中存在大量的 $Foxp3^+CD4^+T$ 细胞，根据饮食和微生物暴露条件的不同，Treg 细胞占 $CD4^+T$ 淋巴细胞的 15%～40%。结肠 Treg 群体包括两个不同的细胞群（表 6-1）：一个是胸腺来源的表达转录因子 Gata3 和 Helios 的 Treg（tTregs）细胞；另一个细胞群发育自外周的 $Foxp3^-CD4^+$ 细胞（pTregs），表达核激素受体 RORγt，很少或不表达 Helios。$Gata3^+Helios^+$ 亚群对肠道微生物群的组成不敏感；50%～70% 的结肠 Treg 表达 St2，并且基本上所有这些细胞共表达 Gata3；体内注射 IL-33 促进细胞的积聚，导致更多的 Treg 细胞群形成。位于大肠中的 $ROR\gamma t^+$ 和 $ROR\gamma t^-$ Tregs 细胞转录组有数百个不同的转录本。结肠 $ROR\gamma t^+$Tregs 细胞中能够转录编码 IL-17A 的基因，但并不会产生 IL-17；在 $ROR\gamma t^-$ 细胞群中，Gata3 的表达是部分通过增强 Foxp3、St2 的表达而实现的，从而影响 IL-33 依赖性基因如 Areg，Klrg1 和 Ilrl1（编码 St2 本身）的转录来发挥其作用。无菌小鼠的实验结果表明，共生菌对结肠 Treg 细胞的发育是必不可少的，重构研究显示脆弱拟杆菌和梭菌物种对于肠 Treg 细胞稳态是关键的。最近鉴定出存在于人类微生物群中的 17 个梭菌菌株，其诱导 Treg 细胞的肠归巢和增殖。在人类血液中已经观察到 $Gata3^+$ Tregs 细胞；在健康对照和克罗恩病患者的人类结肠固有层中发现 $ROR\gamma t^+$Tregs，但对人肠道 Treg 细胞的了解并不深入。尽管肠道 Treg 细胞有不同的细胞亚群，但是在控制针对肠道病原体的免疫应答、促进局部益生菌的稳态的形成、介导和调节机体口服耐受的过程中发挥着重要的作用。

表 6-1 肠道 Treg 细胞亚群

| 项目 | ROR$\gamma$t$^{+}$ | Gata3$^{+}$ |
|---|---|---|
| 来源 | 外周 T 细胞 | 胸腺 |
| 微生物依赖性 | ++ | +/- |
| IL-33 依赖性 | +/- | ++ |
| 修复程序（Repair program） | - | + |

注：引自 Panduro M，Benoist C，Mathis D. Tissue Tregs. Annu Rev Immunol，2016，34：609-633

（5）肿瘤组织浸润 Treg 细胞：Tregs 细胞介导的免疫抑制是肿瘤逃避免疫应答的主要机制。在健康的外周器官中，Tregs 占总 CD4$^{+}$T 细胞的 10%；而在不同类型的肿瘤微环境中，Tregs 所占比例持续增加，Tregs 细胞占 CD4$^{+}$T 细胞的比例可以达到 30%~50%。在肿瘤中发现的 Treg 细胞被认为具有促进肿瘤血管生成的作用，并且其表型是区别于循环或淋巴器官中的 Treg 细胞的表型特征的。肿瘤内浸润的 Tregs 细胞与患者的不良预后有关。在胸腺中发育而来的 nTregs 表现出 CD25$^{high}$CD62L$^{+}$CCR7$^{+}$表型（类似于幼稚的常规 T 细胞）并且优先迁移到次级淋巴样器官内定居。肿瘤浸润内 Tregs 细胞具有效应性记忆细胞表型，即高表达 CD44，但不表达选择素 CD62L 和 CCR7，即 CD44$^{high}$CD62L$^{-}$CCR7$^{-}$。活化的 nTregs 表达趋化因子受体，使其迁移到肿瘤部位，nTregs 细胞高表达 CTLA-4 和其他抑制性分子，发挥强大的调节活性。肿瘤浸润 Tregs 细胞中高表达 ICOS 代表激活的 Tregs 细胞，并且能够强烈抑制常规 CD4$^{+}$T 细胞的应答。人头颈部鳞状细胞癌病变中的 Tr1 细胞显示共表达 CD39、CD73 和环加氧酶 2（cyclooxygenase 2，COX2），由于大量产生腺苷和前列腺素 E2（prostaglandin E2，PGE2），发挥强烈的免疫抑制活性。60%Foxp3$^{+}$肿瘤浸润淋巴细胞（tumor-infiltrating leukocytes，TILs）是 T 细胞免疫球蛋白黏蛋白-3（T-cell immunoglobulin mucin-3，TIM-3）。TIM-3 的表达与患者的不良临床预后有关，但目前 TIM-3 介导的免疫抑制机制尚未完全阐明。Treg 细胞表达与活化相关的标志物包括 CD39、CD79、ICOS、TIM-3、TNFR2、GARP 和趋化因子受体如 CCR4 和 CXCR4，表明这些细胞是肿瘤微环境中最有效的具有免疫抑制作用的细胞。

许多研究已经表明，Tregs 细胞选择性地迁移到肿瘤部位，与趋化因子/趋化因子受体和整合素/整合素受体相互作用有关。Gobert 等发现外周循环中的 Treg 细胞通过 CCR4/CCL22 趋化因子梯度被募集到肿瘤组织中。如卵巢癌细胞以及肿瘤内巨噬细胞分泌的 CCL22 诱导 Tregs 细胞的选择性迁移，肿瘤内的 Tregs 组成性表达高水平的 CCR4、CCL22 的受体。其他几项在不同类型肿瘤研究中显示 CCL22 介导 CCR4$^{high}$Tregs 细胞迁移。其他趋化因子受体如 CCR5，CCR8 和 CXCR4 也被认为可促进 Treg 细胞的迁移。CCL5/CCR5 相互作用对胰腺癌中 Tregs 细胞浸润至关重要；CXCR4 是 CXCL12 的受体，强烈参与各种癌症转移的调控；CXCL12 在宫颈癌组织中的表达水平与 Foxp3$^{+}$ Tregs 细胞肿瘤浸润呈正相关；肿瘤浸润 Tregs 细胞高表达 CCR8 和 CXCR4，而缺乏 CD62L 和 CCR7。通过趋化因子梯度募集 nTreg 到达肿瘤组织内部，肿瘤细胞和基质细胞产生（如 IL-10、TGF-β 细胞因子）和腺苷等形成的肿瘤微环境促进了 nTregs 的扩增和原位生成 iTregs，以及髓源性抑制细胞（myeloid-derived suppressor cells，MDSC）的浸润。MDSCs 通常富集在肿瘤病变部位，在 Tregs 细胞的募集和增殖过程中起着重要作用。已经发现 Tregs 细胞与肿瘤组织缺氧和血管生成之间有关。Facciabene 等的研究表明缺氧促进了 CCL28 在卵巢癌细胞中的分泌，继而招募 CD4$^{+}$ CD25$^{+}$Foxp3$^{+}$Tregs 细胞的浸润。肿瘤内 Tregs 细胞分泌高水平的血管内皮生长因子（vascular endothelial growth factor，VEGF），这表明 Tregs 细胞可能直接参与血管生成和肿瘤生长。肿瘤微环境中与血管生成有关的生物标志物（如VEGF、CD31等）和Tregs的肿瘤内累积表现出正相关关系。Tregs细胞的肿瘤浸润与多种不同肿瘤包括霍奇金淋巴瘤、黑色素瘤、乳腺癌、胃癌和卵巢癌的患者预后不良有关。Tregs是肿瘤基质的主要成分，不仅影响免疫细胞的功能，还影响肿瘤细胞和其他基质细胞，促进血管生成。对肿瘤浸润Treg细胞亚群更精确的表型分析及其在免疫应答调节中的功能作用对临床疾病预后及治疗结果具有重要的临床意义。

**4. nTreg**　天然调节性T细胞在胸腺分化、发育和成熟，释放至外周血发挥调节作用，占总$CD4^+$T细胞数的1%~3%，占外周$CD4^+$T细胞中枢的10%~15%。nTreg细胞发育自胸腺细胞，在胚胎期和新生期胸腺内持续不断产生。与其他T细胞亚群在胸腺内发育模式类似，nTreg细胞也要经过选择过程，但是nTreg细胞可能通过GITR分子的抗凋亡作用，以及TCR与自身肽-MHC复合物亲和力的特殊作用而逃避阴性选择作用，但是nTreg细胞发育的确切分子机制并不清楚。nTreg细胞除表达$CD4^+CD25^+$分子标记以外，还表达共刺激分子及其受体如CTLA-4、OX-40L、程序性细胞死亡1（programmed cell death 1，PD-1）、4-1BB；细胞因子受体TNFR2、TGFbR1、GITR及其他表面分子CD38、CD62L、CD103等，但是不表达T细胞活化的表面标志CD69，不表达或低表达CD127。研究发现，nTreg细胞表达特异性分子标记物，包括Foxp3（是调控Treg细胞发育分化的关键转录因子）、淋巴细胞激活基因3（lymphocyte activation gene 3，LAG-3）及神经毡蛋白-1（neuropilin-1，Nrp1），Nrp1在nTreg细胞表面的表达不受活化状态的影响，这与其他T细胞亚群不同。

**5. 诱导性Treg细胞（inducible or adaptive Tregs，iTregs）**　Tr1（T regulatory 1），属于$CD4^+$T细胞，多在IL-10的诱导下生成，通过产生高水平的IL-10，TGF-β抑制其他Th细胞亚群增殖及细胞因子的分泌，抑制B细胞产生抗体；未成熟的DC细胞如果在没有合适共刺激分子配体存在的情况下能诱导Tr1产生的TGF-β。Th3细胞属于iTregs细胞亚群，这类细胞通常存在于黏膜组织，在TGF-β和特异性抗原存在的条件下诱导产生Th3。Th3细胞分泌IL-4、IL-10和TGF-β，通过分泌TGF-β抑制Th1、Th2细胞增殖和功能，并促进分泌性IgA的产生，在肠道局部免疫及耐受产生过程中发挥重要的作用。Foxp3诱导Tregs细胞（$Foxp3^+$-inducible Tregs）在有大量TGF-β和IL-21存在的而缺乏IFN-γ、IL-12或IL-4的环境中，某些静息的$CD4^+$T细胞能分化为表达$Foxp3^+CD25^+$的T细胞，成为适应性Treg细胞。

在$CD8^+$T细胞中也存在着调节性T细胞亚群，其数量非常有限，低于$CD8^+$T细胞总数的1%。$CD8^+$Treg细胞表达$CD8^+aaTCRab^+$，同时表达CD122、CD25。TCR缺乏多样性，可结合非经典MHC Ⅰ类分子，$CD8^+$Treg细胞可接杀伤活化的T细胞或分泌抑制性的细胞因子如IL-10、TGF-β而抑制抗原提呈细胞；对自身反应性$CD4^+$T细胞具有抑制作用，并可抑制移植物排斥反应。

## 四、Treg细胞的免疫效应功能

Treg细胞通过几种复杂的调节机制维持免疫稳态，预防自身免疫反应和炎症反应。Treg细胞是介导外周耐受的主要细胞类型，控制大多数适应性和先天免疫细胞的活动。虽然Treg细胞在预防自身免疫疾病（如1型糖尿病）和限制慢性炎症性疾病（如哮喘和炎性肠病，IBD）中发挥关键作用，但同时抑制了抗感染免疫和抗肿瘤免疫。缺乏Foxp3的小鼠和患者发生严重的自身免疫性淋巴增生性疾病，表明了Treg细胞维持外周耐受的重要性；缺乏Foxp3的机体发生免疫调节异常，如多发性内分泌疾病、肠病、X联合综合征（IPEX）（一种在婴儿期早期出现的严重自身免疫性疾病）。

Treg细胞的抑制机制可以分为4个基本的“作用模式”：①通过产生抑制性细胞因子发挥免疫

抑制作用。②通过细胞溶解发挥免疫抑制作用。③通过破坏细胞代谢发挥抑制作用。④通过调节树突状细胞（DC）的成熟或功能发挥抑制作用。

**1. Treg细胞通过产生抑制性细胞因子发挥免疫调节作用** IL-10、IL-35和TGF-β这三种抑制性细胞因子是Treg细胞发挥抑制功能的关键因子。IL-10和TGF-β是Treg细胞介导的免疫抑制的一个重点。在过敏和哮喘模型中，天然和抗原特异性Treg细胞部分依赖于IL-10的方式控制疾病，有些研究还表明Treg细胞的抑制作用依赖于IL-10和TGF-β两类细胞因子的共同作用。Treg细胞通过IL-10抑制Th2驱动的过敏反应。最近的研究发现表明，Treg细胞通过IL-10对控制多种感染性疾病至关重要，如结核分枝杆菌感染，弓形虫、利什曼原虫属和螺旋体旋毛虫感染，但是，在所有这些感染模型中，Treg细胞并不产生IL-10。由Treg细胞产生的IL-10对IBD小鼠模型中预防结肠炎是至关重要的。此外，$Foxp3^{+}$Treg细胞的产生IL-10促进肿瘤微环境的形成，介导细胞接触抑制。Treg细胞产生的IL-10也对刀豆球蛋白A43诱导的肝炎和细菌及病毒超抗原的耐受性的形成至关重要。

TGF-β在诱导Treg细胞的发育和维持中起重要作用。Treg细胞产生的TGF-β可能直接参与效应T细胞抑制，如由Treg细胞产生的TGF-β能调控结核分枝杆菌介导的宿主免疫反应，抑制过敏反应和预防IBD动物模型中的结肠炎的形成。Treg细胞通过TGF-β使具有抗肿瘤功能的T细胞失能，从而抑制头颈鳞状细胞癌和滤泡淋巴瘤的抗肿瘤免疫；TGF-β还能抑制细胞因子的杀伤作用参与肿瘤的免疫逃逸。

最近发现新的一个抑制性细胞因子IL-35，在Treg细胞中优先表达，发挥较强的抑制活性。IL-35是IL-12异二聚体细胞因子家族的新成员，其通常与p28配对以形成IL-27；与p40配对以形成IL-12。IL-35是Treg细胞发挥抑制活性所必需的，但对于这种细胞因子及其对Treg细胞功能的具体作用机制，尚不清楚。

**2. Treg细胞通过细胞溶解发挥免疫调节作用** 通过分泌细胞毒性分子介导细胞溶解一直以来被认为是自然杀伤（NK）细胞和细胞毒性$CD8^{+}$T淋巴细胞（CTL）的作用方式。然而，现在发现人$CD4^{+}$T细胞也表现出细胞毒活性。活化的人天然Treg细胞也能表达颗粒酶A；Treg细胞对靶细胞杀伤是由颗粒酶A和穿孔素通过CD18的黏附介导的；小鼠Treg细胞中，颗粒酶B表达上调，并且具有细胞溶解活性，Treg细胞通过依赖颗粒酶B和部分依赖穿孔素的方式杀伤B细胞以抑制B细胞的功能。还有研究表明，Treg细胞通过同样的方式抑制NK和CTLs细胞清除肿瘤的功能。在Treg细胞介导的耐受性的移植模型中，耐受性的Treg细胞也是依赖于颗粒酶B的溶细胞作用的。目前关于Treg细胞诱导的细胞溶解的机制，还可能与活化的Treg细胞通过TRAIL-DR5（肿瘤坏死因子相关）诱导效应T细胞凋亡（凋亡诱导配体-死亡受体5）途径有关。此外，半乳凝素可以以颗粒酶和穿孔素的方式介导细胞溶解。因此，Treg细胞可以通过细胞毒作用溶解效应细胞抑制其功能，但仍然需要更多的研究阐明其细胞溶解机制。

**3. Treg细胞通过干扰靶细胞的代谢发挥免疫调节作用** Treg细胞可以摄取和消耗稀有氨基酸，并且通过表达胞外酶CD39和CD73驱动腺苷核苷的积累，破坏效应细胞代谢，导致细胞失能；腺苷与A2A受体的结合不仅抑制效应T细胞功能，而且通过抑制IL-6表达，促进TGF-β分泌增强适应性Treg细胞的产生。此外，腺苷也被证明可以调节DC细胞的成熟；Treg细胞通过膜间隙连接将有效的抑制性第二信使环AMP转移到效应T细胞中直接抑制效应T细胞功能。

**4. Treg细胞通过调节DC的成熟或功能发挥抑制作用** 除了诱导DCs产生免疫抑制分子外，Treg细胞也可能下调DCs激活效应T细胞的能力。Ivars等首先报道了Treg细胞可以在体外下调树突状细胞（DC）刺激分子CD80和CD86的表达。人Treg细胞也可以调节单核细胞和巨噬细胞的功能。尽管确切机制仍不清楚，推测这种调节可能是通过细胞表面分子如CTLA4、Lag3和（或）

细胞因子如 IL-10 和 TGF-β 介导的。Lag3 具有负调节性 T 细胞功能，并且是 Treg 细胞发挥抑制功能所必需的。Lag3 与由未成熟 DC 表面表达的 MHC-Ⅱ类分子的结合，诱导基于免疫受体酪氨酸的抑制性基序（ITIM）介导的抑制性信号通路，通过细胞外信号调节激酶（ERK）募集含 SH2 结构域的蛋白酪氨酸磷酸酶 1（SHP1），抑制 DC 成熟和激活。Treg 细胞如何通过 DC 抑制效应 T 细胞的功能还需要更多研究。此外，Treg 细胞也可以通过调节其他细胞类型的募集和功能影响免疫应答，如 Treg 细胞来源的 IL-9 募集并激活肥大细胞，参与外周耐受的调节。

## 展　　望

通过对 Treg 细胞亚群特性的进一步了解，加深了 Treg 细胞在淋巴器官及非淋巴器官组织中的免疫应答及其所介导的免疫耐受的认知，但是其免疫抑制功能的机制及对其他 Th 细胞的调控还有许多问题没有解决。鉴于 Treg 细胞在机体内的重要的调节作用，在体内的相关研究中，尝试使用 Treg 细胞进行自身免疫性疾病的治疗，都呈现出较好的疗效；在肿瘤的免疫治疗中，针对 Treg 细胞作为治疗靶点具有非常广阔的临床应用前景。

（黄　曦　洪　海）

### 参考文献


[ 1 ] Sakaguchi S，Miyara M，Costantino CM，et al. Foxp3+ regulatory T cells in the human immune system. Nat Rev Immunol，2010，10：490-500.

[ 2 ] Liston A，Nutsch KM，Farr AG，et al. Differentiation of regulatory Foxp3+ T cells in the thymic cortex. Proc Natl Acad Sci USA，2008，105：11903-11908.

[ 3 ] Liu YJ，Soumelis V，Watanabe N，et al. TSLP：an epithelial cell cytokine that regulates T cell differentiation by conditioning dendritic cell maturation. Annu Rev Immunol，2007，25：193-219.

[ 4 ] Lu L，Barbi J，Pan F，et al. The regulation of immune tolerance by Foxp3. Nat Rev Immunol，2017，17（11）：703-717.

[ 5 ] Zheng Y，Josefowicz SZ，Kas A，et al. Genome-wide analysis of Foxp3 target genes in developing and mature regulatory T cells. Nature，2007，445：936-940.

[ 6 ] Samstein RM，Arvey A，Josefowicz SZ，et al. Foxp3 exploits a pre-existent enhancer landscape for regulatory T cell lineagespecification. Cell，2012，151：153-166.

[ 7 ] Wu Y，Borde M，Heissmeyer V，et al. Foxp3 controls regulatory T cell function through cooperation with NFAT. Cell，2006，126：375-387.

[ 8 ] Fu W，Ergun A，Lu T，et al. A multiply redundant genetic switch 'locks in' the transcriptional signature of regulatory T cells. Nat Immunol，2012，13：972-980.

[ 9 ] Rudra D，deRoos P，Chaudhry A，et al. Transcription factor Foxp3 and its protein partners form a complex regulatory network. Nat Immunol，2012，13：1010-1019.

[10] Josefowicz SZ，Lu LF，Rudensky AY，et al. Regulatory T cells：mechanisms of differentiation and function. Annu Rev Immunol，2012，30：531-564.

[11] Huehn J，Polansky JK，Hamann A，et al. Epigenetic control of Foxp3 expression：the key to a stable regulatory T-cell lineage?. Nat Rev Immunol，2009，9：83-89.

[12] Chen Q，Kim YC，Laurence A，et al. IL-2 controls the stability of Foxp3 expression in TGF-β-induced Foxp3+ T cells in vivo. J Immunol，2011，186：6329-6337.

[13] Miyara M，Yoshioka Y，Kitoh A，et al. Functional delineation and differentiation dynamics of human CD4+ T cells expressing the Foxp3 transcription factor. Immunity，2009，30：899-911.

[14] Ito T, Hanabuchi S, Wang YH, et al. Two functional subsets of Foxp3+ regulatory T cells in human thymus and periphery. Immunity, 2008, 28: 870-880.

[15] Sather BD, Treuting P, Perdue N, et al. Altering the distribution of Foxp3 (+) regulatory T cells results in tissue-specific inflammatory disease. J. Exp Med, 2007, 204: 1335-1347.

[16] Sasaki Y, Sakai M, Miyazaki S, et al. Decidual and peripheral blood CD4+ CD25+ regulatory T cells in early pregnancy subjects and spontaneous abortion cases. Mol Hum Reprod, 2004, 10: 347-353.

[17] Samstein RM, Josefowicz SZ, Arvey A, et al. Extrathymic generation of regulatory T cells in placental mammals mitigates maternal-fetal conflict. Cell, 2012, 150: 29-38.

[18] Tanchot C, Terme M, Pere H, et al. Tumor-infiltrating regulatory T cells: phenotype, role, mechanism of expansion in situ and clinical significance. Cancer Microenviron, 2013, 6: 147-157.

[19] Feuerer M, Herrero L, Cipolletta D, et al. Lean, but not obese, fat is enriched for a unique population of regulatory T cells that affect metabolic parameters. Nat Med, 2009, 15: 930-939.

[20] Cipolletta D, Feuerer M, Li A, et al. PPAR-gamma is a major driver of the accumulation and phenotype of adipose tissue Treg cells. Nature, 2012, 486: 549-553.

[21] Jang YC, Sinha M, Cerletti M, et al. Skeletal muscle stem cells: effects of aging and metabolism on muscle regenerative function. Cold Spring Harb Symp Quant Biol, 2011, 76: 101-111.

[22] Burzyn D, Kuswanto W, Kolodin D, et al. A special population of regulatory T cells potentiates muscle repair. Cell, 2013, 155: 1282-1295.

[23] Cipolletta D, Cohen P, Spiegelman BM, et al. Appearance and disappearance of the mRNA signature characteristic of Treg cells in visceral adipose tissue: age, diet, and PPARγ effects. PNAS, 2015, 112: 482-487.

[24] Kuswanto W, Burzyn D, Panduro M, et al. Poor repair of skeletal muscle in aging mice reflects a defect in local, interleukin-33-dependent accumulation of regulatory T cells. Immunity, 2016, 44: 355-367.

[25] Savage PA, Malchow S, Leventhal DS, et al. Basic principles of tumor-associated regulatory T cell biology. Trends Immunol, 2013, 34: 33-40.

[26] Tanchot C, Terme M, Pere H, et al. Tumor-infiltrating regulatory T cells: phenotype, role, mechanism of expansion in situ and clinical significance. Cancer Microenviron, 2013, 6: 147-157.

[27] Park HJ, Kusnadi A, Lee EJ, et al. Tumor-infiltrating regulatory T cells delineated by upregulation of PD-1 and inhibitory receptors. Cell Immunol, 2012, 278: 76-83.

[28] Belkaid Y. Regulatory T cells and infection: a dangerous necessity. Nat Rev Immunol, 2007, 7: 875-888.

[29] Panduro M, Benoist C, Mathis D, et al. Tissue Tregs. Annu Rev Immunol, 2016, 34: 609-633.

[30] Vignali DA, Collison LW, Workman CJ, et al. How regulatory T cells work. Nat Rev Immunol, 2008, 8 (7): 523-532.

# B 细胞亚群/调节性 B 细胞实验研究进展

第 7 章

B 细胞在机体的适应性免疫反应中发挥着重要作用，其主要是通过产生抗体、提呈抗原和产生细胞因子（如 IL-4、IL-6、IL-10 等）发挥免疫调节作用，此外，B 细胞可以通过其表面黏附分子控制次级淋巴组织发育。近些年大量研究显示，在系统性红斑狼疮，接触性超敏反应等皮肤相关或非相关自身免疫性疾病及慢性炎症性疾病，以及免疫耐受、抗肿瘤与抗寄生虫免疫等生物学过程中可能有调节性 B 细胞的存在。

## 一、B 细胞亚群分类

根据表面分子、定位和功能特点的不同，B 细胞被分为 B1 细胞和 B2 细胞。B2 细胞即为传统意义的 B 细胞，在个体发育中出现相对较晚，主要定居于淋巴器官，在抗原刺激和辅助性 T 细胞即 Th 细胞的辅助下，B2 细胞最终分化成抗体形成细胞-浆细胞（plasma），产生高亲和力的抗体，行使体液免疫功能，是参与适应性体液免疫的主要细胞。B1 细胞占 B 细胞总数的 5%~10%，主要在胚胎的胎肝、网膜中发育，分布于腹腔、胸腔和肠壁固有层中，B1 细胞出现较早，在个体发育胚胎期即产生，在细胞因子白细胞介素 10（interleukin 10，IL-10）帮助下保持自我更新能力。B1 细胞表达的免疫球蛋白可变区相对保守，主要针对糖类（如细菌多糖等）产生较强的应答，无须 Th 细胞的辅助，不发生免疫球蛋白的类别转换。B1 细胞所合成的低亲和力 IgM 能与多种不同的抗原表位结合，表现为多反应性（polyreactivity）。在无明显外源性抗原刺激的情况下，B1 细胞能自发分泌针对微生物脂多糖和某些自身抗原的 IgM，这些抗体称天然抗体（natural antibodies）。根据是否表达 CD5 分子，B1 细胞又可分为 B1a 细胞（$CD11^+CD5^+$）和 B1b 细胞（$CD11^+CD5^-$）。B1a 细胞寿命长，靠自身不断有节制增殖维持其数量，表面有分化抗原 CD5、CD11b 和 sIgM。其分泌的自身抗体在幼儿的抗感染免疫中提供有效保护。B1b 细胞靠骨髓和自体增殖维持其数量，虽然表面也有 CD11b 和 sIgM 的表达，但缺乏 CD5 分子表达，B1b 在感染时则能对多糖和其他非 T 细胞依赖性的抗原产生长效的抗体应答。近年来，人们发现了一种数量虽少、但功能独特且能发挥免疫抑制功能的 B 细胞，研究人员将这种 B 细胞称为调节性 B 细胞（regulatory B cell），这类 B 细胞主要通过分泌 IL-10 而发挥免疫抑制功能，作为一类新的 B 细胞亚群，大量的基础研究和临床证据表明，在自身免疫性疾病、肿瘤、移植耐受及抗感染免疫中，调节性 B 细胞都发挥着重要作用。

## 二、调节性 B 细胞实验研究进展

**1. 调节性 B 细胞的发现** 1974 年在迟发性超敏反应豚鼠模型的研究中首次发现，B 细胞可以抑制T细胞的功能。而后许多实验都发现了B细胞可以调控免疫应答。1991年B细胞表面受体IgM重链基因敲除小鼠制造成功，此项技术为后面的研究工作者验证B细胞在免疫调节中的功能提供了很大的帮助。B细胞在自身免疫性疾病中的抑制功能最早在1996年首次被科学家Wolf和Jamewany等阐述。Wolf小组用髓磷脂碱性蛋白变态性脑炎与弗氏完全佐剂免疫B细胞缺陷（μMT）的小鼠构建实验性变态性脑炎疾病模型（experimental allergic encephalomyelifis，EAE），发现EAE的发展不受控制，而且与野生型小鼠诱导的EAE相比，症状不会自发缓解。该研究中发现一种有免疫调节功能的B细胞亚群，这种B细胞亚群不参与T细胞的活化，却参与EAE的调节，由于此B细胞亚群的缺失，不能将T细胞转化为保护性的Th2型反应，从而导致脑炎Th1细胞向中枢神经系统持续的扩增和迁移使EAE小鼠不能自行恢复，提示这群B细胞能抑制自身免疫性疾病。2000年，Mizoguchi首次提出“Bregs”这个概念并将其定义为：一类不依赖于分泌免疫球蛋白且具有免疫调节功能的B细胞。而后在研究小鼠接触性超敏反应模型时证实了这种特殊细胞亚群的存在，这种Bregs亚群又名B10细胞，以$CD1d^{hi}CD5^{+}$为表型特点，通过分泌白细胞介素10（IL-10）调节炎性反应。直到2008年，人体分泌IL-10的B细胞亚群才被发现。Correale等在多发性硬化症患者体内发现一个高水平分泌IL-10的B细胞亚群，此细胞亚群能减少有害的免疫应答。2010年首次在健康人外周血中明确了分泌IL-10的B细胞亚群的分子表型，即$CD19^{+}CD24^{hi}CD38^{hi}$ B细胞，这类细胞可以通过活化CD40抑制Th1细胞的分化及其细胞因子的产生。

**2. 调节性B细胞的起源** 研究人员在对调节性B细胞起源、发育的研究中发现，调节性B细胞来源于B1a细胞（$CD11^{+}CD5^{+}$）、脾与淋巴结中的成熟滤泡B细胞（$CD24^{hi}CD21^{+}B220^{+}$）、脾的边缘区B细胞（$CD1d^{hi}CD21^{hi}$）和边缘区前体B细胞（$CD1d^{hi}CD23^{+}$）。因为这类调节性B细胞经TLR（Toll like receptor，TLR）介导的信号通路活化后能迅速产生大量的IL-10，在自身免疫性疾病、炎症和感染发挥免疫调节功能，研究人员将这群细胞称为天然调节性B细胞。此外，还有一群细胞被称为适应性调节性B细胞，它们需要接受BCR和CD40传递的双信号活化，才能分化成调节性B细胞，进而通过分泌IL-10发挥免疫调节功能。已有研究表明，这群调节性B细胞主要来源于$CD19^{+}CD1d^{hi}CD21^{hi}CD23^{+}$T2-MZPB细胞。还有研究人员认为存在一类非成熟调节性B细胞，如小鼠的T2-MZPB细胞，人的$CD24^{hi}CD38^{hi}$B细胞，这些细胞在接受CD40提供的活化信号后能快速产生大量的IL-10发挥调节功能。

**3. 调节性B细胞分化** 在自身免疫性肠炎等炎性疾病中，脾边缘区B细胞和B1a细胞通过炎症信号Toll样受体4（Toll like receptor-4，TLR4）/脂多糖、TLR9/CpG可分化为Bregs。在获得性免疫应答介导的自身免疫病（如EAE、风湿性关节炎）中，滤泡B细胞可通过B细胞受体（B cell receptor，BCR）与自身抗体连接，CD40/CD40L、CD80/CD86相互作用分化为Bregs。值得一提的是，B1a在胎儿的体内含量丰富，所以在新生儿的固有免疫中，Breg的主要亚群可能为B1a；而在成人体内，可能主要来源于边缘区和边缘区前体B细胞的Bregs起固有免疫调节作用。

**4. 调节性B细胞诱导活化机制** 研究发现，多种分子，如Toll样受体（Toll like receptor，TLR）、B细胞受体（B cell receptor，BCR）、CD80/CD86、CD40及T细胞免疫球蛋白黏蛋白分子1（T cell Ig and mucin domain-1，Tim-1），B细胞活化因子（B cell activating factor，BAFF）等，以及细胞因子参与调节性B细胞的分化和功能发挥。

（1）Toll样受体与调节性B细胞：Toll样受体是一类激活免疫细胞与一些表面分子结合的模式识别受体。几乎所有亚型的TLR在B淋巴细胞上均有表达。B细胞通过表达多种TLRs而参与了炎症反应、自身免疫反应等多种病理过程。研究发现TLR4的配体LPS，TLR9的配体CpG均可诱导大量分泌IL-10的Bregs。过继回输LPS激活的B细胞可延迟NOD小鼠的1型糖尿病发病。CpG处理的小鼠也通过诱导Bregs从而抑制了1型糖尿病和过敏性结膜炎的发病。此外，TLR2的配体 Pam3CSK4 和 FSL1，TLR7 的配体 Imiquimod 均能诱导 B 细胞分泌 IL-10。对多种 TLR 通路激活诱导的 B 细胞 IL-10 分泌的机制研究，发现一种非典型的 IκB 蛋白（IκBNS）参与了 Bregs 的分化。在缺失 IκBNS 的小鼠中，$CD1d^{+}CD5^{+}$Bregs 的比例显著下调，伴随着 B 细胞分泌 IL-10 功能的缺失及对 TLR2、TLR4、TLR7 和 TLR9 激动剂诱导 IL-10 分泌的抵抗，提示 TLR2、TLR4、TLR7 和 TLR9 共同通过转录因子 IκBNS 介导 B 细胞的 IL-10 分泌。此外 TLRs 的激活还有可能通过调控 *IL-10* 基因位点的组蛋白乙酰化和染色质结构，从而介导了 *IL-10* 基因的转录。在正常人外周血中，由于 B 细胞膜表面低表达的 TLR4 水平，B 细胞在 LPS 的刺激下仅能诱导分化出少量的分泌 IL-10 的 Bregs。人外周血的 B 细胞由于膜表面高水平的 TLR9，因此 CpG 的刺激可诱导出大量分泌 IL-10 的 Bregs。

（2）BCR、CD80/CD86 与调节性 B 细胞：研究还表明，BCR、CD80/CD86 分子也参与到调节性 B 细胞的活化与功能发挥过程。CD80/CD86 信号对调节性 B 细胞的作用已在动物自身免疫疾病模型中得到证实。而在接触性超敏反应（contact hypersensitivity reaction，CHS）反应和 EAE 发病开始时，过继性输注抗原刺激 B10 细胞能减轻 CHS 炎症及 EAE 的病情，而且体内 B10 细胞调节功能是抗原特异性的，提示需要抗原特异性 BCR 信号。体外实验使用 anti-IgM 刺激 B 细胞可诱导 IL-10 的分泌。BCR 激活的 B 细胞胞质内钙离子浓度的增加和 NF-κB、ERK、JNK、p38、NFAT 家族等信号通路的活化，其中某些通路介导了 IL-10 的分泌。在 BCR 激活引起的细胞外钙离子的内流和内质网的钙离子释放的过程中，参与内质网钙离子释放的化学感受蛋白 STIM-1 和 STIM-2 也参与了 B 细胞 IL-10 的诱导和分泌。在 B 细胞特异性缺失 STIM-1 和 STIM-2（$Stim\text{-}1^{f/f}Stim\text{-}2^{f/f}Mb1^{cre/+}$）的小鼠中，虽然 $CD1d^{+}CD5^{+}$的 Bregs 的比例与野生型小鼠相比并没有显著的差异，但 $Stim\text{-}1^{f/f}Stim\text{-}2^{f/f}Mb1^{cre/+}$ B 细胞在 LPS、anti-CD40 和 anti-IgM 的刺激下均不能诱导分泌 IL-10 的 Bregs。使用钙调磷酸酶抑制药环孢素 A（cyclosporine A，CsA）抑制钙离子内流也能在 B 细胞中完全阻断 LPS 诱导的 IL-10 分泌，提示钙离子通路在 Bregs 诱导分化中的重要性。

（3）CD40 与调节性 B 细胞：CD40 是一个膜蛋白，属于肿瘤坏死因子（tumor necrosis factor，TNF）受体超家族的一员。B 细胞膜表面的 CD40 与其配体 CD40L 的结合介导了 B 细胞的激活和分化。很多研究表明，CD40/CD40L 信号也是调节性 B 细胞活化的必要信号。B 细胞 CD40 缺陷小鼠能诱发更严重的 EAE，与此同时，IL-10 的产生也明显减少，而 Th1 和 Th17 反应加强，这提示 CD40 刺激信号对调节性 B 细胞免疫功能的发挥是必需的。进一步的研究显示，CD40 也可作为调节性 B 细胞的一个标志分子。最新的研究还表明 anti-CD40 抗体可延缓自发性红斑狼疮的小鼠（$MRL\text{-}Fas^{lpr/lpr}$）发病，其机制之一是通过激活 CD40 从而诱导大量过渡期 B 细胞分泌 IL-10。

（4）Tim-1 与调节性 B 细胞：Tim-1 是一种主要表达于 T 细胞和树突细胞的膜表面糖蛋白，具有广泛的免疫调节作用。$Tim\text{-}1^{-/-}$ 小鼠呈现脾大和多器官的炎症细胞浸润，伴随着 B 细胞来源 IL-10 水平的显著降低和辅助性 T 细胞（包括 Th1 和 Th17）的增多。在 TB 细胞共培养体系中发现，$Tim^{-/-}$B 细胞不能够调控 Th17 和 Tregs 的分化。而 Tim-1 抗体激活野生型 B 细胞的 Tim-1 通路后，可诱导大量分泌 IL-10 的 Bregs。此外，$Tim\text{-}1^{-/-}$B 细胞也不能在 anti-IgM 的刺激下诱导出分泌 IL-10 的 Bregs，但在 IL-21 的刺激下可诱导出部分 Bregs，提示了 Tim-1 通路在 Bregs 分化中的重要性。

（5）BAFF 与调节性 B 细胞：BAFF 属于 TNF 家族的一员，与相应的受体结合促进不同时期 B 细胞的存活和增殖，并参与免疫应答和炎症反应。用 BAFF 刺激后，分泌 IL-10 的 $CD1d^{+}CD5^{+}$ Bregs B 细胞数目明显增加；进一步的机制研究发现，B 细胞膜表面的 TACI 受体介导了 BAFF 诱导的 Bregs 分化，并且这群 Bregs 具有 MZ B 细胞的表型，当用 TACI-Ig 阻断后，BAFF 诱导的 IL-10 的分泌效应被阻断。近期的研究发现 BAFF 诱导的 Bregs 通过分泌 IL-10 抑制了 $CD4^{+}$T 细胞的增殖。而过继性回输 BAFF 诱导的 Bregs 可减轻胶原性关节炎的发病，提示 BAFF 诱导的 Bregs 具有免疫调节功能。其他研究也证实，在健康人和慢性淋巴细胞白血病（chronic lymphocytic leukemia，CLL）患者的外周血 B 细胞中，BAFF 均可通过 TACI 通路诱导分泌 IL-10 的 Bregs。此外，PD-L1$^{hi}$ Bregs 也可通过自身高表达 BAFF 的受体（BAFFR、TACI 和 BCMA）从而抵抗利妥昔单抗靶向的 B 细胞清除作用。提示 BAFF 除了诱导 Bregs 分化，还具有维持 Bregs 存活的作用。

（6）细胞因子与调节性 B 细胞：Bregs 的诱导分化与局部的炎症微环境密切相关，白介素家族的 IL-1β、IL-6、IL-35 和 IL-21，以及 Ⅰ 型干扰素家族的 IFN-α 和 IFN-β 均能诱导 Bregs 的生成。IL-1β 和 IL-6 参与了肠道菌群诱导的 Bregs 的分化；IL-21 介导了 T 细胞对 Bregs 的诱导分化；而 IFN-α 和 IFN-β 则参与了调节性树突细胞和浆细胞样树突细胞对 Bregs 的诱导分化。值得注意的是多种 Bregs 的诱导方式之间存在协同作用。如 IL-1β 和 IL-6 的共同刺激具备更强的诱导 Bregs 的能力；而 IL-21 和 anti-CD40 共同处理也可导致更多 IL-10 分泌。这些研究揭示了各种 Bregs 的诱导通路既具有其独立性也具有相互协同作用，B 细胞分化相关的转录因子也参与其中，包括 IRF-4 和 Blimp-1。此外，TGF-β 还参与诱导了肿瘤局部的 PDL1$^{hi}$Bregs 的分化。

**5. 调节性 B 细胞的免疫调节作用** 调节性 B 细胞主要通过分泌细胞因子和表达膜表面分子调控多种靶细胞的功能。一方面直接通过细胞间相互作用发挥负性调节作用，另一方面还通过分泌抑制性细胞因子发挥负性调节作用（图 7-1）。

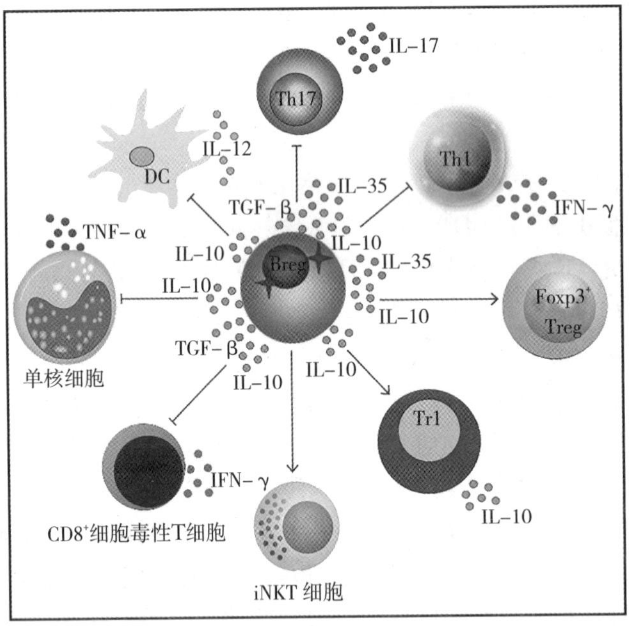


图 7-1 调节性 B 细胞通过分泌细胞因子发挥调控功能

（1）通过细胞间相互作用发挥调节作用：调节性 B 细胞可通过表面分子 FasL、B7，CD40 与 T 细胞表面的 Fas、CD28，CD40L 分子相互作用发挥调控作用。调节性 B 细胞可通过 Fas-FasL 介导的信号，引起免疫细胞的凋亡研究表明，如 LPS 活化的 Bregs 膜表面高表达 FasL，可直接通过膜表面 Fas-FasL 的结合介导 CD4$^{+}$T 细胞凋亡。此外，在感染引发的肉芽肿患者（schistosome granulomatous disease）外周血中，B1 细胞表面也表达大量的 FasL 并且可以通过直接诱导 CD4$^{+}$T 细胞凋亡而抑制肉芽肿发病。在 EAE 小鼠中，调节性 B 细胞通过作用于调节性 T 细胞上的 CD28，使其激活；此外，也有研究证实 B1a 细胞和 B2 细胞均能通过 CD28-CD80 通路诱导 $T\text{-}bet^{low}GATA3^{low}Foxp3^{low}$ 的调节性 T 细胞生成，这些调节性 T 细胞分泌大量的 IL-10，在表型上更类似于适应性 Treg（regulatory type-1 T cells，Tr1），而不是天然调控 Treg（natural Treg，nTreg）。然而在小鼠的胸腺局部也发现了一群高表达 CD80、CD86 和 MHC-Ⅱ分子的 B 细胞分布于 $Foxp3^{+}$nTreg 周围，并且具有促进 nTreg 增殖分裂的功能。

（2）通过分泌抑制性细胞因子发挥调节作用：调节性 B 细胞通过产生细胞因子 IL-10、TGF-β 和 IL-35 抑制促炎淋巴细胞的分化（图 7-1）。如产生肿瘤坏死因子 TNF-α 的单核细胞，产生 IL-12 的树突状细胞，Th17 细胞，Th1 细胞及细胞毒性 $CD8^{+}$T 细胞。调节性 B 细胞也能够诱导免疫抑制性 T 细胞的分化，如 $Foxp3^{+}$T 细胞、Tr1 细胞。调节性 B 细胞还能够维持 iNKT 细胞体内平衡。

调节性 B 细胞分泌的 IL-10 能够诱导 Th0 细胞向 Th2 细胞发育，诱导 Th2 细胞因子，抑制 Th1 细胞因子，从而抑制 Th1 细胞发育并影响 Th1/Th2 平衡，在自身免疫疾病的动物模型中，B 细胞的缺失（包括 μMT 和 $CD19^{-/-}$）或 B 细胞特异性缺失 IL-10 的小鼠中均存在大量的分泌 IFN-γ 的 Th1 细胞。过继性回输 Bregs 可在体内抑制 IFN-γ 的分泌。也有研究发现在 B 细胞缺失（包括 μMT 和 $CD19^{-/-}$）或 B 细胞特异性缺失 IL-10 的小鼠中诱导 EAE 发病后，脾和脊髓局部均聚集了大量分泌 IL-17 的 Th17 细胞，过继回输 Bregs 显著减轻了 Th17 细胞介导的关节炎发病。此外，进一步的离体 T-B 细胞共培养实验发现，Bregs 通过分泌 IL-10 抑制了 T 细胞中 STAT3 的磷酸化和 RORγt 的表达，从而阻断了初始 T 细胞向 Th17 的分化及 Th17 细胞的增殖。有意思的是在 T 细胞中过表达 IL-10ra 的质粒可诱导 T 细胞在 IL-10 的刺激下分化为 Th17，提示了 T 细胞表面的 IL-10 受体水平在 IL-10 介导的免疫调节中的重要性，也反映出 Bregs 细胞对 T 细胞的调节机制的复杂性。Lenert 等研究发现，小鼠体内高水平的 B 细胞源 IL-10 也可抑制巨噬细胞和树突细胞分泌 IL-12，后者对维持 Th1/Th2 的平衡具有重要作用。在人体外周血中 $CD19^{+}CD38^{+}CD1d^{+}IgM^{+}CD147^{+}$ 的 B 细胞除了分泌 IL-10 外，也具有分泌颗粒酶 B（granzyme B）和吲哚胺 2，3-双氧化酶（indoleamine 2，3-dioxygenase，IDO）的能力，提升这类调节性 B 细胞除了通过分泌 IL-10 也可以通过颗粒酶影响其他细胞的功能。

**6. 调节性 B 细胞与疾病**　大量的研究提示 Bregs 数量和功能的变化参与了许多疾病的发病过程。临床研究表明，自身免疫性疾病，如 1 型糖尿病（type 1 diabetes，T1D）、系统性红斑狼疮（systemic lupus erythematosus，SLE）和类风湿关节炎（reheumatoid arthritis，RA）等，以及肾移植耐受、肿瘤免疫、感染免疫中，调节性 B 细胞的水平和功能都受到了一定影响。

（1）调节性 B 细胞与自身免疫性疾病

1）1 型糖尿病（type 1 diabetes，T1D）是一种 T、B 细胞共同参与的慢性自身免疫性疾病，其主要特征是分泌胰岛素的胰岛细胞被破坏。人类 1 型糖尿病的动物模型为非肥胖型糖尿病（non-obese diabetic，NOD）小鼠。利用活化的 IL-10 敲除的 NOD 小鼠的 B 细胞进行过继转移实验，结果显示既不能增强糖尿病的抵抗作用也不能降低胰岛炎的严重程度，所以 B 细胞源性的 IL-10 是预防小鼠患 T1D 的关键。另有实验表明，若将经脂多糖刺激后的 B 淋巴细胞过继转移给 NOD 小鼠后，Fas 配体表达水平及 TGF-β1 免疫抑制因子的分泌水平上调，从而抑制了 NOD 小鼠自身免疫性糖尿病的发生。

2）与其他自身免疫性疾病相比，调节性 B 细胞在系统性红斑狼疮（SLE）患者中的情况要更加复杂。有研究表明，与健康人 B 细胞相比，SLE 患者的 B 细胞释放更多的 IL-10。与小鼠模型中的研究情况相似，SLE 患者来源的 $CD19^{+}CD24^{hi}CD38^{hi}$B 细胞用 CD40 刺激后不能产生 IL-10，也不能抑制 Th1 型反应。进一步对这群细胞中 CD40 信号通路分析发现，延迟的 STAT3 磷酸化可能与 IL-10 分泌能力下降相关。在 SLE 患者中 CD40 信号不能促进 IL-10 的分泌可能是由于持续炎性信号的过度活化导致调节性 B 细胞免疫调节功能丧失。

3）用Ⅱ型胶原免疫 DBA/1J 小鼠，其产生的胶原诱导性关节炎（collagen-induced arthritis，CIA）是人类 RA 的动物模型。人们已发现，在 CIA 小鼠关节炎发展过程中存在具有多种表型和起源的 B10 细胞亚群。从缓解的关节炎小鼠中分离的 T2-MZP B 细胞（表型为 $CD19^{+}CD21^{hi}CD23^{hi}CD24^{hi}IgD^{hi}IgM^{hi}CD1d^{hi}$）产生大量的 IL-10，抑制 Th1 细胞分化和效应 T 细胞活性。因此，CIA 小鼠炎症缓解期 T2-MZP B 细胞增多，过继转移这种 B 细胞可以阻止和改善受体鼠的病情。向 CIA 小鼠体内注射已活化的 WT（wild type）鼠 B 细胞可抑制 Th1 细胞的分化及关节炎的发生，并减轻疾病的严重程度，而注射 IL-10 缺陷的 B 细胞则没有这种抑制效应。

（2）调节性 B 细胞与移植耐受：在移植耐受中，调节性 B 细胞主要是通过限制自身反应性 $CD4^{+}$T 细胞的晚期效应等负调节功能发挥作用。

1）研究发现在骨髓移植后 μMT 小鼠较野生型小鼠的早期移植物抗宿主反应增强，说明正常 B 细胞可以抑制移植物抗宿主病。在慢性移植物抗宿主病（chronic graft-versus-host disease，cGVHD）活动期患者外周血中，具有分泌 IL-10 能力的 $CD24^{hi}CD27^{+}$ B 细胞和浆母细胞的两群 Bregs 比例降低，而缓解期患者的 Bregs 比例则恢复正常水平，提示 Bregs 也具有靶向治疗移植物抗宿主病的潜能。

2）临床对肾移植患者的研究发现，在外周血中 $CD24^{hi}CD38^{hi}$B 细胞、$CD24^{hi}CD27^{+}$B 细胞及初始 B 细胞都可表达 IL-10 及促炎因子 TNF-α。虽然 $CD24^{hi}CD38^{hi}$B 细胞和 $CD24^{hi}CD27^{+}$B 细胞分泌 IL-10 的能力相同，$CD24^{hi}CD38^{hi}$B 细胞有更高的 IL-10/TNF-α 比例，能更有效地抑制 T 细胞分泌具有促炎作用的 Th1 型细胞因子；当中和 IL-10 的作用后，$CD24^{hi}CD38^{hi}$B 细胞对 Th1 型细胞因子表达的抑制作用明显受到影响；当阻断 TNF-α 的作用后，则使 $CD24^{hi}CD27^{+}$B 和初始型 B 细胞的抑制能力增强。以上的研究结果提示，IL-10/TNF-α 的比例可能比单独 IL-10 的表达水平更有效地提示调节性 B 细胞免疫调节功能。

（3）调节性 B 细胞与肿瘤免疫：Bregs 在免疫平衡及免疫逃逸阶段通过分泌多种细胞因子起负性调节作用，即抑制肿瘤免疫，促进肿瘤的生长及转移。在 Bregs 分泌的细胞因子中，以 IL-10 和 TGF-β1 最具代表性。

1）产生 IL-10 的 B 细胞被称为 B10 细胞或 Br1 细胞，Bouaz 等认为可产生 IL-10 的 B 细胞并不属于某个特定的亚群。也不能从 CD1C、CD21、CD25、IgM、IgD、IgA 和 IgG 等的表达上加以区分。但有研究发现，IL-10 大部分来源于 $CD1d^{hi}CD5^{+}CD19^{hi}$B 细胞。其调节作用具有 IL-10 的依赖性和 TGF-β 的非依赖性。而 Inoue 等发现在小鼠体内去除 B 细胞后，小鼠抗肿瘤免疫反应有所增强，猜测与 B 细胞分泌的 IL-10 大量减少有关。并且在诱导肿瘤的小鼠模型中，消除 Bregs 可同样增强抗肿瘤免疫反应能力，研究结果证实 Bregs 细胞产生的 IL-10 在肿瘤发生、发展中发挥重要作用。对宫颈癌患者 Br1 的数量及血浆 IL-10 的关系进行研究发现，Br1 和 IL-10 明显升高，提示 Br1 细胞与宫颈癌的发生、发展可能存在着一定的关系，结果表明宫颈癌患者外周血中 Br1 亚群所占比例增多，且与癌症分化程度呈反比，Br1 数量并随癌细胞浸润程度的增强而增加。随后研究发现在食管癌中也存在相同的情况，结果显示食管癌临床分期越晚，其免疫功能越低，Br1 表达量增加就越多。同样在肝癌患者中，$CD19^{+}IL\text{-}10^{+}$调节性 B 细胞水平降低，而且调节性 B 细胞的水平与乙型肝炎 e 抗原和肝炎病毒 DNA 的拷贝数相关。由于在自身免疫性疾病中，调节性 B 细胞可以抑制自身反应性 T 细胞，因此在肿瘤细胞中也可能通过抑制杀伤性 T 细胞的保护作用从而使机体的抗肿瘤免疫受到抑制。同样在放化疗无效和转移性前列腺癌患者中，外周血和肿瘤局部的 $IgA^{+}CD138^{+}$Bregs 比例显著增高，提示 Bregs 维持了肿瘤微环境、参与了肿瘤细胞的免疫逃逸过程。靶向清除 Bregs 在肿瘤治疗中也具有临床应用价值。

2）产生 TGF-β1 的 Bregs 被称为 Br3 细胞。与 Br1 不同的是，Br3 无法在体内增殖。T2-MZP Bregs 可分泌 TGF-β1，能诱导 *c-fos* 和 *c-jun* 基因在分化早期的表达上调，也可抑制原癌基因 *c-myc* 在分化中期的表达。这种诱导或抑制作用与作用细胞种类及 TGF-β 的不同功能有关。在乳腺癌肺转移小鼠模型的研究中发现，肿瘤诱发调节性 B 细胞（tumor-evoked Bregs，tBregs）可利用 TGF-β 将 $CD4^+$non-Tregs 转化为 $Foxp3^+$Tregs，后者能促进肿瘤生长及转移。而在缺乏 Bregs 情况下，由于 $Foxp3^+$Tregs 转化障碍，乳腺癌小鼠的肺转移得到有效控制。

（4）调节性 B 细胞与感染免疫

1）有关研究表明 IL-35 可诱导 Bregs 并向使其产生 IL-35 和 IL-10 的亚群转化，重组 IL-35 诱导 Breg 过继给 IL-35 缺陷葡萄膜炎小鼠模型后，Th17 和 Th1 受到抑制，但是 Treg 数量则有所扩增。研究发现，IL-35 可与 B 细胞表面由 IL-12Rβ2 和 IL-27Rα 构成的 IL-35 受体相互作用，激活 STAT1，STAT3 从而促使 B 细胞向 Bregs 发生转化。

2）对 HIV 感染的研究发现，在体外 $IL\text{-}10^{hi}PD\text{-}L1^{hi}$的调节性 B 细胞直接减弱了 HIV 特异性的 $CD8^+$T 细胞介导的 CTL 活性。在抗反转录治疗的 HIV 感染患者中，调节性 B 细胞 IL-10 和 PD-1 水平明显升高。同时研究结果也提示，调节性 B 细胞可通过 IL-10 和 PD-L1 的协同作用抑制抗原提呈细胞（antigen presenting cell，APC）功能和 $CD4^+$T 细胞的增殖，从而导致抗 HIV 作用的 CTL 效应减弱，妨碍病毒清除。事实上，在 HIV-1 感染的早期可诱导产生 $IL\text{-}10^+$B 细胞，从而有效地抑制机体内抗 HIV-1 T 细胞反应。

3）最近有报道显示在寄生虫感染免疫中，如巴贝虫感染，也与调节性 B 细胞密切相关。在巴贝虫感染后的小鼠外周血中 IL-10 水平升高，$CD1d^{hi}CD5^+$调节性 B 细胞比例也显著升高。调节性 B 细胞在寄生虫感染过程中具有明显的抗炎作用，其主要机制是通过调节性 B 细胞分泌的 IL-10 将免疫应答从 Th1 型向 Th2 型转化。

## 展　望

已有的研究表明，调节性 B 细胞所具有的广泛的免疫调节功能在自身免疫性疾病、感染性疾病和癌症等中均发挥作用。因此对调节性 B 细胞的研究有着非常重要的现实意义。尽管研究取得了很大的进展，然而，促进 Bregs 成熟分化过程的相关因素有哪些？Bregs 是否存在更多亚群和功能作用？此外，是否存在 Bregs 特异性的转录因子尚有待证实。在生理状态和病理过程中，Bregs 的免疫调节功能是瞬时出现还是长期存在，其产生和维持免疫调节功能的具体机制，目前尚不清楚，值得深入研究。近期高通量转录组测序技术的快速进展，以及 *CRISPER* 基因编辑等研究技术的新突破，将有助于深入探讨 Bregs 的分化和功能及阐明其在疾病发病中的作用。对 Breg 作用机制的不断深入了解，将为临床治疗 Breg 相关疾病提供更好的理论基础。

（马运峰）

### 参考文献

[1] Rosser EC，Mauri C. Regulatory B cells：origin，phenotype，and function. Immunity，2015，42（4）：607-612.

[2] De Masson A，Bouaziz JD，Le BH，et al. CD24（hi）$CD27^+$ and plasmablast-like regulatory B cells in human chronic graft-versus-host disease. Blood，2015，125（11）：1830-1839.

[3] Ma K，Li J，Fang Y，et al. Roles of B cell-intrinsic TLR signals in systemic lupus erythematosus. Int J Mol Sci，2015，16（6）：13084-13105.

[4] Khoder A，Sarvaria A，Alsuliman A，et al.

Regulatory B cells are enriched within the IgM memory and transitional subsets in healthy donors but are deficient in chronic GVHD. Blood, 2014, 124 (13): 2034-2045.

[5] Wang RX, Yu CR, Dambuza IM, et al. Interleukin-35 induces regulatory B cells that suppress autoimmune disease. Nat Med, 2014, 20 (6): 633-641.

[6] Tedder TF, Leonard WJ. Autoimmunity: regulatory B cells-IL-35 and IL-21 regulate the regulators. Nat Rev Rheumatol, 2014, 10 (8): 452-453.

[7] Rosser EC, Oleinika K, Tonon S, et al. Regulatory B cells are induced by gut microbiota-driven interleukin-1β and interleukin-6 production. Nat Med, 2014, 20 (11): 1334-1339.

[8] Balkwill F, Montfort A, Capasso M. B regulatory cells in cancer. Trends Immunol, 2013, 34 (4): 169-173.

[9] Zhang X. Regulatory functions of innate-like B cells. Cell Mol Immunol, 2013, 10 (2): 113-121.

[10] Mauri C, Bosma A. Immune regulatory function of B cells. Annu Rev Immunol, 2012, 30: 221-241.

[11] Yoshizaki A, Miyagaki T, DiLillo DJ, et al. Regulatory B cells control T-cell autoimmunity through IL-21-dependent cognate interactions. Nature, 2012, 491 (7423): 264-268.

[12] Mauri C, Bosma A. Immune regulatory function of B cells. Annu Rev Immunol, 2012, 30: 221-241.

[13] Richez C, Blanco P, Rifkin I, et al. Role for toll-like receptors in autoimmune disease: the example of systemic lupus erythematosus. Joint Bone Spine, 2011, 78 (2): 124-130.

[14] Blair PA, Noreña LY, Flores-Borja F, et al. CD19 (+) CD24 (hi) CD38 (hi) B cells exhibit regulatory capacity in healthy individuals but are functionally impaired in systemic Lupus Erythematosus patients. Immunity, 2010, 32 (1): 129-140.

[15] Mauri C. Regulation of immunity and autoimmunity by B cells. Curr Opin Immunol, 2010, 22 (6): 761-767.

[16] Vitale G, Mion F, Pucillo C. Regulatory B cells: evidence, developmental origin and population diversity. Mol Immunol, 2010, 48 (1-3): 1-8.

[17] Blair PA, Chavez-Rueda KA, Evans JG, et al. Selective targeting of B cells with agonistic anti-CD40 is an efficacious strategy for the generation of induced regulatory T2-like B cells and for the suppression of lupus in MRL/lpr mice. J Immunol, 2009, 182 (6): 3492-3502.

[18] Miyazaki D, Kuo CH, Tominaga T, et al. Regulatory function of CpG-activated B cells in late-phase experimental allergic conjunctivitis. Invest Ophthalmol Vis Sci, 2009, 50 (4): 1626-1635.

[19] Yanaba K, Bouaziz JD, Haas KM, et al. A regulatory B cell subset with a unique $CD1d^{hi}CD5^{+}$ phenotype controls T cell-dependent inflammatory responses. Immunity, 2008, 28 (5): 639-650.

[20] Correale J, Farez M, Razzitte G. Helminth infections associated with multiple sclerosis induce regulatory B cells. Ann Neurol, 2008, 64 (2): 187-199.

[21] Lampropoulou V, Hoehlig K, Roch T, et al. TLR-activated B cells suppress T cell-mediated autoimmunity. J Immunol, 2008, 180 (7): 4763-4773.

[22] Marshak-Rothstein A. Toll-like receptors in systemic autoimmune disease. Nat Rev Immunol, 2006, 6 (11): 823-835.

[23] Tian J, Zekzer D, Hanssen L, et al. Lipopolysaccharide-activated B cells down-regulate Th1 immunity and prevent autoimmune diabetes in nonobese diabetic mice. J Immunol, 2001, 167 (2): 1081-1089.

[24] Mizoguchi E, Mizoguchi A, Preffer FI, et al. Regulatory role of mature B cells in a murine model of inflammatory bowel disease. Int Immunol, 2000, 12 (5): 597-605.

[25] Wolf SD, Dittel BN, Hardardottir F, et al. Experimental autoimmune encephalomyelitis induction in genetically B cell-deficient mice. J Exp Med, 1996, 184 (6): 2271-2278.

[26] Kitamura D, Roes J, Kühn R, et al. A B cell-deficient mouse by targeted disruption of the membrane exon of the immunoglobulin μ chain gene. Nature, 1991, 350 (6317): 423-426.

# 记忆性 T 细胞及实验研究进展

## 第 8 章

免疫记忆是机体适应性免疫应答的主要特征之一，即机体在对某一抗原产生特异性识别和应答的同时“记住”该抗原，当再次遭遇同一抗原时能发生快速和强烈的免疫应答。在 2000 多年前人们就发现了免疫记忆的存在，古希腊诗人修昔底德描述伯罗奔尼撒战争的叙事诗中，提及战争过后瘟疫的蔓延，而在瘟疫中幸存的人不会再被瘟疫攻击，这里就是古希腊人有关免疫记忆形成及保护作用的记录，也是人类最早对免疫记忆的记录。早在公元 16 世纪的中国，人们已经开始用古老疫苗接种方法，人工诱导免疫记忆的形成以增强个体对天花的免疫。18 世纪后期，英国医生 Edward Jenner 首次提供了疫苗接种有效性的科学证明——个人接种牛痘疫苗可预防天花。至此，免疫记忆开始受到医学家和免疫学家的重视。

无论是细胞免疫还是体液免疫均可发生免疫记忆现象。体液免疫的记忆性表现为对相同抗原的再次应答，可迅速产生高滴度的抗体，免疫球蛋白类别由 IgM 转换为 IgG；细胞免疫的记忆性表变现为当抗原再次刺激时，特定的 T 细胞克隆迅速扩增，产生大量的效应性 T 细胞。这些迅速产生的免疫反应基础是免疫记忆细胞的产生，本章将重点介绍记忆性 T 细胞（memory T，$T_M$）检测和相关实验技术的研究进展。

### 一、$T_M$ 细胞的形成和分群

**1. $T_M$细胞的形成阶段** 机体尚未接触抗原时，初始 T 细胞（naïve T cells，$T_N$）富集在次级淋巴器官（如脾、淋巴结等），通过血液和淋巴进行全身循环。当抗原进入机体后，抗原提呈细胞（APC），如树突状细胞（dendritic cell，DC），在感染部位吞噬抗原后迁移至淋巴结和脾，通过主要组织相容性复合体（major histocompatibility complex，MHC）Ⅱ或 MHC-Ⅰ类分子提呈抗原肽段，与 $CD4^+$T 和 $CD8^+$T 细胞相互作用，使 T 细胞活化。T 细胞通过抗原识别受体（TCR）识别 APC 细胞提呈的抗原，获得的第一活化信号；同时在协同刺激分子提供的第二活化信号辅助下才能被活化。

T 细胞与 APC 接触后在 T/APC 接触部位形成免疫突触。突触的形成使得抗原肽-MHC 复合物和 TCR 在局部迅速聚集；T 细胞胞内信号分子如 LCK（lymphocyte-specific protein tyrosine kinase，淋巴细胞特异性蛋白酪氨酸激酶）、Zap70（zeta-chain-associated protein kinase 70，ζ 链相关蛋白激酶 70）及 PCK（protein kinase C，蛋白激酶 C）等被激活，诱导细胞的增殖和细胞因子的合成，使细胞分化为辅助性 T（Th）细胞或细胞毒性 T（cytotoxic lymphocyte，CTL）细胞。在活化和分化过程中，T 细胞获得效应功能的同时，不断失去自我更新和存活能力。在最后阶段，只有少数 T 细胞能长期存活，这些细胞具有记忆功能，当它们再次遇到抗原刺激时，会迅速产生效应功能。

通常当抗原进入机体 1~2 周后，T 细胞的增殖到达高峰，此后 T 细胞开始进入耗竭期。绝大多数抗原特异性效应 T（effctor T，$T_{Eff}$）细胞死亡，只有 5%~10%细胞作为记忆性 T 细胞（memory T，$T_M$）长期存活。

T 细胞活化后为什么只有一小部分 T 细胞发育成记忆性细胞的机制目前还不清楚。有学者认为 $T_M$ 自身有其独立的始祖细胞，在 T 细胞活化后这一小群独立的记忆性 T 细胞祖先发育成 $T_M$。还有学者认为 $T_M$ 发育与 APC 提呈的抗原刺激信号的强弱有关，抗原刺激信号强 T 细胞发育成 $T_{Eff}$ 最终会死亡，而稍弱一些的抗原刺激信号则有利于 $T_M$ 方向的分化和发育。

**2. $T_M$细胞的形成与分群** $T_M$ 细胞的分群与其发育密切相关。目前认为，$T_M$ 细胞发育和分化发生在 T 细胞活化后，在 $T_N$ 细胞向 $T_{Eff}$ 细胞分化的过程中，$T_M$ 细胞的发育起始点早于 $T_{Eff}$ 细胞的分化（图 8-1）。在 $T_M$ 细胞发育的不同阶段会出现不同的亚群，这些亚群可分为干细胞样记忆性 T 细胞（stem cell memory T，$T_{SCM}$）、中央记忆性 T 细胞（central memory T，$T_{CM}$）、效应记忆性 T 细胞（effector memory T，$T_{EM}$）和组织记忆性 T 细胞（tissue resident memory T，$T_{RM}$）。

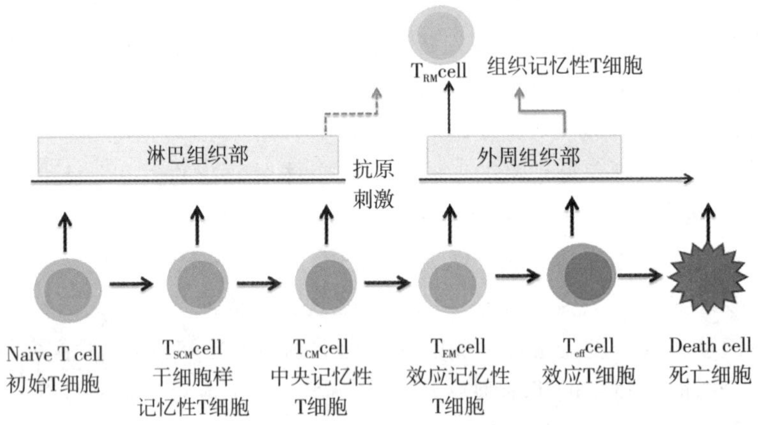


图 8-1 $T_M$ 细胞的形成和亚群

$T_{SCM}$ 是 $T_M$ 细胞早期分化阶段，早于 $T_{CM}$ 的出现。该群细胞在人外周血中的比例很低，占 2%~4%，具有很强的增殖、自我更新和存活能力，并且能分化成 $T_{CM}$ 和 $T_{EM}$ 细胞（图 8-1）。$T_{SCM}$ 与 $T_N$ 有一些共同表达的表面分子如高表达 CD45RA、CCR7 和 CD27，但与 $T_N$ 不同的是 $T_{SCM}$ 高表达 CD45RO、CD95 和 CD122。$T_{SCM}$ 与 $T_N$ 在功能上也有不同，前者遇到抗原再次刺激时，能快速做出免疫应答，如快速分泌 IFN-γ、IL-2 和 TNF-α 等细胞因子，而 $T_N$ 没有观测到上述现象。$T_{SCM}$ 是 $T_M$ 细胞分化的早期阶段，与 $T_{CM}$ 相比，前者具有自我更新和多潜能分化的干细胞特性，在抗原的再次刺激下，能分化为 $T_{CM}$ 和 $T_{EM}$。

$T_{CM}$ 表达 CD45RO、CCR7 和 CD62L，通常归巢于次级淋巴器官（如淋巴结）中，不具有效应功能，可长时间维持免疫记忆。其功能表现为再次接受抗原刺激后能快速产生效应并上调 CD40L 的表达，高水平分泌 IL-2，且经过多次增殖分化成 $T_{EM}$ 和 $T_{Eff}$ 细胞，进而产生大量的 IFN-γ 和 IL-4。人 $T_{CM}$ 是 $CD45RO^+$ 细胞，具有 CCR7 和 CD62L 两种分子表面标志。$T_{CM}$ 进入淋巴循环后首先通过 CD62L 黏附高内皮微静脉（HEV），随后趋化因子受体 CCR7 与内皮细胞表达的配体次级淋巴组织趋化因子（SLC）相结合，CCR7-SLC 的相互作用促进了整合素分子的表达和 $T_{CM}$ 细胞进入淋巴结。CCR7 和 CD62L 同时也是 $T_N$ 细胞的特征标志，但与 $T_N$ 相比，$T_{CM}$ 对抗原刺激更为敏感，也更少依赖于共刺激作用。$T_M$ 会一定程度上调 CD40L，从而为 DC 细胞和 B 细胞提供更多的有效刺激反馈。

随着 $T_M$ 细胞表面 TCR 识别抗原，细胞的活化和效应产生也会更为迅速。

$T_{EM}$ 不能组成性表达 CCR7，且低表达 CD62L，当抗原再次刺激时，它可以迁移到外周组织发生炎症部位，迅速发挥效应功能。$T_{EM}$ 主要存在于肺、肝和肠等内脏中，也可富集于二级淋巴器官中。人 $T_{EM}$ 不能表达 CCR7，不同组织来源的细胞 CD62L 表达水平的也不一样，并且能表达独特的一系列趋化因子受体和黏附分子，如 $\beta_1$、$\beta_2$ 整合素。当抗原再次激发之后，$T_{EM}$ 增殖较慢，但 $CD4^+T_{EM}$ 可迅速产生 IFN-γ、IL-4 和 IL-15，启动效应功能；$CD8^+T_{EM}$ 能产生大量的穿孔素。这些说明 $T_{EM}$ 是一个由 Th1、Th2 和 CTL 共同组成的具有效应功能的 T 细胞群。$T_{EM}$ 和 $T_{CM}$ 的分化方向与抗原刺激的强度有关：抗原刺激中等强度产生 $T_{EM}$，低强度产生 $T_{CM}$。就分化抗原的表达和组织分布而言，外周血中 $T_{CM}$ 以 CD4 为主；$T_{EM}$ 以 CD8 为主。淋巴结和扁桃体富含 $T_{CM}$；肺、肝和肠道中易发生局部的炎症部位 $T_{EM}$ 比例居高。$T_{EM}$ 和 $T_{CM}$ 两者区别于还在于前者迅速发挥效应功能但不能滞留在二级淋巴器官；后者归巢能力强大且部分存在二级淋巴器官，但不直接产生效应性应答。

$T_{RM}$ 是定居于器官组织中的 $T_M$ 细胞。$T_N$ 细胞在抗原激活后会迁移到多种外周非淋巴组织器官中，在原位分化成特异性的 $T_{RM}$ 细胞，并定居下来，不再进入淋巴循环。当再次遇到相同抗原时，在组织中的 $T_{RM}$ 细胞能迅速发生应答，该 $T_M$ 细胞亚群在保护性免疫作用中独立于循环 $T_M$ 细胞。目前，在皮肤、肺、阴道黏膜、大脑，甚至在淋巴组织中都已发现了 $T_{RM}$ 的存在，其中 $CD8^+T_{RM}$ 细胞高表达 CD69 和 CD103，$CD4^+T_{RM}$ 细胞高表达 CD69 和 CD11a。

## 二、诱导 $T_M$ 细胞形成的体外和体内模型

对 $T_M$ 细胞的研究，离不开建立合适的体内或体外记忆性细胞形成模型。本部分将对此进行介绍。

**1. $T_M$ 细胞形成体外模型** 该类方法是指在体外对 T 细胞进行活化刺激和持续性培养，从而模拟 $T_M$ 细胞形成的过程，以获得具有记忆性细胞表型的 T 细胞。体外细胞模型的优点在于操作简便、不需要活体动物；其缺点在于体外长时间培养，对细胞培养的条件要求较高，需要外源性加入抗原和细胞因子，来维持细胞的基本代谢和生长，并诱导记忆性细胞的形成。另外在体外培养体系中，需要连续监测细胞活性及细胞死亡率。

目前，上述 $T_M$ 细胞形成的体外诱导模型，相关的研究报道并不多见。主要采用原代小鼠脾细胞在体外用抗原刺激 12~24 h 后，连续培养 1~17d。抗原刺激可以直接加入完全抗原，利用脾细胞中的抗原提呈细胞摄取、加工和提呈抗原，以供给 T 细胞活化，并参与记忆性细胞的诱导。此外，还可以在体外使 DC 细胞荷载抗原肽，将荷载有抗原肽的 DC 细胞加入到小鼠全脾细胞中，以活化培养体系中的 T 细胞。在培养体系中，要加入细胞因子 IL-7、IL-15 和 IL-2。IL-2 对于诱导 $CD4^+T$ 和 $CD8^+T$ 记忆性细胞而言是必需的。IL-7 有利于 $CD4^+T_M$ 细胞的形成，IL-15 有利于 $CD8^+T_M$ 细胞的形成。细胞因子在培养体系中需每隔 3d 补加一次，并定期用流式细胞术监测 $T_M$ 细胞的诱导情况。

需要说明一点是，在体外培养和诱导形成的 $T_M$ 细胞，与从动物体内获得的 $T_M$ 细胞比较，其生理活性和功能体现并不完全相同。通常将体外培养体系诱导形成的 $T_M$ 细胞，称为记性样 T 细胞。

**2. 体外活化细胞，通过回输到动物体内诱导 $T_M$ 细胞的形成** 该体系采用在体外活化 T 细胞，将活化的 T 细胞回输到宿主体内。检测活化的 T 细胞在宿主体内环境下诱导分化成为 $T_M$ 细胞的情况。

T 细胞的体外抗原刺激活化，既可以用特异性抗原刺激，如卵清蛋白（OVA）抗原刺激 OT-Ⅰ或 OT-Ⅱ小鼠来源的 T 细胞；也可以对 T 细胞群进行泛活化，如采用 CD3 和 CD28 的抗体，刺激多个 T 细胞克隆的活化。

将这些抗原刺激活化的 T 细胞输入到小鼠的体内，利用小鼠体内环境，使这些 T 细胞在小鼠体内诱导分化成记忆性细胞。经过抗原活化后，$T_N$ 细胞会经历一个增长和分化期，它会分化成许

多不同的效应 T 细胞执行效应功能。但是在抗原被清除后，经过一段时间，大多数 T 细胞会死亡，只有一小部分 T 细胞发育分化成 $T_M$细胞存活。有些研究报道中使用 MHC-Ⅱ$^{-/-}$小鼠作为产生 $CD4^+T_M$细胞的宿主。因为在这些小鼠体内，由于缺乏 MHC-Ⅱ分子，使得小鼠体内自身的 $CD4^+$T 细胞无法活化，因而体内没有自身的 $CD4^+T_M$细胞。输入活化的 T 细胞，这些细胞将在 MHC-Ⅱ$^{-/-}$小鼠体内经历 T 细胞克隆的增殖期，随后逐渐死亡，只有剩余的一小部分发育为 $CD4^+T_M$细胞，并长期存活。在供体 $CD4^+$T 细胞过继输入 MHC-Ⅱ$^{-/-}$的小鼠体内 30～60d 后仍存活的细胞，被认为是 $CD4^+T_M$细胞。

**3. 免疫动物抗原，诱导动物体内 $T_M$细胞** 该体系是通过特异性抗原免疫小鼠动物模型活化淋巴细胞，然后检测活化的 T 细胞在免疫宿主体内诱导分化成为 $T_M$的情况，这是最为常见和经典的记忆性细胞诱导动物模型。

免疫动物的抗原包括蛋白类抗原和多肽抗原，在免疫时可运用佐剂以达到增加免疫的效果。抗原免疫的剂量与抗原的性质和免疫动物相关。首先用一定剂量的抗原于皮下免疫动物，刺激其体内淋巴细胞活化，免疫后将小鼠放回干净的饲养环境中饲养。待免疫时间 30～60d 后，获取免疫动物脾、淋巴结、肺等器官，经研磨或酶消化制备单细胞悬液。然后通过流式细胞术即可检测 $T_M$细胞的水平。这里需要说明的是，以检测 $T_M$细胞为目的小鼠免疫模型，抗原的免疫次数一次即可，不必反复多次免疫抗原。

## 三、$T_M$ 细胞的检测

**1. 流式细胞术检测 $T_M$细胞表面分子** $T_N$细胞经过抗原活化后，会经历 T 细胞克隆增殖时期并分化为 $T_{Eff}$细胞，参与免疫应答；随后活化 T 细胞克隆扩增将停止，大量的 T 细胞将死亡，少量的 T 细胞会存活。$T_M$细胞发育和分化发生在 T 细胞活化后并早于 $T_{Eff}$细胞的形成（图 8-1）。在以上过程中，T 细胞表面的分子表达会相应发生变化，根据不同阶段的 T 细胞表面分子标识的不同，通过流式细胞术的检测，可以确定 $T_N$、$T_M$细胞和 $T_{Eff}$细胞（表 8-1）。

**表 8-1 $T_M$细胞的形成和表面分子标记**

| 细胞类型 | 表型 | 分布 | 功能特征 |
|---|---|---|---|
| $T_{SCM}$ | $CD62L^+CCR7^+CD45RA^+CD95^+CD45RO^-CD28^+CD27^+IL2R\beta^+IL7R\alpha^+$ | 脾、血液 | ↑自我更新<br>↑分化潜能<br>↑分化为 $T_{CM}$和 $T_{EM}$ |
| $T_{CM}$ | $CD45RA^-CD44^+CD62L^+CCR7^+$ | 淋巴结、脾、血液 | ↑增殖潜力<br>↑IL-2 生成<br>↑迁移<br>↓效应功能和细胞毒性 |
| $T_{EM}$ | $CD44^+CD62L^-CCR7^-$ | 脾、血液、肝 | ↓增殖潜力<br>↓IL-2 生成<br>↑迁移<br>↑效应功能和细胞毒性 |
| $T_{RM}$ | $CD8^+CD69^+CD103^+$<br>$CD4^+CD69^+CD11a^+$ | 皮肤、肺、脑、肠 | ↓增殖潜能<br>↓IL-2 生成<br>↓迁移<br>↑效应功能和细胞毒性 |

$T_N$是未致敏 T 细胞，在胸腺中发育成熟迁移至外周淋巴组织中（如脾、淋巴结）。其未接触抗原刺激前处于相对静止状态，通常 $T_N$细胞流式标记分子是：$CD44^-CD62L^+CCR7^+$。

$T_{SCM}$是具有类似干细胞的性质的 $T_M$细胞亚群，具有自我更新和分化潜能的记忆性细胞，其表型为 $CD62L^+CCR7^+CD45RA^+CD95^+CD45RO^-CD28^+CD27^+IL2R\beta^+IL7R\alpha^+$。

$T_{CM}$是 T 细胞经过抗原激活后，产生的具有长期记忆性的并能够归巢到淋巴结接受抗原再刺激的 T 细胞。其表面分子表型是 $CD45RA^-CD44^+CD62L^+CCR7^+$。该亚群细胞具有较强的增殖和归巢能力，在抗原再次刺激下能产生 IL-2。

$T_{EM}$细胞可通过抗原诱导直接形成，也可被激活的 $T_{CM}$细胞在抗原的再次刺激之下产生，其表面分子表型是 $CD44^+CD62L^-CCR7^-$。$T_{EM}$产生后主要迁移至外周组织。该亚群细胞在抗原再次刺激下能迅速分泌细胞因子并产生效应功能。

$T_{RM}$细胞分布在皮肤、肺、阴道黏膜、大脑中，甚至也可在淋巴组织中，该亚群细胞定居在组织，不进入宿主淋巴循环。其中 $CD8^+T_{RM}$细胞的表型为：$CD69^+CD103^+$。$CD4^+T_{RM}$细胞的表型为：$CD69^+CD11a^+$。

**2. 与 $T_M$细胞相关的转录因子检测**　在 $T_M$细胞形成阶段，也会受到某些转录因子的调控，包括 T-bet（T-box expressed in T cells）/Eomes（eomesodermin）、BLIMP1（B lymphocyte-induced maturation protein 1）/BCL-6、ID2（inhibitor of DNA binding 2）/ID3 及 STAT4（signal transducers and activators of transcription 4）/STAT3（图 8-2）。

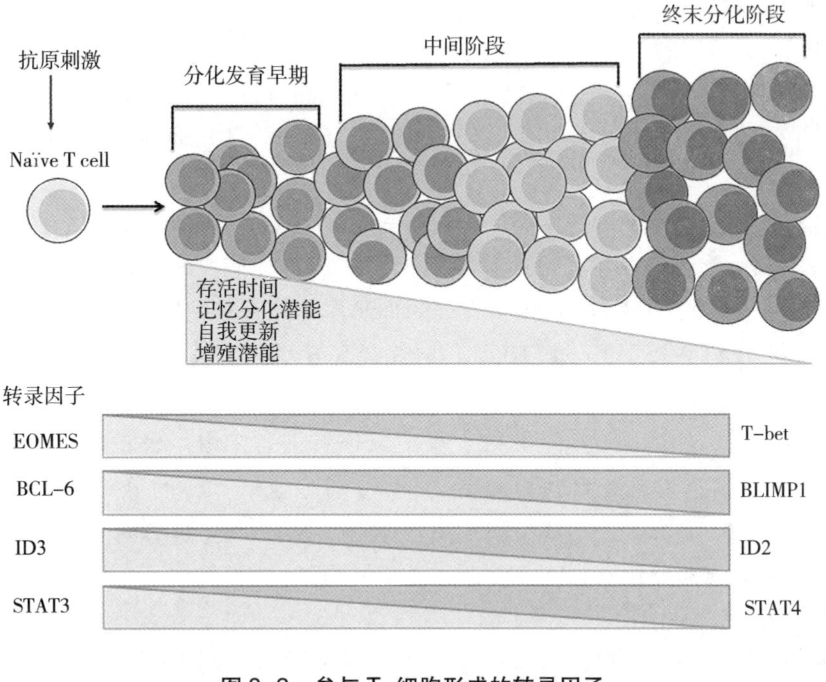


图 8-2　参与 $T_M$细胞形成的转录因子

（1）T-bet 和 Eomes：T-bet 和 Eomes 是两种 T-box 转录因子，它们协同作用，在调控 $T_{Eff}$细胞及 $T_M$细胞的分化方向中发挥有着重要作用。在早期活化的 T 细胞中，T-bet 和 Eomes 相互协作通过表达 IFN-γ、颗粒酶 B、干扰素、CXCR3 和 CXCR4 使 T 细胞转变为 $T_{Eff}$。在效应 $T_{Eff}$细胞中，T-bet

的表达是由 TCR 活化信号触发并经 IL-2 信号和 mTOR（mammalian target of rapamycin）信号放大。$T_{Eff}$细胞中 Eomes 的表达在 T-bet 启动之后，能被 IL-2 放大，但活性受到 IL-12 和 mTOR 抑制，转录因子 FOXO1（transcriptional activator forkhead box O1）参与以上的抑制机制。在 $T_M$细胞中，T-bet 和 Eomes 能协同表达，并通过 IL-2Rβ（CD122）及 IL-15 信号通路介导 $T_M$细胞的稳态。

如果 T 细胞缺少 T-bet，形成终末 $T_{Eff}$细胞的能力受损，提示 T-bet 的积累能够促使终末 $T_{Eff}$细胞分化的形成。相反 Eomes 缺陷的动物体内，不能生成正常表达 CD122、CD62L、CXCR3 和 CXCR4 的 $T_M$细胞，提示 Eomes 在 $T_M$细胞形成中的重要性。

总的来说 T-bet 和 Eomes 在许多方面发挥的是协同作用，但各自的表达水平会有不同。T-bet 在早期 $T_{Eff}$细胞中高表达，但在 $T_M$细胞中逐渐减少；Eomes 在 $T_M$细胞中表达水平逐步增加。T-bet/Eomes的表达量比率在 $T_{Eff}$细胞阶段较高，而在 $T_M$细胞阶段较低。

（2）BLIMP1 和 BCL-6：BLIMP1 及 BCL-6 是一对相互拮抗的转录因子。BLIMP1 能在 $T_{Eff}$细胞中大量表达，主要由 IL-2、IL-12 和 IL-21 诱导产生；但 BLIMP1 在 $T_{CM}$中表达水平低。随着抗原的清除，在 $T_{Eff}$细胞分化末期，由于大量的 $T_{Eff}$细胞死亡和 $T_M$的存活，BLIMP1 的表达水平也随之下降。在 $T_{Eff}$细胞中，BLIMP1 作为转录调节的一部分，可增加终末 $T_{Eff}$细胞的形成，如增强 CTL 的功能，促进 CTL 迁移到炎症部位及表达 IFN-γ 和颗粒酶 B。

BCL-6 拮抗 BLIMP1 的作用，其表达水平在 $T_{Eff}$细胞中低，而在 $T_M$细胞中高。IL-10 和 IL-21 作用可能导致 BCL-6 的持续增加。BCL-6 对 $T_M$的自我更新至关重要，T 细胞通过表达 BCL-6 会增加 $T_M$细胞的数量，尤其是 $T_{CM}$细胞。BCL-6 和 T-bet 可以直接相互作用，BCL-6 被招募到 *T-bet* 靶基因上，能够使这些基因被抑制。此外，T-bet/Eomes 和 BCL-6/BLIMP1 两个调控轴之间也存在着协同作用，共同调控 $T_M$和 $T_{Eff}$细胞的分化发育。

（3）ID2 和 ID3：ID2 和 ID3 是一对转录因子，在 $T_M$和 $T_{Eff}$细胞的分化发育过程中发挥着重要作用，它们在某种程度上抑制了 E 蛋白转录因子（E protein transcription factors）与 DNA 的结合能力。ID2 和 ID3 在活化的 T 细胞中均产生，但其活性有所不同，ID2 促进向 $T_{Eff}$细胞的转变，而 ID3 促进向 $T_M$细胞的转变。

ID2 和 ID3 促进细胞存活的方式不同，ID2 介导促凋亡基因和抗凋亡基因的表达，包括 BCL-2，Serpinb9 和 BCL2L11。然而 ID3 是通过抑制 DNA“care taker”调控的 DNA 的复制和基因组的稳定性来促进细胞存活。此外，ID3 是 BLIMP1 介导的抑制作用的直接靶标。

（4）STAT3 和 STAT4：STAT3 和 STAT4 信号途径介导活化 T 细胞的分化、存活及 $T_{Eff}$和 $T_M$细胞稳态维持。

STAT3 及其靶基因 SOCS3 在 $T_M$细胞的发展中发挥着重要作用，缺失 STAT3 时 LCMV 特异性 $CD8^+$T 细胞不能发育成熟为具有自我更新能力的 $T_M$细胞亚群，转而分化成终末 $T_{Eff}$细胞亚群。STAT3 还能维持 BCL-6、Eomes、IL-7Rα 和 CD62L 表达，从而促进 $T_M$方向的分化发育。与之相反，STAT4 促进 $T_{Eff}$细胞的方向分化发育。

**3. 特异性 $T_M$细胞克隆的检测**

（1）限制稀释培养法：这是比较经典的检测特定 T 细胞克隆对抗原特异性反应实验。利用 $T_M$细胞再次遇到抗原时，能迅速地活化和增殖的特性。该技术主要是检测一系列不同浓度 T 细胞对特定抗原产生活化的反应性。如果 T 细胞的浓度很低，细胞反应性将会降低或呈阴性；然后依据 T 细胞对抗原的反应性和 T 细胞的浓度绘制成曲线（体系中的活性 T 细胞遵循数学函数泊松分布），进而利用这些信息计算活性 T 细胞的数量，从而获得 T 细胞群中对特定抗原反应的 T 细胞比例，以此判断特定 $T_M$细胞克隆的形成情况。

（2）酶联免疫斑点法（ELISOPT）检测：ELISPOT 可在体外进行单细胞水平的特异性细胞因

子分泌检测，也可用于抗原特异性$T_M$细胞的检测。$T_M$细胞在体外被抗原刺激后能迅速地分泌细胞因子。该技术检测细胞因子具有三大优点：①灵敏度高，在100万个阴性细胞中只要有一个分泌细胞因子的阳性细胞即可被检测出来。②单细胞水平、活细胞功能检测。ELISPOT检测的是单个细胞分泌，而非细胞群体的平均分泌。在检测的过程中，包括活细胞培养与抗原刺激阶段，其检测指标反映的是活细胞功能，而非死细胞的遗留物。③操作简便经济，可以进行高通量筛选。ELISPOT没有复杂的细胞体外扩增过程，不使用核素。

ELISPOT实验设计在96孔培养板上进行，直接以培养板的塑料板底、PVDF膜或硝酸纤维素膜为基质，包被特异性的单克隆抗体，用以捕获细胞分泌的细胞因子。进行检测时，在培养板的孔内加入细胞培养基、待检测的T细胞及抗原刺激物进行培养。在特异性的抗原的刺激下，数小时之内，特定$T_M$细胞克隆就会开始分泌各种细胞因子。细胞因子当即被位于细胞下方的单克隆抗体所捕获。在洗去细胞之后，被捕获的细胞因子可以与生物素标记的第二抗体结合，然后用酶标亲和素再与生物素结合，进行化学酶联显色，就可以在膜的局部形成一个个圆形的斑点。每一个斑点就对应了当初一个分泌细胞因子的细胞。统计膜上的斑点的数目，再除以当初加入孔内的细胞总数，就可以计算阳性细胞的频率，也就是特定$T_M$细胞克隆的频率。

## 四、$T_M$细胞检测新进展

**1. MHC-肽四聚体技术在$T_M$细胞检测的应用** MHC-肽四聚体技术主要是检测抗原特异性T细胞的有效而特异的方法。T细胞识别抗原活化的过程中，T细胞膜表面的TCR受体必须同时识别抗原提呈细胞表面MHC-抗原肽复合体（双识别），T细胞才能获得第一活化信号（TCR活化信号）。如果在体外制备MHC-抗原肽复合物，通过该制备分子与T细胞的TCR特异性结合，就可以达到直接检测特异性T细胞克隆的目的。但是MHC-肽复合物单体与TCR的亲和力低、解离率高，实际应用有一定的困难。因此，借助生物素-链霉亲和素系统，将MHC类分子-肽复合物单体四聚化，大大提高了MHC-肽复合物与TCR的亲和力和稳定性。通过标记技术标记使MHC-肽四聚体带上标记荧光，通过流式细胞术检测和分选对应的T细胞克隆。

在免疫动物体内，能识别特定抗原肽表位的$T_M$细胞克隆的数目会增加，通过MHC-肽四聚体技术，无须体外再次抗原刺激和扩增，就能检测能识别特定原肽表位的$T_M$细胞克隆。

**2. 单细胞质谱流式分析技术（single-cell mass cytometry）在$T_M$细胞检测应用** 利用该技术检测$T_M$细胞，其实质是采用金属元素标记的抗体对单个T细胞的表面分子进行检测。单细胞质谱流式分析技术是利用质谱原理对单细胞进行多参数（多达百种）检测的流式技术。它继承了传统流式细胞仪的高速分析的特点，又具有质谱检测的高分辨能力，是流式细胞技术一个新的发展方向。在该技术中，不再使用传统的荧光素标记技术，而用金属元素抗体标记细胞，并用质谱流式细胞仪进行检测，通过质谱分析技术对每个细胞上的多个抗原表达进行扫描，进而得知每个细胞中各靶标分子的含量。该技术的优势在于实现单细胞的多参数同时检测，且各金属通道之间无干扰。这项技术目前也用来标记MHC-肽四聚体检测抗原特异性T细胞克隆。

**3. TCR信号通路中与记忆性相关的信号转导因子检测** TCR活化后通过检测T细胞代谢信号通路和分化发育之间的相关性，阐明$T_M$细胞和其他T细胞的形成，这是另一个新兴的$T_M$细胞检测领域。$T_N$细胞或$T_M$细胞主要通过脂肪酸氧化和线粒体氧化磷酸化产生ATP能量，来支持的细胞代谢。然而，激活的T细胞和$T_{EFF}$细胞大部分进行有氧糖酵解代谢和脂质的合成，以满足快速克隆扩增和效应分子生产的巨大能量和生物合成要求。目前推测，活化的T细胞向$T_M$的分化过程中细胞代谢的变化表现在：减少糖酵解代谢并逐步恢复到线粒体氧化磷酸化为主的能量代谢，同时降低有丝分裂活动。

目前对 $T_M$ 细胞相关的能量代谢检测，主要涉及活化细胞内是否发生由磷脂酰肌醇 3 激酶（PI3K）-Akt-mTOR 信号通路逐渐过渡到 AMP 激活的蛋白激酶（AMPK）通路。

mTOR 属于丝氨酸/苏氨酸蛋白激酶，调节细胞生长、增殖、运动、存活及蛋白合成、转录。T 细胞通过 TCR 识别抗原后，细胞内 PI3K-Akt-mTOR 信号通路会活化，进而伴随着细胞内糖酵解活动增加，T 细胞克隆扩增和效应性 T 细胞的产生。相反的，当 TCR 活化一段时间后，细胞内压力上升，ATP 耗竭时，AMPK 通路会活化，进而伴随着转录因子 FOXO1 活化；同时 T-bet 的表达增加而 Eomes 被抑制；此时 T 细胞上调 IL-7Rα 等表面分子，有利于记忆性细胞的形成。因而对 TCR 信号通路中 PI3K-Akt-mTOR 和 AMPK 活性的检测，不仅可以检测细胞的代谢状况同时还能反映细胞是否向记忆性形成的方向分化。

# 展　望

免疫记忆是适应性免疫应答的重要特征，其细胞学基础的阐明是疫苗开发和疾病预防的关键，因而对记忆性细胞形成及效应的研究是十分有意义的。目前尽管在免疫记忆 T 细胞的研究中取得了很多突破性的成果，但这一领域仍存在着许多有待阐明的机制，同时也缺少向实际应用转化的关键技术。如目前对 $CD8^+T_M$ 细胞研究报道较多，$CD4^+T_M$ 细胞相对的研究报道较少；对特异性 $T_M$ 细胞克隆的研究相对缺乏；$T_M$ 细胞形成模型尤其是体外细胞水平模型还需进一步完善。但我们相信，随着科研技术的飞速发展，人们对 $T_M$ 细胞的认识将不断加深。

（潘　勤）

## 参考文献

[ 1 ] Kaech SM，Cui W. Transcriptional control of effector and memory $CD8^+$ T cell differentiation. Nat Rev Immunol，2012，12（11）：749-761.

[ 2 ] Farber DL，Yudanin NA，Restifo NP. Human memory T cells：generation，compartmentalization and homeostasis. Nat Rev Immunol，2014，14（1）：24-35.

[ 3 ] Youngblood B，Hale JS，Ahmed R. T-cell memory differentiation：insights from transcriptional signatures and epigenetics. Immunology，2013，139（3）：277-284.

[ 4 ] Flynn JK，Gorry PR. Stem memory T cells（TSCM）-their role in cancer and HIV immunotherapies. Clin Transl Immunology，2014，3（7）：e20.

[ 5 ] Carbone FR. Tissue-resident memory T cells and fixed immune surveillance in nonlymphoid organs. J Immunol，2015，195（1）：17-22.

CME TEXTBOOKS NATIONAL PROJECT

# 自然杀伤细胞和固有淋巴细胞实验研究进展

## 第 9 章

自然杀伤（nature killer，NK）细胞是经典的固有免疫细胞，也是淋巴细胞。固有淋巴细胞（innate lymphoid cells，ILCs）是近些年被定义的固有免疫细胞，包含 NK 细胞在内的多个细胞亚群。ILCs 与特异性的免疫细胞如 T 细胞和 B 细胞主要的区别是，ILCs 不表达特异性的抗原受体，也不发生受体的基因重排。ILCs 的发育不依赖病原体或抗原刺激，在免疫应答出现之前，ILCs 已经预存了，而且主要定居在组织中。这种预发育和组织定居的特征，使得 ILCs 成为机体免疫防御的第一道防线。ILCs 能够被细胞因子或自然杀伤受体信号激活，在维持组织稳态、早期抗感染、过敏反应、慢性炎症和代谢性疾病中发挥重要作用。

## 一、NK 细胞与 ILCs 的关系

ILCs 包括 NK 细胞和辅助型（helper type）ILCs。NK 细胞具有杀伤活性，而辅助型 ILCs 没有杀伤活性。在小鼠和人的辅助型 ILCs 可分为 3 个亚群：ILC1、ILC2 和 ILC3，分别与辅助性 T 细胞亚群对应。ILC1 细胞产生 Th1 型细胞因子，如γ干扰素（interferon γ，IFN-γ），表达 T 盒转录因子（T-box transcription factor，T-bet），与辅助性 T 细胞（helper T cell，Th）Th1 细胞对应。ILC2 细胞能分泌 Th2 型细胞因子，表达转录因子（GATA-binding factor 3，GATA3），与 Th2 细胞对应。ILC3 分泌 IL-17 和 IL-22，表达转录因子维 A 酸相关的孤儿受体γt（retinoic acid-related orphan receptor γt，ROR γt），与 Th17 细胞对应。

NK 细胞与 ILC1 之间的关系众说纷纭。通过对小鼠 ILCs 亚群转录组的深度分析发现 ILC1 的基因表达谱与 NK 细胞有重叠，因此，有人将 ILC1 与 NK 细胞归为同一个亚群。但更多的证据显示，NK 细胞和 ILC1 是两个不同的细胞亚群。在小鼠和人，都发现了 2 个非 NK 细胞的 ILC1 亚群，一个亚群表达 CD127，不表达胞毒颗粒，在小肠疾病中发挥作用；另一个亚群被称为上皮细胞间 ILC1 细胞（ieILC1），不表达 CD127，但能产生胞毒颗粒。NK 细胞的发育不需要 GATA3，而 ILC1 的发育需要；某些 ILC 的前体细胞能发育为 ILC1，却不能发育为 NK 细胞；NK 细胞表达大量的转录因子脱中胚蛋白（eomesodermin，Eomes），与 T-bet 合作调控 NK 细胞的胞毒颗粒中穿孔素和颗粒酶的表达。NK 细胞是与 $CD8^+$ 胞毒 T 细胞（cytotoxic T lymphocyte，CTL）对应的固有淋巴细胞，而 ILC1 是与 Th1 对应的固有淋巴细胞。在本文中，我们将 ILCs 分为 NK 细胞、ILC1、ILC2 和 ILC3。因为 NK 细胞的命名已经深入人心，并且 NK 细胞的研究更早，近期所取得的研究进展与其他 ILCs 不同，所以目前仍将 NK 细胞称为 NK 细胞，其他 ILCs 亚群称为 ILCs。

## 二、ILCs 的发育

ILCs 的各个亚群具有许多共同的特征，如相同的形态学特征、在发育过程中不依赖重组酶、依赖转录抑制因子 ID2 和含有共同 γ 链的细胞因子受体信号等。提示 ILCs 的不同亚群可能来自共同的前体细胞（ILC progenitor，ILCP），通过对转录因子报道基因小鼠进行研究，在鼠胎肝和成年鼠的骨髓中发现以下几种细胞具备 ILCP 的潜能，分别是表达“DNA 结合蛋白抑制子 ID-2（DNA-binding protein inhibitor ID-2）”的细胞，即 $ID2^+$ 细胞；表达“锌指和包含 BTB 结构域的蛋白 16（zinc finger and BTB domain-containing protein 16，ZBTB16），又称早幼粒细胞白血病锌指蛋白（promyelocytic leukemia zinc finger protein，PLZF）”的细胞，即 $PLZF^+$ 细胞；表达“转录因子 7（transcription factor 7，TCF7）”的细胞，即 $TCF7^+$ 细胞；表达“胸腺细胞选择相关的高迁移率族蛋白（thymocyte selection-associated high mobility group box protein，TOX）”的细胞，即 $TOX^+$ 细胞。以上几种细胞具备 ILCP 的潜能，可以发育为 NK 细胞、ILC1、ILC2 和 ILC3 亚群，但不能发育为 B 细胞、T 细胞或髓系细胞。小鼠的 ILCP 是一个异质性的群体，不同的 ILCP 所发育的 ILCs 是否存在重叠仍需继续探索。

转录因子 $TCF^+$ 的 NK/ILC 前体细胞能发育为 $Eomes^+$ 的传统 NK 细胞、ROR $γt^+$ 的 LTi 或 LTi 样细胞和 $PLZF^+GATA3^{hi}ID2^{hi}$ ILC 前体细胞。GATA3 是 $PLZF^+GATA3^{hi}ID2^{hi}$ ILC 前体细胞生成的关键因子。$PLZF^+GATA3^{hi}ID2^{hi}$ ILC 前体细胞可继续发育为 $T\text{-}bet^+$ 的 ILC1、$GATA3^{hi}$ ILC2 和 ROR $γt^+$ 的 ILC3。ILC3 可以进一步表达 T-bet 成为 ROR $γt^+T\text{-}bet^+NKp46^+$ 的 ILC3。

对人的 ILCP 的研究存在较大争议，部分研究者从人的次级淋巴组织中分离出具备多个 ILCs 亚群分化潜能的 ILCP，其表面标志是 $CD34^+CD117^+$，同时表达转录因子 ROR γt；另一些研究者认为人的 ILCP 表面标志是 $CD117^+$，是从 $CD34^+$ 细胞分化而来，但 ROR γt 对 ILCP 发育为 ILC 不是必需的，因为 ROR γt 缺陷的患者仍存在 ILCs 细胞。

不同的 ILC 细胞亚群在发育上虽然相对独立，但在环境因素的刺激下，又可以相互转化。如在 TGF-β 的作用下，NK 转化为 ILC1，$NCR^+$ILC3 转化为 $NCR^-$ILC3；在 IL-12 的刺激下，ILC2 和 ILC3 转化为 ILC1；在 Notch 信号刺激下，$NCR^-$ILC3 转化为 $NCR^+$ILC3；在 IL-23，IL-1β 或视黄酸的刺激下，ILC1 转化为 ILC3；在 IL-4 的刺激下，ILC1 转化为 ILC2（图 9-1）。

## 三、NK 细胞的研究进展

在健康状态下，大部分的人成熟 NK 细胞的标志为 $CD3^-CD127^-CD7^+CD56^+$（$NKp46^+$）$T\text{-}bet^+$ $Eomes^+$，成熟的小鼠 NK 细胞标志为 $CD3^-CD127^-NK1.1^+$（$NKp46^+$）$T\text{-}bet^+Eomes^+$。ILCs 主要定居于组织，而 NK 细胞参与淋巴细胞再循环。

### （一）NK 细胞的记忆性

**1. NK 细胞的记忆性** 因为 NK 细胞等固有免疫细胞缺乏抗原特异性受体，而且其他与细胞活化相关的受体在细胞发育阶段不经历基因重排，所以经典免疫学观念认为固有免疫细胞没有免疫记忆，这也是固有免疫应答与适应性免疫应答主要的区别之一。但近几年的研究却发现 NK 细胞存在免疫记忆。在 C57BL/6 小鼠体内，50% 的 NK 细胞表达激活性受体 Ly49H，该受体可特异性结合小鼠巨细胞病毒（mouse cytomegalovirus，MCMV）编码的糖蛋白 m157（该蛋白表达在病毒感染的细胞表面），启动病毒特异性 NK 细胞的扩增，参与抗感染。在感染控制之后，这些扩增的

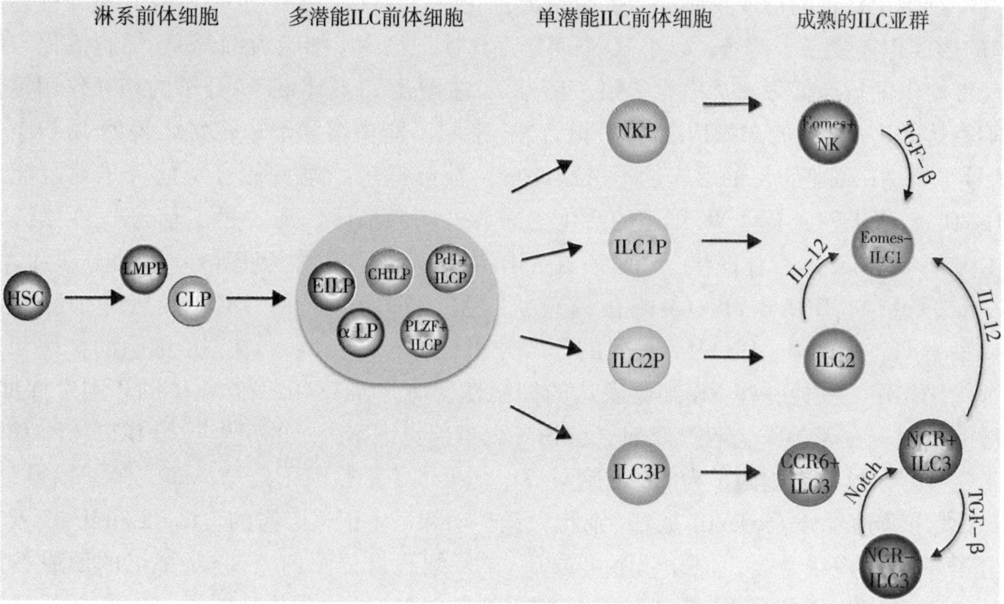


**图 9-1　NK/ILC 细胞的发育和可塑性**

注：HSC. 造血干细胞；LMPP. 淋髓系前体；CLP. 共同淋系前体；EILP. 早期 ILC 前体；αLP. 淋系前体；CHILP. 共同辅助 ILC 前体；NKP. NK 细胞前体；ILC1P. ILC1 前体；ILC2P. ILC2 前体；ILC3P. ILC3 前体；引自 Lim AI, Verrier T, Vosshenrich, et al. Development opinions and functional plasticity of innate lymphoid cells. Current opinion in immunology, 2017, 44: 61-68

效应 NK 细胞有一部分成为长寿命的、具有自我更新能力的“记忆性”或“适应性”抗原特异性 NK 细胞，分散在多个组织，继续存活数月。将这些细胞过继转输至缺少 Ly49H 的小鼠体内，依然会对 MCMV 感染产生强烈的应答。与未受到 MCMV 刺激的静息 NK 细胞相比，记忆 NK 细胞与记忆 T 细胞存在诸多相似之处，如可以再次扩增，效应功能增强，抗病毒的保护功能增强等。MCMV 感染所诱生的 NK 细胞记忆依赖 Ly49H 与 m157 的相互作用，缺失任何一方，不能产生 NK 细胞记忆。NK 细胞不仅对 MCMV 感染产生记忆，也会对单纯疱疹病毒 2（HSV-2）、牛痘病毒、流感病毒感染等产生记忆，尽管还未找到对应的特异性配对受体。

与 MCMV 诱生小鼠 NK 细胞记忆相似，在曾经感染过人 CMV（HCMV），并且血清检测依然阳性的健康人体内，有一个 NK 细胞亚群的比例显著高于未感染 HCMV 的人群，这群 NK 细胞表达激活性的受体 CD94-NKG2C。进一步对实体器官或造血干细胞移植后感染 HCMV 的患者进行研究，发现 CD94-NKG2C$^+$ NK 细胞亚群是 HCMV 再次感染后优先扩增的亚群，可高达 NK 细胞总数的 70%。造血干细胞移植后，在 HCMV 血清阳性受者体内，来自 HCMV 血清阳性供者的 CD94-NKG2C$^+$NK 细胞比来自 HCMV 血清阴性供者的 CD94-NKG2C$^+$ NK 细胞功能更强，说明存在对 HCMV 感染的 NK 细胞记忆。在体外实验中，用 HCMV 感染的成纤维细胞与 NK 细胞共培养，发现 CD94-NKG2C 与其配体 HLA-E 驱动 CD94-NKG2C$^+$NK 细胞的扩增。

除了病毒感染可以诱生 NK 细胞记忆之外，半抗原刺激，细胞因子刺激（IL-12+IL-15+IL-18）也可以诱生 NK 细胞记忆。不同刺激所诱生的记忆 NK 细胞，表型各异，说明 NK 细胞的记忆不是个别现象，而是普遍规律。不同刺激诱生的记忆 NK 细胞定居的组织不同。半抗原特异性的或牛痘病毒特异性的记忆 NK 细胞定居在肝，流感病毒诱生的记忆 NK 细胞定居在肺，而 MCMV 特异性的记忆 NK 细胞分布在全身各处，与细胞因子诱生的记忆 NK 细胞相似。

**2. NK 细胞记忆性的形成机制** 与抗原特异性记忆 T 细胞产生的机制相似，病毒特异性记忆 NK 细胞的形成也需要三个信号。以小鼠 MCMV 特异性记忆 NK 细胞为例，NK 细胞活化与形成记忆需要病毒提供的抗原信号，又称为"第一信号"，主要由 Ly49H-m157 分子的相互作用提供。如果使用不表达 m157 蛋白的 MCMV 感染小鼠，NK 细胞不能扩增和形成记忆，说明 Ly49H 分子与"第一信号"对 NK 细胞记忆的形成是不可或缺的。能够提供"第一信号"的分子对可能还包括 Ly49D-H-2D$^d$、NKR-P1-m12。NK 细胞的活化也需要共刺激信号，即"第二信号"。"第二信号"主要由 CD226-CD155 分子对提供。CD226 由 NK 细胞表达，又称为 DNAX 辅助分子 1（DNAX accessory molecule-1，DNAM-1），CD15 由树突状细胞（dendrtic cell，DC）和巨噬细胞表达，在 MCMV 感染早期表达上调。DNAM-1 信号的下游分子是 PKC η和 Fyn，在 NK 细胞的扩增和记忆分化中发挥优化作用。其他一些 NK 细胞表达的抑制性受体，如 Ly49A 和 NKR-P1B 则发挥抑制 NK 细胞扩增的作用。在 MCMV 急性感染时，会诱导大量促炎细胞因子的产生，如 IL12、IL-18、Ⅰ型和Ⅱ型干扰素等。这些细胞因子为 NK 细胞形成记忆提供了细胞因子信号，即"第三信号"。特别是 IL-12 及其下游信号分子 STAT4 是 NK 细胞大量扩增和产生记忆必需的。IL-18 和 IL-33 及其下游的信号分子 MyD88 也很重要，但并非不可或缺。NK 细胞自分泌的 IFN-γ对记忆的形成不是必需的，其他来源的 IFN-γ可能更重要。但 NK 细胞表达的 IFN-γ受体及其下游的 STAT1 信号通路对记忆 NK 细胞的产生却是必需的，可以保护增殖的 NK 细胞在扩增时期不被其他 NK 细胞杀伤。

**3. NK 细胞记忆性的应用前景** 记忆 NK 细胞的发现使得 NK 细胞的临床应用范围变得更加广泛。首先，可以利用记忆 NK 细胞进行抗病毒治疗，特别是针对一些特异性免疫细胞已经失守的病毒感染，如 HIV 感染。利用恒河猴 SIV 感染模型进行的记忆 NK 细胞研究已证明其可行性。其次，利用记忆 NK 细胞的长寿命和强功能这两个特征可以促进肿瘤治疗。在小鼠研究中，细胞因子组合预处理的 NK 细胞过继转输至受者体内，可生成长寿命的记忆 NK 细胞，能够持续分泌 IFN-γ，释放穿孔素和颗粒酶，有效控制肿瘤的生长。利用基因编辑技术制备 CAR$^+$NK 细胞，再通过细胞因子刺激使其成为记忆性的 CAR$^+$NK 细胞，有望在白血病的治疗中一展身手。第三，记忆 NK 细胞的发现及其他一些固有免疫细胞记忆性的发现，可能会改变现有的疫苗设计策略。未来的疫苗可能会同时诱生 NK 细胞记忆与 T、B 细胞记忆，以期达到更好的预防效果；或针对特异性免疫缺陷的患者，研发诱生固有免疫记忆的疫苗；或通过诱生 NK 细胞记忆的疫苗联合应用诱生适应性免疫的疫苗，以改善现有疫苗的保护效果。

### （二）组织中定居的 NK 细胞

近些年来，一些组织中定居的 NK（tissue-resident NK，trNK）细胞不断被发现，其特征不同于传统的 NK 细胞。小鼠 trNK 的表面标志是 NK1. 1$^+$CD49a$^+$。在肝、子宫、唾液腺、脂肪和肾中都有发现。

**1. 肝 trNK 细胞** 在小鼠肝内，根据 CD49a 和 CD49b 的表达，可将 NK 细胞分为两个亚群，CD49a$^-$CD49b$^+$的 NK 细胞是传统的 NK 细胞，而 CD49a$^+$CD49b$^-$的 NK 细胞是肝内定居的 NK 细胞，肝 tr-NK 细胞高表达 CXCR3 和 CXCR6，不表达 CD62L，主要在肝内发挥作用，几乎不参与再循环。肝 trNK 细胞既有胞毒活性，也能释放细胞因子。与传统 NK 细胞相比，trNK 细胞表达更多的颗粒酶 A、C、F 及更高水平的肿瘤坏死因子相关的凋亡诱导配体（tumor necrosis factor related apoptosis inducing ligand，TRAIL），除了能释放大量的 IFN-γ之外，也能释放 TNF-α、GM-CSF 和 IL-2 等。trNK 细胞与传统 NK 细胞源自不同的淋系前体细胞，其发育也依赖不同的转录因子。trNK 细胞的发育和维持不依赖 Emoes，而依赖 T-bet、Hobit 和芳基烃受体（aryl hydrocarbon receptor，AhR）等转录因子。人的肝 trNK 细胞的主要表面标志是 $CD56^{bright}$，肝内的 $CD49a^{+}CD56^{bright}$NK 细胞和 $CXCR6^{+}CD49e^{-}CD56^{bright}$NK 细胞可能都属于 trNK 细胞。

**2. 子宫 trNK 细胞**　未妊娠子宫内即定居有 NK 细胞，而妊娠后的子宫蜕膜中聚集大量 NK 细胞，在胎盘血管重构中发挥重要作用。子宫 trNK 细胞的特征性表面标志也是 $CD49a^{+}CD49b^{-}$，但其特征性转录因子却是 Emoes，这一点与肝 trNK 细胞不同。在人的妊娠早期，70%的蜕膜白细胞是 NK 细胞，主要表型是 $CD56^{bright}CD16^{-}$。子宫 trNK 细胞产生细胞因子的能力很强，但杀伤功能很弱，高表达杀伤细胞免疫球蛋白样受体（killer cell immunoglobulin-like receptor，KIR）和 CD94/NKG2 受体，用来识别滋养层细胞表达的 HLA-C 和 HLA-E，参与母-胎界面免疫耐受的维持。子宫 trNK 主要通过释放细胞因子 IFN-γ调控母胎耐受。

**3. 唾液腺 trNK 细胞**　唾液腺 trNK 细胞同时表达 CD49a 和 CD49b，还表达高水平的 CD69 和 CD103。唾液腺 trNK 细胞同时表达转录因子 T-bet 和 Eomes，但 Eomes 只是调控某些表面分子的表达，对细胞的数量并无明显影响。外源性的 TGF-β 信号对促进唾液腺 trNK 细胞的分化至关重要。另外唾液腺 trNK 细胞高表达 CD39 和 CD73，以及糖皮质激素诱导的肿瘤坏死因子受体（glucocorticoid induced tumor necrosis factor receptor，GITR），这些分子均与免疫调节相关，表明唾液腺 trNK 细胞在唾液腺局部免疫稳态的维持中发挥调节功能。

**4. 脂肪 trNK 细胞**　脂肪 trNK 细胞表达高水平的 CD69，其特征性的转录因子是 T-bet。这些 NK 细胞通过释放 IFN-γ，参与 M1 型巨噬细胞极化，促进肥胖相关的胰岛素抵抗；通过杀伤 M2 型巨噬细胞，提升 M1∶M2 的比例，参与代谢紊乱。

**5. 其他组织的 trNK 细胞**　肾中的 trNK 细胞是最近才发现的，占肾 NK 细胞的一小部分。皮肤中也有 trNK 细胞，其表型、功能和发育特征与肝 trNK 细胞类似。小肠中的 trNK 细胞往往被称为 ILC1。trNK 细胞属于独特的 NK 细胞亚群，与胸腺 NK 细胞和骨髓来源的传统 NK 细胞都有很大区别。其起源还有待深入研究。

## 四、ILC1 的研究进展

ILC1 主要定居在组织中，特别富集在肝、子宫、皮肤、唾液腺和肠道中；ILC1 主要参与针对胞内病原体，如病毒和胞内菌的免疫防御。ILC1 表达特征性的转录因子 T-bet，在 IL-12、IL-15 或 IL-18 的刺激下释放 IFN-γ。ILC1 是一个异质性的细胞群体，不同组织内的 ILC1 在表型和功能方面存在差异。

小鼠的肝 ILC1，主要的表面标志是 $NK1.1^{+}NKp46^{+}CD49a^{+}CXCR6^{+}TRAIL^{+}CD160^{+}CD226^{+}Ly49E^{+}$。另外，ILC1 表达细胞因子 IL-7、IL-21 和 TGF-β 的受体。在人肝中也发现了 ILC1，其表型与小鼠 ILC1 相似，也表达 CD49a、NKp46 和 CD226。功能也近似，可以产生大量的 IFN-γ、TNF-α 和 GM-CSF，但脱颗粒功能和杀伤功能很弱。

唾液腺里的 ILC1 也表达 TRAIL、CD49a、CD103 和 CD69 等表面标志，其维持依赖 TGF-β 信号，一旦缺失，CD49a、CD103 和 CD69 的表达就会受损。

健康肠道内的 ILC1 占总 ILC 的 10%，在克隆病（CD）的炎症性肠道中可增至 40%。ILC1 可分为两个亚群 $CD127^{+}$ILC1、$CD103^{+}CD127^{-}$ILC1，前者定居在固有层中，后者定居在上皮细胞间。两群 ILC1 都可在 IL-12 协同 IL-15 和 IL-18 的刺激下产生 IFN-γ。同时，$CD127^{+}$ILC1 的比例显著升高。CD 的肠道组织中亦可检测到 ILC2，但这些 ILC2 释放 IFN-γ，而不是 IL-13，说明炎性环境会促使 ILC2 转化为 ILC1。

胸腺中也发现了 ILC1。该群 ILC1 的表型介于经典 NK 细胞和其他组织中 ILC1 之间，表达低水平的 Ly49 和高水平的 IL-7 受体、CD11b 及 CD69。由于胸腺 ILC1 也表达 Eomes，使得它与 NK 细胞之间的区分变得困难。

## 五、ILC2 的研究进展

ILC2 细胞定居在肠道、肺、皮肤和脂肪组织；ILC2 主要参与针对寄生虫的免疫防御。ILC2 可被多种细胞因子活化，如 IL-33、IL-25、TSLP 和 IL-1β 等，主要释放 IL-4、IL-5、IL-9 和 IL-13 等。

ILC2 在多种疾病中发挥重要作用。特发性皮炎（atopic dermatitis，AD）是一种常见的慢性炎症性皮肤病。在患者的病损皮肤中，ILC2 的数量显著增加，激活 ILC2 的细胞因子，如 TSLP、IL-25 和 IL-33 等显著升高。小鼠皮肤过表达 IL-33 可自发 AD 样皮肤炎症，皮损部位 ILC2 细胞增多，表明 IL-33-ILC2 轴在此病中的重要作用。ILC2 在 AD 中的作用通过 ILC2 与其他细胞的相互作用展现。在 AD 皮损部位，ILC2 与嗜碱性粒细胞都会增加，且两者紧密相邻。嗜碱性粒细胞通过释放 IL-4 激活皮肤内的 ILC2 而参与启动 AD。AD 皮损中，肥大细胞也会增加，IgE/抗 IgE 抗体激活的肥大细胞所释放的上清液可以诱导人皮肤 ILC2 的迁移和细胞因子释放，因此肥大细胞在 AD 中的作用部分是通过 ILC2 介导的。ILC2 表达抑制性受体杀伤细胞凝集素样受体 G1（killer cell letin-like receptor G1，KLRG1），而皮肤内的角质形成细胞和朗格汉斯细胞表达其配体 E-钙黏素（E-cadherin），KLRG1 与 E-钙黏素结合抑制 ILC2 释放细胞因子。因此 KLRG1-E-钙黏素的相互作用对皮肤 ILC2 的活化发挥负反馈作用。AD 病损皮肤 ILC2 细胞表达 KLRG1 增加，但角质形成细胞表达 E-钙黏素减少，所以病损皮肤中 E-钙黏素的低表达可造成 ILC2 的持续活化。

ILC2 在哮喘中的关键作用，已获得公认。特别是 IL-33-IL-1RL1-ILC2 参与哮喘的致病过程。哮喘患者的外周血和支气管肺泡灌洗液（BALF）中 $CRTH2^{+}IL7R^{+}ILC2$ 显著增加，而且 ILC2 的数量与气道功能呈负相关。小鼠实验显示，一些变应原或病毒可以诱导肺泡上皮细胞释放 IL-33、IL-25 和 TSLP，进而激活 ILC2，发展为哮喘样气道炎症的微环境，即在某些抗原致敏之前，已经预存炎症微环境。ILC2 对通过自身表达的 OX40 配体和 MHC-Ⅱ分子对 Th2 细胞具有直接的调控作用。另外 ILC2 通过促进 DC 释放 CCL17 募集记忆性 Th2 细胞。而且 ILC2 更多在局部而非全身发挥促进免疫应答的作用。在人类的肺部，ILC2 与肥大细胞也存在空间上的接近，ILC2 表达的受体 CRTH2，其配体是 $PGD_2$，可以由活化的肥大细胞释放，$PGD_2$可以通过 CRTH2 诱导人 ILC2 的迁移。活化肥大细胞释放的 LTD4 可以促进 ILC2 的聚集和细胞因子释放。$PGD_2$和 LTD4 都是肥大细胞颗粒中的成分，因此肥大细胞激活后，通过募集和活化 ILC2 加重过敏性呼吸道炎症。另一方面，IL-33 诱导肥大细胞释放 IL-2 促进 Treg 细胞的扩增，因此 IL-33 激活的肥大细胞通过促进 Treg 抑制 ILC2 而达到对过敏性气道炎症的调控。展现出肥大细胞与 ILC2 关系的多样性。总之，ILC2 在过敏性气道炎症的诱发、加重、持续和激素抵抗等多个环节都发挥着关键作用，调控 ILC2 的活化有望控制哮喘。一些细胞因子，如Ⅰ型和Ⅱ型干扰素、IL-27 等可以在体内外抑制 ILC2 的活化。

## 六、ILC3 的研究进展

ILC3 是肠道主要的 ILC 亚群。ILC3 主要参与针对胞外菌的免疫防御。ILC3 主要包括 3 个不同的亚群，LTi 细胞、$NCR^{+}ILC3$ 细胞和 $NCR^{-}ILC3$ 细胞。LTi 细胞因为表达 CCR6，又被称为 $CCR6^{+}$ ILC3。$NCR^{+}ILC3$ 和 $NCR^{-}ILC3$ 的区别就在于 NCR 的表达不同，人的 NCR 为 NKp44，小鼠的 NCR 为 NKp46。ILC3 在 IL-1β 或 IL-23 的刺激下，释放 IL-17A 或 IL-22。

ILC3 是最早进入肠道的免疫细胞。在出生之前，胚胎中的 LTi 样 ILC3 是启动外周次级淋巴组织生成的主要细胞，是生成淋巴组织，包括肠系膜淋巴结和小肠内的派氏结所必需的。LTi 通过与基质组织细胞相互作用统筹新生淋巴组织的生成，这个过程依赖 LTi 细胞表达的淋巴毒素。出生后，肠道内淋巴隐窝和散在淋巴滤泡的形成也依赖 LTi 细胞和基质细胞的相互作用。

ILC3 在维持肠道组织健康和稳态方面发挥关键作用。在稳定的状态下，ILC3 是主要的 IL-22 来源。IL-22 主要作用于肠道上皮细胞，诱导其表达释放多种抗菌肽，包括 RegIII 蛋白、S100a8 和 S100a9。这些抗菌肽可以通过形成梯度及促进膜结合黏液的释放和杯状细胞的功能而调节肠道正常菌群的定位与聚集，从而维持肠道稳态。

ILC3 在多种疾病中发挥重要作用。银屑病是最常见的皮肤自身免疫病，过去认为 T 细胞和 DC 在该病的病理进程中发挥重要作用，T 细胞通过释放 IL-17A 和 IL-17F 促进中性粒细胞炎症，通过释放 IL-22 促进表皮增厚。然而最近的研究证明 ILC3，主要是 $NCR^+$ILC3 通过产生 IL-17A 和 IL-22 导致银屑病的发生。人皮肤中 $NCR^+$ILC3 的比率直接影响银屑病的严重程度。治疗有效时，$NCR^+$ ILC3 的比例显著下降。小鼠银屑病模型中，γδT 细胞和 ILC3 是 IL-17 和 IL-22 的主要来源，缺失获得性免疫的 $Rag1^{-/-}$ 小鼠依然可以诱发银屑病，而缺失 ILC 的 $Rag2^{-/-}$ $Il2rg^{-/-}$ 小鼠，和同时缺失 Th17 和 ILC3 的 $Rorgt^{-/-}$ 小鼠，几乎完全不被诱发银屑病。ILC3 主要是通过释放 IL-17A、IL-17F 和 IL-22 在小鼠的银屑病样皮肤炎症中发挥关键作用。

ILC3 占据了非炎症肠道 ILC 的大部分，其中 $NCR^+$ILC3 占 70%，$NCR^-$ILC3 占 15%。在 CD 患者的炎症性肠道中，$NCR^+$ILC3 的比例会显著下降（70%降至 20%）。在 IL-23 协同 IL-1β 的刺激下，$NCR^+$ILC3 会释放 IL-22。肠道中的巨噬细胞通过释放 IL-23 和细胞间的直接相互作用促进 $NCR^+$ILC3 释放 IL-22。因为 IL-22 受体主要表达在上皮细胞，IL-22 介导肠上皮屏障结构的维持与修复，所以 $NCR^+$ILC3 作为 IL-22 的主要来源，对肠道发挥保护作用。人炎性肠病（IBD）的患者，如果出现释放 IL-22 的 $NCR^+$ILC3 减少的情况，是病情加重的表现。

$NCR^-$ILC3 在 IL-23 的刺激下，主要产生 IL-17A、IL-17F 和少量的 IL-22。在小鼠肠炎模型中，释放 IL-17A 的 $NCR^-$ILC3 细胞对致病是不可或缺的。但在 CD 患者中，肠道炎症组织与非炎症组织中的 $NCR^-$ILC3 比例无差异。应用抗 IL-17A 的抗体对中到重度的 CD 患者也无明显治疗效果，提示 $NCR^-$ILC3 和 IL-17A 在人 CD 中可能不发挥关键作用。$MHC-II^+$的 $NCR^-$ILC3 可以通过诱导细胞死亡而抑制 $CD4^+$T 细胞的应答。在小鼠体内，清除 $MHC-II^+NCR^-$ILC3 会增强 $CD4^+$T 细胞的活化而导致共生菌依赖的肠炎。儿童 CD 患者肠道 ILC3 表达 MHC-Ⅱ类分子的水平与 Th17 细胞的频率呈负相关。提示 $MHC-II^+NCR^-$ILC3 通过 MHC-Ⅱ类分子限制细菌所诱导的 T 细胞活化而维持肠道的稳态。

## 七、人 ILCs 的研究进展

ILCs 具有高度异质性、表型复杂、组织分布广泛的特点，多组织多亚群 ILCs 同步分析困难。关于人 ILCs 的最新研究进展当属应用质谱流式细胞仪（cytometry by time of flight，CyTOF）对多种健康和病变组织中 ILCs 的多参数同步分析。

CyTOF 是新一代的多参数流式细胞仪。它采用金属元素标记物（通常是金属元素标记的特异抗体或者染料）标记或识别细胞表面和内部的信号分子，然后用流式细胞原理分离单个细胞，再用感应耦合等离子质谱（ICP-MS）观察单个细胞的原子质量谱，最后将原子质量谱的数据转换为细胞表面和内部的信号分子数据，并通过专业分析软件对获得的数据进行分析，从而实现对细胞表型和信号网络的精细观察。这项新技术一方面使流式检测通道数量大幅提高到上百个，提升了从单个样品获得的信息量；另一方面避免了通道间信号的干扰，大大简化了实验设计，提升了数据的可靠性。信号分子检测数量的增加使得对细胞群内的表型能进行更精准的观察和分类，对细胞群体的异质性能有更准确的认识，对细胞内信号转导网络有更清晰的了解，也为单细胞蛋白质组的研究提供了新的手段。

利用 CyTOF 对人 ILCs 的研究表明，9 种健康组织（外周血、脐带血、骨髓、脾、肺、皮肤、扁桃体、腺体、结肠）和 3 种病理组织（网膜脂肪组织、肺肿瘤、结直肠肿瘤组织）中未发现辅助型 ILC1。因为在假定的 ILC-1 样细胞（$CD45^+Lin^-CD94^-CD127^+CRTH2^-c\text{-}Kit^-NKp44^-$）中，未检测到特征性转录因子 T-bet 的表达。

一些患者的病理组织，如网膜脂肪组织、肺肿瘤和结直肠肿瘤组织中，可发现 ieILC1 样细胞；利用 CyTOF 的 t-SNE 分析法发现 ieILC1 样细胞不像是一个独立的群体，而与 NK 细胞有诸多的相似性。这些 ieILC1 样细胞与同样组织来源的 NK 细胞相比，有诸多相似的表面标志，如 CD56、NKp46、CD94、2B4、CD161、CD160、CD122、CD69 和 CD49a，但是不表达 CD16 或 CD127。这些细胞表达 CD103 和转录因子 T-bet 及 Eomes。功能学实验表明，ieILC1 样细胞能够产生颗粒酶 B 和穿孔素，但含量低且变异度大。被 IL-15 或 IL-18 刺激时，能够释放 IFN-γ。

利用 CyTOF 检测人 ILC2 和 ILC3 亚群发现，确定人 ILC2 和 ILC3 细胞不能仅依据转录因子 GATA3 和 ROR γt 的表达。GATA3 不仅在 ILC2 细胞中表达，也在 ILC3 细胞中表达，而 ILC3 细胞中 ROR γt 的表达又比较弱，特别是 $NKp44^-$ILC3 细胞。因此要用多种标志的组合加以区分。辅助型 ILCs 细胞的标志为 $CD45^+Lin^-CD11c^-CD5^-CD34^-CD127^+CD94^-$，其中的 $CD161^+CRTH2^+$细胞可确认为 ILC2 细胞，$CRTH2^-$细胞可确认为 ILC3 细胞，而 ILC3 细胞又可根据 NKp44 的表达分为 $NKp44^+$和 $NKp44^-$两群。

在人体不同组织样本中的同一 ILCs 亚群，表型谱仍有差异，即 ILCs 细胞的表型存在一定的组织特异性。如健康状态下，大部分的 ILC2 细胞表达 KLRG1、CD25、CCR6 和 CCR4，而 c-kit 的表达存在波动。皮肤、黏膜组织和脾的 ILC2 细胞还表达 CD69，而 ICOS 的表达主要局限于黏膜组织来源的 ILC2 细胞。成人外周血和脐带血来源的 ILC2 细胞相比，脐带血 ILC2 表达 ICOS，NKp30 和 CD103 的比例更高。但是不同的表型特征并不意味着主要功能差异。

不同组织中的 ILC3 也存在表型异质性。大部分的 $NKp44^-$ILC3 细胞表达 CD25、NKp30、CCR6 和 CCR4，40%的 $NKp44^-$ILC3 细胞表达 CD56、2B4 和 NKp46，而 ICOS 和 CD69 仅表达在来自皮肤和黏膜的 $NKp44^-$ILC3 细胞表面。在同一组织中，$NKp44^+$ILC3 细胞和 $NKp44^-$ILC3 细胞的表面标志也存在差异性表达，如 $NKp44^+$ILC3 细胞表达 CD25 的频率要低于 $NKp44^-$ILC3 细胞，表达 CD56、NKp46 和 ICOS 的频率要高。

人 ILC2 和 ILC3 细胞都表达 IL-18 的受体，IL-18 可以刺激 ILC2 细胞产生 IL-4、IL-5、IL-9、IL-13、GM-CSF、IL-6 和 IL-8，类似于 IL-33 的刺激作用。IL-18 可以刺激 ILC3 细胞产生 GM-CSF、TNF-α、IL-8。IL-18 和 IL-23 的联合刺激可诱导 ILC3 细胞分泌 IFN-γ，表明 ILC3 有一定的可塑性。

## 展　　望

未来，随着研究手段和技术的不断发展，以及大数据分析的快速化与高通量化，NK 细胞和 ILCs 的研究必将进入一个新天地。越来越多人体 NK 细胞和 ILCs 的亚群、亚亚群细胞将会被发现，对其功能的研究将会个体化、单细胞化和精准化。细胞的多种潜能也将被激发并揭示。而对 NK 细胞和 ILCs 的基础研究的进展也必将推动其临床应用，不仅在感染类疾病，而且在肿瘤、自身免疫病和过敏性疾病等多种免疫相关疾病的诊疗中发挥重要作用。更可期待的是如何应用记忆 NK 细胞和可能的记忆 ILCs 研发新型疫苗，防患于未然。

（郑　芳）

## 参考文献


[1] Roediger B, Kyle R, Yip KH, et al. Cutaneous immunosurveillance and regulation of inflammation by group 2 innate lymphoid cells. Nature immunology, 2013, 14 (6): 564-573.

[2] O'Sullivan TE, Sun JC, Lanier LL. Natural killer cell memory. Immunity, 2015, 43 (4): 634-645.

[3] Yang Q, Li F, Harly C, et al. TCF-1 upregulation identifies early innate lymphoid progenitors in the bone marrow. Nature immunology, 2015, 16 (10): 1044-1050.

[4] Cerwenka A, Lanier LL. Natural killer cell memory in infection, inflammation and cancer. Nature reviews Immunology, 2016, 16 (2): 112-123.

[5] Chen S, Yang M, Du J, et al. The self-specific activation receptor SLAM family is critical for NK cell education. Immunity, 2016, 45 (2): 292-304.

[6] Cortez VS, Colonna M. Diversity and function of group 1 innate lymphoid cells. Immunology letters, 2016, 179: 19-24.

[7] Fuchs A. ILC1s in tissue inflammation and infection. Frontiers in immunology, 2016, 7: 104.

[8] Jiao Y, Huntington ND, Belz GT, et al. Type 1 innate lymphoid cell biology: lessons learnt from natural killer cells. Frontiers in immunology, 2016, 7: 426.

[9] Morita H, Moro K, Koyasu S. Innate lymphoid cells in allergic and nonallergic inflammation. The Journal of allergy and clinical immunology, 2016, 138 (5): 1253-1264.

[10] Spits H, Bernink JH, Lanier L. NK cells and type 1 innate lymphoid cells: partners in host defense. Nature immunology, 2016, 17 (7): 758-764.

[11] Yang M, Chen S, Du J, et al. NK cell development requires Tsc1-dependent negative regulation of IL-15-triggered mTORC1 activation. Nature communications, 2016, 7: 12730.

[12] Zeng Z, Li L, Chen Y, et al. Interferon-gamma facilitates hepatic antiviral T cell retention for the maintenance of liver-induced systemic tolerance. The Journal of experimental medicine, 2016, 213 (6): 1079-1093.

[13] Bernink JH, Mjosberg J, Spits H. Human ILC1: to be or not to be. Immunity, 2017, 46 (5): 756-757.

[14] Crome SQ, Nguyen LT, Lopez-Verges S, et al. A distinct innate lymphoid cell population regulates tumor-associated T cells. Nature medicine, 2017, 23 (3): 368-375.

[15] Doherty TA, Broide DH. Pathways to limit group 2 innate lymphoid cell activation. The Journal of allergy and clinical immunology, 2017, 139 (5): 1465-1467.

[16] Ealey KN, Koyasu S. How many subsets of innate lymphoid cells do we need?. Immunity, 2017, 46 (1): 10-13.

[17] Fang D, Zhu J. Dynamic balance between master transcription factors determines the fates and functions of CD4 T cell and innate lymphoid cell subsets. The Journal of experimental medicine, 2017, 214 (7): 1861-1876.

[18] Kellermayer Z, Vojkovics D, Balogh P. Innate lymphoid cells and their stromal microenvironments. Immunology letters, 2017, 189: 3-9.

[19] Lim AI, Li Y, Lopez-Lastra S, et al. Systemic human ILC precursors provide a substrate for tissue ILC differentiation. Cell, 2017, 168 (6): 1086-1100.

[20] Lim AI, Verrier T, Vosshenrich CA, et al. Developmental options and functional plasticity of innate lymphoid cells. Current opinion in immunology, 2017, 44: 61-68.

[21] Madouri F, Chenuet P, Beuraud C, et al. Protein kinase Ctheta controls type 2 innate lymphoid cell and $Th_2$ responses to house dust mite allergen. The Journal of allergy and clinical immunology, 2017, 139 (5): 1650-1666.

[22] Matsuki A, Takatori H, Makita S, et al. T-bet inhibits innate lymphoid cell-mediated eosinophilic airway inflammation by suppressing IL-9 production. The Journal of allergy and clinical immunology, 2017, 139 (4): 1355-1367.

[23] Miyazaki M, Miyazaki K, Chen K, et al. The

E-Id protein axis specifies adaptive lymphoid cell identity and suppresses thymic innate lymphoid cell development. Immunity, 2017, 46 (5): 818-834.

[24] Mowel WK, McCright SJ, Kotzin JJ, et al. Group 1 innate lymphoid cell lineage identity is determined by a cis-regulatory element marked by a Long non-coding RNA. Immunity, 2017, 47 (3): 435-449.

[25] Rigas D, Lewis G, Aron JL, et al. Type 2 innate lymphoid cell suppression by regulatory T cells attenuates airway hyperreactivity and requires inducible T-cell costimulator-inducible T-cell costimulator ligand interaction. The Journal of allergy and clinical immunology, 2017, 139 (5): 1468-1477.

[26] Simoni Y, Fehlings M, Kloverpris HN, et al. Human innate lymphoid cell subsets possess tissue-type based heterogeneity in phenotype and frequency. Immunity, 2017, 46 (1): 148-161.

[27] Simoni Y, Newell EW. Toward meaningful definitions of innate-lymphoid-cell subsets. Immunity, 2017, 46 (5): 760-761.

# γδT 细胞及实验研究进展

# 第 10 章

γδT 细胞具有固有免疫和适应性免疫的双重特征，和非变化性 NKT 细胞（invariant NKT cells）及黏膜相关非变化性 T 细胞（mucosa-associated invariant T cells）并称为非常规性、固有免疫样或过渡型 T 细胞（non-conventional，innate-like or transitional T cells）。γδT 细胞识别某些保守的非肽和肽类抗原，无须 MHC 分子辅助。γδT 细胞在功能发挥上兼具辅助性 T 细胞（Th）和细胞毒性 T 细胞的双重细胞效应，因其快速的反应和综合性功能，被视为免疫防御及免疫监视的第一道重要防线。此外，γδT 细胞在激活后可发挥抗原提呈细胞（APC）的功能，进一步诱导或促进特异性 T 细胞应答，桥联天然免疫和获得性免疫。

## 一、*TCRγδ* 基因结构

### （一）*TCRγδ* 基因的位置与结构

*TCRγ* 基因于 1984 年由 Tonegawa 等发现，3 年后 Chine 等鉴定了 *TCRδ* 基因。

人类 *TCRγ* 基因位于第 7 号染色体短臂（7p14～15），长约 160 kb，由 Vγ、Jγ、Cγ 区构成。其中 *Cγ* 基因片段在长度、序列及在编码连接区基因外显子数量上的差异导致不同细胞所表达的 TCRγ 蛋白在分子量、N 连接的糖基化形式及与 TCRδ 链是否有二硫键连接等方面存在差异。人类 *TCRδ* 基因位于第 14 号染色体长臂的 *Vα* 和 *Cα* 基因座位之间，某些 *Vδ* 基因可同时编码 α 和 δ 链。虽然胚系基因片段中 *Vγ* 和 *Vδ* 的数量远少于 *Vα* 和 *Vβ* 的数量，但 γδT 细胞有更多的连接多样性，因而增加了 γδT 细胞的多样性，赋予了其识别外来抗原的巨大潜力。

### （二）人类 *TCRγδ* 基因的取用与多样性的形成

TCRγδ 通过取用 *V* 基因形成蛋白多肽链，约 70 个 *V* 基因形成了 TCRγδ。*V*（*D*）*J* 重组形成互补决定区 3（complementarity determining region 3，CDR3）。CDR3 在决定抗原特异性上起重要作用，TCRγδ 的多样性也主要受 CDR3 的影响。CDR3δ 由 *V*、*D*、*J* 基因片段编码，而 CDR3γ 由 *V* 和 *J* 片段编码。由于 *D* 片段的存在和 *VD* 与 *JD* 连接处 N-区核苷酸增加，CDR3δ 比 CDR3γ 有更多的多样性，并且在抗原识别中具有重要的作用。

人类 *TCRγδ* 基因具有以下多样性特点：*Vδ* 和 *Vγ* 并非随机组合，可能具有组织特异性，反映出 γδT 细胞在胸腺内和胸腺后发育的分子选择现象；*Vγ9* 和 *Vδ2* 基因的启动子区域有相似的特征，即缺乏 TATA 盒和 CACT 盒，有短重复序列和特征性的 8 个核苷酸提供核因子的结合位点；*TCRγδ*

基因缺乏体细胞突变，但J区重组导致其多样性。

## 二、TCRγδ 蛋白结构和特点

人类TCRγδ蛋白是由分子量为36~55 kDa的TCRγ和40~60 kDa的TCRδ 2条糖基化肽链组成的异质二聚体，两条链可由二硫键相连，也可以通过非共价键相连，在小鼠仅发现二硫键连接的γδ异质二聚体。每条链由氨基末端的V区和羧基末端的C区构成，整条肽链可分为胞外区、跨膜区和胞质区。每条肽链可变区内具有互补决定区（CDR）1~3及HV4四个多变区，也称为超变区，是TCR与抗原或配体特异性结合的结构基础。

TCRγδ和Ig、TCRαβ一样发生*V*（*D*）*J*基因重排，*Vγ*和*Vδ*的环状结构组成TCRγδ的抗原结合位点，也称互补决定区。*V*基因片段的2个高变区编码CDR1和CDR2，*V*（*D*）*J*连接形成CDR3。*V*、*D*、*J*片段的数目，*D*片段读框选择和N插入方式共同决定CDR环的多样性。*Vγ*的CDR1、CDR2和HV4环与*Vβ*的相应位置的长度相似，*Vδ*的CDR1和HV4环与*Vα*的相应位置的长度相似。CDR3长度分析表明，Ig重链（H链）和TCRδ链CDR3的长度变化最大，且较轻链（L链）和γ链明显的长，TCRδ链连接区具有非常高的多样性，在抗原识别中发挥重要的作用。TCRγ类似于Igκ，其长度短而均一，TCRδ类似于Ig的H链，其CDR3区较长且异质性强。TCRγδ的抗原识别特征更像Ig。TCRγδV区在整体结构上与TCRαβ相似，*Vγ*和*Vδ*各由2个β片层形成的“三明治”样结构组成。而C区有很大不同，*Cγ*和*Cδ*结构的不同使TCRγδ形成了与TCRαβ不同的识别及信号传递复合体。

## 三、γδT 细胞发育

γδT细胞和αβT细胞均由胸腺前体产生，前者发育时间先于后者。在胸腺内，最不成熟的早期T细胞称为三阴性细胞（triple negative cell，TN），即$CD3^-CD4^-CD8^-$，继而发育成为$CD3^+CD4^-CD8^-$双阴性细胞（double negative cell，DN）。早期DN细胞为$CD44^+CD25^-$DN1亚群，经过$cKit^+CD44^+CD25^+$DN2细胞阶段，进一步发育成为$cKit^-CD44^-CD25^+$DN3细胞。编码TCRβ、TCRδ和TCRγ链的基因在DN2和DN3细胞内进行重排，在DN2和DN3细胞膜上可表达pre-TCR或TCRγδ。DN3细胞至少分为两个亚群：一种是表达低水平CD27的DN3a细胞，该类细胞大多数TCR重排不完全，不足以表达pre-TCR或TCRγδ，该细胞体积较小，不能增殖；另一种是CD27表达上调的DN3b细胞，该类细胞*TCRβ*或*TCRδ*和*TCRγ*基因重排成功，细胞变大，具有增殖活性。基因重排成功的DN3b细胞进入$CD44^-CD25^-$的DN4阶段，表达pre-TCR的DN4细胞进入$CD4^+CD8^+$双阳性细胞（double positive cell，DP）阶段，并通过阳性选择获得MHC限制性识别能力，通过阴性选择获得对自身抗原的耐受性，最终发育为成熟的$CD4^+$或$CD8^+$的单阳性（single positive cell，SP）TCRαβ细胞，而表达TCRγδ的DN4细胞则不进入$CD4^+CD8^+$DP阶段，似乎不需要进行阳性选择。两种发育成熟的T细胞最后迁出胸腺，移居于周围淋巴器官。

## 四、γδT 细胞的表面标志

在外周γδT细胞所能检测到的TCRγδ的受体组合多样性是相当有限的，这不仅是由于不同*Vγ*和*Vδ*基因产物配对需要所致，也决定于*V*（*D*）*J*重组形成的CDR3。如人类外周血γδT细胞大多表达 TCR Vδ2 并配对 Vγ9 链。并且，90% 的外周血 $V\gamma9^{+/}V\delta2^{+}T$ 细胞中 Vγ9 的 CDR3 区仅有一个氨基酸残基。这种 TCRγδ 多样性极端受限的情况可使分布于某些部位的所有 γδT 细胞都表达同一种序列的 TCRγδ，而这种均一性 TCRγδ 可能被该 γδT 细胞群体用于识别某种共同抗原。由此推测，在个体发育中共同抗原可能刺激相应 γδT 细胞克隆增殖。与 αβ T 细胞一样，成熟的 γδT 细胞表达以下膜蛋白分子：CD2、CD3、CD5、CD7、CD11b、CD16、CD25、CD28 及 CD45 等。不同的细胞亚群上述分子所表达的质和量存在较大差异。

## （一）CD8

$CD4^{+}$的 γδT 细胞十分罕见，但部分 γδT 细胞表达低中水平的 CD8。在外周血、脾及淋巴结中，γδT 细胞的表型多为 $TCR\gamma9^{+}/\delta2^{+}CD4^{-}CD8^{-}$，而在黏膜上皮组织中其表型多为 $TCR\delta1^{+}CD4^{-}CD8^{\pm}$。$CD8^{+}V\delta1T$ 细胞主要在肠道上皮细胞间淋巴细胞（intraepithelial lymphocyte，IEL）中，在抗肿瘤和抗感染免疫应答中起重要作用。鸡脾来源的 $CD8^{+}\gamma\delta T$ 细胞对靶细胞具较强的自发性细胞溶解的作用，而非 $CD8^{-}\gamma\delta T$ 细胞或 $CD8^{+}\alpha\beta T$ 细胞。另有报道发现 $CD8^{+}\gamma\delta T$ 细胞在贝歇症（Behçet's disease）患者外周血中的比例明显增高，并影响 Th1 型细胞反应。

## （二）NK 细胞受体

在 γδT 细胞的某些亚群表面表达杀伤细胞抑制性受体（killer inhibitory receptor，KIR），包括 CD94 及 NKG2 分子等，这两种分子可识别表达在靶细胞表面的 MHC-Ⅰ类分子，进而传递抑制 γδT 细胞增殖及杀伤活性的信号。此外，γδT 细胞还表达另一个 NK 细胞受体蛋白 NKR-P1，对于细胞毒性有重要意义。Vγ9Vδ2 T 细胞表面还表达 DNAX 辅佐分子-1（DNAM-1，CD226），可以促进 Vγ9Vδ2 T 细胞杀伤肝癌细胞。同时封闭 DNAM-1 和 NKG2D 具有协同抑制 Vγ9Vδ2 T 细胞的杀伤功能及 IFN-γ 的分泌的作用。TIGIT 是以 ITIM/ITAM 结构特点对免疫特定基因进行筛选时发现的新的免疫调节基因，在 γδT 细胞表面也有所表达，但其功能尚未清楚。

## （三）WC1 分子

WC1 分子是在牛 γδT 细胞特异性表达的表面分子，属于清道夫受体家族。WC1 胞质区域富含酪氨酸，它的磷酸化为 TCR 共受体激活所需。近年报道了 *WC1* 基因序列在 γδT 细胞抵抗细菌感染中发挥多种作用，其中包括作为混合模式识别受体（hybrid pattern recognition receptors）和 TCR 共受体发挥抵抗微生物感染的作用。另有报道认为该分子具有调控 γδT 细胞增殖的功能。

## （四）EP2 和 EP4

E2 和 E4 是前列腺素 E 受体的两种亚型。Martinet 研究发现间质干细胞分泌的 PEG2 可通过作用于 Vγ9Vδ2 T 细胞表面的抑制受体 EP2 和 EP4 来抑制后者的增殖和功能，从而对其抗感染和抗肿瘤活性产生重要影响。

## （五）PD-1

程序性死亡受体 1（programmed cell death protein 1，PD-1）被证实在静息 Vγ9Vδ2 T 细胞表面有表达，其在 Vγ9Vδ2 T 细胞可能发挥抑制性功能受体的作用。

## （六）CD137L

CD137 在活化的 NK 细胞表面表达，而其配体 CD137L 则在活化的 γδT 细胞表面表达。γδT 细胞可通过 CD137/CD137L 来调节 NK 细胞介导的细胞毒作用。

### （七）TLR

2006 年有学者观察到 γδT 细胞表面 TLR3 在经 TCR 活化的条件下可促进 γδT 细胞分泌 IFN-γ。几乎同时，Pietschmann 等也发现 TLR2 配体也可为 γδT 细胞产生 IFN-γ 提供共刺激信号。该实验室近期又采用微阵列分析技术对 Vδ1 和 Vδ2 亚群在不同 TLR 刺激下的不同情况进行了报道。结果表明，两种亚群均表达大量的 TLR1、TLR2、TLR6、TLR7 RNA，但 TLR3 RNA 则很少，同时 TLR5 和 TLR8 RNA 几乎检测不到。相对于 RNA 水平，蛋白水平则表现不同。两群细胞表面均检测不到 TLR1，但可以检测到 TLR2 和 TLR6，胞内亦都能检测到 TLR3。虽然各种 TLR 可为两种亚群分泌 IFN-γ 提供协同刺激，但 Vδ1 分泌的 IFN-γ 远低于 Vδ2 亚群。此外，日本的实验室证实，通过 TLR4 信号途径，γδT 细胞可在大肠埃希菌感染时迅速分泌 IL-17，并趋化中性粒细胞。在小鼠西尼罗病毒感染模型中，γδT 细胞，尤其是 $V\gamma1^+$ 亚群在 MyD88-和 TLR7-缺陷小鼠体内的增殖明显降低，而加入 TLR7 激动剂可以使 $V\gamma1^+$ 亚群在感染的野生型小鼠体内明显扩增。

### （八）共刺激分子

作为抗原提呈细胞（antigen presenting cell，APC）的成员，γδT 细胞表面还表达 CD80、CD86 和 MHC-Ⅱ等共刺激分子和黏附分子。

## 五、γδT 细胞识别的抗原

γδT 细胞可以识别来自自身或外界的各种结构不同的抗原，包括脂类、非肽类分子等。γδT 细胞识别抗原的方式是直接结合性的，大多数情况下无须抗原提呈分子。由于 γδT 细胞识别的抗原数量较少，并且为多克隆应答，具有 NKT 细胞样反应特点，故其抗原也称为 TCRγδ 配体。人类 TCRγδ 的配体与小鼠的存在明显的差别，如人类 TCRγ9/δ2 可以识别许多磷酸化抗原，可小鼠 TCRγδ 则不识别。目前已鉴定的人类 TCRγδ 配体有限，以下做简要介绍。

### （一）非肽磷酸化抗原

在真菌或细菌感染时产生的非肽类抗原可能是 T 细胞识别的重要靶点。天然的非肽抗原通常结构固定，很少有抗原的修饰，分子较小，所以通常于抗原暴露后 2～3min 即可被快速有效地识别，这表明它们不需要抗原的摄取和处理。

主要分布于人外周血的 Vγ9/Vδ2T 细胞可以以 MHC 非依赖性、TCR 依赖性的方式识别非肽类磷酸化抗原，其中对 T 细胞刺激活性最强的磷酸化抗原是羟甲异戊烯二磷酸酯［（E)-4-hydroxy-3-methyl-but-2-enyl pyrophosphate，HMBPP］，其次是异戊二烯焦磷酸（isopentenyl pyrophosphate，IPP）。此外，氨基二磷酸盐（aminobisphosphonates）和烷基胺（alkylamines）也能刺激 Vγ9Vδ2T 细胞活化。以上非肽类磷酸化抗原中，IPP 能直接活化 Vγ9Vδ2T 细胞。

BTN3A1 已被鉴定作为 Vγ9Vδ2T 细胞的磷酸化抗原提呈分子（APM），属于免疫球蛋白样分子家族，具有免疫调节功能，在 Vγ9Vδ2 TCR 识别 IPP 中起重要作用。研究发现，它与共刺激配体或与 IPP 细胞外结构域结合的传统提呈分子不同，似乎可以作为细胞内磷酸化抗原的传感器。BTN3A1 分子与这些抗原特异性结合后而被修饰，能有更多的空间促进与抗原的结合。BTN3A1 作为一种 APM，给人类免疫识别领域的认识增添了新内容，对于临床免疫治疗具有潜在的深远意义。

### （二）MHC 和 MHC 样分子

少数研究发现，在 γδT 细胞群体中也观察到经典 MHC 和非经典 MHC（也称 MHC 样，MHC-like）分子限制性抗原识别现象。有报道，Vδ2 细胞可识别肿瘤细胞表面的 HLA DR。小鼠 MHC-Ⅱ类分子作为 γδTCR 配体的现象也有报道。

应激诱导的 MHC-Ⅰ类相关分子 MICA 和 MICB（包括 α1 和 α2 结构域）无须 Ag 处理即可被人 γδT 细胞识别。γδT 细胞还可以识别 CD1 分子中的 CD1a、CD1b、CD1c 和 CD1d。CD1 分子也属于 MHC 样分子，按照氨基酸序列、组织分布和功能特点 CD1 分子分为两组：第 1 组包括 CD1a、CD1b 和 CD1c，表达在胸腺皮质细胞、树突状细胞、B 细胞亚群和皮肤朗格汉斯细胞；第 2 组只有 CD1d 分子，表达在胃小肠上皮细胞和造血细胞。CD1 是抗原提成分子，虽与 MHC-Ⅰ类分子结构类似，但并不具备 MHC 分子的多态性。CD1 家族蛋白明显区别于 MHC 分子的特征是其抗原结合域是由非极性疏水性氨基酸残基构成的空穴，有利于与脂质分子结合，而不利于与蛋白抗原的结合，所以 MHC 分子不能提呈脂类抗原。

Willcox 等证实了一种新的内皮细胞蛋白 C 受体（EPCR）依赖的 γδT 细胞识别巨细胞病毒（CMV）感染靶细胞的方式。EPCR 也是一种 MHC 样分子，表达在 CMV 感染的细胞和肿瘤细胞上的 TCR 配体，人的 γδTCR 可以直接与 EPCR 结合。CMV 感染可以激活 γδT 细胞特异性识别感染细胞表面的多种应激信号诱导的含有 EPCR 和共刺激配体的自身抗原，γδTCR 以抗体样结合方式不依赖脂质结合 EPCR。γδT 细胞识别应激诱导的自我抗原参与机体的应激监视可能由固有样免疫（NKG2D 介导）和适应性免疫（TCR 特异性）共同参与。

小鼠 Qa-1 也属于非经典 MHC-Ⅰ b 分子，可能是 γδTCR 的配体，但目前尚无 Qa-1 与 γδTCR 结合的直接证据。

### （三）可溶性蛋白质

一些可溶性蛋白也参与了 γδT 细胞的识别，如葡萄球菌肠毒素 A（SEA）和李斯特菌溶血素 O（LLO）等细菌蛋白。γδT 细胞也可以识别热休克蛋白（HSPs），它不需要抗原加工，并且无须任何 APC 提呈。目前没有 HSP 与 γδTCR 间相互作用的证据，HSPs 可以直接或间接地通过结合肽或疏水性配体（如 LPS）活化 TLR 信号通路。Daudi 淋巴瘤细胞等肿瘤细胞表面表达 HSP60 和 HSP70 分子可为 γδT 细胞所识别，并触发对靶细胞的细胞毒作用。从口腔癌患者外周血中分离的 γδT 细胞可以通过识别肿瘤细胞表面的 HSP60 分子，裂解相同组织来源的肿瘤细胞。此外，γδT 细胞浸润的肺癌组织高表达 HSP72 分子和一种分子量约为 67 kD 高亲和力层粘连蛋白受体（laminin receptors），提示这种表达模式可能与 γδT 细胞识别的抗原相关。另外，有研究表明髓磷脂（myelin）衍生的鞘糖脂硫苷脂也能被人 γδT 细胞所识别，表明可能还存在其他 γδTCR 识别的非肽抗原。

Vγ9Vδ2 T 细胞表达的 NKG2D 在 γδT 细胞识别配体中十分重要，也是决定 Vγ9Vδ2 T 细胞识别各种肿瘤的关键性分子。NKG2D 是 C 型凝集素受体，通过结合其配体如 MIC 和 ULBP 家族提供激活信号。NKG2D 配体在大多数正常组织中不表达，但在许多肿瘤细胞中表达增多，如 MICA/MICB（MHC class Ⅰ-related chain A/B）是表达在肿瘤细胞上的 NKG2D 应激诱导型配体。

## 六、γδT 细胞亚群及活性

γδT 细胞具有高度异质性，其 *Vγ* 和 *Vδ* 基因位点重组的多样性形成 γδT 细胞的不同亚型。此外，γδT 细胞还可根据其功能差异划分为多种功能亚类，通过不同的作用直接参与或调节机体应答，在疾病的发生和宿主防御中扮演重要的角色。以下就人和小鼠 γδT 细胞的亚型、组织分布、亚群活性及 γδT 细胞功能亚群进行阐述。

## （一）人 γδT 细胞亚型及活性

人 γδT 细胞主要表达 6 种功能性 *Vγ* 基因（Vγ2/3/4/5/8/9）和 3 个 *Vδ* 基因（Vδ1/2/3）来组装其 TCRγδ。根据 δ 链的表达主要将人 γδT 细胞分为 Vδ1γδT 细胞、Vδ2γδT 细胞和 Vδ3γδT 细胞。

**1. Vδ1 γδT 细胞** *Vδ1 TCR* 基因重组发生于出生后 4~6 个月，主要是 Vδ1 与 Dδ1 或 Dδ2 结合及与上游 *Vγ* 基因片段 Vγ2、Vγ3、Vγ5 和 Vγ8 与 Jγ2 的结合。Vδ1 γδT 细胞主要分布于肠上皮、真皮、脾及肝，主要功能是维持上皮组织的完整性。Vδ1 γδT 在外周血中也有少量存在。Vδ1 γδT 表达自然杀伤细胞受体、Toll 样受体和 CD8，其中 $CD8^+$Vδ1γδT 细胞主要存在于上皮间淋巴细胞中。Vδ1 γδTCR 主要识别 CD1 家族蛋白，如 CD1c 和脂类提呈 MHC 样分子 CD1d。此外，人肠上皮 Vδ1 细胞通过 TCR 和 NKG2D 协同作用对应激诱导的 MICA/B 应答，特别是通过 NKG2D 对过表达 MICA/B 和 ULBPs 的肿瘤细胞应答。活化的 Vδ1 γδT 细胞可产生大量 IL-10 及少量 IL-2、IL-4 和 IFN-γ。Vδ1 γδT 细胞还可以通过与 FasL 相互作用及穿孔素、颗粒酶等多种途径发挥细胞毒特性，在抗感染、抗肿瘤免疫中发挥重要作用。

**2. Vδ2 γδT 细胞** *Vδ2 TCR* 基因重组发生于人胚胎发育 8.5~15.0 周胸腺中，主要是 Vδ2 与 Dδ3 和 Vγ8、Vγ9 与 Jγ1 的结合。Vδ2 几乎总是与 Vγ9 结合，称为 Vγ9Vδ2 γδT 细胞，占外周血 γδT 细胞的 70%以上，是健康成人主要的循环 γδT 淋巴细胞。在胸腺和上皮组织也存在少量的 Vδ2 γδT 细胞。其细胞表面表达 NK 细胞表面活化性受体 D、Toll 受体和 CD45。根据 CD27 和 CD45RA 的表达不同 Vγ9Vδ2T 细胞可分为 4 个亚群，即初始 γδT（$CD27^+CD45RA^+$）、中枢记忆 γδT（$CD27^+CD45RA^-$）、效应记忆 γδT（$CD27^-CD45RA^-$）和终末分化 γδT（$CD27^-CD45RA^+$）；其中初始 γδT 表达趋化因子受体 CCR7 和 CD62L，在淋巴结中含量较多，能被较高浓度的异戊烯基焦磷酸刺激增殖，一般不产生 IFN-γ；中枢记忆 γδT 能被较低浓度的异戊烯焦磷酸刺激增殖，并能产生少量 IFN-γ；而效应记忆 γδT 一般存在于被感染部位，不再表达 CCR7 和 CD62L，但能表达细胞因子受体 CCR2、CCR6 及家族趋化因子受体 3 等，并且产生丰富的 IFN-γ；终末分化 γδT 与 $CD8^+$T 细胞相似，可分泌穿孔素、颗粒酶，具有细胞毒作用，但几乎不分泌 IFN-γ，对 TCR 刺激也不再做出应答，增殖能力差，处于分化末端状态。Vδ2 γδT 细胞有一个独特的特点，即可以作为 APC。激活的 Vδ2 γδT 细胞可获得专职 APC 特性（如抗原提呈、共刺激及黏附分子 MHC-Ⅱ、CD80 和 CD86 的表达）。

Vγ9Vδ2 γδT 细胞对各种配体进行识别和应答。对微生物及突变细胞代谢产物羟甲异戊烯二磷酸酯（HMBPP）和异戊二烯焦磷酸（IPP）通过 TCR 依赖途径的识别，使 Vγ9Vδ2 γδT 细胞活化，能够对外源性感染或内源性突变细胞快速应答。此外，微生物来源的病原体相关分子模式分子通过 TLRs 活化 Vγ9Vδ2 γδT 细胞并促进细胞因子和趋化因子的产生。人 Vγ9Vδ2 γδT 细胞也能通过 NKG2D 识别 MICA/B 及感染和突变细胞表面上调的 ULBPs。Vγ9Vδ2 γδT 细胞也对超抗原应答，如葡萄球菌肠毒素（SEs）和中毒性休克综合征毒素-1（toxic shock syndrome toxin-1，TSST-1）。

**3. Vδ3 γδT 细胞及其他 Vδ γδT 细胞** Vδ3 γδT 细胞是人非 Vδ1 γδT、非 Vδ2 γδT 细胞，主要分布于健康人外周血、肝及 B 细胞白血病和巨细胞病毒、HIV 病毒感染患者血液中。在正常人外周血循环中 Vδ3 γδT 细胞仅占 0.2%，包括 $CD4^+$、$CD8^+$ 和 $CD4^-CD8^-$ 亚群。其表面表达 CD56、CD161、人白细胞 DR 抗原和 NK 细胞表面活化性受体 D，但不表达 NK 细胞表面活化性受体 A 和 C。Vδ3 与 Vγ2 或 Vγ3 结合，可识别 CD1d 分子，并表达脱颗粒标志物 CD107a。在丝裂原和 IL-2

的刺激下，Vδ3 γδT 细胞可增加对 CD1d 的识别，并杀死 $CD1d^+$ 靶细胞，释放 Th1、Th2 和 Th17 细胞因子，并诱导树突状细胞成为 APC。

此外，有研究报道了人 $V\gamma4V\delta5^+T$ 细胞，可通过 TCR 结合内皮蛋白 C 受体识别应激的人细胞。在淋巴瘤患者外周血中检测到 Vδ4、Vδ6、Vδ7 和 Vδ8 T 细胞。

## （二）小鼠 γδT 细胞亚型及活性

小鼠 γδT 细胞先后来源于胎肝和骨髓，在胸腺内发育成熟，在胸腺外进一步分化。根据 TCRγ 链的不同，小鼠 γδT 细胞分为 $V\gamma1^+$、$V\gamma2^+$、$V\gamma4^+$、$V\gamma5^+$、$V\gamma6^+$、$V\gamma7^+$ 6 个亚群，这些 γδT 细胞在胸腺内个体发育分三批出现。

第一批为 $V\gamma5^+\gamma\delta T$ 细胞，在胎生期第 14 天前后开始出现，产生后选择性地移行分布到皮肤，构成皮肤内树突状表皮 T 细胞（DETC）；这群细胞在胚胎期与胸腺上皮细胞表达的 Skint-1 接触后，具有分泌 IFN-γ 的能力，其细胞表型为 $CD44^+CD62^-CD103^+CD122^+$。有研究表明在 CMC-1 皮肤癌中，定居于皮肤中的 $V\gamma5^+T$ 细胞具有抑制肿瘤的作用，但肿瘤微环境可以刺激循环 $V\gamma5^+\gamma\delta T$ 细胞产生大量 IL-17，促进肿瘤细胞的生长。

第二批为 $V\gamma6^+\gamma\delta T$ 细胞，在胎生期 16 天前后开始出现，产生后选择性地移行分布到肺、生殖器官、舌，构成这些部位黏膜组织的上皮内淋巴细胞。李斯特菌感染中 $V\gamma6^+\gamma\delta T$ 细胞不仅可分泌大量 IL-17 参与免疫应答，还可同时产生 IFN-γ；在小鼠卵巢癌模型中，$V\gamma6^+\gamma\delta T$ 细胞分泌的 IL-17 可通过作用于腹腔小巨噬细胞而促进癌细胞的生长。

第三批为 $V\gamma1^+$、$V\gamma2^+$、$V\gamma4^+$、$V\gamma7^+\gamma\delta T$ 细胞，在出生时开始出现，产生后移行分布到外周血，淋巴器官、肠管、肺和生殖器官等。其中 $V\gamma1^+$ 和 $V\gamma4^+\gamma\delta T$ 细胞是小鼠外周最主要的 γδT 细胞，也是目前研究最多的两个亚群，在多种疾病和细胞水平的实验中显示出不同的功能。通常 $V\gamma1^+\gamma\delta T$ 细胞具有抑炎作用，而 $V\gamma4^+\gamma\delta T$ 细胞具有促炎作用。如在气道高反应性的研究中，$V\gamma1^+$ γδT 细胞可增加嗜酸性粒细胞性气道炎症和高反应性，而 $V\gamma4^+\gamma\delta T$ 细胞可降低气道高反应性和抑制 IgE 的产生。在小鼠黑色素瘤模型中，当 $V\gamma4^+\gamma\delta T$ 细胞从体内清除后，小鼠对肿瘤的敏感程度没有改变；而清除 $V\gamma1^+\gamma\delta T$ 细胞，由于其分泌 IL-4 抑制 $V\gamma4^+\gamma\delta T$ 细胞的抗肿瘤作用，肿瘤生长时间明显增长。$V\gamma1^+\gamma\delta T$ 和 $V\gamma4^+\gamma\delta T$ 细胞在感染性疾病中也发挥着不可忽视的作用。肺炎链球菌可诱导小鼠肺组织 $V\gamma1^+\gamma\delta T$ 和 $V\gamma4^+\gamma\delta T$ 细胞增殖和活化，且这些 γδT 细胞具有组织特异性；在小鼠呼吸道合胞病毒（RSV）感染中，RSV F 蛋白可诱导 $V\gamma4^+\gamma\delta T$ 细胞在感染部位聚集，在早期分泌大量 IFNγ 和 TNF 促进免疫反应，在感染 5 d 后 $V\gamma1^+\gamma\delta T$ 细胞大量活化并分泌 IL-4 抑制炎症反应，减轻免疫损伤；在小鼠李斯特菌感染中 $V\gamma4^+\gamma\delta T$ 细胞具有记忆作用，在李斯特菌的二次感染中可迅速增殖活化，并分泌大量 IFNγ 和 IL-17 抗感染。

## （三）根据 γδT 细胞的功能进行分类

γδT 细胞亚群的异质性决定了其功能的多样性，因此根据其发挥功能的不同又可分为抗原提呈 γδT 细胞（γδT-APCs）、滤泡辅助型 γδT 细胞（$\gamma\delta T_{fh}$）、调节性 γδT 细胞（γδTreg）、产生 IL-17 的 γδT 细胞（Tγδ17）、产生 IFN-γ 的 γδT 细胞（$IFN\text{-}\gamma^+\ \gamma\delta T$）、人类错配修复基因 2（human mismatch repair genes 2，hMSH2）特异性 γδT 细胞及最近发现的分泌 IL-6 的 γδT 细胞。

**1. γδT-APCs**　有研究表明表达 Vγ2Vδ2 T 细胞受体的细胞可具有专职抗原提呈细胞的特征，激活后可以有效处理并暴露抗原，提供强共刺激信号诱导初始 αβT 细胞增殖分化。研究报道，斑马鱼 γδT 细胞可以对可溶性和微粒型抗原进行有效吞噬，可作为抗原提呈细胞激活抗原特异性 $CD4^+T$ 细胞，并诱导 B 细胞增殖和 IgM 的产生。来自免疫小鼠的 γδT 细胞在体外可被诱导表达

MHC-Ⅱ类分子和共刺激分子，并提呈抗原。与人类 γδT 细胞不同，小鼠 γδT 细胞表达的 MHC-Ⅱ类分子仅限于新近激活的细胞，在活化的 γδT 细胞上发现高表达的 MHC-Ⅱ类分子，但是丢失了大部分 γδTCR，当去除抗原，γδT 细胞表面 MHC-Ⅱ表达降低，恢复 γδTCR 的表达。

**2. γδTfh** Tfh 细胞通过与 B 细胞作用在固有免疫中发挥重要作用。Vγ9Vδ2 细胞在磷酸抗原和 IL-21 刺激下可选择性表达转录阻遏蛋白 Bcl-6，并且向具有 Tfh 特征的表型分化。Tfh 样 Vγ9Vδ2 细胞主要为 $CD27^+CD45RA^-$细胞，并且表达 ICOS、CD40L 和 CXCR5。在体外被抗原激活后，Vγ9Vδ2 细胞可以分泌 IL-4、IL-10 和 CXCL13，并且可以诱导 B 细胞的成熟，促进 B 细胞分泌高亲和力的抗体。

**3. γδTreg** γδTreg 主要属于 Vδ1γδT 细胞亚群，具有作为调节细胞的新功能，对自体先天 $CD4^+$T 细胞的增殖具有抑制效应。γδTreg 主要分泌 IFN-γ 和粒细胞-巨噬细胞集落刺激因子，在有 TGF-β 和 IL-2 存在时，用抗 TCRγδ 抗体刺激可以在体外诱导生成。与 $CD4^+$ $Foxp3^+$ Tregs 相似，γδTreg 也表达 Foxp3，并具有 $CD27^+CD25^{high}$的表型，其主要是通过细胞间作用发挥免疫调节功能。在病原体感染早期，γδTreg 通过调节先天和适应性免疫反应发挥重要的抗感染作用。此外，人外周血单个核细胞在脱氧胞嘧啶协同 TGF-β、IL-15 和 IL-12 刺激下可产生 γδTreg，并能增强其免疫抑制功能。在人源化的小鼠中，γδTreg 能增强对抗异种移植物抗宿主病的保护作用。这些发现表明，γδTreg 在人的免疫系统中扮演着重要角色，具有潜在的临床价值。

**4. Tγδ17 细胞** Tγδ17 细胞同样属于胸腺来源的 Vδ1γδT 细胞亚群，是 IL-17 的主要来源。Tγδ17 细胞作为产生 IL-17 的 T 细胞重要组成成分，与 Th17 细胞有一些共同的特征，即均表达维 A 酸相关核孤儿受体（retinoid-related orphan receptors，RORs）亚型 RORγ、CCR6、芳香烃受体及 IL-12 受体，但与 Th17 细胞不同的是，Tγδ17 细胞可通过 Toll 样受体直接与某一病原体相互作用。Vγ9Vδ2 Tγδ17 细胞有一个末端分化表型（$CD27^-CD45RA^+$），可表达颗粒酶 B、肿瘤坏死因子相关的凋亡诱导配体、FasL 和 CD161，但不产生 IL-22 和 IFN-γ；在抗原激活方面，Tγδ17 细胞能迅速诱导 IL-8 介导的迁移及中性粒细胞的吞噬作用，并依赖 IL-17 产生 β 防御素。据报道，真皮内 γδT 细胞可通过产生的 IL-17 促进中性粒细胞的浸润而在初次接触性超敏反应中发挥重要作用。同样，在一些小鼠感染模型中，产生 IL-17 的 γδT 细胞也参与了中性粒细胞介导的清除感染病原体和肿瘤细胞的过程。这些研究表明，产生 IL-17A 的 γδT 细胞介导的宿主防御机制在诱导微生物侵入的炎症反应中扮演着重要角色。

**5. $IFN\text{-}\gamma^+$ γδT 细胞** $IFN\text{-}\gamma^+$ γδT 细胞高度表达 IFN-γ，在胸腺微环境中，细胞表面分子 γδTCR、TGF-β 受体、CD2、淋巴毒素 β 受体和 skint-1 及胞内分子 B 淋巴激酶和早幼粒细胞白血病锌指基因（*PLZF*）等均参与了 $IFN\text{-}\gamma^+$ γδT 细胞在胸腺内的功能分化，根据对 B 细胞淋巴瘤/白血病 11B 基因（B cell lymphoma/leukemia 11B，*Bcl-11B*）依赖性，至少 2 种表型 $IFN\text{-}\gamma^+$ γδT 细胞在胎儿胸腺内发育。一种是依赖于 Bcl-11B 的源自 DN3 期的 $IFN\text{-}\gamma^+$ γδT 细胞，需要 TCR/Id3 才能实现功能上的成熟。在不存在 Bcl-11B 时，$IFN\text{-}\gamma^+$ γδT 细胞主要来自于 DN2 早期，该类细胞高表达 PLZF。$IFN\text{-}\gamma^+$ γδT 细胞在自身免疫性疾病、宿主防御、切口愈合和肿瘤的监视中均扮演着重要的角色。

**6. 其他功能的 γδT 细胞** 近期研究发现 hMSH2 特异性 γδT 细胞和分泌 IL-6 的 γδT 细胞。hMSH2 是 DNA 错配修复机制中重要的核内蛋白，γδT 细胞可通过识别肿瘤细胞异位表达的 hMSH2，从而介导对肿瘤细胞的裂解作用，因此将具有此种功能特点的 γδT 细胞称为 hMSH2 特异性 γδT 细胞。hMSH2 可作为被 Vδ2 TCR 识别的肿瘤相关抗原，在 γδT 细胞抵抗肿瘤所引起的免疫反应中起着重要作用。分泌 IL-6 的 γδT 细胞是近期发现的一个全新的 γδT 细胞亚群。动脉粥样硬化性脑梗死患者具有明显的更高水平的 IL-6 和 γδT 细胞，并且高水平的 IL-6 分泌与 γδT 细胞有关，γδT 细胞是一个新的分泌 IL-6 的细胞，故称其为 γδT6 细胞；此外，γδT6 细胞还能诱导 Th17 细胞的产生，这种诱导主要取决于 IL-6。

# 七、γδT 细胞的功能

γδT 细胞具有多种生物学效应，其主要的效应特点是溶解靶细胞的细胞毒活性和分泌不同种类的细胞因子和趋化因子，如 IFN-γ 和 TNF-α 等。此外，γδT 细胞还可通过与其他细胞相互作用调节免疫反应，如辅助 B 细胞，并可作为 APC 提呈抗原给 αβT 细胞。γδT 细胞还参与募集巨噬细胞、产生维持上皮组织完整性的生长因子等。通过这些生物效应，γδT 细胞可参与机体抗感染、抗肿瘤、免疫调节和修复损伤等功能。

## （一）产生细胞因子和趋化因子，调节免疫应答

根据刺激信号的不同，人类 γδT 细胞产生多种细胞因子，并对免疫应答有调节作用（图 10-1）。细胞内细菌感染时，γδT 细胞产生 IL-2、IFN-γ 和 TNF-α，发挥类似 Th1 细胞的作用；而在寄生虫感染及超敏反应患者中，γδT 细胞则产生 IL-4 和 IL-5，刺激 B 细胞的增殖和产生抗体，发挥类似 Th2 细胞的作用；此外，γδT 细胞还能分泌 IL-10 调控 $CD8^+T$ 细胞扩增，并调节活化的 $CD8^+T$ 细胞分泌 TNF-α。近年来在多种疾病的研究中发现，γδT 细胞是 IL-17 的主要产生细胞，在启动炎症反应、调节中性粒细胞和单核细胞的扩增与募集中起着重要的作用。γδT 细胞还被报道通过分泌角化细胞生长因子（KGF）和结缔组织生长因子（CTGF），在控制上皮完整性、纤维素生成和切口愈合上表现出重要功能。此外，γδT 细胞还能产生抗菌肽，如抗菌肽/LL37 参与局部上皮防御。

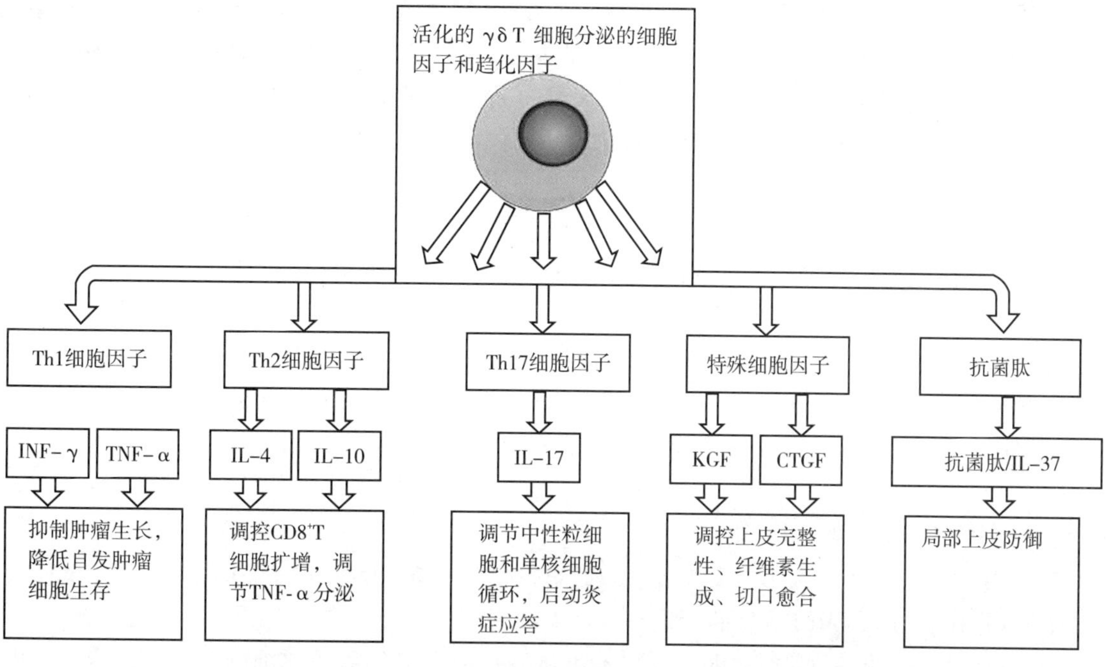


图 10-1　活化的 γδT 细胞分泌的多种细胞因子及生理学功能

## （二）溶解靶细胞的细胞毒活性

溶解靶细胞的细胞毒作用是γδT细胞的主要生物学效应之一。细菌和病毒等多种抗原能诱导人γδT细胞的细胞毒效应。胞内感染细菌（如结核分枝杆菌、弓形虫等）可激活人γδT细胞，裂解被感染的单核细胞；一些病毒，如EB病毒、HIV等也能激活γδT细胞产生细胞毒性。人γδT细胞对多种肿瘤细胞具有杀伤活性。如神经母细胞瘤患者扩增的γδT细胞可以有效裂解自体和同种异体神经母细胞瘤细胞。γδT细胞的细胞溶解活性也可通过适当的细胞接触来诱导，体外加入IL-15、IL-18等细胞因子刺激能够增强其细胞裂解活性。因此，体外扩增的γδT细胞被视为是一种潜在的抗恶性肿瘤免疫治疗的方法。γδT细胞的细胞毒活性有3种表现形式：①通过TCRγδ受体介导，能特异性杀伤靶细胞。②通过表达NK细胞受体、CD94和p58等及LAK细胞等的表面受体，而具备了非特异性杀伤靶细胞的功能。③通过FcR介导，产生抗体依赖性细胞毒作用。

## （三）提呈抗原的APC效应

γδT细胞具有APC的功能，提呈抗原给αβT细胞启动特异性免疫应答。据Brandes等报道，活化的Vδ2 γδT细胞可表现出类似树突状细胞专职的APC功能和特征，一方面，可迅速表达CCR7，从而趋化其迁移至淋巴结，并上调MHC-Ⅰ类和MHC-Ⅱ类分子及共刺激分子CD80和CD86的表达水平；另一方面，可以有效处理抗原，提呈抗原给$CD4^+$T细胞及交叉提呈抗原给$CD8^+$T细胞，并提供共刺激信号诱导稚幼αβT细胞的增殖和分化。还有学者发现，体外扩增的人外周血单个核细胞来源的γδT细胞同样具有很好的抗原提呈功能。

## （四）辅助B细胞产生抗体

γδT细胞可作为APC活化T淋巴细胞，并且辅助B细胞产生抗体，启动适应性体液免疫应答。活化的人Vγ9Vδ2 T细胞可产生大量趋化因子CXCL13，可以调节淋巴组织滤泡中B细胞的组织分布。研究发现，表达趋化因子受体CXCR5的人Vγ9Vδ2 T细胞称为滤泡辅助性T细胞（Tfh），即使在没有抗原存在的条件下，也能诱导产生大量的Igs，并辅助初始B细胞产生IgM、IgG和IgA等抗体，说明γδT细胞能够高效地辅助B细胞。

## （五）触发树突状细胞的成熟

Vγ9Vδ2 T细胞能诱导牛结核分枝杆菌感染的不成熟DC（iDCs）充分活化。人γδT细胞通过TCR-CD1和Fas-FasL的相互作用诱导DC成熟，这是由于树突状细胞具有独特的抵抗Fas诱导细胞死亡的作用，而Fas-FasL的相互作用可转导成熟信号。当人Vγ9Vδ2 T细胞与未成熟DCs（iDCs）体外共培养，γδT细胞可通过分泌TNF-α和IFN-γ，诱导iDCs CD86和MHC-Ⅰ类分子的表达。此外γδT细胞还可增强LPS诱导的DCs的成熟。

## （六）参与巨噬细胞的募集

γδT细胞可通过募集巨噬细胞发挥抗感染作用。在李斯特菌感染中，γδT细胞缺陷小鼠体内缺乏巨噬细胞趋化蛋白-1（MCP-1）的产生，故γδT细胞调控MCP-1的分泌而参与巨噬细胞的募集。最近，有关切口愈合的一项研究表明，表皮γδT细胞可调节受伤后角化细胞增殖，并诱导上皮细胞产生玻璃酸，在随后的组织修复过程中，玻璃酸沉积在细胞外基质，参与募集巨噬细胞到切口部位。此外，γδT细胞还能促进单核细胞和巨噬细胞系的细胞分化，在细菌感染期间，单核细胞能够分化成炎性巨噬细胞，但如果缺乏γδT细胞，巨噬细胞将不能充分分化成熟。

### （七）产生维持上皮组织完整性的生长因子

皮肤是先天免疫系统的重要组成成分，是先天免疫的第一道防线。γδT 细胞是人体皮肤组织细胞群的重要组成成分，其 Vδ1γδT 细胞亚群在维持上皮组织完整性中发挥重要的作用。有学者在研究银屑病（一种与角质细胞和血管再生过度增殖相关的免疫介导的疾病）时发现，其 γδT 细胞可通过产生胰岛素样生长因子 1（IGF-1）、血管内皮生长因子（VEGF）和成纤维细胞生长因子 2（FGF-2）等多种生长因子，促进维持角质形成细胞的增殖；体外用 PMA/Ionomycin 刺激，γδT 细胞可上调 IGF-1 的产生，并产生少量的 VEGF 和 FGF-2。

## 八、γδT 细胞的生物学作用

### （一）抗感染

**1. 病毒感染** 在一些急慢性病毒感染中，γδT 细胞能发挥保护作用，虽然其介导的抗病毒免疫反应机制尚不明确。γδT 细胞的活化和分泌的细胞因子可以作为病毒感染早期的参考依据。研究报道人 Vγ9Vδ2 T 细胞能抵抗流感病毒菌株感染，包括流行性 H1N1、人类季节性 H1N1 和禽 H5N1 及 H9N2 病毒。病毒感染的 Vγ9Vδ2 T 细胞表达Ⅰ型细胞因子和趋化因子受体，产生大量 IFN-γ。禽 H5N1 和 H9N2 病毒能诱导 Vγ9Vδ2 T 细胞分泌大量 CCL5，介导 Vγ9Vδ2T 细胞向病毒感染细胞的迁移。此外，体外氨羟二磷酸二钠（pamidronate）激活的 Vδ2 T 细胞可杀死流感病毒感染的细胞并抑制病毒的复制，且在体内有效控制流感病毒感染。Vγ9Vδ2 T 细胞抗病毒机制各异。其抑制 H1N1 病毒复制可能是依赖直接杀伤病毒感染的靶细胞及分泌 IFN-γ，而 H5N1 感染则主要依赖 Vγ9Vδ2 T 细胞的直接杀伤。Vγ9Vδ2 T 细胞在体外能通过非 HLA 限制性途径杀伤人疱疹病毒（EBV）及单纯疱疹病毒（HSV）感染的靶细胞。磷酸化抗原激活的 Vγ9Vδ2T 细胞能杀伤人免疫缺陷病毒（HIV）感染的靶细胞，释放 CCR5L 细胞因子封闭 HIV 共受体 CCR5，使 HIV 无法进入细胞进行复制，还能通过分泌 IFN-γ 的非胞溶性方式抑制丙型肝炎病毒（HCV）复制。猿猴 γδT 细胞能产生 β-趋化因子如 MIP1-α、MIP1-β 和 RANTES，封闭与病毒连接的 CCR5 共受体，以此阻断 SIV（猿猴免疫缺损病毒）感染（表 10-1）。

表 10-1 γδT 细胞在抗病毒感染免疫中的作用

| 病毒类型 | γδT 细胞的功能 |
|---|---|
| 流感病毒 | 细胞毒作用和非胞溶性抗病毒活性 |
| 猿猴免疫缺损病毒（SIV） | 产生 β 趋化因子，限制病毒与 CCR5 协同受体结合 |
| 西尼罗病毒 | 诱导树突状细胞的成熟 |
| 人类巨细胞病毒（HCMV） | 具有病毒特异性细胞毒作用 |
| 人类免疫缺陷病毒（HIV） | 细胞溶菌作用和细胞因子分泌 |
| 丙型肝炎病毒（HCV） | 介导对原代肝细胞的非 MHC 限制性杀伤，产生 Th1 样细胞因子 |

**2. 细菌感染** γδT 细胞在细菌感染患者外周血中数量增多，提示了 γδT 细胞亚群在细菌感染性疾病中发挥作用。人 γδT 细胞能识别细菌衍生物 HMBPP，通过一系列途径激活适应性免疫。研究显示，在结核病、沙门菌病、兔热病、普鲁士菌病和李斯特菌病等细菌感染疾病中激活的

Vγ9Vδ2 T 细胞在体内扩增，通过 TCR/MHC 依赖途径和 CD1 非限制性途径识别病原菌 HMBPP，杀伤感染细胞和病原菌，直接参与抗菌免疫应答。

**3. 其他病原菌感染** 针对小鼠感染利什曼原虫、疟原虫的研究显示，在微生物入侵的上皮和组织，γδT 细胞提供早期的免疫保护，在微生物清除后，γδT 细胞可下调抗原特异性的继发性免疫应答，减少免疫介导的组织损伤。在抗衣原体感染免疫的研究中证实了 γδT 细胞在宿主抗衣原体感染免疫应答中发挥免疫保护作用，沙眼衣原体呼吸道感染诱导 γδT 细胞大量分泌 IL-17 和 IFN-γ，促进抗衣原体特异性的 Th17 免疫应答。

### （二）抗肿瘤

γδT 细胞作为固有免疫细胞，在机体对肿瘤的免疫监视中发挥重要作用，如对黑色素瘤、白血病、淋巴瘤、成神经细胞瘤等。体外扩增的 γδT 细胞回输到癌症患者体内证实了 γδT 细胞的抗肿瘤活性。γδT 细胞还可以杀死对化疗（如伊马替尼）抵抗的慢性髓系白血病细胞。γδT 细胞在体内对很多肿瘤细胞有很强的 MHC 非限制性溶解活性。临床研究表明，肺癌、肾细胞癌和乳腺癌等多种肿瘤病灶中都有 γδT 细胞浸润，它们只对肿瘤细胞应答而对正常细胞不应答。

γδT 细胞通过多种不同的方式介导机体抗肿瘤免疫。激活的 γδT 细胞分泌大量细胞因子，这些细胞因子作用于肿瘤细胞或其微环境，IFN-γ 是 γδT 细胞介导的抗肿瘤应答中的重要细胞因子，活化的 γδT 细胞分泌 IFN-γ 具有多种抗肿瘤效应，除能直接抑制肿瘤的生长，还能阻止血管生成和刺激巨噬细胞。来自癌症患者肿瘤部位或血液的 γδT 细胞在体外有很强的对肿瘤细胞的细胞毒性。γδT 细胞提呈抗原给 $CD4^+$ 和 $CD8^+$T 细胞，能诱导较强的适应性抗肿瘤免疫应答。γδT 细胞还能对来自于转化细胞的压力刺激做出应答，具有 MHC 非限制性抗原识别能力。活化的 γδT 细胞能发挥直接细胞毒效应，同时诱导继发的炎症反应，吸引肿瘤特异性 T 细胞。大量活化的 γδT 细胞的过继转移，无论是单独的 γδT 细胞的过继转移还是伴随 CD8 阳性肿瘤特异性 T 细胞的过继转移，都能通过多种方式增强功能障碍的宿主免疫系统。

### （三）参与自身免疫性疾病

研究报道，γδT 细胞在自身免疫性疾病，如风湿性关节炎（RA）和系统性红斑狼疮（SLE）中发挥作用。γδT 细胞作为固有免疫和适应性免疫之间的桥梁，可在特定微环境中发挥类似于 CTLs、Th1/Th2 细胞、Tregs、Th17 细胞和 APCs 的功能。在多发性硬化症的实验性自身免疫性脑脊髓炎（EAE）模型中，γδT 细胞能够调节中枢神经系统炎症，通过 Fas/FasL 诱导 T 细胞凋亡，降低疾病炎症反应。

### （四）参与过敏性疾病

γδT 细胞在过敏性疾病中可能作为效应细胞和免疫调节性细胞发挥作用。过敏性皮炎（AD）是一种复发性皮肤炎症性疾病，患者外周循环 Vγ9Vδ2 T 细胞显著增加；过敏性气道炎症患者 Vγ9Vδ2 T 细胞通过增强全身性 IgE 反应和局部抗体反应性而促进嗜酸性气道炎症。变应性鼻炎（PAR）中，扩增的鼻黏膜 γδT 细胞随着 δ1T 细胞的增加，通过产生 IL-4、IL-5 和 IL-13 在疾病进程中发挥重要作用。

## 九、γδT 细胞相关的实验室技术

γδT 细胞的检测目前常用的实验技术包括流式细胞术和免疫组化，用抗 CD3 抗体和抗 TCRγδ

及其亚型的免疫荧光标记抗体标记 γδT 细胞后行流式细胞仪检测，也可用于 γδT 细胞表面分子及胞内细胞因子分泌的检测；利用免疫组织化学技术可以定位 γδT 细胞在组织中的位置，了解其分布及浸润情况。

γδT 细胞的分离与纯化包括流式细胞分选术和磁珠分选技术，前者用抗 CD3 和抗 TCRγδ 荧光抗体标记后分选，纯度较高，可用于细胞共培养、细胞过继转移和 γδT 细胞 RNA、DNA 或蛋白的提取；利用抗 TCRγδ 磁珠阳性分选可分离较高纯度的 γδT 细胞，磁珠对细胞影响小，分离的细胞可应用于细胞共培养、过继转移实验和 RNA、DNA 及蛋白的提取等。

γδT 细胞的体外扩增主要为了解决人类或小鼠外周细胞数量少造成的无法满足如细胞培养、细胞共培养或过继转移等后续实验对细胞数量的需求。常用的方法主要是用抗 TCRγδ 和抗 CD28 或抗 CD3 的抗体包被细胞培养板，在 IL-2 的协同下对小鼠 γδT 细胞进行刺激；或利用亚甲基氨基二膦酸盐或类似物，如异戊烯焦磷酸（IPP）、热休克蛋白 70（HSP70）和表位肽（EP6）等对人外周血 γδT 细胞进行体外扩增。

γδT 细胞的功能性检测可以用 ELISA 对培养上清液中的细胞因子进行检测，以此评定 γδT 细胞分泌相关细胞因子的能力；PCR 技术利用特定引物可以检测细胞相关的分子的表达，包括反转录聚合酶链反应（PCR）和实时定量 PCR（real-time PCR）等；western-blot 可用于检测 γδT 细胞相关蛋白表达的高低，多用于研究 γδT 细胞信号转导通路机制；利用 CFSE、PI 或 Annexin V 对细胞进行染色后流式细胞术分析细胞凋亡和增殖情况；MTT 试验是以特定细胞数量和比例接种特殊处理的 γδT 细胞和靶细胞，加入 MTT 和溶解剂后，酶标仪检测 OD570/OD630 吸光度，以此分析在特定条件下 γδT 细胞的细胞毒性。

## 展 望

针对 γδT 细胞的实验研究在近几年获得了突破性的进展，但依旧存在许多待深入研究的领域。作为 IL-17 的主要产生来源，γδT 细胞在抗感染免疫领域的生物学地位得以进一步认识和重视，但其在其他领域中的作用还有待商榷。γδT 细胞作为 APC 的作用越发受到重视，但其对于效应 γδT 细胞的影响尚未清楚。γδT 细胞的生物学复杂性表现在它还可以发挥调节作用，调节性 γδT 细胞及其亚群在治疗肿瘤中具有良好的前景。除此之外，人类 γδT 细胞功能性亚群分化、配体或抗原的发现及共刺激受体与抑制性受体的交互作用机制等领域都有待深入研究。

（白 虹）

### 参考文献

[1] Chen H，Zou M，Teng D，et al. Characterization of the diversity of T cell receptor γδ complementary determinant region 3 in human peripheral blood by Immune Repertoire Sequencing. Journal of Immunological Methods，2017，443：9-17.

[2] LisaFenzl，W. Göbel T，Marie-LuiseNeulen. γδ T cells represent a major spontaneously cytotoxic cell population in the chicken. Developmental & Comparative Immunology，2017，73：175-183.

[3] Dyugovskaya L，Hirsh M，Ginsburg H. Phenotypic profile and functional characterization of rat lymph node-derived gammadelta T cells：implication in the immune response to cytomegalovirus. Immunology，2003，108：129-136.

[4] Hsu H，Chen C，Nenninger A，Holz L，et al. WC1 is a hybrid γδ TCR coreceptor and pattern recognition receptor for pathogenic bacteria. J Immunol，2015，194：2280-2288.

[5] Cheung AKL，Kwok H-y，Huang Y，et al. Gut-homing Δ42PD1+Vδ2 T cells promote innate

mucosal damage via TLR4 during acute HIV type 1 infection. Nature Microbiology, 2017, 2: 1389–1402.

[ 6 ] Zhang J, Wang J, Pang L, et al. The co-stimulatory effects of MyD88-dependent Toll-like receptor signaling on activation of murine γδ T cells. PLoS ONE, 2014, 9: e108–156.

[ 7 ] Guranda Chitadze, Hans-Heinrich Oberg, Daniela Wesch, et al. The ambiguous role of γδ T lymphocytes in antitumor immunity. Cell Press, 2017, 38: 668–678.

[ 8 ] Wu Y-L, Ding Y-P, Tanaka Y, et al. γδ T cells and their potential for immunotherapy. International Journal of Biological Sciences, 2014, 10: 119–135.

[ 9 ] Wu D, Wu P, Qiu F, et al. Human γδT-cell subsets and their involvement in tumor immunity. Cellular & Molecular Immunology, 2017, 14: 245–253.

[10] Turchinovich G, C. Hayday A. Skint-1 identifies a common molecular mechanism for the development of interferon-γ-secreting versus interleukin-17-secreting γδ T cells. Immmunity, 2011, 35: 59–68.

[11] Rei M, Gonçalves-Sousa N, Lanç T, et al. Murine CD27 (−) Vγ6 (+) γδ T cells producing IL-17A promote ovarian cancer growth via mobilization of protumor small peritoneal macrophages. Proc Natl Acad Sci U S A, 2014, 111: E3562–3570.

[12] Vantourout P, Hayday A. Six-of-the-best: unique contributions of γδ T cells to immunology. Nature Reviews Immunology, 2013, 13: 88–100.

CME TEXTBOOKS NATIONAL PROJECT

# 第 11 章 巨噬细胞及实验研究进展

巨噬细胞是固有免疫的重要组成，在机体防御病原微生物感染、肿瘤、过敏性疾病、代谢类疾病、组织损伤修复等发生发展过程中发挥着极其重要的作用。本章将对巨噬细胞的起源、特异性发展和功能，以及在机体代谢和疾病中作用的研究进展进行简单概述。

## 一、巨噬细胞的起源

目前研究认为组织定居巨噬细胞（tissue-resident macrophage，trM）至少有 3 个来源（表 11-1）。第 1 个来源是卵黄囊（yolk sac，YS），在集落刺激因子-1 受体（receptor of colony stimulating factor-1，CSF1R）和它的配体 IL-34 和集落刺激因子-1（colony stimulating factor-1，CSF）控制下，其分化细胞在各器官组织中均有分布，且高表达 F4/80。第 2 个来源是胎儿肝，部分成年朗格汉斯细胞（Langerhans cell，LC）来源于此，另一部分 LC 是从卵黄囊中衍生出来的。第 3 个来源是骨髓（bone marrow，BM）中的造血干细胞（hematopoietic stem cell，HSC），单核细胞祖细胞（monocyte dendritic cell progenitor，MDP）一部分分化为树突细胞祖细胞（committed dendritic cell progenitor，CDP），在 fms 样酪氨酸激酶 3 配体（fms-like tyrosine kinase 3 ligand，FLT3L）的作用下分化为 DC，另一部分在 CSF1 的作用下分化为单核细胞。$Ly6c^+$ 单核细胞在 FLT3 的作用下分化为 F4/80 低表达巨噬细胞和经典的 steinman DCs，后者具有持续自我更新的能力。$Ly6c^-$ 单核细胞的作用目前不详（图 11-1）。

**表 11-1　体内 trM 的来源**

| 组织 | trM | 起源 |
|---|---|---|
| 脑 | 小胶质细胞 | YS 巨噬细胞 |
| 肝 | Kupffer 细胞 | 大部分 FL 单核细胞，少量 YS 和 BM 单核细胞 |
| 皮肤 | LC | 20%YS 巨噬细胞，80%单核细胞 |
| | 真皮巨噬细胞 | FL 和 BM 单核细胞 |
| 心脏 | 心脏巨噬细胞 | FL 和 BM 单核细胞 |
| 肾 | 肾脏巨噬细胞 | FL 和 BM 单核细胞 |
| 脾 | 红髓巨噬细胞 | FL 单核细胞 |
| 肺 | 肺泡巨噬细胞 | FL 单核细胞 |

续 表

| 组织 | trM | 起源 |
|---|---|---|
| 腹膜 | 腹膜巨噬细胞 | FL 单核细胞 |
| 胰腺 | 胰腺巨噬细胞 | FL 和 BM 单核细胞 |
| 肠 | 肠 | FL 和 BM 单核细胞 |

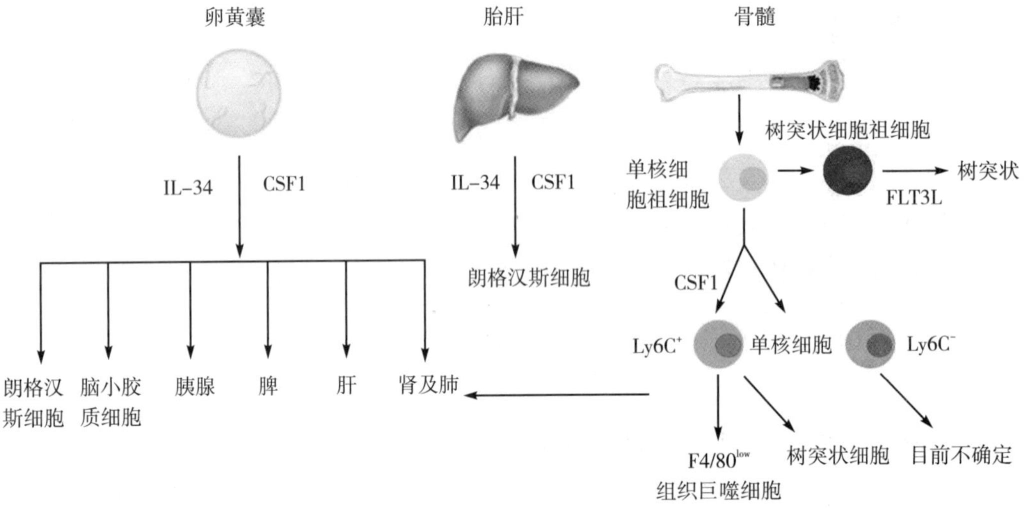


图 11-1 巨噬细胞的来源及分化

## 二、巨噬细胞的自我更新

体内巨噬细胞具有不同起源的更新途径。在机体稳态时除肠道外的 trM 都能够通过局部自我更新在成体内维持；机体发生炎症时，起源于胚胎和 BM 的巨噬细胞都能够自我更新。成体内 trM 自我更新的发生不受成体状态的影响，即在成体稳态下，trM 主要通过胚胎时期起源的 trM 的自我更新途径维持数量，且与 BM 单核细胞补充途径独立存在，在炎症或某些疾病时需要 HSC 快速分化出大量巨噬细胞作用于发病组织，而炎症过后的 trM 又主要通过胚胎时期起源的巨噬细胞的自我更新维持数量。

生物体出生后 BM 来源单核细胞能够立即分化为巨噬细胞，并且在以后的生命历程中能够不断自我更新。trM 不管起源自哪里，是 YS 巨噬细胞还是 BM 单核细胞，均能够自我更新。学者们通过基因转录水平的研究，发现转录因子 MafB（macrophage activating factor B）和 C-maf（C-macrophage activating factor），对 trM 的自我更新有重要的调控作用，如果同时敲除机体内 *MafB* 和 *C-maf* 基因，可以启动体内 trM 的自我更新程序，这一具有重大意义的研究发现再次从基因水平强有力地证实了巨噬细胞的自我更新能力，并为巨噬细胞自我更新基因水平上的研究奠定了基础。通过对比敲除 *MafB* 和 *C-maf* 基因的巨噬细胞与野生型静息状态 BM 起源的巨噬细胞发现，*MafB* 和 *C-maf* 能够抑制一段与细胞自我更新相关的基因序列的表达，当生物体需要补充巨噬细胞数量时，如炎症时，巨噬细胞则能够通过暂时下调 *MafB* 和 *C-maf* 转录而激活这段基因的表达，进而启动自我更新，同时这段基因序列也控制胚胎干细胞的自我更新。

## 三、巨噬细胞的极化分型与功能

### （一）巨噬细胞的极化分型

巨噬细胞在固有免疫和适应性免疫反应中起着关键性的作用，是炎性反应中主要的调节细胞。当宿主发生病原体感染后，巨噬细胞在有效清除病原体方面起了关键的作用。但是，如果促炎作用在适当的时期没有终止，就会导致组织损伤。因此，在发生炎症反应之后，必须要有组织的修复过程。这个过程巨噬细胞发生了功能的改变，即巨噬细胞极化。疾病的不同时期、组织内在环境的改变及产生细胞因子的变化将会诱导产生不同极化状态的巨噬细胞来分别介导促炎或抑制炎性反应。不同类型的巨噬细胞具有各自的特征，即巨噬细胞具有明显的异质性，它们在表面分子的表达、细胞因子及趋化因子的分泌等功能方面都有不同（表 11-2）。

通过干扰素-γ（interferon-γ，IFN-γ）及细菌脂多糖（lipopolysaccharide，LPS）活化的经典巨噬细胞即为 M1 型巨噬细胞（M1）。M1 型巨噬细胞分泌大量的 IL-12、IL-23，但 IL-10 的分泌量低，并且 M1 型巨噬细胞能有效产生效应分子如诱导型一氧化氮合成酶（inducible nitric oxide synthase，iNOS）、环氧化酶-2（cyclooxygenase-2，COX-2）及炎性细胞因子如 TNF、IL-6、IL-12、IL-15 等，另外也会促进一些趋化因子如单核细胞趋化蛋白-1（monocyte chemoattractant protein-1，MCP-1）、CC 趋化因子配体-2（CC chemokine ligand-2，CCl-2）、CC 趋化因子配体-5（CC chemokine ligand-5，CCl5）、CXCL1、CXCL2、CXCL3、CXCL5、CXCL8、CXCL9、CXCL10 和 CCL2、CCL3、CCL4、CCL5、CCL11、CCL17 的分泌。另外，M1 巨噬细胞也会分泌某些细胞基质蛋白，如胶原样结构巨噬细胞受体（macrophage receptor with collagenous structure，MARCO）和基质金属蛋白 9（matrix metalloproteinases，MMP9）。M1 巨噬细胞活化可以促进胞内尿氨酸酶（kynureninase，KYNU）及吲哚胺-2，3-双加氧酶（indoleamine 2，3-dioxygenase 1，IDO1）等物质。M1 巨噬细胞在 Th1 反应中成为诱导性及效应性细胞，在炎症早期承担着重要作用，起着促炎作用，帮助机体清除病原体。

通过 Th2（T helper cell-2）细胞因子如 IL-4、IL-13 及免疫复合物（immune complexes，Ic）或糖皮质激素（glucocorticoids，GC）等活化的巨噬细胞为非经典巨噬细胞即 M2 型巨噬细胞（M2），分泌抑炎症因子，发挥抑制炎症反应及组织的修复作用。其中 M2 型巨噬细胞又包括 3 种亚型：M2a、M2b 和 M2c。M2a 是由 IL-4 或 IL-13 诱导而来的，M2b 是由 Ic 及 Toll 样受体（TLR）激动剂或 IL-1R 诱导而来的，而 M2c 则是由 IL-10 和糖皮质激素诱导而来。M2a、M2b 发挥免疫调节作用，促进 Th2 型免疫反应，而 M2c 有抑制免疫反应及组织重构作用。M2 巨噬细胞的所有亚类都具有分泌少量 IL-12 和 IL-23 的特点，且一般都高表达或分泌精氨酸酶 1（argininase-1，Arg1）、巨噬细胞甘露糖受体 1（macrophage mannose receptor 1，Mrc1，亦称 CD163）、抵抗素样分子（resistin like molecules，也称 Fizz1）、几丁质酶样分子 3（chitinase 3 like 3，Chi3l3，也称 Ym1）、稳定素 1（stabilin-1，STAB1）、凝血因子 XIII A 链（coagulation factor XIII A chain，F13A1）、纤连蛋白（fibronectin，FN）、三酰甘油（triglyceride，TG）和 C 型凝集素-1 甘露糖受体（C type 1 of mannose receptor，MRC1）等分子。尽管 M1 巨噬细胞中精氨酸代谢很丰富，产生大量的一氧化氮合成物，但是精氨酸代谢途径却主要存在于 M2a 和 M2c 细胞中，产生鸟氨酸及脯氨酸。活化的 M2 主要分泌 IL-10。此外，M2 巨噬细胞还分泌 IL-8、干扰素诱导性蛋白 10（interferon-induced protein-10，IP-10）、巨噬细胞炎性蛋白 1（macrophage inflammatory protein-1，MIP-1）等。

**表 11-2 巨噬细胞分型及相关分子表达**

| 类别 | 种属 | M（IL-4） | M（Ic） | M（IL-10） | M（GC+TGF-β） | M（GC） | M（LPS） | M（LPS+IFN-γ） | M（LPS） |
|---|---|---|---|---|---|---|---|---|---|
| 细胞因子信号抑制因子 SOCS | 鼠 | pStat6<br>pStat1<br>Socs2<br>IRF4 | | Stat3<br>Nfil3<br>Socs3<br>Sbno2 | | | pStat1<br>Socs1<br>IRF5<br>Nfkbiz | pStat1<br>Socs1<br>Nfkbiz | pStat1<br>Socs1<br>Nfkbiz |
| | 人 | Socs1<br>GATA3<br>IRF4 | | Socs3 | ID3<br>RGS1<br>pSMAD2 | | IRF5 | pStat1<br>Socs1<br>IRF1 | pStat1<br>IRF5 |
| 细胞因子 | 鼠 | | IL-10<br>IL-6 | IL-10 | | | TNF<br>IL-6<br>IL-27 | TNF<br>IL-6<br>IL-27<br>IL-23α<br>IL-12α | |
| | 人 | | | | | | TNF<br>IL-6<br>IL-1B | TNF<br>IL-6<br>IL-1B<br>IL-23α<br>IL-12α<br>IL-12β | |
| 趋化因子 | 鼠 | CCL17<br>CCL24<br>CCL22 | CXCL13<br>CCL1<br>CCL20 | | | | | | |
| | 人 | CCL4<br>CCL13<br>CCL17<br>CCL18 | | | | | CXCL10<br>IL-8 | CCL5<br>CXCL9<br>CXCL10<br>CXCL11 | CCL18 |
| 清道夫受体 | 鼠 | | | | | | Marco | Marco | |
| | 人 | MRC1<br>STAB1<br>MARCO<br>CD163 | | | | STAB1<br>MARCO<br>CD163 | | | |
| 基质蛋白 | 鼠 | | | | | | | | |
| | 人 | FN<br>TGF-β1<br>MMP1<br>MMP2<br>TG<br>F13A1 | | | | F13A1 | NMP9 | | |
| 氨基酸代谢 | 鼠 | Arg1+++ | NOS2 | | | | Arg1+<br>NOS2+ | Arg1+<br>NOS2+++ | Ido1<br>NOS2+++ |
| | 人 | | | | | | | IDO1<br>KYNU | IDO1<br>KYNU |

注：Nfil3. nuclear factor interleukin-3 regulated，白介素-3 调节的核转录因子；ID3. inhibitors of differentiation/DNA binding 3，分化抑制因子 3，又称 DNA 结合抑制因子 3；Sbno2. bovine protein strawberry notch homolog 2，牛蛋白草莓 notch 同源物 2；Nfkbiz. NF-kappa-B inhibitor zeta，核转录因子抑制剂 zeta；Sma$^-$ and Mad$^-$ related protein，Sma$^-$ and Mad$^-$相关蛋白；RGS1，regulator of G protein 1，G 蛋白调节分子；引自 Murray PJ，Allen JE，Biswas SK，et al. Macrophage activation and polarization：nomenclature and experimental guidelines. Immunity，2014，17，41（1）：14-20

### （二）巨噬细胞的吞噬功能

M1 型巨噬细胞和 M2 型巨噬细胞都能吞噬胶乳颗粒，但与 FcrR（Fc receptor gamma）所介导的吞噬（如对致敏红细胞的吞噬）有很大的区别，M2 型巨噬细胞有更强大的吞噬功能。98%的 M2 型巨噬细胞能吞噬致敏红细胞，而只有 30%左右的 M1 型巨噬细胞才具有这种功能。研究结果表明脾酪氨酸激酶（spleen tyrosine kinase，Syk）在 FcrR 介导的对红细胞的吞噬过程中起着重要作用。Syk 激酶缺陷型小鼠的巨噬细胞缺乏对 FcrR 结合的颗粒的吞噬作用，而且在 FcrR 诱导的信号转导包括细胞内的酪氨酸磷酸化及丝裂原活化的蛋白激酶活化方面都有欠缺。对缺乏 Src 家族激酶如 Hck、Fgr、Lyn 的研究表明这些激酶虽然对吞噬作用并不是必需的，但是能促进 FcrR 介导的吞噬作用。另外，FcrR、Syk 和酪氨酸激酶 Src 家族之间的功能联系已经被发现。因此 M1 型巨噬细胞吞噬作用的缺陷可能与这些激酶与 FcrR 间的联系有关。

## 四、巨噬细胞功能的调控

巨噬细胞极化为不同表型，源于不同刺激因素通过细胞膜受体和向胞内传导，最终诱导特定基因表达而具有不同表型。转录因子是决定特定基因表达的关键因素，并且与信号转导各分子之间具有密切的联系。新近的研究显示各种代谢亦和巨噬细胞功能密切相关。

### （一）核因子 κB

核因子 κB（nuclear factor κB，NF-κB）活化后，转位进入细胞核后直接与免疫球蛋白的 k 轻链基因增强子 IKB 序列特异性结合，诱导靶基因 *mRNA* 合成，从而促进相关基因的转录、表达。在 LPS 刺激巨噬细胞向 M1 极化过程中，NF-κB 起到了不可或缺的作用。LPS 作为胞外刺激信号，先被宿主的 LPS 结合蛋白（lipopolysaccharide binding protein，LBP）识别并形成高亲和力复合体。此高亲和力复合体再通过 CD14 蛋白的参与，与细胞表面髓样分化蛋白-2（myeloid differentiation protein-2，MD-2）/TLR4 复合体结合，启动细胞内下游 NF-κB 信号转导因子的激活。TLR4 介导的 LPS 激活反应存在两条信号通路，即早期的 MyD88 依赖的信号通路和晚期的 MyD88 非依赖的信号通路。这两条信号通路都通过活化 IKK 而使 IKB 磷酸化，从而使 NF-κB 解离活化。除此之外，由 LPS 刺激细胞自分泌产生细胞因子 IL-1β、TNF-α 等，通过前馈作用进一步维持 NF-κB 的活化。M1 巨噬细胞特异标志物基因的启动子区域含有 κB 位点，如 iNOS、MCP-1 COX-2、CCl2、CCl5 等，活化的 NF-κB 可与这些标志性基因的 κB 位点结合，从而促进 M1 型巨噬细胞标志性基因的表达。

### （二）信号转导子和转录激动子

信号转导子和转录激动子（signal transducers and activators of transcription，STAT）首次被发现时是作为 DNA 结合蛋白，后来的研究表明它属于核转录因子，能将信息传递和靶基因表达两重功能偶联在一起。STAT 分布广泛，在静息状态下存在于细胞质中，在细胞外配体、细胞因子和生长因子等刺激下，转位进入细胞核。现已发现至少有 6 种 STAT：STAT1、STAT2、STAT3、STAT4、STAT5 和 STAT6，对多种细胞因子、生长因子进行转录调节，对细胞分化、增殖、迁移、凋亡等生物学过程发挥重要作用。

**1. STAT1 和 STAT2**　IFN-γ 作用于细胞表面的 IFN 受体之后，诱导胞内 JAK1/2（janus kinase 1/2）介导的酪氨酸磷酸化，继而诱导 STAT1 磷酸化，磷酸化的 STAT1 进一步二聚化形成同源二聚体。此同源二聚体转入细胞核内，与促进 M1 极化的靶基因启动子区域的顺式作用元件结合，直接启动 *iNOS*、*IL-12* 和 CXC 趋化因子配体 10（C-X-C chemokine ligand 10，*CXCL10*）等靶基因的转录。STAT1 和 STAT2 均与 LPS 介导的 M1 极化有关。LPS 刺激后，由 IFN-β TIR 结构域衔接蛋白（TIR-domain-containing adaptor inducing interferon-β，TRIF）依赖的 TLR4 信号转导通路激活调节 Ⅰ 型 IFN 表达的关键转录因子 IRF3（IFN regulatory factor 3，IRF3）。IRF3 在细胞处于静息状态时以无活性的单体形式存在于胞质中。细胞激活后，IRF3 即发生磷酸化，形成 IRF3-IRF3 同源二聚体或与 IRF7 形成 IRF3-IRF7 异源二聚体，进入细胞核引起 Ⅰ 型 IFN 的表达。继而自分泌产物 IFN-β 活化 Ⅰ 型 IFN 受体，进一步触发 STAT1 和 STAT2 磷酸化。如前所述，STAT1 磷酸化可直接促进 M1 极化。STAT1-STAT2 异源二聚体能够募集 IRF9，IRF9 作为 IFN 激活基因因子-3（IFN-stimulated gene factor-3，ISGF-3）复合物的一部分，转位入核，结合 *iNOS*（*NOS2*）、*Ciita*（MHC class Ⅱ transactivator）和 *IL-12* 等基因启动子区域，激活这些基因表达。以 NOS2 表达为代表的杀菌活性、以 MHC-Ⅱ表达为代表的抗原提呈能力及 IL-12 产物的高表达，均为 M1 型巨噬细胞的特征，STAT1-STAT2 异源二聚体可促进 M1 极化。另外 STAT1 和 IRF5（IFN regulatory factor 5，IRF5）相互作用也可诱导巨噬细胞向 M1 极化。STAT2 与 STAT1 结合，并与 IRF9 共同形成转录复合物，组成核转位复合物干扰素刺激基因因子 3（interferon-stimulated gene factor 3，ISGF3），诱导下游靶基因的转录，促进巨噬细胞向 M1 方向极化。

**2. STAT3** STAT3 是 IL-10 发挥抗炎介质作用的关键转录调节因子，与 IL-10 受体结合形成复合物后，通过细胞内 JAK1 活化 STAT3，抑制包括肿瘤坏死因子 α（tumor necrosis factor α，TNFα）、IL-1β、IL-12、IFN-γ 在内的促炎细胞因子表达，从而使巨噬细胞向 M1 方向极化的能力受到抑制。

**3. STAT4** *STAT4* 基因的选择性剪接形式缺乏 C-末端氨基酸组成的转录激活结构域，剪接体称为 STAT4β，而全长基因被称为 STATα。STAT4 作用的发挥与细胞因子密切相关。多种细胞因子与各自受体结合后激活 JAK，激活的 JAK 可使 STAT4 发生磷酸化，进而调控基因转录。IL-12 是 STAT4 标志性的激活因子。STATα 和 STAT4β 在 IL-12 诱导的信号通路中担当不同的角色。STATα 激活与 IFN-γ 产生相关，而 STAT4β 是 IL-12 触发细胞增殖反应的关键分子。生理情况下，STAT4 在巨噬细胞内的表达是激活依赖性的，STAT4 对巨噬细胞的发育及功能都有影响。STAT4 的缺失可导致肥胖小鼠体内 M2 巨噬细胞的增多。Ⅰ 型 IFN 与其受体结合后，虽然主要诱发了 STAT1 和 STAT2 的磷酸化，但是在一定程度上也诱导了 STAT4 的磷酸化。STAT4 可能通过促进巨噬细胞向 M1 方向极化，来进一步对免疫进行调节。

**4. STAT5** 在哺乳动物中 STAT5 存在 2 种同源异构体：STAT5A 和 STAT5B，分别由 793 和 786 个氨基酸构成，在氨基酸序列上，它们有 96% 的同源性，主要不同是位于 C 端的磷酸化区域和转录激活区域。它们在功能上各有特点，但是也有重叠，均与巨噬细胞的活化和分化关系密切。IL-2 刺激小鼠静息态巨噬细胞 RAW264. 7 细胞，伴随着 M1 型巨噬细胞特异性标记分子 TNF-α、IL-12 表达上调，STAT5 磷酸化蛋白水平也显著升高。STAT5 缺失抑制了 IL-3 诱导 M2 型极化，却不影响 IL-4 诱导的 M2 极化。

**5. STAT6** STAT6 是 IL-4 和 IL-13 介导 M2 极化的关键转录因子，而 IL-4 和 IL-13 受体分享同一个关键信号转换因子 IL-4Rα。研究发现，将 IL-4Rα 条件性敲除，将会造成 M2 型巨噬细胞缺失。反之，STAT6 可上调包括 Arg1、CD163、Fizz1 和 Ym1 在内的 M2 型巨噬细胞相关基因表达。

### （三）细胞因子信号抑制因子

细胞因子信号抑制因子（suppressors of cytokine signaling，SOCS）是 STAT 蛋白的内源性抑制

药，通过负反馈抑制细胞因子信号抑制 JAK/STAT 信号通路参与巨噬细胞的极化。SOCS 家族是一组胞内蛋白，由至少 8 种成分组成，即 SOCS1～7 和 CIS。它们具有相似的结构，包括 N 区、中央的 SH2 结构域和 C 区的 SOCS 盒。SOCS 盒能够将 SOCS 蛋白偶联到 cullin-RING E3 连接酶（cullin-RING ligase E3 enzyme，CRL E3）复合物上，促使特异信号蛋白的降解。SH2 结构域可与其他信号蛋白的磷酸化酪氨酸残基相结合，不同的 SOCS 通过此结构识别各自的目标，进而调节多种细胞因子的信号转导。SOCS1 和 SOCS3 可通过特有的蛋白酶抑制区 KIR（kinase inhibitory region，KIR）抑制细胞因子信号和酪氨酸激酶 JAKs。LPS 刺激 SOCS2 敲除小鼠胞内 STAT1 磷酸化增加，小鼠体内 M1 型巨噬细胞标记物 IL-6、IFN-α 升高，M2 型标记物 IL-10 显著降低。而在 SOCS3 缺失的巨噬细胞中截然相反，即 IL-10 升高、IL-6、IFN-α 降低，出现 STAT6 磷酸化，此现象可通过 IL-4、IL-13 刺激进一步放大。当 SOCS3 缺失时，多种信号出现紊乱，如 IL-6 刺激后，磷酸化的 STAT3 明显增多，并且寿命变长，导致类似于 IL-10 过度活化介导的 STAT3 增多，进而造成的抗炎反应能力增强。SOCS2 可能促进了巨噬细胞向 M2 方向极化，而 SOCS3 则促使向 M1 方向极化，并且外来因素刺激这些已经极化的巨噬细胞并不能再改变它们的表型，可见 SOCS2 和 SOCS3 对巨噬细胞极化起到了非常重要的作用。

### （四）过氧化物酶体增殖物激活受体

过氧化物酶体增殖物激活受体（peroxisome proliferater-activated receptors，PPARs）是一类由配体激活的核转录因子，属于核激素受体超家族成员，它们通过调控靶基因转录参与体内多种生理病理过程。PPARs 有 3 种亚型：PPAR-α、PPAR-δ 和 PPAR-γ，以 PPAR-γ 的研究较为广泛和深入。生理状态下，PPAR-γ 在巨噬细胞内表达水平很低，其高表达可被 IL-4 和 IL-13 所诱导，提示 PPAR-γ 在巨噬细胞向 M2 方向极化中的潜在作用。在人动脉粥样硬化斑块中的巨噬细胞内，具有抗炎特性的 PPAR-γ 的表达与 M2 表面标记物的表达成正比。将巨噬细胞内 PPAR-γ 删除，出现向 M2 极化的抵抗。PPAR-γ 可以直接与 NF-κB 的亚基 p65/p50 结合，发生蛋白质-蛋白质相互作用，形成转录抑制复合物，降低了 NF-κB 与 DNA 结合活性，从而抑制基因表达。PPAR-γ 还可以通过竞争结合辅助激活因子 CBP 和 p300 抑制 NF-κB 的转录。在 PPAR-γ 介导的基因调节过程中，STAT6 起到了重要作用，STAT6 促进巨噬细胞和树突状细胞 PPAR-γ 调节的基因表达。PPAR-γ 与 IL-4-STAT6 轴之间的相互作用能够平行调节 M2 表型。此外，PPAR-δ 的激活在代谢组织中具有诱导 M2 极化的功能，它的表达也是通过 IL-4-STAT6 信号通路实现的。与 PPAR-γ 的缺乏类似，PPAR-δ 的缺乏也能够造成巨噬细胞向 M2 方向极化的抑制，导致肥胖、胰岛素抵抗和脂肪肝。PPAR-α 也可以促进巨噬细胞向 M2 极化。

### （五）HIF-1α

细菌感染和肿瘤发生中的低氧环境诱导的 HIF 活化也参与巨噬细胞的极化过程。HIF-1α（hypoxia inducible factors）通过诱导 iNOS 的产生，促进 M1 的形成；而 HIF-2α 诱导表达的 Arg1，结合 iNOS 的底物 L-精氨酸［L（+）-arginine］，竞争性抑制 NO 的生成，利于 M2 型巨噬细胞的生成。

### （六）微小 RNA

近年的研究表明，微小 RNA（microRNAs，miRNAs）在巨噬细胞的极化中也发挥着调节作用。在 LPS/IFN-γ 诱导 M1 型巨噬细胞过程中，miR-27a、miR-29b、miR-45、miR-125a、miR-127-3p、miR-146a、miR-155-5p、miR-181a、miR-204-5p 表达上升；在 M2 型巨噬细胞的极化中，miR-

125-5p、miR-143-3p、miR-145-5p 和 miR-146a-3p 表达下调，而 miR-26a 和 miR-193b 表达上调。通过调节 miR-155 的表达，Akt1（serine/threonine protein kinases-1）敲除的巨噬细胞倾向于极化成 M2 型，而 Akt2（serine/threonine protein kinases-2）倾向于 M1 型。肿瘤相关巨噬细胞中表达 C/EBPβ（CCAAT/enhancer-binding protein β），促进 M2 的形成；在 LPS 诱导的 M1 型巨噬细胞中，miR-155 表达上升，抑制 C/EBPβ 的表达，而减少 M2 型细胞标记分子 Arg1 的表达，促进 TNF-α、IL-1、IL-6 等相关 M1 型细胞标记分子的产生。乙醇和 HCV（Hepatitis C virus）刺激会引起单核细胞 miR-27a 的表达升高，导致单核细胞激活、M2 极化及 IL-10 分泌增多。

### （七）长链非编码 RNA 的调控作用

经过芯片检测，有多条长链非编码 RNA（long non-coding RNAs，lncRNA）参与巨噬细胞的极化。在 IFN-γ+LPS 诱导的 M1 型巨噬细胞中，TCONS_00019715I 表达明显上升。敲除 TCONS_00019715I 可以促进 M1 型巨噬细胞向 M2 型巨噬细胞转化。LncRNA-RIK 通过激活 STAT6 信号通路调控巨噬细胞 M2 型极化。

### （八）代谢与巨噬细胞

M1 型巨噬细胞代谢的主要特点包括：糖酵解水平明显增强、铁蛋白高表达、膜铁转运蛋白低表达、谷胱甘肽水平高、环氧合酶 2（cyclooxygenase 2，COX2）高表达、COX1 低表达、iNOS2 活性增强，精氨酸酶 1（arginase 1，Arg1）活性减弱。M2 型巨噬细胞分泌抑炎细胞因子，如 IL-10、IL-1 受体拮抗药，并高表达 Mrc1、Fizz1、Arg-1 和 Ym1，在炎症后期由病原微生物造成的组织损伤修复和重塑中起到重要作用。M2 型巨噬细胞代谢的主要特点包括：脂肪酸氧化水平增强、铁蛋白低表达、膜铁转运蛋白高表达、谷胱甘肽水平低、COX2 低表达、COX1 高表达、iNOS 活性减弱、Arg1 活性增强。

**1. 糖代谢与巨噬细胞功能的关系** 不同极化状态的巨噬细胞糖代谢方式各异。IFN-γ 和 LPS 激活的巨噬细胞通过无氧糖酵解提供能量，该过程中 6-磷酸果糖-2 激酶（6-phosphofructo-2-kinase，PFK2）由肝型 PFK2（liver-type PFK2，L-PFK2）向泛布性 PFK2（ubiquitous PFK2，mPFK2）转变，继而产生更多的果糖-2，6-促进反应的进行，而 IL-4 刺激的巨噬细胞糖代谢过程与之相反。这种差异可能与细胞功能不同有关：M1 型巨噬细胞往往与对抗感染直接相关，这些细胞需要快速杀菌活性，而且一般受伤组织处微环境为缺氧状态，因此无氧糖酵解是满足 M1 型巨噬细胞能量需要最直接、最佳的选择。相反，M2 型极化与组织重塑、修复、伤口愈合相关，这些活动需要细胞内持续的能量供给，所以有氧糖酵解更适合满足 M2 型巨噬细胞的需求。在戊糖磷酸途径中，碳水化合物激酶样蛋白（carbohydratekinase-like protein，CARKL）作为景天庚酮糖激酶，催化景天庚酮糖生成 7-磷酸景天庚酮糖（7-phosphate sedoheptulose，S7P）。LPS 刺激巨噬细胞会促进核因子 NF-κB 调节的细胞因子（IL-6、TNF-α）分泌并抑制 CARKL 的表达。M1 型巨噬细胞中 CARKL 的低表达使得戊糖磷酸途径代谢增加，耗氧率（oxygen consumption rate，OCR）降低，还原型烟酰胺腺嘌呤二核苷酸/氧化型烟酰胺腺嘌呤二核苷酸，还原型谷胱甘肽/氧化型谷胱甘肽增加。而 IL-4 刺激的 M2 型巨噬细胞中 CARKL 表达水平与未活化巨噬细胞相似，戊糖磷酸途径代谢减少，OCR 和糖酵解过程与未极化细胞水平相似。LPS 促进会导致巨噬细胞内“Warburg 效应”的发生：线粒体氧化磷酸化（oxidative phosphorylation，OXPHOS）水平降低，无氧糖酵解过程增强。LPS 通过丝裂原活化蛋白激酶（mitogen-activated protein kinase，MAPK）和 NF-κB 通路提高缺氧诱导因子 1α（hypoxia inducible factor-1α，HIF-1α）基因转录水平，并伴随 TLR4 依赖的脯氨酰羟化酶 mRNA 水平的降低。LPS 诱导的 OXPHOS 降低导致三羧酸循环中间代谢产物的累积，尤其是琥珀酸分泌明显增加。琥珀酸可以从线粒体转移到胞内，抑制脯氨酰羟化酶（prolyl hydroxylase，PHD）活性，通过增加 HIF-1α 的稳定性促进 HIF-1α 的增加。巨噬细胞特异缺失 HIF-1α 导致 IL-1β 表达降低，从而使小鼠对 LPS 诱导的内毒素休克不敏感，死亡率较野生型小鼠低。但 HIF-1α 的缺失不影响其他炎症因子的表达，如 TNF-α 和 IL-6。该研究为解释宿主防御反应及天然免疫疾病提供了新机制。巨噬细胞经常出现在处于缺氧状态的组织中，如脂肪组织、肿瘤组织，并且缺氧状态明显影响巨噬细胞功能。HIF-1α 作为缺氧状态下调控巨噬细胞功能的重要分子，可以通过诱导相关酶和转录子的表达，促进糖酵解和戊糖磷酸途径，从而影响巨噬细胞生物学功能。同时，HIF-1α 可以促进巨噬细胞促炎基因的表达、增强吞噬能力，影响抗菌肽和颗粒酶的产生，在炎症反应中起重要作用。HIF-1α 的缺失会使巨噬细胞杀菌能力降低，促炎细胞因子分泌减少。研究发现，HIF-1α 有助于在 LPS 刺激或缺氧条件下合成 iNOS 和提高其他缺氧反应元件（hypoxia response elements，HRE）-依赖的酶转录活性。

**2. 脂代谢与巨噬细胞功能**　近来脂类组织学的研究证实，脂代谢与巨噬细胞活化有关，脂代谢可以通过调节膜流动性有助于巨噬细胞吞噬，并为该过程提供能量。然而，在胆固醇吸收过剩时，巨噬细胞的胆固醇代谢异常导致一系列病理学改变：巨噬细胞内丰富的内质网膜和游离胆固醇促进胆固醇酰基转移酶（cholesterol acyltransferase 1，ACAT1）酯化反应，进而导致更多游离胆固醇产生，增加通过脂筏引起的炎症信号，尤其是 TLR 信号和 NF-κB 信号。TLR 起始的信号通路引起巨噬细胞脂类代谢发生改变，TLR 激动剂促进二十碳五烯酸、二十二碳六烯酸合成非典型类花生酸类物质，在 M2 型巨噬细胞组织损伤修复过程中产生具有抑炎作用的脂质调节药，如消解素（resolvin）和保护素。脂肪酸吸收和脂肪酸氧化水平在 IL-4 刺激的 M2 型巨噬细胞中明显升高，而在 M1 型巨噬细胞中受到抑制。人巨噬细胞极化与神经鞘脂调节子、鞘氨醇、神经酰胺水平相关。组织学方法分析发现，M1 型与 M2 型巨噬细胞的分布不同，M1 型巨噬细胞常分布在脂质含量丰富的部位。小鼠体外动脉粥样硬化实验结果显示，M1 型巨噬细胞促进斑块的形成，M2 型巨噬细胞可以缓解斑块造成的炎症反应。花生四烯酸通路可以在炎症反应中合成促炎脂质调节药，如前列腺素 E2（prostaglandin E2，PGE2）和前列腺素 D2（prostaglandin D2，PGD2），花生四烯酸是细胞核内肝 X 受体（liver X receptor，LXR）的配体之一，LXR 可以阻止花生四烯酸重塑 TLR4 效应元件，从而抑制 TLR4 激活的巨噬细胞活化，因此花生四烯酸抑炎效应是部分依赖于 LXR 途径起作用的。人类 M1 型和 M2 型巨噬细胞与花生四烯酸通路相关酶的表达水平是不同的：IFN-γ/LPS 刺激的 M1 型巨噬细胞高表达 COX2，低表达 COX1、白三烯 A4 水解酶、凝血氧烷 A 合酶 1、花生四烯酸-5-脂肪氧化酶（arachidonate 5-lipoxygenase，ALOX5），胆固醇前体浓度高；而 IL-4 刺激的巨噬细胞高表达 ALOX15 和 COX1。同时，24-脱氢胆固醇还原酶（24-dehydrocholesterol reductase，DHCR24）催化合成花生四烯酸，在高脂饮食喂养的小鼠体内抑制 DHCR24 的表达导致巨噬细胞 M1 型激活。

**3. 氨基酸代谢与巨噬细胞功能的关系**　在巨噬细胞中，L-Arg 的细胞内代谢主要受 2 种酶调节：iNOS 和 Arg1。iNOS 催化 L-Arg 成为 NO 和 L-瓜氨酸。NO 起到杀菌作用，L-瓜氨酸在尿素循环中进一步被利用。Arg1 可以催化 L-Arg 生成鸟氨酸和脲氨酸，促进胶原合成、细胞增殖及组织重塑中多聚胺的形成。在小鼠实验中发现，IL-4 刺激的 M2 型巨噬细胞 Arg1 活性升高，但目前在人类巨噬细胞中并没有发现类似结果。此外，半胱氨酸、色氨酸、L-精氨酸来源的代谢产物可能参与髓系细胞的免疫调节作用。

**4. 铁离子代谢与巨噬细胞功能的关系**　目前研究发现，小鼠和人类巨噬细胞中铁离子代谢水平因 M1 和 M2 型极化状态不同而异。M1 型巨噬细胞高表达铁离子贮存型蛋白如铁蛋白，高表达血红蛋白吸收相关分子 CD163 和 CD94，低表达铁离子输出型蛋白如膜铁转运蛋白。M1 型巨噬细胞的铁离子保留模式有助于抑菌和杀伤肿瘤。相反，M2 型巨噬细胞低表达铁蛋白，高表达膜铁转运蛋白。M2 型巨噬细胞的铁离子输出模式有利于进行免疫调节，促进组织重塑和细胞增殖，因此，铁离子对于巨噬细胞极化有着广泛的生理与病理学意义。

**5. 氧化还原代谢与巨噬细胞功能的关系** M1 型和 M2 型巨噬细胞分别处于“还原”和“氧化”状态。M1 型巨噬细胞重要特征之一是活性氧（reactive oxygen species，ROS）的生成，利于对抗细菌所需要的快速、有力反应特性。有关 M2 型巨噬细胞氧化还原代谢的研究甚少，因此以下主要总结了 M1 型巨噬细胞氧化还原的特点。M1 型巨噬细胞 ROS 产生增加部分是由于呼吸链的衰减，而糖酵解的增加是为了满足细胞内合成反应所需的 ATP 和维持线粒体膜潜能，防止细胞发生凋亡。与之一致的是，炎性基因的表达也促进葡萄糖吸收和糖酵解的增加，而戊糖磷酸途径中大量产生的还原型烟酰胺腺嘌呤二核苷酸磷酸可以调节 ROS 造成的损伤。此外，巨噬细胞内线粒体募集吞噬了细菌的吞噬小体也会促进 ROS 的增加，提高巨噬细胞的杀菌能力。TLR2 和 TLR4 信号通路激活使得 TNF 受体相关因子 6（TNF receptor-associated factor 6，TRAF6）招募到线粒体，TLR3 和 TLR9 信号的激活使线粒体表面受体蛋白 Toll 信号通路中进化保守的中介分子（evolutionarily conserved signaling intermediate in Toll pathways，ECSIT）激活。TRAF6 和 ECSIT 两种蛋白均是 ROS 产生所必需的。

**6. DNA 甲基化（DNA methylation，DNAm）与巨噬细胞极化** DNAm 模式的异常发生（对 DNA 胞嘧啶残基的化学修饰）对巨噬细胞生物学行为有重要影响。Kruppel 样转录因子（KLF）家族主要参与免疫反应中髓系和淋巴谱系的激活和炎症反应。KLF 被认为是启动巨噬细胞极化的调节分子，主要包括 KLF6 和 KLF10。KLF4 与 STAT6 协同诱导 M2 型巨噬细胞的极化，亦可通过螯合 NF-κB 活化所需共激活物抑制 M1 型巨噬细胞极化。更重要的是，最近有不少研究提出了 KLF4 和 DNAm 之间的关联。C2H2 锌指蛋白（ZnF）识别甲基化 CpG 的过程，涉及可能受 DNA 甲基转移酶（DNA methyctransferace，DNMTs）调控的空间保守的 Arg-Glu 结合域。从机制上讲，KLFs 通过调控 miRNA 和 DNAm 调节巨噬细胞极化。DNMT 负责催化表观遗传基因沉默和不适当的活化 DNAm 的表达。新近研究显示 DNMT 1、3a 和 b 和表观遗传基因沉默有关，并且在 M1 和 M2 中差异表达。DNMT1 通过激活巨噬细胞中的 PPAR-γ 促进 AS 的形成从而介导 M1 细胞极化。PPAR-γ 的启动子结合到 DNMT3b，进而有助于 M1 型脂肪组织巨噬细胞（adipose tissue macrophages，ATMs）极化和炎症。高同型半胱氨酸血症（hyperhomocysteinemia，HHcy）是与 AS 及其他心血管调节因子相关的疾病。HHcy 通过与 CSE 启动子区域结合，增加 DNMT1 表达和 DNA 超甲基化，抑制胱硫醚 γ-裂解酶（cystathionine gamma lyase，CSE）表达和硫化氢（hydrogen sulfide，$H_2S$）的产生，进而促进巨噬细胞炎症细胞因子（TNF-α，IL-1β）的表达。研究显示致动脉粥样化脂蛋白（apolipoprotein E，APOE）可以促进单核细胞广泛的 DNA 甲基化，后者是 AS 有效的标记。DNMT 抑制或敲除可以减少 M1 的极化，这为预防和治疗 AS 提供了一种新的策略。另外，用 DNMT 抑制药 5-Aza 2-脱氧胞苷（5-Aza-2-deoxycytidine，Aza）可以促进 M2 巨噬细胞抗炎因子的表达，加剧急性肺损伤。5-Aza 的应用或通过 *DNMT1* 基因敲除可以抑制 PPARg 启动子 DNA 甲基化并促进 M2 型巨噬细胞激活，从而保护免受肥胖诱导的炎症和胰岛素抵抗。和 M2 相比，M1 巨噬细胞 DNMT3a 和 DNMT3al 的表达显著增加，其中与 AMPK 信号密切相关。相反，与 M1 细胞相比，M2 中 DNMT3b 显著降低。而且，半乳糖凝集素-3（galectin-3）是 M2 巨噬细胞的分子标志。肿瘤基质和实质中 galectin-3 的消融可以诱导肿瘤内的肿瘤相关的巨噬细胞（tumor-associated macrophage，TAM）向 M1 方向极化，通过干扰巨噬细胞 VEGF 和 TGF-β1 信号通路反应减少血管生成。此外，通过硫酸氢盐基因组测序方法进行的 DNA 甲基化分析方法，5-Aza 可以抑制 galectin-3 启动子甲基化导致的 galectin-3 表达减少。M2 型巨噬细胞和 galectin-3 之间存在负反馈调节回路。

组蛋白修饰与巨噬细胞极化：组蛋白是构成染色质的基本结构蛋白。组蛋白的修饰包括甲基化、乙酰化、泛素化、磷酸化、SUMO 化修饰化、ADP-核糖基化等。对应不同的组蛋白修饰有不同的酶，如甲基转移酶、去甲基化酶、乙酰基转移酶、去乙酰化转移酶等。目前研究最多的是组蛋白乙酰化和甲基化。研究表明，Smyd2 是组蛋白甲基化转移酶，通过抑制 TNF-α 和 IL-6 的产生负向调节 M1 型巨噬细胞的极化。相反，H3K27 去甲基化酶 Jmjd3 主要与 M1 极化激活相关，调节炎性细胞因子的表达。此外，大量研究表明，HDAC 是炎症和免疫的重要调控分子，HDAC3 作为巨噬细胞 M1 型极化的关键启动子，不仅促进了巨噬细胞向 M1 极化，且阻碍了巨噬细胞 M2 的极化激活。

# 五、巨噬细胞与疾病

## （一）巨噬细胞极化与炎症

在炎症反应过程中 M1 型和 M2 型巨噬细胞能够相互转换，发挥不同功能。在炎症早期，M1 型巨噬细胞通过释放促炎细胞因子，招募和激活适应性免疫细胞，诱导 Th1 和 Th17 反应，促进炎症反应，从而杀伤病原体，但可能也会对机体正常组织造成损伤。而在炎症恢复阶段，这些细胞转化为 M2 型巨噬细胞，拮抗炎症反应，诱导 Th2 反应，参与组织愈合和修复等。

## （二）巨噬细胞极化与代谢性疾病

近年研究发现，巨噬细胞极化参与动脉粥样硬化（atherosclerosis，AS）斑块的形成和发展。在 AS 中，巨噬细胞通过摄取低密度脂蛋白转变成泡沫细胞，泡沫细胞分泌的细胞因子有利于斑块处的新生血管生成，形成肉芽肿。既往研究发现 AS 斑块部位同时存在 M1 型和 M2 型巨噬细胞，斑块易破区以 M1 型巨噬细胞为主，血管周外膜组织主要以 M2 型巨噬细胞为主，而纤维帽区没有明显差别。M1 型巨噬细胞主要存在于早期斑块，促进动脉粥样硬化斑块形成，而 M2 型主要与斑块进展相关，促进纤维帽形成，增强斑块的稳定性。因此巨噬细胞由促炎 M1 型转化为抗炎 M2 型，有望成为预防和治疗 AS 的新靶点。

胰岛素抵抗是由于胰岛素靶细胞功能的改变及分泌炎性因子的巨噬细胞的积累而产生。从分子水平上，M2 型巨噬细胞活化具有 STAT6 和 PPARs 依赖性向 M1 型巨噬细胞被 NF-κB、活化蛋白 1（AP1）及其他转录水平信号通路活化的转变，促进了胰岛素抵抗的产生。机体处于消瘦状态时，巨噬细胞表达 F4/80 和 CD11b，不表达 CD11c 或弱表达炎性标志物，且能分泌抑炎因子如 IL-10 和胰岛素敏感性因子。而当肥胖时，机体内脂肪细胞代谢发生转变，导致脂肪水解增加及炎性游离脂肪酸的产生，继而招募及活化 M1 型巨噬细胞，这种细胞分泌炎性因子从而降低胰岛素的敏感性并且分泌趋化因子招募更多的巨噬细胞。这些炎性因子通过旁分泌的方式作用于胰岛素靶细胞，激活该细胞内的炎症通路，导致 JNK（Jun N-terminal kinase）的活化，JNK 是 κB 激酶 β（IKKβ）及其他丝氨酸激酶的活化剂。这些丝氨酸激酶进一步激活转录因子，如 AP1 和 NF-κB，转录因子进入细胞核激活一系列炎性基因的转录。丝氨酸激酶还能磷酸化胰岛素受体底物蛋白、胰岛素受体及其他胰岛素信号分子。丝氨酸磷酸化还会干扰正常的胰岛素作用从而诱导胞内胰岛素抵抗。在胰岛素抵抗的状态下，M1 型巨噬细胞并不是唯一起作用的细胞，M2 型巨噬细胞也发挥着作用。负反馈系统正好说明了 M2 型巨噬细胞起到了与 M1 型巨噬细胞相反的作用。M2 型巨噬细胞分泌的 IL-10 发挥着抗炎作用，提高了胰岛素敏感的可能性、如用 IL-10 处理 3T3L1 脂肪细胞能够阻止 TNF-α 胞内胰岛素抵抗。

## （三）巨噬细胞极化与风湿性疾病

巨噬细胞在类风湿关节炎（rheumatoid arthritis，RA）的发病中发挥重要作用，它们能够产生许多促炎细胞因子和趋化因子，促进骨和软骨破坏。滑液巨噬细胞数目能够作为评估疾病严重性的生物指标，并能预测改善病情的抗风湿药物治疗疗效。RA 滑膜组织和滑液中巨噬细胞极化取决于疾病活动性，高活动 RA 患者呈现 M1 型巨噬细胞，而低疾病活动度或临床缓解患者呈现 M2 型巨噬细胞。此外，糖皮质激素能够诱导 M2 型巨噬细胞极化。RA 动物模型和 RA 患者的 M1 型巨噬细胞可与 Th17 细胞相互作用，促进滑膜炎症。另有研究发现间充质干细胞因其免疫调节特性可能有效治疗 RA。在胶原诱导的关节炎小鼠模型中，人类脐带血来源的间充质干细胞能够促进初始巨噬细胞向 M2 型巨噬细胞极化，改善关节炎的严重程度。在活化淋巴细胞来源的 DNA 诱导的系统性红斑狼疮小鼠模型中，肾组织有大量巨噬细胞浸润，其高表达 TNF-α、IL-6、IL-10 等，而低表达 IL-12，呈现 M2b 型巨噬细胞，并且 Notch1 信号活性显著上调。在疾病起始前或起始后阻断 Notch1 信号通路能够减轻小鼠狼疮症状，阻断 M2b 巨噬细胞极化，提示 Notch1 依赖性的 M2b 巨噬细胞在系统性红斑狼疮发病机制中发挥重要作用，可能为一个潜在的治疗靶点。抗中性粒细胞胞质抗体相关性血管炎（anti-neutrophil cytoplasmic antibody associated vasculitides，AAV）患者血清可促进正常单核源巨噬细胞向 M2c 极化，吞噬功能增强，而健康对照血清诱导产生 M0 型巨噬细胞。研究表明 AAV 患者血清中 IL-17 和 IL-10 浓度增加。在单纯疱疹病毒诱导的贝赫切特综合征模型中，M1 型巨噬细胞极化显著增加，IL-4 治疗降低 M1 型巨噬细胞及 M1/M2 可显著改善病情，提示巨噬细胞极化参与发病，调节极化或是有效治疗手段。

## （四）巨噬细胞与 HIV 感染

单核巨噬细胞是 HIV 病毒感染的主要靶细胞，且是感染后期病毒的主要储存场所。对疾病的研究表明，通过抗反转录病毒的治疗能明显抑制 HIV 病毒在感染 T 细胞中的复制及减少病毒的抗原血症，但是这种治疗对 HIV 病毒感染淋巴网状内皮细胞组织中的单核巨噬细胞却无效，而且这种感染的巨噬细胞能在人体内产生病毒颗粒。两种类型的巨噬细胞对 HIV 病毒的易感性存在差异。在病毒的生命周期中，HIV 病毒 5′长端重复启动子（LTR）的激活是非常重要的步骤。NF-κB 与 HIV-1 LTR 上的位点结合对启动子激活很重要，且能导致病毒转录水平上复制。在巨噬细胞中，转录因子 C/EBPb 对 HIV-1 的复制也非常重要，在 HIV-1 LTR 上有 3 个 C/EBPb 的结合位点。C/EBPb 有两种同源异构体，在巨噬细胞中较大的同源体刺激病毒的复制，而较小的同源体却发挥着相反的作用。另一方面，HIV-1 Nef 蛋白能结合并激活胞内酪氨酸激酶 Hck，Hck 能诱导 HIV-1 感染的巨噬细胞产生 CC 趋化因子和巨噬细胞炎性蛋白 1a 和巨噬细胞炎性蛋白 1b。趋化因子与受体结合后激活静息型 T 淋巴细胞，使 T 淋巴细胞发生继发性感染。对 HIV-1 所介导的 Hck 激活的增强和对小型 C/EBPb 异构体的抑制能使Ⅱ型巨噬细胞易感染 HIV-1，反之则Ⅰ型巨噬细胞不易发生感染。ROS 包括 $H_2O_2$ 通过 NF-κB 在 LTR 上的结合能促进 HIV-1 复制。由于 M1 型巨噬细胞有很高的过氧化氢酶活性，因此只能产生微量的过氧化氢；相反 M2 型巨噬细胞的过氧化氢酶活性低，所以能产生较多的过氧化氢。因此过氧化氢酶活性的不同也决定了 M2 型巨噬细胞较 M1 型巨噬细胞更容易受 HIV 病毒感染。不同型巨噬细胞不仅在 HIV 易感性方面存在差异，在 HIV 感染后疾病的不同时期所起的作用也有所不同。巨噬细胞感染 R5 HIV-1 的早期（如感染了 48 h），M1 型巨噬细胞导致 HIV-1 DNA 的量的减少，而 M2a 感染 HIV-1 后，在 48 h 内 HIV-1 DNA 的量没有明显变化。M2 型巨噬细胞（M2a）并不在病毒的入侵、反转录及翻译水平上对病毒起到抑制性作用，而是在 HIV-1 生命周期的后期起到抑制性作用。

### （五）巨噬细胞与肿瘤

巨噬细胞的监视机制对阻止突变细胞的生长发挥重要的作用。经典活化的巨噬细胞在肿瘤形成的早期阶段起很大的作用，主要原因是这种细胞产生的物质能导致 DNA 的损伤及基因的突变，从而导致宿主细胞发生转化。然而随着肿瘤的生长，肿瘤微环境影响着巨噬细胞，这些巨噬细胞被称为肿瘤相关巨噬细胞（tumor associated macrophages，TAM）。这些肿瘤相关的巨噬细胞能抑制机体的肿瘤免疫反应，并且能抑制邻近的巨噬细胞活化。此外，TAM 能分泌如酸性成纤维细胞生长因子（fibroblast growth factor，aFGF/FGF1）、碱性成纤维细胞生长因子（bFGF/FGF2）、血管内皮细胞生长因子（vascular endothelial growth factor，VEGF）、转化生长因子 α（transforming growth factor，TGF）和胰岛素样生长因子（insulin-like growth factor，IGF）等物质，促进血管和淋巴管生成，最终促进肿瘤的生长、迁移和转化。同时，巨噬细胞产生蛋白酶，从而释放一些以蛋白多糖、纤维蛋白片段的形式结合在肝素类硫酸根上的分子，这些分子抑制基质金属蛋白酶、血纤维蛋白溶酶、尿激酶纤维蛋白溶酶原激活剂及受体在促进肿瘤血管和淋巴管生成中起到主要的作用。这些肿瘤相关的巨噬细胞高分泌 IL-10，不分泌或微分泌 IL-12，同时也不分泌 TNF-α，可能还抑制了抗原提呈细胞的活性。

## 展　望

巨噬细胞在维持机体的体内稳态，增强机体的免疫能力及疾病的预防、治疗方面起着举足轻重的作用，已成为医学研究及免疫学研究的热点。关于巨噬细胞异质性在疾病中的作用目前已取得了一定进展，也对靶向巨噬细胞进行临床治疗提供了新思路和新策略。但不同起源的巨噬细胞亚群，其易质化的分子机制目前还不甚明了，其在代谢中发挥的具体作用还有待进一步阐明。

（刘　敏）

### 参考文献

[1] Geissmann F, Manz MG, Jung S, et al. Development of monocytes, macrophages, and dendritic cells. Science, 2010, 327 (5966): 656-661.

[2] Goldmann T, Wieghofer P, Jordão MJ, et al. Origin, fate and dynamics of macrophages at central nervous system interfaces. Nat Immunol, 2016, 17 (7): 797-805.

[3] Perdiguero EG, Geissmann F. The development and maintenance of resident macrophages. Nat Immunol, 2016, 17 (1): 2-8.

[4] Ginhoux F, Guilliams M. Tissue-resident macrophage ontogeny and homeostasis. Immunity, 2016, 44 (3): 439-449.

[5] Murray PJ. Macrophage polarization. Annu Rev Physiol, 2017, 79 (1): 541-566.

[6] Rosas M, Davies LC, Giles PJ, et al. The transcription factor Gata 6 links tissue macrophage phenotype and proliferative renewal. Science, 2014, 344 (6184): 645-648.

[7] Epelman S, Lavine KJ, Randolph GJ. Origin and functions of tissue macrophages. Immunity, 2014, 41 (1): 21-35.

[8] Takata K, Kozaki T, Lee CZW, et al. Induced pluripotent stem cell-derived primitive macrophages provide a platform for modeling tissue-resident macrophage differentiation and function. Immunity, 2017, 47 (1): 183-198.

[9] Jenkins SJ, Ruckerl D, Cook PC, et al. Local macrophage proliferation, rather than recruitment from the blood, is a signature of Th2 inflammation. Science, 2011, 332 (6035): 1284-1288.

[10] Philip K, Mills TW, Davies J, et al. HIF1A up-regulates the ADORA2B receptor on alternatively

activated macrophages and contributes to pulmonary fibrosis. FASEB J, 2017, 31 (11): 4745-4758.

[11] Scott CL, Zheng F, De Baetselier P, et al. Bone marrow-derived monocytes give rise to self-renewing and fully differentiated Kupffer cells. Nat Commun, 2016, 27 (7): 10321.

[12] Murray PJ, Allen JE, Biswas SK, et al. Macrophage activation and polarization: nomenclature and experimental guidelines. Immunity, 2014, 41 (1): 14-20.

[13] Martinez FO, Gordon S. The M1 and M2 paradigm of macrophage activation: time for reassessment. F1000 Prime Rep, 2014, 6: 13.

[14] Wynn TA, Chawla A, Pollard JW. Macrophage biology in development, homeostasis and disease. Nature, 2013, 496 (7446): 445-455.

[15] Piccolo V, Curina A, Genua M, et al. Opposing macrophage polarization programs show extensive epigenomic and transcriptional cross-talk. Nat Immunol, 2017, 18 (5): 530-540.

[16] Xu H, Zhu J, Smith S, et al. Notch-RBP-J signaling regulates the transcription factor IRF8 to promote inflammatory macrophage polarization. Nat Immunol, 2012, 13 (7): 642-650.

[17] Rauh MJ, Ho V, Pereira C, et al. SHIP represses the generation of alternatively activated macrophages. Immunity, 2005, 23 (4): 361-374.

[18] Donlin LT, Jayatilleke A, Giannopoulou EG, et al. Modulation of TNF-induced macrophage polarization by synovial fibroblasts. J Immunol, 2014, 193 (5): 2373-2383.

[19] Qin H, Holdbrooks AT, Liu Y, et al. SOCS3 deficiency promotes M1 macrophage polarization and inflammation. J Immunol, 2012, 189 (7): 3439-3448.

[20] Kaneda MM, Messer KS, Ralainirina N, et al. PI3Kγ is a molecular switch that controls immune suppression. Nature, 2016, 539 (7629): 437-442.

[21] Graff JW, Dickson AM, Clay G, et al. Identifying functional microRNAs in macrophages with polarized phenotypes. J Biol Chem, 2012, 287 (26): 21816-21825.

[22] Saradna A, Do DC, Kumar S, et al. Macrophage polarization and allergic asthma. Transl Res, 2017, 191: 1-14.

[23] Hallowell RW, Collins SL, Craig JM, et al. mTORC2 signalling regulates M2 macrophage differentiation in response to helminth infection and adaptive thermogenesis. Nat Commun, 2017, 8: 14208.

[24] DiNapoli SR, Hirsch VM, Brenchley JM. Macrophages in progressive human immunodeficiency virus/simian immunodeficiency virus infections. J Virol, 2016, 90 (17): 7596-7606.

[25] 马坚姝. 巨噬细胞极化表型与转录因子调节. 大连医科大学学报, 2017, 39 (1): 1-7.

[26] 席朵, 卢婷利. 巨噬细胞起源及自我更新的研究进展. 中国免疫学杂志, 2016, 36 (5): 415-419.

[27] 赵清杰, 朱琳楠, 丁文军, 等. 巨噬细胞极化与细胞代谢的相互调控. 细胞与分子免疫学杂志, 2015, 31 (3): 408-411.

CME TEXTBOOKS NATIONAL PROJECT

# 树突状细胞及实验研究进展

## 第 12 章

1973 年，美国免疫学家 Ralph M. Steinman 在小鼠脾内发现了一类新的具有树突状突起的细胞，其可高表达 MHC 分子，但细胞内溶酶体的数量比巨噬细胞少得多，从功能上证明树突状细胞（dentritic cell，DC）可能是一类独立于巨噬细胞的新的细胞类型。Ralph M. Steinman 于 2011 年因发现树突状细胞在免疫应答中的作用而获得诺贝尔生理学和医学奖。现已证实，在所有专职抗原提呈细胞中，DC 的抗原提呈能力最强，并且是唯一能刺激初始 T 细胞增殖和活化的抗原提呈细胞。DC 在天然免疫应答和特异性免疫应答尤其是再次免疫应答的起始过程中发挥重要作用，并直接参与了免疫耐受的形成过程。

随着对 DC 研究的深入，目前认为树突状细胞主要包括经典树突状细胞（classical dentritic cell，cDC）、浆细胞样 DC（plasmacytoid DC，pDC）、朗格汉斯细胞（Langerhans cell，LC）、单核细胞源性 DC（monocyte-derived DC，moDC）等，不同的树突状细胞表型和来源均不相同。

### 一、DC 的来源、分化和成熟

DC 和其他免疫细胞一样均来源于造血干细胞（HSC）。但其具体来源仍存在许多争议。目前的研究认为 DC 可来源于髓系祖细胞（common myeloid progenitor，CMP）和淋巴系多潜能祖细胞（lymphoid-primed multipotent progenitor，LMPP）。由于 DC 亚群的多样性，不能直接从其表型判断来源。

CMP 作为髓系祖细胞可向下游分化成巨噬细胞和树突状细胞祖细胞（marcophage and dendritic cell progenitor，MDP）及粒细胞、巨噬细胞祖细胞（granulocyte-macrophage progenitor，GMP）（图 12-1）。其表型分别为：CMP 为 $cKit^{hi}CD34^{+}CD16/32^{+}Sca1^{-}$，GMP 为 $cKit^{hi}CD34^{+}CD16/32^{low}Sca1^{-}$，而 MDP 为 CMP 中的 $CX3CR1^{+}$ 子集。MDP 可进一步分化为单核细胞前体（committed monocyte progenitor，cMoP）和普通 DC 前体（common dendritic progenitor，CDP）。CDP 至少能继续分化为 4 个不同的子集，包括有 pDC、$Irf8^{+}Batf3$ 依赖的 cDC 和两种类型的 $Irf4^{+}cDC$。但 CDP 分化成各种类型的成熟 DC 的过程尚不清楚。

研究发现 DC 的发育过程需要多种因子的参与，其中包括转录因子 Ikaros、PU. 1、Gfi1、Bcl11a、促红细胞生成素和 Flt3L 等。Flt3L 与其受体 Flt3 结合后，可诱导产生成熟的 cDC 和 cDC 前体。Flt3L 依赖性是 DC 的一个重要特点。正常情况下，骨髓中的 DC 前体细胞出骨髓后，终止于淋巴结和非淋巴组织，然后在 Flt3L 的控制下进一步增殖填满 DC 池。动物实验显示，小鼠 Flt3L 注射可导致 DC 的数量扩增 10～15 倍。另外，Federica Sallusto 和 Antonio Lanzavecchia 等发现，

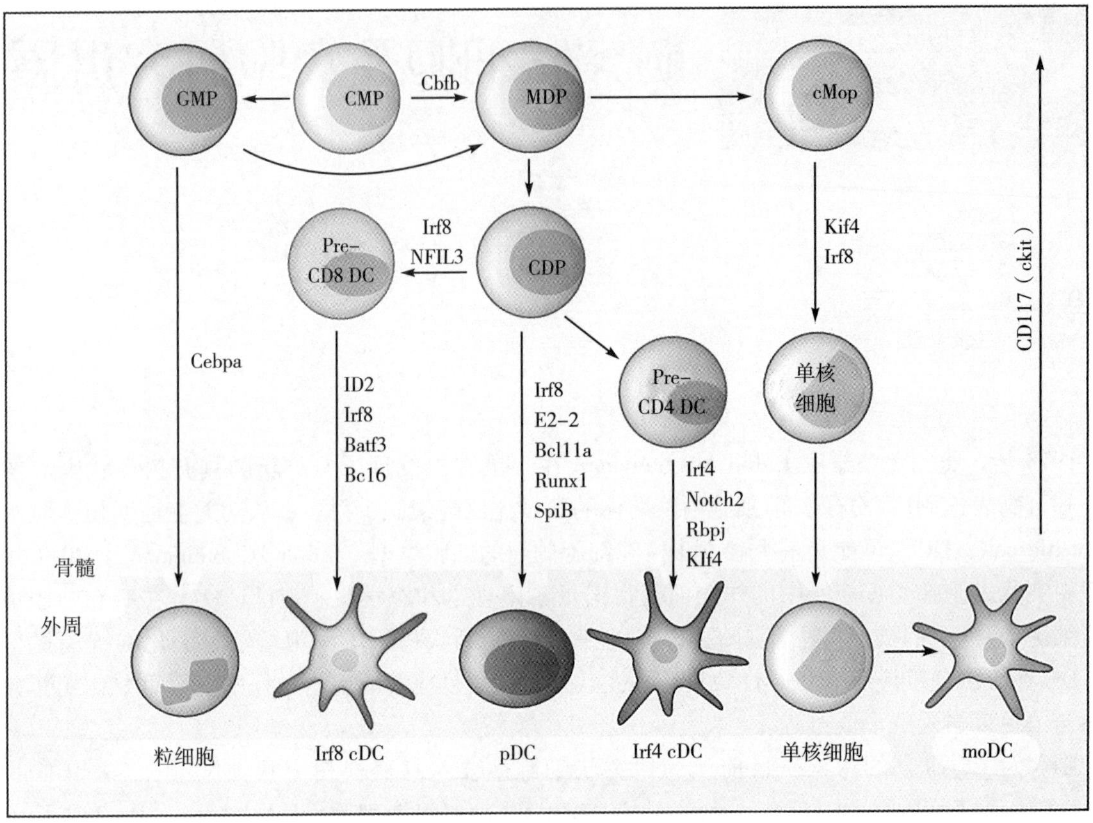


**图 12-1 DC 的发育过程及参与的转录因子**

注：MDP. macrophage and dendritic cell progenitor，树突状细胞祖细胞；GMP. granulocyte-macrophage progenitor，巨噬细胞祖细胞；cMop. committed monocyte progenitor，单核细胞前体；CDP. common dendritic progenitor，普通 DC 前体；引自 Murphy TL，Grajale-Reyes GE，Wu X，et al. Transcrinption control of dendritic cell development. Annu Rev Immunol，2016，34：93-119

GM-CSF 和 IL-4（IL-13）的协同刺激下，外周血单个核细胞可分化为 moDC，并拥有 cDC 的特征，进一步在接收成熟刺激信号后，这种 DC 能发育成熟。

DC 的成熟过程是天然免疫和适应性 T 细胞免疫的重要桥接点。DC 在应答外界刺激后分化成熟。LPS 或革兰阴性菌，外来移植物或过敏原等均可以刺激 DC 成熟。研究发现，当小鼠给予高剂量的 LPS 或革兰阴性菌的时候，单核细胞倾向于向 DC 转化。在 LPS 刺激 6 h 后，血液中的单个核细胞开始向外周淋巴结迁移，并分化表达典型的 DC 表面分子 TLR4、Trif 和 CD14 分子。但 LPS 并不能直接将单核细胞转化成 DC。GM-CSF 是诱导朗格汉斯细胞成熟的主要因素。DC 未受到刺激前，其表达的 MHC-Ⅱ类分子主要位于其内吞系统。受到成熟刺激后启动内体酸化及蛋白质抗原的分解和 i 链的解离。随后抗原肽-MHC-Ⅱ复合物才在内体系统中形成进而展示到细胞表面。DC 在成熟过程中还伴随有 CD40/80/86 和 PD-L1/CD274、PD-L2/CD273 表达增高及分泌多种细胞因子。

皮肤的朗格汉斯细胞拥有抗原提呈能力，其分化更接近于巨噬细胞系。LC 的发育过程依赖于 IL-34 而不需要 Flt3，且 LC 不表达 cDC 或 pDC 中的一些特征性的转录因子如 Zbtb46 等。也有学者认为虽然朗格汉斯细胞的表面标志和形状与 DC 类似，但是本质上应该属于组织定居巨噬细胞的一个特殊的类型。

长链非编码 RNA（lncRNA）被证实可参与调节免疫细胞的分化与功能。曹雪涛实验室发现人 DC 中表达的 lnc-DC，证实其敲除后可影响单个核细胞向 DC 的分化，并影响 DC 诱导 T 细胞活化的能力。Lnc-DC 主要通过直接结合 STAT3，抑制 STAT3 被 SHP1 的去磷酸化而提高其 Y705 的磷酸化，活化 STAT3。

## 二、DC 的功能

DC 属于专职抗原提呈细胞，其参与了初次免疫应答的起始和维持过程。DC 不仅对特异性细胞免疫和体液免疫非常重要，同时也可以参与活化 NK 细胞和 NKT 细胞等，在天然免疫和特异性免疫中起着重要的桥接作用。

### （一）DC 与抗原提呈

DC 有很强的摄取外来抗原的能力。DC 摄取抗原的方式包括内吞、受体介导等。内吞是一个通过细胞膜凹陷形成内吞小泡的过程，不依赖受体介导，能摄取极低浓度的（$10^{-10}$ mol/L）抗原。DC 也可以通过表达多种受体分子，如 TLR、NLR 等通过受体介导的途径摄取抗原。抗原被 DC 摄取后，经过处理、加工形成抗原肽，与细胞内的 MHC-Ⅱ类分子结合被提呈到 DC 表面。

传统的 DC 提呈抗原的方式主要有 2 种：一为通过 MHC-Ⅱ类分子将外源性的抗原肽提成给 $CD4^{+}$T 细胞。第二种为通过 MHC-Ⅰ类分子将内源性的抗原肽提成给 $CD8^{+}$T 细胞。DC 在提呈抗原过程中还存在交叉提呈现象。目前报道的两个重要的细胞内交叉提呈内化抗原的途径，一为胞质途径，一为液泡途径。交叉提呈通过胞质途径将外源性抗原从内吞室转移到胞质中，被蛋白酶体降解。而在液泡途径中，内化的抗原在内体溶酶体或巨噬体腔内中直接被溶酶体酶降解，随后结合到内体或巨噬体腔内的 MHC-Ⅰ类分子上。DC 的交叉提呈能力与细胞类型有关，$CD8^{+}$DC 和迁移的 $CD103^{+}$DC 的交叉能力较强。单核细胞来源的 DC 可以具有交叉提呈能力而巨噬细胞则无。曹雪涛等发现 Siglec-G 可通过抑制 MHC-Ⅰ抗原肽复合物的形成来抑制 DC 的交叉提呈抗原的能力。

### （二）DC 的免疫激活作用

DC 在 T 细胞的激活过程中起着重要的作用。包括 MHC-抗原肽复合物给相应的 $CD4^{+}$或 $CD8^{+}$T 细胞提供活化的第一信号，同时 DC 高表达 CD40、B7-1/2，与 T 细胞表面的 CD40L 结合，为 T 细胞活化提供第二信号，促进 T 细胞激活。此外，DC 可诱导 T 细胞表达 B 细胞刺激因子，作用于 B 细胞，参与 B 细胞的生长、分化与抗体产生等过程。

### （三）DC 与免疫耐受

DC 参与了中枢耐受和外周耐受的全过程。研究证实胸腺中的 DC 可提呈自身抗原给 T 细胞，参与诱导中枢免疫耐受。而在外周，DC 也可以发挥关键的致耐受作用，延长了免疫稳态的维持并阻断自身免疫反应。$CD11c^{+}$cDC 依据表型的不同可分为 DC1（$XCR1^{hi}CD172a^{lo}$）和 DC2（$XCR1^{lo}$ $CD172a^{hi}$）。其中 DC1 细胞可诱导 pTreg 的产生和器官特异性耐受。DC2 在诱导 pTreg 耐受中效率较为低下，但仍有研究证实 DC2 可诱导小肠 pTreg 的活化，促进已有的 tTreg 的增殖及促进非 Treg 依赖的耐受。

曹雪涛等认为调节性 DC（DCreg）在免疫稳态的维持中起重要作用。调节性 DC 可通过诱导 T 细胞无应答或凋亡及 Treg 的产生来诱导耐受，并可用于自身免疫病的治疗。DCreg 有提呈抗原的能力，但其共刺激分子（CD80、CD86、CD40）和前炎症因子（IL-12）的表达下调，抑制性分子

（PDL1、CD95L、IDO）和抗炎因子（TGF-β、IL-10）的表达上调。

### （四）DC与临床免疫

DC在抗原提呈过程中，同时可以产生多种炎症介质，包括前炎症细胞因子等。DC的功能失衡可以导致免疫应答的增强或减弱，引起相应的疾病，如感染、肿瘤发生和自身免疫病等。

**1. DC与感染免疫** MyDC和LC细胞是HIV感染过程中最先遇到的免疫细胞。多种研究显示DC可以帮助HIV-1的传播。DC感染HIV后不仅不能杀死HIV，而且还使得HIV通过DC迁移到淋巴结，在淋巴结感染$CD^{+}$T细胞。LC细胞对HIV感染不敏感，且可以通过langerin捕获并降解病毒。但在性传播病例中，存在其他病原体共感染的情况下，LC细胞可能被其他病原体激活而低表达langerin，从而呈现出HIV易感性。

**2. DC与肿瘤免疫** DC的功能抑制与肿瘤的发生密切相关。如pDC募集到肿瘤微环境中，特征性的低表达共刺激分子和Ⅰ型干扰素，并促进Treg的活化创造耐受微环境。而肿瘤来源的一些免疫抑制因子可促进pDC浸润到达病变部位并与其相互作用，诱导免疫抑制。肿瘤相关pDC应答肿瘤来源的免疫抑制因子的主要受体包括TLR7/9等。pDC通过TLR7/9信号通路活化后，表达调节性的因子IRF7和IDO及ILT 7等，抑制Ⅰ型IFN、IL-6和TNF-α的释放。

DC也以多种方式参与抗肿瘤。曹雪涛实验室研究发现，在抗肿瘤药物奥沙利铂和5-FU的作用下，肿瘤细胞可释放高水平的HMGB1和HSP70。可通过TLR4激活DC促进其成熟，上调HLA-DR、CD80和CD86的表达，增强IL-1b、TNF-α、MIP-1a、MIP-1b、RANTES和IP-10的产生，并增强抗肿瘤T细胞的诱导活化。

**3. DC与自身免疫病** DC可启动自身反应性naïve T细胞，在各种类型的自身免疫的过程pDC和cDC均参与了自身免疫病的发生。正常情况下，pDC在外周组织中较少。但是在自身免疫病，如系统性红斑狼疮、风湿性关节炎患者，可在淋巴结和外周淋巴组织发现pDC的聚集。循环中的pDC可表达多种趋化因子受体，内皮细胞表达的硫酸乙酰肝素可以锚定CXCR3的配体，进一步诱导pDC往组织中迁移。炎症部位坏死和凋亡的细胞可释放自身DNA，这些自身DNA可以与防御素、抗核抗体等结合，被pDC内吞，启动局部浸润的pDC发生Ⅰ型干扰素应答反应。自身RNA也可以通过与TLR7等结合活化pDC。

许多自身免疫病，如风湿性关节炎患者的DC也呈现出外周血cDC减少而关节液中cDC增多的趋势，其主要是在炎性关节炎组织中产生的细胞因子如TNF、IL-1等诱导产生的趋化因子CCL20介导的cDC往炎症部位聚集并使其活化。天然免疫信号通路中的受体和分子也参与了自身免疫病中cDC的活化，如TLR2、TLR4、MyD88、IRF5等。而A20、Lyn和Blimp1等则是cDC活化的负性调节因子。cDC活化后可分泌大量的趋化因子，如CCL17、CXCL9和CXCL10等，可增加对效应T细胞的趋化和局部炎症。杨培正等研究发现，贝赫切特综合征的发生可能与MoDCIRF8的异常甲基化有关。

## 三、DC的亚群

DC的亚群研究是一个逐步进展的过程。最开始关于DC的研究常将MHC分子和CD11c作为DC的表面标志。但是CD11c并不是细胞特异性的，其他白细胞也可以表达整合素CD11c。随后NLDC-145被用来鉴定DC，因为它主要表达在T细胞区的DC和胸腺髓质上皮和其他表皮细胞。NLDC-145和巨噬细胞的甘露糖受体同源。随后又发现DEC-205是DC表面的相对特异性的受体，但其配体还没有找到。随后又不断有新的DC亚群发现。Ken等发现小鼠淋巴器官中的DC部分可表达$CD8^{+}$；Yong-Jun等发现在粒细胞和浆细胞样树突状细胞亚群上分别表达CD11c和CD4分子。

Joern 等发现 BDCA-1、BDCA-2、BDCA-3 可用于鉴别粒细胞（BDCA-1、BDCA-3）和 pDC（BDCA-2）。另外天然免疫的受体分析，如 lectin 和 TLRs 等在 DC 表面的表达量均高于其他细胞群。图 12-2 是小鼠体内不同类型的 DC 的表面标志。

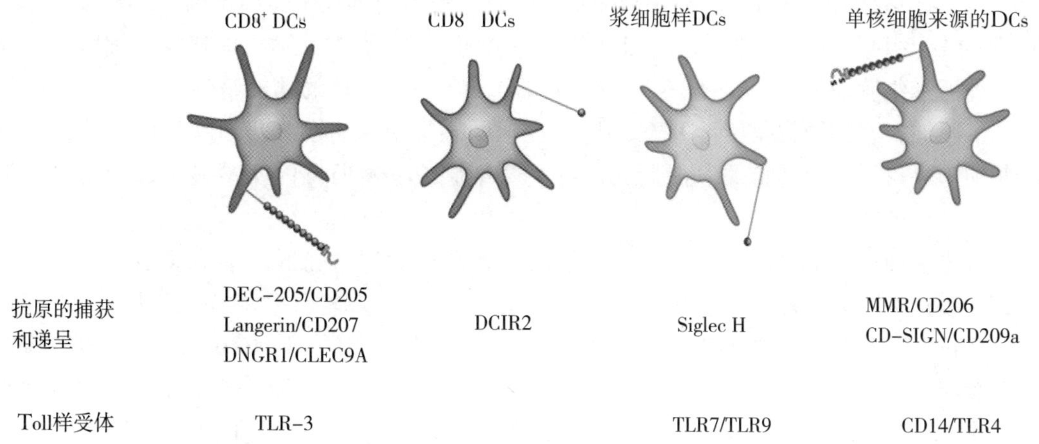


**图 12-2　小鼠体内不同类型 DC 的表面标志**

注：引自 Steinman RM. Decisions about dendritic cells：past，present，and future. Annu Rev Immunol，2012，30：1-22

关于 DC 的研究，在小鼠中已经较为清楚。但是人 DC 亚群及其特异性的功能仍在研究中。

## （一）小鼠 DC 亚群

从 DC 的分布上，DC 可以分为 2 个主要的亚群，定居 DC（resident DC）和迁移 DC（migratory DC）。定居 DC 主要位于次级淋巴组织，其共刺激分子表达低下，为未成熟 DC。而 DC 在迁移过程中则逐渐获得成熟表型，向不同的组织器官迁移。因此在脾中，主要是定居 DC，而在淋巴结中，则既包含有定居 DC，又包含有迁移 DC。

而从来源上来讲，目前认为 DC 有两种来源，一为髓样干细胞在 GM-CSF 的刺激下分化为 DC，称为 MDC（myeloid dendritic cells），即髓细胞样 DC，包括有朗格汉斯细胞等。另一为淋巴样干细胞来源的称为 pDC（plasmacytoid DCs）即浆细胞样 DC。然而又有研究显示髓系共同前体 CMP 可发育成脾和胸腺中的 cDC 和 pDC，而淋巴系共同前体 CLP 在体内和体外均可分化为 DC。说明 DC 的表型不能说明其谱系来源。

**1. pDC**　pDC 一般为定居 DC，但其可在炎症过程中被募集到外周组织。pDC 的表型为 B220⁺ Siglec-H⁺Bst2⁺，其发育依赖于 Flt3L、BCL11A 及 E2-2 等转录因子。pDC 的主要功能为识别病毒来源的产物并产生Ⅰ型和Ⅲ型干扰素，对抗病毒天然免疫应答非常重要，但在抗原提呈中不占主要作用。吴励等研究发现 miR-21 在 TLR 激活的 pDC 中表达显著上升，且对于 TLR7/9 活化介导的 IFN 产生至关重要。MiR-21 缺陷的 pDC 其产生干扰素的水平明显下降。其具体机制是 miR-21 可打靶 PTEN，促进 TLR 活化后的 PI3K-Akt-mTOR 信号转导。

**2. cDC**　cDC（classical DC），经典 DC 为一类寿命较短的 DC。cDC 有与 pDC 和其他髓系细胞亚群不同的分子标志。其可特异性表达转录因子 zbtb46。依据发育过程不同，cDC 可进一步地分为两个亚群——Batf3 依赖的和 IRF4 依赖的 DC。

**3. Batf3 依赖的 DC**　Batf3 依赖的 DC 包括有定居 CD8⁺DC 和迁移 CD103⁺langerin⁺DC。它们都特异性地表达 XCR1 和 TLR3。其发育过程依赖于转录因子 IRF8 和 Batf3。

**4. IRF4依赖的DC** IRF4依赖的DC包括定居的$CD8^-CD11b^+$DC和迁移的$CD11b^+$DC。它们的发育过程依赖于转录因子RelB和IRF4。IRF4依赖的DC特异性高表达MHC-Ⅱ类分子。在变应原刺激下，IRF4依赖的DC可诱导Th17或Th2应答。

**5. 朗格汉斯细胞（Langerhans cells）** 朗格汉斯细胞位于皮肤表皮或口腔生殖道黏膜。在来源上与其他的迁移型DC不同。朗格汉斯细胞可以自我更新，其在个体出生前，即从胚胎单个核细胞来源并定位于组织局部。其发育依赖于CD115/MCSF-R和配体IL-34。朗格汉斯细胞更倾向于被认为是一种巨噬细胞而不是DC。但是朗格汉斯细胞具有一些DC的功能特性。如朗格汉斯细胞可以迁移到淋巴结，将抗原提呈给$CD4^+$T细胞。在皮肤感染中，朗格汉斯细胞可以诱导Th17应答。朗格汉斯细胞还可以在合适抗原刺激后，诱导Th2细胞应答。但体内实验显示，朗格汉斯细胞没有交叉提呈抗原的能力。

**6. 单个核细胞来源的DC** 在病原体诱导或无菌性炎症的情况下，单个核细胞可以被募集到组织局部，表达一些DC的表面标志，如CD11c和MHC-Ⅱ，并显示一些DC的功能，如迁移到淋巴结或提呈抗原。这些细胞常被称为炎性DC。其发育依赖于CD115/MCSFR。单个核细胞来源的DC也可以在无炎症的外周组织存在，如小肠、肌肉和皮肤，其不来源于常见的DC前体细胞。炎性DC可以参与MHC-Ⅱ类分子限制性的抗原提呈，并且有交叉提呈的能力，还有诱导Th1、Th2或Th17应答的作用。在免疫应答中，炎性DC还可促进滤泡Th细胞的分化。

**7. 调节性DC** 调节性DC（DCreg）通过诱导T细胞无应答或细胞凋亡及调节性T细胞的产生诱导耐受，在免疫耐受的维持中起重要作用。DCreg保留了将抗原提呈给特异性T细胞的能力，但是其共刺激分子CD80、CD86、CD40和前炎症因子IL-12表达下调，而抗炎因子IL-10和TGF-β表达上调。不同组织局部的DCreg，其DC表面标志不同。

## （二）人DC亚群

人的DC在大多数淋巴和非淋巴组织中都存在。但是关于人DC的研究主要集中在血液DC（不同DC亚群的标志见表12-1）。

**1. 血液DC** 血液中DC的数量约占外周血单个核细胞的1%。血液中的DC常为cDC的前体状态，但可以继续分化，如向朗格汉斯细胞类DC分化，而扁桃体DC则不能。其拥有抗原提呈能力，表达高水平的MHC-Ⅱ类分子，拥有潜在的协同刺激能力，但缺乏主要白细胞表面标志，如CD3、CD14、CD15、CD19、CD20、CD56等。

**2. pDC** 发育依赖于Flt3-L。特异性的分泌Ⅰ型干扰素。提呈抗原给T细胞，诱导Th1细胞极化和调节性T细胞分化。并且可以交叉提呈抗原，如可溶性抗原、病毒和细胞相关抗原等。但不能交叉提呈坏死细胞来源的抗原。

**3. cDC** 人的cDC可以分为3个亚群：BDCA1/$CD1c^+$、BDCA3/$CD141^+$和$CD16^+$。cDC发育依赖于Flt3-L。特异性表达zbtb46。稳态淋巴结$CD1c^+$和$CD141^+$DC可以诱导Th1和Th2极化。$CD1^{c+}$DC可分布在淋巴和非淋巴组织如血液、淋巴结、扁桃体、脾、皮肤、肝、肾、肺和肠道等。多个研究证明，$CD1c^+$DC可诱导Th1、Th2和Th17细胞应答，也可诱导$CD8^+$T细胞应答，其刺激抗原特异性$CD8^+$T细胞的能力与$CD141^+$DC相仿。$CD1c^+$DC还可以表达DCIR、PILRA、TGFBR2、IRAK3和VSIG4等免疫应答抑制因子。$CD141^+$DC的表达范围同$CD1c^+$DC，占PBMC的0.03%。$CD141^+$DC可表达高水平的TLR3，特异性表达CLEC9A、Necl2和XCR1等，其虽然也可以表达TLR8，但极少表达IL-12。$CD141^+$DC在TLR3与其配体结合后，可表达大量的Ⅲ型干扰素，参与抗病毒免疫。$CD141^+$DC可诱导$CD8^+$T细胞应答，在抗病毒和抗肿瘤免疫中起着重要作用。$CD141^+$DC还可以诱导$CD4^+$T细胞向Th1极化。

**4. CD1a⁺和 CD14⁺组织 DC**　在皮肤和生殖道黏膜存在特殊类型的 DC：$CD1a^+$ 和 $CD14^+$。它们的来源及与其他 DC 亚群的关系尚不清楚。推测皮肤的 $CD1a^+$DC 来源于 $CD1c^+$cDC 的迁移到组织局部。功能上，皮肤的 $CD14^+$DC 有潜在的可以诱导滤泡 Th 细胞的功能，但不能交叉提呈。黏膜的 $CD14^+$DC 也可以诱导 Th1 极化，皮肤 $CD1a^+$DC 可诱导 Th2 极化，也可以交叉提呈。

**5. 单核细胞源性 DC**　人的炎性 DC 在银屑病、特应性皮炎、类风湿关节炎和肿瘤性肿瘤等疾病组织局部均有发现。人炎性 DC 来源于单核细胞而不是 DC 前体。转录组分析显示真皮 $CD14^+$DC 和小肠 $CD103^+CD172a^+$DC 都与单核细胞有关。

表 12-1　人 DC 的表面标志

| 表面标志 \ DC 细胞类型 | pDC | $CD141^+$DC | $CD1c^+$DC | 组织 $CD1a^+$DC | 组织 $CD14^+$DC | 朗格汉斯细胞 cell | 单核细胞源性 DC |
|---|---|---|---|---|---|---|---|
| CD11c | - | + | + | + | + | Low | + |
| BDCA2/CD303 | + | - | - | - | - | - | - |
| BDCA4/CD304 | + | - | - | - | - | - | - |
| CD123 | + | - | - | - | - | - | - |
| XCR1 | - | + | - | - | - | - | - |
| Clec9A | - | + | - | - | - | - | - |
| BDCA3/CD141 | - | + | 低（未成熟）<br>+（成熟） | - | + | - | - |
| BDCA1/CD1c | - | - | + | + | + | + | + |
| CD11b | - | - | + | + | + | + | + |
| Sirp-α/CD172a | - | - | + | + | + | + | + |
| MR/CD206 | - | - | - | + | + | - | + |
| Langerin/CD207 | - | - | - | - | - | + | - |
| EpCAM/CD326 | - | - | - | - | - | + | - |
| CD1a | - | - | - | + | - | + | + |
| DC-SIGN/CD209 | - | - | - | - | + | - | 不均一 |
| FcεRI | - | - | +血液<br>-组织 | - | - | - | + |
| CD64 | - | - | 低 | - | * | - | + |
| CD14 | - | - | - | - | + | - | + |

注：*表示目前不确定；引自 SH Naik. Dendritic cell protocal. Humana Press，2010，21（11）：1300-1301

## 四、DC 为基础的免疫治疗

DC 在免疫应答中的重要作用，使其成为免疫相关疾病的一个重要的免疫治疗靶点。常见的以 DC 为基础的免疫治疗包括预防性疫苗和治疗性疫苗。预防性疫苗可诱导抗原特异性 T 细胞建立免疫记忆，治疗性疫苗主要是用于提高现有肿瘤细胞的特异性免疫应答能力。DC 疫苗已经成为一个很有前景的肿瘤免疫治疗工具。

### （一）常规 DC 疫苗的制备方法

DC 疫苗的制备包括体内和体外两种。相较于体外制备 DC 疫苗，体内制备 DC 疫苗可以用于大规模的生产和直接刺激多个 DC 亚群，价格相对低廉。体外 DC 疫苗是将骨髓前体细胞在 GM-CSF、IL-4 或 IL-13 和 Flt3L 存在的情况下进行分化培养成未成熟 DC，再根据需要在 TNF 或病原相关分子模式（PAMP）的刺激下分化成为成熟 DC。如果用于肿瘤疫苗的话，首先需要选择合适的肿瘤抗原，并将肿瘤抗原荷载到 DC 上，并优化疫苗给药途径以保证加载了肿瘤抗原的 DC 可以迁移到淋巴结诱导免疫应答。

佐剂的应用对提高 DC 疫苗的免疫治疗效果非常重要。余新光、刘天懿等将肿瘤来源的外泌体和 a-GalCer 荷载 DC，并采用 iNKT 细胞作为细胞佐剂，免疫荷有原位胶质母细胞瘤的大鼠，结果显示与传统的肿瘤裂解物相比，外泌体的肿瘤抗原能被 DC 更好的荷载。而 iNKT 被 a-GalCer 激活后可作为有效的细胞佐剂，增强 TAA 的提呈。这种疫苗可以诱导 CTL 细胞强烈得活化和增殖，同时打破肿瘤微环境中的免疫耐受，改善免疫抑制。

### （二）DC 荷载肿瘤抗原的方法

**1. 直接标记蛋白质或多肽抗原，将 DC 在无血清培养基中与肿瘤抗原进行孵育** 目前的研究已经将多种肿瘤抗原或抗原肽通过直接孵育荷载到 DC 表面，如甲胎蛋白 AFP、磷脂酰肌醇蛋白聚糖 GPC-3 和黑色素瘤相关抗原 MAGE-1 等。此法的优点是抗原或抗原肽容易制备并被免疫识别，缺点是只能用于表达这些肿瘤抗原的肿瘤的治疗。也有将肿瘤裂解物与 DC 共同孵育来荷载抗原以解决单一肿瘤抗原的缺陷。

**2. 将表达一种或多种肿瘤抗原的载体转染或感染 DC** 如利用非致病性的腺病毒包装系统通过感染的方式将表达肿瘤抗原的基因转入 DC 内。或利用电穿孔将 pLAMP/gag 质粒转入未成熟 DC 内。然后再将 DC 疫苗免疫小鼠，第二次用 pLAMP/gag 质粒作为增强剂。这种方法可以是 DC 提呈亲和力较高的抗原肽。有报道将 DC 用电穿孔的方法转染 *GPC3* 基因后，与 CIK 细胞共培养，可以明显提高 CIK 细胞对表达 GPC3 的 HepG2 细胞的细胞毒作用。另一研究组用重组的带有 *AFP* 基因的腺相关病毒感染的 DC，可刺激 CTL 细胞抗肝细胞癌。而携带有 *AFP* 基因或 HBsAg 的 DC 可诱导 CTL 对表达 HBV 的 HepG2. 2. 15 的杀伤效应。而采用同时转染/感染 2 种以上肿瘤相关抗原的 DC 作为治疗性的疫苗是一个非常有效的肿瘤免疫治疗策略。这种方法不需要事先知道明确的 T 细胞表位的具体信息，但是也有一定局限性，即只能用于鉴定明确的肿瘤抗原的肿瘤的治疗。

曹雪涛等将表达融合表达 $CEA_{576\sim669}$HSP70L1 的质粒转染入未成熟的 MoDC，并将其免疫小鼠。发现这类 DCSTAT1 和 ERK 信号通路活化，表现出成熟的 DC 的特点，包括高表达高水平的 CD40、CD80、HLA-DR、CD83、CD54 等，并可有效诱导 $CD4^+$T 细胞和 $CD8^+$T 细胞应答。体内试验显示出潜在的抗 CEA 阳性肿瘤的效果。

**3. DC 与肿瘤细胞裂解产物反应** 肿瘤细胞裂解产物包括肿瘤来源的 RNA、细胞裂解物和自噬体等。其优点是抗原提呈时限长，抗原和表位类型多，可多克隆活化 $CD4^+$ 和 $CD8^+T$ 细胞。常用产生肿瘤细胞裂解产物的方法包括多次冻融发和 UVB 照射等。由于肿瘤在生长过程中常会发生频繁的突变，导致一个或多个抗原的出现或丢失。而用肿瘤细胞裂解产物荷载的 DC 可以诱导针对大量肿瘤抗原表位的特异性抗肿瘤免疫反应，因此应用更为广泛。

**4. DC 与肿瘤细胞融合**　Gong 等的研究发现，用 PEG 将 DC 与肿瘤细胞融合，也可是 DC 提呈广谱的肿瘤抗原，引起 $CD4^+$ 和 $CD8^+T$ 细胞的多克隆活化。电融合也是有效的实现细胞融合的方法。有研究比较了电融合和 PEG 融合的效果，显示两种融合方法都能很好地帮助 DC 提呈肿瘤抗原。但是因为融合的效率有限和自体肿瘤细胞的使用限制了该方法在临床上的应用。

**5. 体内 DC 荷载抗原**　体内将 DC 荷载抗原的方法有很多，如将抗原偶联到特异性的抗体上，使其可以直接打靶到 DC 表面。这种体内给予抗原抗体复合物的方法可多部位刺激机体多种天然的 DC 亚群，使其展现出较强的抗肿瘤免疫的能力。

## 展　望

DC 的发现，从一开始便是多争议的和令人兴奋的。现有的研究已表明 DC 在天然免疫和适应性免疫中均扮演了极其重要的作用，并参与了各种疾病的发病过程。随着科学研究技术的不断发展，在 DC 新的功能、新的亚群，特别是人的 DC 亚群及其功能等领域将不断有更新的发现。DC 如何从不同的途径控制抗原特异性 T 细胞，使其在不同的条件下发挥不同的功能或向不同的方向分化也仍值得进一步的探讨。而 DC 在免疫应答中的重要作用，使其在临床应用中也越来越受到重视。尤其是 DC 为基础的疫苗的研究越来越成为未来临床研究的方向。相信未来关于 DC 的研究仍然是医学研究中的热点。

（陈　朗）

## 参考文献

[1] Steinman RM. Decisions about dendritic cells：past，present，and future. Annu Rev Immunol，2012，30：1-22.

[2] Murphy TL，Grajales-Reyes GE，Wu X，et al. Transcriptional control of dendritic cell development. Annu Rev Immunol，2016，34：93-119.

[3] Wang J，Dai X，Hsu C，Ming C，He Y，et al. Discrimination of the heterogeneity of bone marrow derived dendritic cells. Mol Med Rep，2017，16：6787-6793.

[4] Doebel T，Voisin B，Nagao K. Langerhans cells-the macrophage in dendritic cell clothing. Trends Immunol，2017，38：817-828.

[5] Wang P，Xue Y，Han Y，et al. The STAT3-binding long noncoding RNA lnc-DC controls human dendritic cell differentiation. Science，2014，344：310-313.

[6] Ding Y，Guo Z，Liu Y，et al. The lectin siglec-G inhibits dendritic cell cross-presentation by impairing MHC class I-peptide complex formation. Nat Immunol，2016，17：1167-1175.

[7] Iberg CA，Jones A，Hawiger D. dendritic cells as inducers of peripheral tolerance. Trends Immunol，2017，38：793-804.

[8] Liu J，Cao X. Regulatory dendritic cells in autoimmunity：a comprehensive review. J Autoimmun，2015，63：1-12.

[9] Li S，Wu J，Zhu S，et al. Disease-associated plasmacytoid dendritic cells. Front Immunol，2017，8：1268.

[10] Fang H，Ang B，Xu X，et al. TLR4 is essential for dendritic cell activation and anti-tumor T-cell response enhancement by DAMPs released from chemically stressed cancer cells. Cell Mol Immunol，2014，11：150-159.

[11] Sozzani S，Del Prete A，Bosisio D. Dendritic cell

recruitment and activation in autoimmunity. J Autoimmun, 2017, 85: 126-140.

[12] Qiu Y, Zhu Y, Yu H, Yi S, Su W, et al. Ocular Behcet's disease is associated with aberrant methylation of interferon regulatory factor 8 (IRF8) in monocyte-derived dendritic cells. Oncotarget, 2017, 8: 51277-51287.

[13] Liu F, Liu C, Hu X, et al. MicroRNA-21: a positive regulator for optimal production of type I and type Ⅲ interferon by plasmacytoid dendritic cells. Front Immunol, 2017, 8: 947.

[14] O'Keeffe M, Mok WH, Radford KJ. Human dendritic cell subsets and function in health and disease. Cell Mol Life Sci, 2015, 72: 4309-4325.

[15] Constantino J, Gomes C, Falcao A. Dendritic cell-based immunotherapy: a basic review and recent advances. Immunol Res, 2017, 65: 798-810.

[16] Liu H, Chen L, Liu J, et al. Co-delivery of tumor-derived exosomes with alpha-galactosylceramide on dendritic cell-based immunotherapy for glioblastoma. Cancer Lett, 2017, 411: 182-190.

[17] Shang N, Figini M, Shangguan J, et al. Dendritic cells based immunotherapy. Am J Cancer Res, 2017, 7: 2091-2102.

[18] Liu S, Yi L, Ling M, et al. HSP70L1-mediated intracellular priming of dendritic cell vaccination induces more potent CTL response against cancer. Cell Mol Immunol, 2016, 15: 135-145.

[19] He Q, Liu L, Yang Q, et al. Invariant natural killer T cells promote immunogenic maturation of lung dendritic cells in mouse models of asthma. Am J Physiol Lung Cell Mol Physiol: ajplung, 2017, 313 (6): 793-990.

[20] Lu Z, Xia YH, Zhao M, et al. DlgR2 knockdown boosts dendritic cell activity and inhibits hepatocellular carcinoma tumor in-situ growth. Oncotarget, 2017, 8: 54993-55002.

[21] Xia YH, Lu Z, Zhao M, et al. Tumor-specific hepatic stellate cells (tHSCs) induces DIgR2 expression in dendritic cells to inhibit T cells. Oncotarget, 2017, 8: 55084-55093.

# 第三篇

# 免疫细胞功能的实验研究进展

CME TEXTBOOKS NATIONAL PROJECT

# 免疫细胞的分离与纯化技术研究进展

第 13 章

凡参与免疫应答或与免疫应答有关的细胞均可称为免疫细胞。免疫细胞是机体免疫系统的重要组成部分，对其表型和功能的研究有助于阐明正常生理和疾病病理条件下免疫应答的过程和特点，进而揭示疾病发生机制并为疾病治疗提供靶点。近年来，免疫细胞分离和纯化技术的发展为相关研究提供了有效的途径。本章将介绍人和小鼠外周血、免疫器官和其他组织中免疫细胞分离和纯化的方法及相关技术的实验原理和应用。

## 一、外周血和组织单个核细胞分离

单个核细胞（mononuclear cells）是指只有一个细胞核且核不分叶的细胞，通常包括淋巴细胞和单核细胞（组织中为巨噬细胞），是免疫细胞的重要组成部分。单个核细胞的分离，不仅用于细胞计数分析，还是以流式细胞术等方法分析细胞表型和功能的基础。

单个核细胞的分离包括外周血单个核细胞（peripheral blood mononuclear cell，PBMC）的分离和组织中单个核细胞的分离。通常，系统性的疾病如菌血症、败血症等，多以 PBMC 变化为主；而器官局限性的疾病如肝炎、肠炎等，由于组织中居留免疫细胞的存在及循环中免疫细胞的趋化作用，其病变器官或组织中单个核细胞的数量和功能的变化更为显著。

单个核细胞的分离主要有两种方法：密度梯度离心法（包括 Ficoll-Hypaque 梯度离心法、Percoll 连续密度梯度离心法）和贴壁法。下面分别介绍两种方法的原理和主要过程。

### （一）密度梯度离心法

密度梯度离心法的理论基础是每种样品成分在梯度液中的沉降速度的差异。样品沉降速度可根据下列公式计算（13-1）。

$$v=\frac{d^2(\sigma-\rho)}{18\eta}\omega^2 r \qquad (13-1)$$

式中：$v$ 是某一时刻样品的沉降速度（cm/s）。

$d$：样品颗粒的直径（cm），我们在初步计算时就假设样品颗粒为球体。非球形颗粒样品，可以以上式为基础进行修正。

$\sigma$：样品颗粒的密度（g/cm$^3$）。

$\rho$：密度梯度液的密度（g/cm$^3$）。

$\eta$：密度梯度液的黏性系数［g/（cm · s）］。

$\omega$：离心机主轴的旋转角速度（1/s），$\omega=2\pi N\div 60$，$N$：转/min。

$r$：颗粒所在位置与旋转轴心之间的距离，即离心半径（cm）。

当：$\sigma>\rho$ 时，$v>0$ 即样品顺离心力方向沉降。

$\sigma<\rho$ 时，$v<0$ 即样品逆离心力方向上浮。

$\sigma=\rho$ 时，$v=0$ 即样品停止沉降或上浮，“稳定”在这一位置。

Ficoll-Hypaque 和 Percoll 是常用的两种分离液。

**1. Ficoll-Hypaque 梯度离心法** 聚蔗糖-泛影葡胺（Ficoll-Hypaque）是分离细胞常用的递质，是密度在（1.077±0.001）g/L 的中性近似等渗的分层液。外周血和组织中的单个核细胞的比重约为 1.075 g/L，红细胞和粒细胞的比重最大约为 1.090 g/L，血小板和血浆的比重最小约为 1.030 g/L。将样本缓慢加入 Ficoll-Hypaque 分层液之上后，通过离心，密度大的红细胞和粒细胞沉到管底，密度低的血浆和血小板浮于上层，中间层为分层液与单个核细胞。因为单个核细胞密度小于或等于分层液的密度，所以多浮于分层液之上，少数悬浮在分层液中（图 13-1）。吸取分层液表面的细胞，即为分离出的单个核细胞。但是 Ficoll 法分离的各类细胞中杂质细胞较多，得率较低。有研究显示，将样本在分离前用 PBS 缓冲液洗涤，可提高单个核细胞的数量和纯度，而且活率不受影响。

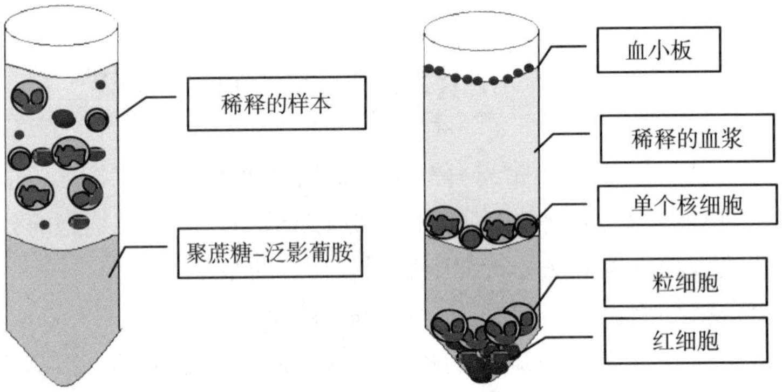


**图 13-1 Ficoll-Hypaque 梯度离心法原理**

（左图为离心分离前，右图为离心分离后）

**2. Percoll 连续密度梯度离心法** Percoll 是聚乙烯吡咯烷酮（PVP）的硅胶颗粒，制备而成的混悬液硅胶颗粒大小不一，其在离心过程中可形成连续的密度梯度，从而将不同密度的细胞分离。使用前将 10×PBS 与 Percoll 储存液按照 1∶9 的比例混合，制成等渗 Percoll 悬液，此时 Percoll 溶液的浓度被认为是 100%，其密度为 1.1294 g/ml。用 1×PBS 溶液稀释 100% Percoll 可以得到不同密度的 Percoll 分层液，选取适宜密度的分层液即可进行细胞分离，常用的浓度见表 13-1。

**表 13-1 Percoll 分离液常用浓度及相应比重**

| Percoll 浓度（%） | 70 | 60 | 50 | 40 | 30 | 20 |
|---|---|---|---|---|---|---|
| 比重（g/ml） | 1.090 | 1.077 | 1.067 | 1.056 | 1.043 | 1.031 |

如在提取肝组织中的单个核细胞时，常用单浓度即 40% 的 Percoll 分离液离心细胞悬液，离心

结束后管底的沉淀即为所需单个核细胞。也可以用非连续密度法，即 40% 和 70% 两种浓度的 Percoll 分离液离心细胞（离心管下层为 70% 的 Percoll，上层为 40%Percoll 重悬的细胞悬液），单个核细胞于离心结束后夹在两浓度之间的白膜层中。两种方法分离获得的细胞无明显差异性，所以从操作和经济角度来说，在提取肝组织单个核细胞时单浓度法更加常用。但非连续密度法分离的细胞比单浓度法更纯，更适用于要求较高的细胞分离。若要在一次离心中分离不同密度的细胞，可以根据需要分离细胞的密度，将不同浓度的 Percoll 溶液叠加，最后提取不同分层液的细胞。

分离细胞时需要参考细胞的漂浮密度，几种常见细胞及其漂浮密度见表 13-2。

表 13-2　常见细胞的漂浮密度

| 细胞 | 漂浮密度（g/ml） | 细胞 | 漂浮密度（g/ml） |
|---|---|---|---|
| 红细胞 | 1.090～1.110 | 单核细胞 | 1.050～1.066 |
| 血小板 | 1.030～1.060 | B 淋巴细胞 | 1.062～1.075 |
| 中性粒细胞 | 1.080～1.085 | T 淋巴细胞 | 1.065～1.077 |
| 嗜酸性粒细胞 | 1.090～1.095 | NK 细胞 | 1.050～1.070 |

Percoll 分离液黏度低，不穿透生物膜，对细胞无毒害，是目前常用的密度梯度离心介质，可用于单个核细胞、肝细胞、骨髓细胞等多种细胞的分离，而 Ficoll 分离液的密度固定在（1.077±0.001）g/L，分离的细胞种类有限，常仅用于单个核细胞。Percoll 方法与 Ficoll-Hypaque 方法相比，分离的细胞纯度也更高。

需要注意的是，由于单核细胞易于凝集，尤其是在温度高时，凝集后细胞比重增加易下沉，影响分离的纯度与得率。所以 Percoll 在分离单核细胞时最好在 4℃ 环境下进行。在小体积（<500 ml）样品中纯化单核细胞时，可采用三步法，包括葡聚糖沉淀、Ficoll-Isopaque（F-I）梯度离心和 Percoll 非连续密度法离心。该方法纯化的单核细胞保留了成熟为巨噬细胞的能力，且可再生。

### （二）贴壁法

经过上述两种密度梯度离心（尤其是 Ficoll-Hypaque 方法）分离的单个核细胞包括淋巴细胞和单核细胞，利用单核细胞有黏附塑料或玻璃表面的特性，借此可将单核细胞通过贴壁法分离出来。贴壁法操作简单、耗时短、成本低，但是分离的单核细胞易受淋巴细胞污染，细胞纯度较低。

## 二、免疫磁珠纯化技术

### （一）免疫磁珠的概念和结构

磁珠技术是广泛应用于生活及科学研究等领域的分离技术，原理为表面包被有某物质的磁珠在外界磁场的作用下定向运动，从而实现与表面包被物质相互作用的另一种物质的分离。生物医学研究领域中，常将免疫配基包被于磁珠表面，通过抗原抗体特异性结合的特性实现分子、细胞等的有效分离，即为免疫磁珠技术。

免疫磁珠的结构大体可分为载体微球和免疫配基。载体微球包含最内层的核心，此结构多为过渡金属 Fe、Ni、Co 等及其氧化物，广泛使用的有 $Fe_3O_4$、$Fe_2O_3$，对免疫磁珠在磁场中的定向移动起关键作用；其外为聚苯乙烯、聚氯乙烯或聚乙烯亚胺组成的高分子结构；高分子层外结合有功能基，如羟基、醛基、氨基、羧基等，这些功能基与不同的免疫配基结合，进而实现对目标分子和细胞的特异性分离。

载体微球可根据磁性部分与高分子层的相对位置分为 3 类：①壳-核结构：高分子材料为核，磁性物质为壳。②壳-核-壳结构：从核心向外依次为高分子材料、磁性物质、高分子材料。③核-壳结构：磁性物质为核，高分子材料为壳。最常用的为核-壳结构载体微球，此时高分子外壳降低了磁性颗粒表面的自由能，有效阻止了载体微球的自身聚集。

免疫配基可分为一抗、二抗及蛋白质 A/G：一抗可实现靶抗原或表达靶抗原细胞的直接分离；二抗及蛋白质 A/G 需结合一抗才可发挥作用，因此可结合不同特异性的一抗，其灵活性较强。

结构特征赋予了免疫磁珠分离技术一些特有的优势。①径粒小，均一程度高。②具有超顺磁性，使得在磁场作用下可迅速聚集，撤去磁场后又可均匀分散，无磁性记忆。③具有良好的悬浮稳定性。④具有良好的化学稳定性和机械强度。⑤操作简单，快速，同时还具有高效、安全的特性。

免疫磁珠技术可实现细胞、微生物、蛋白、基因等多种物质的纯化，分化效率高、纯度高，一次纯化纯度可达 80%~90%，二次纯化最终纯度可达 90%~95%。

## （二）免疫磁珠的分类

**1. 直接磁珠和间接磁珠** 根据磁珠结合配基的不同，可将免疫磁珠分为包被一抗的直接磁珠和包被二抗的间接磁珠。间接磁珠方法中的二抗与相应细胞或分子的结合概率更大，样品浓度低时宜采取该法，且可与多种抗原抗体复合物结合。

**2. 大磁珠和小磁珠** 磁珠的大小可分为多种规格：50 nm、80 nm、100 nm、200 nm、500 nm、1000 nm、2000 nm 等，小磁珠可通过布朗运动、扩散作用等实现在样品中的均匀分布，更有效地与所需细胞、分子等结合，但磁珠回收较难；大磁珠虽易回收，但只有搅拌才可使磁珠处于悬浮状态。

## （三）免疫磁珠分选的原理和方法

免疫磁珠技术的基本原理为包被免疫配基的磁珠在磁场作用下定向运动、富集，基于抗原抗体特异性结合的特性，实现细胞、微生物、基因及蛋白等的快速有效分离。

根据纯化过程的不同，免疫磁珠分选可分为阴性选择和阳性选择。两者比较而言，阳性选择时细胞结合的磁珠可能对细胞活性及功能等方面产生一定影响，因此，为保证细胞尽可能维持于正常状态，在细胞研究时阴性选择应用更加广泛。两者差异见表 13-3。

**表 13-3 免疫磁珠阳性选择和阴性选择的差异**

| | 阳性选择 | 阴性选择 |
|---|---|---|
| 磁珠结合的细胞 | 所需细胞 | 不需要的细胞 |
| 适用范围 | 已知表面抗原的细胞筛选 | 表面抗原未知的细胞筛选或不需要的细胞较少 |
| 优点 | 直接 | 不会对所需细胞造成影响 |
| 缺点 | 可能影响细胞活性、功能等 | 需多种抗体包被的磁珠，费用高 |

### （四）免疫磁珠分选的注意事项

多种因素可影响免疫磁珠分选的效率，实验时要根据实际情况进行调整，保证较高的纯化效率，操作过程中应当注意以下几点。

1. 选择合适的磁珠。
2. 分选前通过 Ficoll 等方法除去死细胞，因为磁珠能够与死细胞非特异性结合。
3. 上柱前充分悬浮细胞，增大与磁珠表面抗体的结合概率。
4. 缓冲液最好真空抽滤后上柱，防止水中气泡的阻塞效应。
5. 控制实验温度及孵育温度，在 4~8℃为宜，可保证磁珠与细胞的充分混匀，同时避免了吞噬细胞吞噬磁珠而影响纯度。
6. 注意实验前的预处理，细胞分离时的离心时间及离心力控制恰当，否则可能使细胞聚集或造成细胞损伤，影响免疫磁珠分选。

### （五）免疫磁珠分选的应用前景和存在问题

目前，免疫磁珠技术已较为成熟，在细胞、微生物、基因及蛋白等分离方面取得了良好的效果，特别是在干细胞分离、微生物检测中体现了高度专一、简单易行等优点，具有广阔的应用前景。

然而，免疫磁珠技术仍存在一些问题：单抗包被磁珠价格昂贵，仍存在交叉反应的可能性；制备大小均匀、规格完全一致的磁珠较为困难。随着生命科学的发展，这些问题应该可以逐步解决，免疫磁珠技术将会得到更广泛的应用。

## 三、流式细胞分选技术

### （一）流式细胞分选的原理

流式细胞术（flow cytometry）是 20 世纪 70 年代开始逐渐发展起来的一种快速的细胞定量分析分选的新技术，可以通过光电系统记录细胞的散射光信号和荧光信号快速分析单个细胞的多个物理特性，如细胞大小、颗粒度、相对荧光强度等。简单来说，流式细胞仪可以通过高压使样品形成一条高速流动的极细液柱，液柱中的细胞只能单个依次通过，当激光照射到液柱中高速流过的细胞时，收集分析散射光和荧光信号从而得到细胞的各种特征（分析型流式细胞仪），或进行细胞分离纯化（分选型流式细胞仪）。

### （二）流式细胞仪的结构

流式细胞仪根据其结构和应用的不同主要分为分析型流式细胞仪和分选型流式细胞仪。分选型流式细胞仪主要分为 4 个系统：液流系统、光路系统、检测分析系统和分选系统。分选型流式细胞仪的液柱是不连续的，是在经过喷嘴高频振动后形成一个个独立的液滴，称为“打点”。仪器打点的稳定性很关键，关系到后续分选的纯度。

### （三）流式细胞分选的优点

采用荧光素偶联抗体，将抗表面标记的抗体联合荧光素对细胞进行荧光标记实现分选。借助流式细胞仪的分选功能，可以将具有特定功能的细胞从混合细胞群中分选出来，再进一步进行培养或功能研究。流式细胞分选具有以下几个特点：分选纯度高（可达 99%）；分选回收率高（可达 90%）；多参数、多色荧光分析对于细胞特性的识别、计数更为准确；可分选活细胞，并且可以进行单细胞克隆。流式细胞分选的优点是可以从细胞群体中分选出具有特定表型、功能的目的细胞亚群。

与磁珠纯化相比，流式细胞术更适用低比例细胞的分选，且可以选择两个甚至更多的指标结合细胞大小和颗粒度精确定义靶细胞。

## 四、T 细胞亚群及其分离纯化

T 细胞在发育过程中分化成为 $CD4^+$、$CD8^+$等 T 细胞，在免疫应答过程中又在局部细胞因子的诱导下进一步分化成为不同亚型，并介导相关免疫应答反应。T 细胞亚群数量和功能的失衡会打破机体免疫稳态，参与疾病发生发展。因此，对 T 细胞亚群的深入探究具有十分重要的意义。T 细胞各亚群表面标志物不同，运用流式细胞术实现对 T 细胞亚群的初步分选，再经过纯化诱导即可得到具有不同效应功能的单一 T 细胞克隆。以下将概述 T 细胞亚群及其分离纯化的主要原理。

### （一）T 细胞亚群的分化及效应功能

胸腺发育成熟后的 T 细胞，根据表面 CD4 和 CD8 分子表达情况，可分为 $CD4^+$T 细胞和 $CD8^+$T 细胞，在接受抗原刺激活化后，又可分化成为不同的细胞亚群，分别发挥各自的生物学功能，并且可以相互调节甚至相互转化，参与机体免疫应答的精细调控。

**1. $CD4^+$T 细胞** 初始 $CD4^+$T 细胞受到抗原刺激活化后，分化为 Th0，并进一步在局部微环境及不同细胞因子的作用下，分化为具有不同生物学功能的亚群，如 Th1、Th2、Th9、Th17、Th22、Tfh、Treg 等，参与生理性和病理性免疫应答过程（表 13-4）。

**2. $CD8^+$T 细胞** $CD8^+$T 细胞是适应性免疫的重要效应细胞。$CD8^+$T 细胞活化后进一步分化为细胞毒性淋巴细胞（cytotoxic T lymphocytes，CTL）。$CD8^+$T 细胞根据功能及分泌细胞因子不同又可以分为 Tc1、Tc2、Tc17 等。在细胞因子 IL-2 及 IL-12 的作用下，初始 $CD8^+$T 细胞可分化为 Tc1。效应 Tc1 细胞通过分泌 IFN-γ、穿孔素/颗粒酶途径和膜分子 Fas/FasL 途径发挥其细胞毒作用。IL-4 诱导下 Tc0 细胞可以分化为 Tc2 细胞，该亚群能产生 IL-2、IL-4、IL-5 等，参与过敏性疾病等疾病的发病过程。IL-6、IL-21 及 TGF-β 的诱导下，CTL 细胞进一步分化为 Tc17 细胞，其具有很强的可塑性，可以转化为产生 IFN-γ 的细胞，表现出很强的细胞毒作用，参与病毒感染疾病、肿瘤、自身免疫性疾病等。

表 13-4 $CD4^+$T 细胞亚群分化特征和功能

| | Th1 | Th2 | Th17 | Th9 | Th22 | Tfh | Treg |
|---|---|---|---|---|---|---|---|
| 诱导因子 | IL-12，IFN-γ | IL-4 | TGF-β，IL-6 | TGF-β，IL-4 | TNF-α，IL-6 | IL-2，IL-6，IL-21 | IL-2，TGF-β |
| 转录因子 | T-bet | GATA | RORγt | PU. 1 和 IRF4 | RORγt | Bcl-6，IRF4 | Foxp3 |
| 效应分子 | IFN-γ，IL-2 等 | IL-4，IL-5，IL-6 等 | IL-17A，IL-17F 等 | IL-9 | IL-22，IL-26，IL-13 等 | ICOS/ICOSL，CD40L/CD40，IL-21 | IL-10 和 TGF-β |

续 表

| | Th1 | Th2 | Th17 | Th9 | Th22 | Tfh | Treg |
|---|---|---|---|---|---|---|---|
| 主要功能 | 诱导巨噬细胞募集、活化，促进 T 细胞增殖分化 | 促进 B 细胞的增殖、分化和抗体类别转化 | 诱导细胞产生细胞因子（TNF、IL-1β、IL-6、GM-CSF）、趋化因子（CXCL1、CXCL8、CXCL10）和金属蛋白酶；招募、活化、中性粒细胞等 | 刺激活性 T 细胞增殖，诱导 Th17 分化，增强 Treg 功能，促进 B 细胞产生抗体 | 募集、活化多种免疫细胞，发出组织预警信号，促进病原体清除和组织修复 | 促进 B 细胞的增殖、分化，诱导记忆 B 细胞和浆细胞的产生，并且进一步辅助免疫球蛋白类别转换 | 抑制常规 T 细胞及抗原提呈细胞的活化和功能，具有免疫调节功能 |
| 参与疾病 | 肿瘤、感染、迟发性超敏反应、器官移植排斥反应和自身免疫病 | 感染、肿瘤、自身免疫性疾病等 | 肿瘤、感染、炎症、自身免疫性疾病 | 肿瘤、炎症性疾病（特应性皮炎、自身免疫性脑脊髓炎、炎症性肠癌） | 炎症性疾病，如炎性肠病、皮肤炎症反应、系统性红斑狼疮、哮喘等 | 自身免疫性疾病、感染、肿瘤 | 肿瘤、移植排斥反应、支气管哮喘 |

**3. 记忆性 T 细胞** 接受抗原刺激活化后，部分 T 细胞分化为记忆细胞，并在不同微环境中分化为两个亚群：①效应记忆性 T 细胞（effector memory Tcell，$T_{EM}$），表型为 $CD62L^{lo}CCR7^{lo}IL\text{-}7R^{hi}CD122^{hi}KLRG1^{lo}$，转录因子 $T\text{-}bet^{+}Eomes^{+}$。$T_{EM}$主要存在于血液、脾和非淋巴组织，受相同抗原刺激后可迅速活化，并启动再次免疫应答。②中央记忆性 T 细胞（central memory T cell，$T_{CM}$），表型为 $CD62L^{hi}CCR7^{hi}IL\text{-}7R^{hi}CD122^{hi}KLRG1^{lo}$，转录因子 $T\text{-}bet^{+}Eomes^{+}$。$T_{CM}$主要存在于淋巴结、脾和血液中而不存在于非淋巴组织，表达归巢相关分子，可在次级淋巴器官间循环，并于再次应答中能迅速增殖、转化为 $T_{EM}$。

记忆 T 细胞表达 CD45RO 分子，并且能向外周炎症组织迁移，在接受相同抗原刺激后，可发生快速、强烈的免疫应答，在抗感染和抗肿瘤免疫治疗中有重要意义。$T_{CM}$和 $T_{EM}$在针对外来病原的保护性免疫应答中的不同阶段发挥不同作用。位于外周组织的 $T_{EM}$是抵御病原的第一道防线，在外围组织间迁移并在血液和脾之间循环，具有较高的 IFN-γ 分泌水平，在再次感染的早期发挥抗感染保护作用，但作用不持久；而 $T_{CM}$细胞表达 CD62L 和 CCR7，并被限制在次级淋巴组织中，表现出较好的增殖潜力和 IL-2 产生能力，在感染晚期发挥主导作用。

### （二）流式细胞分选 T 细胞亚群

T 细胞亚群的成员具有各自的表面标记物，因此可以利用这些特征实现对 T 细胞亚群的分离与纯化。CD3 是 T 细胞亚群共同的表面标志，因此可以先通过 $CD3^{+}$细胞（即荧光参数）确定截取范围。之后，通过表型 $CD3^{+}/CD4^{+}/CD8^{-}$和 $CD3^{+}/CD4^{-}/CD8^{+}$分别分选出 $CD4^{+}$T 细胞和 $CD8^{+}$T 细胞。对 Th 细胞亚群的分选，可以用细胞因子对已经纯化分选出的 $CD4^{+}$T 细胞进行选择性诱导，使其分化为需要的细胞亚群，并利用各自的特征性细胞因子/转录因子进行鉴定。常用于人 Treg 细胞分选的表面标记是 $CD4^{+}CD25^{+}CD127^{low}$。

## 五、抗原特异性 T 细胞的分离

特异性识别抗原并发挥效应是适应性免疫应答的主要特点。因此，分析抗原特异性 T 细胞的数量、功能是评价机体适应性应答能力的重要手段。T 细胞的抗原特异性主要由 T 细胞受体（T cell receptor，TCR）决定，TCR 识别抗原提呈细胞（antigen-presenting cell，APC）表面肽-主要组织相容性复合物（peptide major histocompatibility complex，pMHC）配基，传递特异性抗原信号即 T 细胞活化第一信号。以上述理论为基础，通过构建抗原肽-HLA 复合物，可用于分析疫苗效应、感染和肿瘤疾病状态下 T 细胞的应答能力。

## （一）MHC-肽四聚体

**1. 基本原理** 体外条件下，pMHC 虽能与 TCR 结合但两者亲和力低，解离速度快，无法直接用于检测及 T 细胞负载抗原特异性分析。Altman 等在研究中发现 4 分子的 pMHC 与 TCR 结合具有较强的亲和力和生物学效果。根据生物素与亲和素 4∶1 的特异性结合关系，利用生物素-蛋白连接酶（biotin protein ligase A，BirA）识别蛋白质特异序列的特性，在 MHC 分子的重链 C 端上加入 1 个生物素的 BirA 底物肽序列，BirA 酶可将生物素结合到 pMHC 上，4 个生物素化的 pMHC 单体与 1 个亲和素标记的链霉素形成四聚体复合物（图 13-2），从而提高 pMHC 与 TCR 的总体亲和力，并可通过灵敏度较高的流式细胞仪（FACS）对抗原特异性 T 淋巴细胞进行快速的检测和分离。

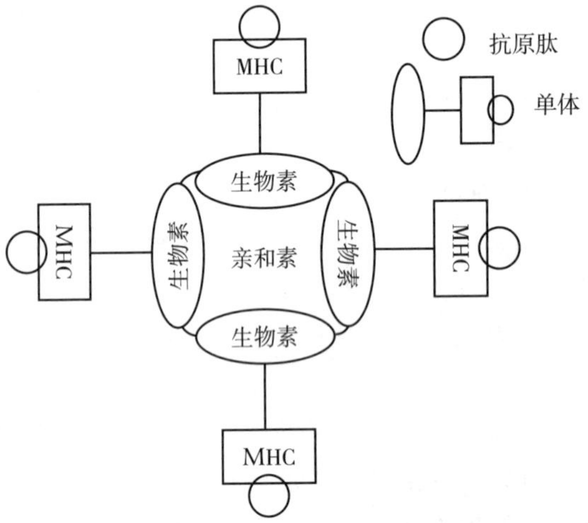


**图 13-2 MHC-肽四聚体结构**

注：MHC. major histocompatility complex，主要组织相容性复合物

**2. 构建步骤** 四聚体技术具有信号放大功能，在抗原特异性 T 细胞的定性、定量分析中已得到广泛应用，其构建过程主要包括以下步骤（图 13-3）。

（1）利用基因工程技术构建重组 MHC 蛋白，在重组 MHC 分子重链 C 端连接 1 个能被 Bir A 识别的、15 个氨基酸左右的多肽链。

（2）重组 MHC 分子和特异多肽亚基在 $\beta_2$-微球蛋白存在的条件下进行体外折叠，形成特异多肽-MHC 融合蛋白。

（3）利用 Bir A 识别特异多肽原理，在重组 MHC 分子重链 C 端连接 1 个生物素分子，形成生物素化的 pMHC 复合物。

（4）将生物素化的 pMHC 复合物与亲和素混合，4 个生物素化的 pMHC 复合物与 1 个具有标记物（链霉素、去糖基化藻红素、荧光染料等）的亲和素结合形成 MHC 四聚体复合物。

**3. 分类** 根据 MHC 分子的类型，四聚体主要分为 MHC-Ⅰ型和 MHC-Ⅱ型。MHC-Ⅰ类分子由

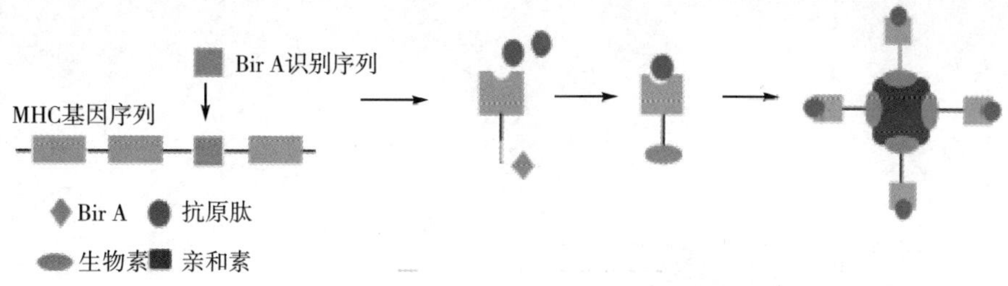


**图 13-3　MHC-肽四聚体的制备**

注：MHC. 主要组织相容性复合物；Bir A. 生物素-蛋白连接酶

具有高度多态性的 α 链和保守亚基 $\beta_2$-微球蛋白组成。其中游离的 $\beta_2$-微球蛋白对维持 α 链天然构象具有重要作用，促进抗原肽与 MHC 分子稳定结合，使分子具有较高的稳定性。相对 MHC-Ⅰ类分子，MHC-Ⅱ类分子因其 α 链和 β 链均呈多态性且两条肽链是非特异性结合从而造成分子结构不稳定，因此 MHC-Ⅱ类分子四聚体的构建更复杂。

**4. 应用和优缺点**　四聚体技术应用于抗原肽特异性 T 细胞的定性定量分析时具有较高的灵敏度和特异性，同时具有对细胞损伤小、无须体外扩增等优点。流式细胞术和 T 细胞富集方法的发展，都使得 pMHC 四聚体技术在抗原特异性 T 细胞的研究得以进一步深化。但该技术也存在缺陷，如表达系统效率低、折叠困难、不稳定、易于解聚等，最主要的问题是抗原表位的选择。首先，必须具有明确的抗原表位，而且它所使用的抗原表位为单一的表位，在疾病状态时常有多种抗原，并且每个抗原又有多个 T 细胞识别抗原表位，因此在研究中需要同时对每个抗原表位进行研究。其次，人类 MHC-Ⅰ在不同种族中表达不一样，且具有多型性，因而妨碍了四聚体试剂的统一使用，在研究中需要根据研究对象制备不同 HLA 亚型的四聚体。再次，四聚体染色是以特定细胞结构为研究对象，客观上还需要对这些细胞进行进一步的分群和功能方面的研究。综上，四聚体的性能尚不足以检测低亲和力 αβT 细胞和罕见的 γδT 细胞。

## （二）新型 MHC-肽多聚体技术

**1. pMHC 十二聚体（dodecamer）**　pMHC 十二聚体包含 12 个肽-MHC，结构相对简单，并保留了一个四聚体的重要特征。如图 13-4 所示，此外，它还具有良好的灵敏度、高结合性、缓慢的离解动力学和低染色背景的特性。

pMHC 十二聚体技术是可以替代 pMHC 四聚体的下一代技术，在对抗原特异性 T 细胞的检测、分离和表型分析上，这个技术更灵敏、更通用。

**2. 多肽氨三乙酸多聚体（NTAmers）**　为满足抗原特异 $CD8^+$T 细胞的分析需求，设计了生物素标记的可逆多聚体，即可逆多肽氨三乙酸多聚体（NTAmers）。该技术利用单一 $Ni^{2+}$-NTA 复合物与寡聚组氨酸（His）可逆结合成多价 $Ni^{2+}$-NTA-His 复合物原理而设计。多聚 NTA 与生物素标记分子结合，组氨酸标记 pMHC 分子，NTA 与组氨酸结合形成具有稳定结构的多价 $Ni^{2+}$-NTA-His 复合物，使得四聚体复合物十分稳定。在咪唑的存在下 NTAmers 多聚体又可快速解离，基于该特点此方法可分离细胞，进行人白细胞抗原 A2（human leukocyte antigen-A2，HLA-A2）多肽单体与 T 细胞的解离动力学研究。

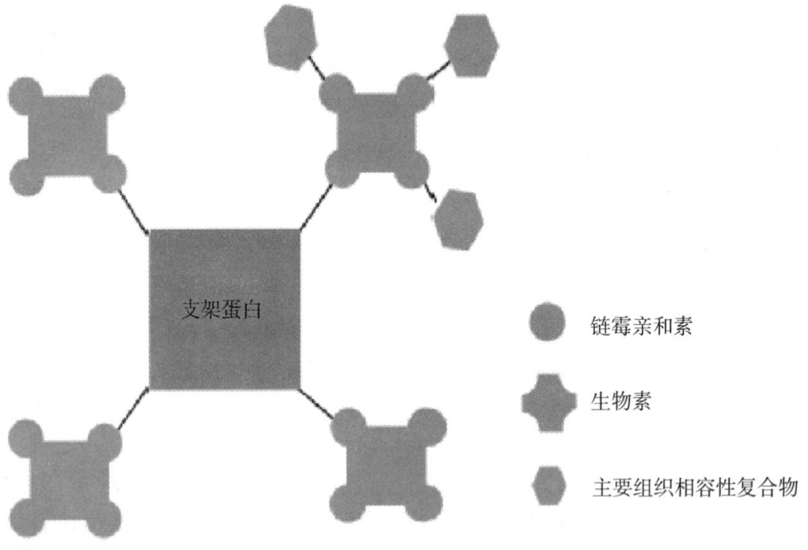


图 13-4 pMHC dodecamer 的分子结构

# 六、NK 细胞及其分离纯化

NK 细胞是一群大颗粒淋巴细胞，它们不需要抗原激活，以 MHC 非限制性的方式杀伤靶细胞。成熟的 NK 细胞离开骨髓进入外周免疫器官，主要分布在外周血、脾和肝等组织中，这类细胞被称为传统 NK 细胞（coventional NK，cNK）。组织中尚存在一类由局部骨髓外 NK 前体细胞发育而来的 NK 细胞，称为组织居留 NK 细胞（tissue-resident NK，trNK）。多种组织中（胸腺、子宫、肝、皮肤、淋巴结、小肠、肺等）trNK 表达 CD49a。NK 细胞是固有免疫的第一道防线，在免疫监视中具有重要作用，同时具有调节免疫应答和造血等功能。NK 细胞的分离和纯化对于分析其在病理和生理状况下的作用机制具有重要作用。

## （一）流式分选法纯化人 NK 细胞

人体内通常将 $CD56^+CD16^+CD3^-TCR^-BCR^-$ 的淋巴样细胞定为 NK 细胞，并依据 CD56 的表达密度不同，将 NK 分为 $CD56^{bright}$ 和 $CD56^{dim}$ 两群，利用荧光标记的抗 CD3、抗 CD16 抗体标记细胞通过流式分选的方法可以得到高度纯化的 NK 细胞。当然也可以同时用荧光标记的 CD56 抗体染色细胞，流式分选 $CD56^{bright}$ 和 $CD56^{dim}$ 的 NK 细胞亚群分别进行研究。

## （二）流式分选法纯化小鼠 NK 细胞

小鼠的 NK 细胞为 $CD3^-TCR^-BCR^-NK1.1^+$（适用于 C57BL/6、C57BL/10 或 H2b、H2d、H2q 同系小鼠，BALB/c 小鼠不表达 NK1.1）或 $CD3^-TCR^-BCR^-DX5^+$（DX5 为抗 CD49b 抗体克隆，是泛 NK 标志抗体）细胞，利用荧光标记的抗 CD3 抗体和抗 NK1.1 或 DX5 抗体即可在流式分选仪上圈定 $CD3^-NK1.1^+$ 或 $CD3^-DX5^+$ 细胞，将它们分选出来，如此得到的 NK 细胞纯度较高，可以达到 98%以上，此为阳选法。如果考虑到 NK 细胞结合抗体后会被刺激活化等因素，可以用非 NK 标志的荧光标记的抗体标记小鼠脾细胞，分选去除非 NK 细胞，只收集无荧光标记的细胞即为 NK 细胞。

## 七、单核-巨噬细胞的分离纯化

单核-巨噬细胞包括骨髓中的前单核细胞、外周血中的单核细胞及组织内的巨噬细胞（Mφ），是机体免疫系统的重要细胞成分，参与并调节固有、适应性免疫应答，介导病原体的清除，诱导炎症反应。组织中的巨噬细胞是一群高度异质性的免疫细胞，根据来源可分为单核来源巨噬细胞（monocyte-derived macrophage）和组织居留的巨噬细胞（tissue-resident macrophage）。单核细胞离开血液循环进入组织后分化成的巨噬细胞，称为单核来源巨噬细胞。此外，某些组织中尚存在器官特异起源的巨噬细胞，即组织居留的巨噬细胞，如肺中的肺泡巨噬细胞、肝中的库普弗（Kupffer）细胞、脑组织中的小胶质细胞、骨组织中的破骨细胞及皮肤中的朗格汉斯细胞。这两类巨噬细胞在起源、表型和功能上有明显区别，以肝为例，其中单核来源巨噬细胞起源于骨髓中的造血干细胞，表型特征为 $CD11b^{+}F4/80^{+/-}LY6C^{+/-}CSF1R^{+}CCR2^{+}CX3\ CR1^{+}CD64^{+}$，参与肝铁代谢和胆固醇代谢过程；肝组织居留巨噬细胞即 Kupffer 细胞，起源于胚胎早期卵黄囊时期的祖细胞，表型特征为 $CD11b^{+}F4/80^{+}CD68^{+}CD11c^{+/-}CLEC4F^{+}TIM4^{+}TLR4^{+}TLR9^{+}CRIg^{+}CX3\ CR1^{-}$，在吞噬微生物和死细胞、清除血液中肠道来源的病原体、产生促炎介质，维持肝的稳态等方面发挥重要作用。

巨噬细胞的表型和功能特征易受局部微环境的调控。根据激活方式的不同，将巨噬细胞分为经典激活的巨噬细胞（M1）和非经典激活的巨噬细胞（M2）两大类。M1 型巨噬细胞可由脂多糖（LPS）、γ 干扰素（IFN-γ）、肿瘤坏死因子 α（TNF-α）等诱导分化而成。iNOS、IL-12、TNF-α、CD16/32 等可作为鉴定 M1 型巨噬细胞的分子标记。M1 型巨噬细胞通过分泌 TNF-α、IL-1、IL-6、IL-12、IL-23 等促炎细胞因子引起炎症反应，可增强 Th1 型细胞免疫应答，同时产生 NO、ROS、溶菌酶等物质吞噬杀菌，杀死肿瘤细胞。M2 型巨噬细胞又可分为三种亚型，分别为 M2a、M2b、M2c。M2a 型巨噬细胞由 IL-4 和 IL-13 诱导产生；M2b 型巨噬细胞由免疫球蛋白复合体、TLR 诱导产生；M2c 型巨噬细胞由 IL-10、糖皮质激素诱导产生。Arg1、甘露糖受体（CD206）、凝集素受体（Dectin-1）、Ym1、FIZZ1 等可作为鉴定 M2 巨噬细胞的分子标记。通过分泌 IL-4、IL-13、IL-10、IL-8、IP-10、MIP-1、TGF-β 等抗炎细胞因子，M2 型巨噬细胞促进 Th2 型免疫反应、抑制炎症，同时分泌 ARG1 促进胶原合成和纤维化。M1、M2 型巨噬细胞的分子特征及功能比较见表 13-5。

**表 13-5　巨噬细胞的分类、分子特征及功能**

| 表型 | 诱导物 | 分泌细胞因子 | 表面分子 | 功能 |
|---|---|---|---|---|
| M1 | LPS、IFN-γ、TNF-α | TNF-α、IL-1β、IL-6、IL-12、IL-23 | 高表达 IL-12，iNOS，CD16/32 | 调理作用、促炎、清除病原微生物 |
| M2a | IL-4、IL-13 | TGF-β | 高表达 CD206、ARG1、Dectin-1、TGF-β | 组织修复和重建 |
| M2b | 免疫球蛋白复合体、TLR | IL-10、TNF-α、IL-1β、IL-6 | 高表达 IL-10、MHC-Ⅱ，低表达 IL-12 | 抑制急性炎症反应，促进 Th2 分化和体液免疫 |
| M2c | IL-10、TGF-β、糖皮质激素 | TGF-β、IL-10 | 高表达 IL-10、CD15、CD206、低表达 MHC-Ⅱ | 抗炎，免疫调节 |

研究生理和病理状态下单核巨噬细胞的表型和功能特征，对阐释机体免疫系统稳态的维持机制及相关疾病的发生机制，具有重要的理论和应用价值。下面介绍几种常用的单核巨噬细胞系统分离方法。

## （一）腹腔巨噬细胞的分离

小鼠腹腔巨噬细胞分离方法主要有两类：一类为不经刺激，直接腹腔灌洗而获得的居留巨噬细胞，量少［为（0.5~1.0）$\times 10^6$个/小鼠］；一类为经诱导物（如淀粉、巯基乙酸肉汤、明胶、血清等）募集单核细胞向腹腔的迁移而获得的大量腹腔巨噬细胞［为（0.2~2.0）$\times 10^7$个/小鼠］。不同诱导物最终诱导产生的细胞数量也有所差异，如表 13-6 所示。其中，淀粉可显著提高腹腔巨噬细胞的吞噬活性；巯基乙酸肉汤主要募集 M1 型巨噬细胞，这些巨噬细胞溶菌酶含量升高但对吞噬微生物的杀伤能力降低。

表 13-6 腹腔巨噬细胞诱导物的比较

| 诱导物 | 浓度 | 注射剂量（ml） | 诱导时间（天） | 获得细胞数量（$\times 10^6$） |
|---|---|---|---|---|
| 淀粉 | 2%~10% | 1.0~1.5 | 2~3 | 2~5 |
| 巯基乙酸肉汤 | 3% | 1 | 3~5 | 10 |
| 蛋白胨 | 3%~5% | 1~2 | 2~3 | 2~4 |
| 血清 | 原浓度 | 0.5~1 | 2~3 | 1~5 |
| 明胶 | 2%~4% | 0.5~1 | 3~5 | 3~7 |
| 矿物油 | 原浓度 | 0.1~0.5 | 4~6 | 10~20 |

## （二）骨髓来源巨噬细胞的分离和诱导

用 DMEM 培养基冲洗小鼠后腿骨的骨髓腔，冲洗液经红细胞裂解后，得到骨髓细胞，骨髓细胞包括多能造血干细胞和基质细胞，其中，造血干细胞具有多向分化潜能，可分化成粒-单核祖细胞，加入 M-CSF（巨噬细胞集落刺激因子）后可在体外诱导祖细胞向巨噬细胞分化，从而获得骨髓来源巨噬细胞（BMDM）。

## （三）组织中巨噬细胞的分离

组织中巨噬细胞的分离对于研究局部微环境下巨噬细胞的表型和功能尤为重要，下面以肝组织中的库普弗细胞为例，简要介绍组织巨噬细胞分离培养的基本方法。库普弗细胞是定居于肝中的巨噬细胞，占巨噬细胞总数 80%~90%，其吞噬作用可保护肝组织免受细菌、内毒素和病毒的感染侵袭，其产生的细胞因子能够影响肝细胞结构和功能。

分离库普弗细胞的方法主要有酶消化法、离心淘析法和机械分离法。其中，离心淘析法分离的库普弗细胞纯度较高，但数量较少且设备昂贵；机械分离法会造成库普弗细胞的破坏。因此，酶消化法成为目前最常用的库普弗细胞分离方法。主要过程为经门静脉注射 Hank 液，反复冲洗肝去除红细胞，以Ⅳ型胶原酶灌注消化肝组织，200 目尼龙网过滤获得肝细胞悬液。细胞沉淀用不连续 Percoll 密度梯度离心，30% Peroll 与 60% Peroll 液界面间的细胞层为库普弗细胞和少量内皮细胞。由于库普弗细胞的贴壁速率较高，可将得到的细胞贴壁培养，1 h 后洗去未贴壁细胞，可获得较高纯度的库普弗细胞。亦可利用磁珠分选和流式细胞分选的技术，对特定单核细胞和巨噬细胞亚群进行精确分选。

其他组织中巨噬细胞的分离方法与肝巨噬细胞的分离有所差别，如表 13-7 所示。

表 13-7　不同组织巨噬细胞分离方法的比较

| | 库普弗细胞 | 肺泡巨噬细胞 | 肠固有层巨噬细胞 |
|---|---|---|---|
| 方法 | 酶消化 | 肺泡灌洗 | 酶消化 |
| 主要过程 | 1. 门静脉注射 Hank 液，冲洗肝去除红细胞<br>2. Ⅳ型胶原酶消化，尼龙网过滤得肝细胞悬液<br>3. Percoll 密度梯度离心<br>4. 培养基重悬，贴壁培养 | 1. 支气管反复注射 PBS，收集灌洗液<br>2. 离心，裂解红细胞<br>3. 培养基重悬，贴壁培养 | 1. BSA、EDTA、PBS 预消化肠组织，去除上皮细胞<br>2. Ⅷ型胶原酶、中性蛋白酶两次消化，100 μm、40 μm 尼龙网分别过滤<br>3. 离心，培养基重悬，贴壁培养 |

## 八、树突状细胞的分离和纯化

树突状细胞（dendritic cells，DCs）是伴随适应性免疫的出现而产生的一类免疫细胞，是一种典型的专职抗原提呈细胞，是联系固有免疫和适应性免疫的重要枢纽。DCs 起源于骨髓中的造血干细胞分化产生前体 DC 细胞，这些未成熟的前体细胞在血液、淋巴组织和非淋巴组织中循环，未成熟的 DC 表达高水平的模式识别受体，如 TLRs、RLRs、NLRs、Fc 受体、补体受体、甘露糖样受体和清道夫受体等，DC 细胞通过这些受体介导对可疑抗原的识别和吞噬，并逐步转化为成熟 DCs。

### （一）DC 亚群及其特征

树突状细胞根据来源和功能的差异主要分为 4 个亚群，分别为常规树突状细胞 cDC、浆细胞样树突状细胞 pDC、单核细胞来源的树突状细胞 moDCs 和皮肤中的朗格汉斯细胞。

cDCs 的典型特征是具有树突状的外形，由骨髓中的 DC 前体细胞经血液迁移至组织中，并在组织中进一步分化成熟。根据其存在位置的不同，小鼠 cDCs 又可分为淋巴寄居 cDCs 和迁移 cDCs。淋巴寄居 cDCs 根据细胞表面 CD8α 和 CD4 表达水平的不同可进一步分为 $CD8\alpha^{+}$cDCs、$CD4^{+}$cDCs 和 $CD4^{-}CD8\alpha^{-}$cDCs；迁移 cDCs 根据细胞表面 CD24 和 CD172a 表达水平的差异亦可进一步分为 $CD24^{+}$cDCs、$CD172^{+}$cDCs 和 $CD24^{-}CD172^{-}$cDCs。pDCs 细胞主要来源于骨髓、外周血及 T 细胞丰富的淋巴组织，因细胞具有类似浆细胞的形态而得名。血液循环中 pDCs 可以通过高内皮静脉进入次级淋巴组织借助输出淋巴管归巢至胸腺，小部分的 pDCs 也可以进入肠道、肺和气管黏膜组织的固有层。小鼠各亚群 cDCs 和 pDCs 细胞的表面标记、转录因子和功能亦有所差异，如表 13-8 所示。

表 13-8 小鼠 cDCs 亚群和 pDCs 细胞的主要特征

| DC 亚群 | 淋巴寄居 $CD11c^+cDCs$ | | | 迁移 $CD11c^+cDCs$ | | | pDCs |
|---|---|---|---|---|---|---|---|
| | $CD8a^+cDCs$ | $CD4^+cDCs$ | $CD4^-CD8a^-cDCs$ | $CD24^+cDCs$ | $CD172a^+cDCs$ | $CD24^-$ $CD172a^-cDCs$ | |
| 发育所需转录因子 | IRF8，BATF3，ID2，NFIL3 | IRF4，Notch2 | IRF4 | IRF8，BATF3，ID2，NFIL3 | IRF4，Notch2 | IRF4，KLF4 | IRF8，E2-2 |
| 表面标记 | CD24，CD205，CLEC9A，XCR1 | CLEC4A4，CD11b，CD172a | CLEC4A4，CD11b，CD172a | CD103，CD205，CLEC9A，XCR1 | CD11b | CD11b | BST2，Siglec-H，B220 |
| 分泌细胞因子 | IL-12，IFN-γ | IL-23 | IL-23 | IL-12，IFN-L | IL-23 | * | IFN-α/β |
| 诱导 T 细胞类型 | Th1，CTL | Th2，Th17 | Th2s，Th17 | Th1，CTL | Th17 | Th2 | CTL |
| 主要功能 | 抵抗胞内菌、病毒 | 参与过敏反应，抵抗寄生虫、胞外菌和真菌 | 参与过敏反应，抵抗寄生虫、胞外菌和真菌 | 抵抗胞内菌、病毒 | 抵抗胞外菌、病毒 | 参与过敏反应，抗寄生虫 | 抗病毒 |

注：* 表示目前不确定

与小鼠相类似，人类树突状细胞亦可分根据表面分子表达和功能的差异分为 $CD141^+cDCs$、$CD1c^+cDCs$ 和 $CD303^+CD304^+pDCs$，各亚群间差异详见表 13-9。

表 13-9 人类 DC 亚群特征

| DC 亚群 | $CD141^+cDCs$ | $CD1c^+cDCs$ | $CD303^+CD304^+pDCs$ |
|---|---|---|---|
| 表面分子 | CD4，$CD11c^{low}$，CD13，CD24，CD33，CD45RO，CD116，CLEC9A，XCR1 | CD2，CD4，CD11b，CD11c，CD13，CD32，CD33，CD64，CD45RO，CD116，CD172a | CD4，CD45RA，CD123 |
| 产生的细胞因子 | IL-12，IFN-γ | IL-12，IL-23 | IFN-α/β |
| 诱导 T 细胞类型 | Th1 cells，CTL | Th1 cells，Th17 cells | Th1 cells，Th2 cells |

moDCs 是由血液中单核细胞招募至组织的过程中，经颗粒性物质的内化刺激后分化而成。组织中 moDCs 表面高表达 CX3CR1 和 CD64，借此可将 moDCs 与 cDCs 区分开来。moDCs 在启动初始 T 细胞应答和抗感染免疫中发挥重要作用。

表皮中的朗格汉斯细胞由胚胎期表皮的祖单核细胞分化而成，是一个具有自我更新能力的细胞群，表达 MHC-Ⅱ类分子、CD11c 和 CD207，参与分化形成淋巴和静脉等成分，在维持表皮屏障的完整性和表皮屏障的修复过程中发挥重要作用。

## （二）DC 的诱导和分离纯化

**1. 单核细胞向树突状细胞的诱导分化** 采用密度梯度离心法分离外周血中的单个核细胞，再以黏附法分离出单核细胞，经重组人粒细胞-巨噬细胞集落刺激因子 GM-CSF 和 IL-4 诱导后，再经 TNF-α 刺激 DC 成熟。

**2. 从外周淋巴器官中分离纯化树突状细胞**　将动物经高剂量的辐射照射或腹腔注射环磷酰胺（cyclopho sphamide monohydrate，ISOPAC®）清除淋巴细胞，而对 DC 的表型和功能未造成明显影响。分离处理后动物的外周淋巴器官或其他组织，经酶消化后，制备单细胞悬液，根据 DC 细胞的物理特征或表面标记分子，通过 Percoll 密度梯度离心、流式细胞分选和免疫磁珠分选术分离纯化 DC。

## 展　望

免疫细胞的分离和纯化是进行功能研究的前提和基础，也是鉴定新型细胞亚群的重要手段，合适的分离纯化方法是研究免疫细胞，尤其是特定细胞亚群，在生理和病理状态下生物学功能提供重要保障。近年来，随着磁珠分选技术和流式细胞术的应用，免疫细胞的分离和纯化亦取得了快速的发展，然而如何获得高纯度、高活性的特定细胞亚群仍面临着巨大挑战。

（梁晓红）

### 参考文献

[1] Fluks A. Three-step isolation of human blood monocytes using discontinuous density gradients of Percoll. J. Immunol，1981，Methods 4：225-233.

[2] Zhang J，Dong Z，Zhou R，et al. Isolation of lymphocytes and their innate immune characterizations from liver，intestine，lung and uterus. Cell Mol Immunol，2005，2：271-280.

[3] Salvagno C，de Visser K. E. Purification of immune cell populations from freshly isolated murine tumors and organs by consecutive magnetic cell sorting and multi-parameter flow cytometry-based sorting. Methods Mol Biol，2016，1458：125-135.

[4] Gagliani N，Huber S. Basic aspects of T helper cell differentiation. Methods Mol Biol，2017；1514：19-30.

[5] Jandus C，Usatorre AM，Viganò S. The vast universe of T cell diversity：subsets of memory cells and their differentiation. Methods Mol Biol，2017，1514：1-17.

[6] Altman JD，Moss PA，Goulder PJ，et al. Phenotypic analysis of antigen-specific T lymphocytes. Science，1996，274（5284）：94-96.

[7] Huang J，Zeng X，Sigal N，et al. Detection，phenotyping，and quantification of antigen-specific T cells using a peptide-MHC dodecamer. Proc Natl Acad Sci USA，2016，113（13）：1890-1897.

[8] Schmidt J，Guillaume P，Irving M，et al. Reversible major histocompatibility complex I-peptide multimers containing Ni（2+）-nitrilotriacetic acid peptides and histidine tags improve analysis and sorting of CD8（+）T cells. J Biol Chem，2011，286（48）：41723-41735.

[9] Sojka DK，Plougastel-Douglas B，Yang L，et al. Tissue-resident natural killer（NK）cells are cell lineages distinct from thymic and conventional splenic NK cells. Elife，2014，3：e01659.

[10] Krenkel O，Tacke F. Liver macrophages in tissue homeostasis and disease. Nat Rev Immunol，2017，17（5）：306-321.

[11] Layoun A，Samba M，Santos MM. Isolation of murine peritoneal macrophages to carry out gene expression analysis upon Toll-like receptors stimulation. J Vis Exp，2015，98：e52749.

[12] Rios FJ，Touyz RM，Montezano AC. Isolation and differentiation of murine macrophages. Methods Mol Biol，2017，1527：297-309.

[13] Austyn JM. Dendritic cells in the immune system-history，lineages，tissues，tolerance，and immunity. Microbiol Spectr，2016，4（6）.

[14] El Shikh MEM，El Sayed R，Pitzalis C. Isolation and characterization of mouse and human follicular dendritic cells. Methods Mol Biol，2017，1623：113-123.

CME TEXTBOOKS NATIONAL PROJECT

# 免疫细胞功能检测

# 第 14 章

免疫细胞在机体内发挥抵抗病原体感染，清除衰老、癌变的细胞，对维持生长发育、组织稳定具有重要的作用。机体的免疫细胞的功能对于其发挥生物学活性具有十分重要的作用，而随着现代生物学技术的进步，研究人员对免疫细胞亚类也进行了越来越精细的划分。除了经典的吞噬、杀伤功能外，发现了很多具有免疫调理作用的分子，它们能对免疫细胞的功能进行调控，成为目前研究的热点。

## 一、吞噬细胞功能研究进展

吞噬细胞（phagocytic cell）是一类具有吞噬杀伤功能的细胞，主要由中性粒细胞、单核巨噬细胞组成。中性粒细胞是外周血中含量最多的白细胞，占成人外周血白细胞总数的60%~70%，在血流中可存活 2~3 d。中性粒细胞在感染早期到达感染部位，发挥吞噬杀灭病原微生物的作用。单核巨噬细胞系统（mononuclear phagocyte system，MPS）包括外周血中的单核细胞和广泛存在于机体各组织器官内的巨噬细胞。这类细胞具有两种生物学功能，吞噬颗粒性抗原及抗原递呈。由于吞噬细胞是宿主抵御感染的第一道防线，以及其对适应性免疫的激活作用，因此，针对通过调控吞噬细胞免疫功能及免疫治疗药物研发具有广泛的前景。

### （一）吞噬细胞在抗感染中的功能研究

吞噬细胞对侵入机体病原体的应答主要包括识别、吞噬和消化三个阶段。被吞噬的病原体在吞噬体的酸性环境、毒性氧来源产物、毒性一氧化氮、抗菌肽、酶类或竞争性结合分子的作用下被杀伤或破坏，因此，吞噬细胞在抵抗病原微生物的感染中发挥重要作用。

Chen 等研究了 TLR2 激动药 Pam3CSK4 在抑制耐甲氧西林金黄色葡萄球菌（MRSA）中的作用机制。Pam3CKS4 能提高小鼠生存率，并增强肺及支气管内细菌清除。同时，研究发现经 Pam3CKS4 处理能降低 TNF-α、IL-1 和 IL-6 的表达，并提高 IL-10、CXCL-2、CXCL1、Fc 受体及补体受体的表达，表明 Pam3CKS4 能通过提高抗炎性因子的表达调控感染部位的免疫应答水平。另外，通过对肺部及支气管内中性粒细胞分析，发现 Pam3CKS4 可显著降低感染部位的中性粒细胞浸润，提示 Pam3CKS4 可能是通过增强中性粒细胞的功能提高感染清除效果。Chen 等进一步在体外和体内水平研究了中性粒细胞通过何种方式来清除 MRSA 的感染，发现 Pam3CKS4 能提高中性粒细胞的吞噬能力、氧化活性和乳铁蛋白释放，从而提高中性粒细胞清除感染部位 MRSA 的能力。

败血症是由致病菌或条件致病菌的细菌毒力因子所引发的急性全身性感染，其主要特征为全身性炎症反应。Wang 等以脑膜炎球菌性菌血症为例，在小鼠体内研究人 CD46 阳性巨噬细胞在疾病发生过程中的作用。活化后的巨噬细胞在组织微环境及线粒体代谢状态的作用下极化为 M1 型或 M2 型巨噬细胞。M1 型巨噬细胞能分泌大量的促炎因子如 IL-1、IL-6 等直接发挥防御功能，但同时也可引起细胞因子风暴造成组织损伤。M2 型巨噬细胞能分泌 IL-10 等抗炎性因子及 Th2 募集细胞因子等，促进血管生成、修复创伤和组织损伤、抗寄生虫感染等，这两种类型的巨噬细胞的表型也与败血症的疾病进程相关。研究者将脑膜炎双球菌（N. meningitidis）经腹腔注射 $CD46^{+/+}$ 及野生型小鼠体内，$CD46^{+/+}$ 组在 24 h 内引发小鼠全身性细菌感染，并全部死亡。而野生型小鼠的生存率为 100%，且在 24 h 后，完全清除血清内的细菌。以致死剂量（20 mg/kg）N. meningitidis 感染 $CD46^{+/+}$ 及野生型小鼠，$CD46^{+/+}$ 组小鼠的 4 d 生存率为 67% 且小鼠体重持续降低。非致死剂量组（7 mg/kg）内 $CD46^{+/+}$ 小鼠体内 IL-10、IL-6 及 TNF 的表达均高于野生型组。流式细胞仪分析发现 $D46^{+/+}$ 小鼠腹腔内巨噬细胞的含量高于野生型组，而这两种细胞的吞噬功能并无区别，但 $D46^{+/+}$ 小鼠腹腔巨噬细胞对 N. meningitidis 的杀伤能力强于野生型组。为了研究腹腔驻留巨噬细胞的来源，研究者对 $CD46^{+/+}$ 及野生型小鼠的血液和骨髓中的单核细胞进行了流式分析，发现两者的单核细胞含量并无区别。对骨髓来源的单核细胞进行诱导，发现 $CD46^{+/+}$ 小鼠体内分化的细胞数量增加。在 LPS 诱导下，$CD46^{+/+}$ 小鼠腹腔巨噬细胞分泌促炎性细胞因子的能力强于野生型小鼠，但分化后 MHC-Ⅱ类细胞比例高于野生型小鼠，即更趋向于向 M1 型巨噬细胞极化。研究者也研究了这些细胞的命运，$CD46^{+/+}$ 小鼠巨噬细胞的凋亡比例高于野生型小鼠，这也解释了虽然 $CD46^{+/+}$ 小鼠巨噬细胞杀伤能力强于野生型，但对感染的生存率和细菌的清除能力低于野生型巨噬细胞。最后，通过过继转移 $CD46^{+/+}$ 小鼠巨噬细胞至野生型小鼠体内，发现 N. meningitidis 感染对过继野生型小鼠的致死率为 100%，且细胞因子 IL-10 和 IL-6 的分泌量也显著增加。该文对 CD46 的免疫调节作用进行了研究，提出在 N. meningitidis 感染时 CD46 能调节巨噬细胞的极化引起细胞因子释放，降低机体对感染的抵抗。因此，CD46 分子可作为一个新的抗细菌感染靶点，通过对调节巨噬细胞的免疫功能保护机体。Dai 等也通过 $Nrp1^{-/-}$ 小鼠研究了 Nrp1 对于巨噬细胞功能的影响，盲肠结扎和穿刺或 LPS 刺激更易于引起 $Nrp1^{-/-}$ 小鼠败血症，降低小鼠的生存率和促炎性细胞因子表达升高。

## （二）吞噬细胞在抗肿瘤中的功能研究

肿瘤组织中有大量炎症细胞浸润，这些细胞是一群异质性的细胞，包括树突状细胞、巨噬细胞、肥大细胞和各类淋巴细胞。其中，巨噬细胞所占的比例最大，其在肿瘤细胞悬液中的比例可达细胞总数的 30% ~ 50%。这类浸润到肿瘤内的巨噬细胞即肿瘤相关巨噬细胞（tumor-associated macrophage，TAM）。大量的研究表明，TAM 与肿瘤的生长、转移、预后密切相关，具有杀伤肿瘤细胞和促进肿瘤生长的双重作用。

肿瘤微环境诱导分化成熟的 TAM 具有 M2 型巨噬细胞的表型特征和功能特点，Chen 等研究发现小鼠结肠癌细胞 CT26 培养上清能诱导 RAW264.7 细胞表达 MFHAS1（malignant fibrous histiocytoma amplified sequence 1），并能将 M1 型 RAW264.7 细胞转变为 M2 型巨噬细胞。通过干扰 RNA 实验表明，M2 型巨噬细胞在标记 IL-10、Arg-10、MMR 的表达上调依赖于 MFHAS1，而 MFHAS1 则通过活化 STAT6 和 KLF4 发挥作用。在肿瘤微环境中，TAM 也在免疫抑制中发挥作用，经研究发现，shNC-RAW264.7 细胞能加快 CT26 细胞的增殖和转移，并下调上皮细胞标记物 E-cadherin 的表达，而增强间充质细胞标记物 Cyclin D1 和 N-cadherin 的表达。体内实验也表明，MFHAS1 能抑制肿瘤的生长。免疫治疗对不同类型的癌症展现出较好的应用前景，但由于免疫细胞难于充分浸润入实体肿瘤中，限制了其治疗效率。而将肿瘤耐受的巨噬细胞转变为肿瘤抑制性巨噬细胞，则能提高免疫治疗的效率及有利于后续的抗肿瘤反应。因此 Wang 等设计了一种微环境反应性纳米颗粒聚合物，该聚合物能负载 IL-12。该复合物能将 M2 型巨噬细胞转变为 M1 型巨噬细胞，提高小鼠体重，抑制肿瘤生长。

### （三）MicroRNA 对吞噬细胞免疫调节功能的研究

巨噬细胞内的 MicroRNA 为另一大类免疫调节因子，Abdalla 等综述了 MicroRNA 能调控巨噬细胞基因表达，而分枝杆菌通过改变巨噬细胞 MicroRNA 的表达破坏巨噬细胞免疫反应从而实现持续性感染。Chen 等的研究表明，经水疱性口炎病毒（vesicular stomatitis virus，VSV）感染的 RAW264.7 及小鼠腹腔巨噬细胞中 miR-223 表达升高，且呈剂量依赖性。在 VSV 感染的巨噬细胞内，miR-223 的过表达能通过 FOXO3 上调 I 型干扰素的表达，而后者在 VSV 的刺激下，又能上调 miR-223 的表达，形成正向调控。Gu 等则对结核分枝杆菌（mycobacterium tuberculosis）感染的骨髓来源的巨噬细胞及 RAW264.7 细胞中 miR-23a-5p 在激活巨噬细胞自噬中的作用进行了研究。研究表明，结核分枝杆菌感染能显著增强 miR-23a-5p 的表达。另外，外源性表达 miR-23a-5p 能提高胞内菌的生存率，并能抑制结核分枝杆菌诱导的巨噬细胞自噬，同时在 RAW264.7 细胞中，miR-23a-5p 通过 TLR2 调控 TLR2/MyD88/NF-κB 信号通路。

鉴于 MicroRNA 在调控吞噬细胞中的作用，Huang 等通过核酸传递系统，将一个 microRNA 类似物-let-7b 运输到 TAM 内，并对 TAM 的功能进行了研究。由于 TAM 及肿瘤浸润树突状细胞（tumor infiltrating dendritic cells，TIDCs）等因素共同形成了肿瘤免疫抑制微环境，Huang 等设想通过改变 TAM 的表型，恢复其抗肿瘤活性。TAM 细胞低表达 IL-12，高表达 IL-10，能抑制 T 细胞活化与增殖，同时通过分泌 IL-10、TGF-β 等促进血管生成。Let-7b 是 microRNA 家族的一员，能抑制 T 细胞分泌 IL-10。研究者利用 TAM 与 T1DC 细胞表面高表达甘露糖受体，利用阳离子白及多糖（cationic bletilla striata polysaccharide，cBSP）特异性地实现 let-7b 的靶向性运输，同时结合 PEG-组胺修饰的藻朊酸盐（PEG-histamine-modified alginate PHA）能在酸性肿瘤微环境中释放 cBSP-let-7b 复合物，最终实现对 TAM、T1CD 的特异性调控。体外实验表明，sBSP-let-7b 复合物能与 TAM 及 TIDC 细胞结合，将 PHA-sBSP-let-7b 复合物经尾静脉注射经小鼠体内，发现复合物富集于肿瘤内，而其他组织器官中则未见。对给予 let-7b 的 TAM、T1DN 细胞进行分析，发现 let-7b 能促进 IL-12 表达，而抑制 IL-10 表达，同时增强 M1 型巨噬细胞标记物 iNOS 的表达，降低 M2 型巨噬细胞标记物 Arg-1 的表达。对 T1DC 也出现类似的结果，let-7b 能上调 DC 的活化标记，这两类细胞经 let-7b 作用后能刺激 T 细胞增殖及分泌 INF-γ。let-7b 能显著降低肿瘤的大小和重量，提高小鼠存活率。同时，let-7b 能显著下调 TAM 表达抑制性细胞因子，上调 IL-12p70 的表达。

Zhao 等则对 miR-135a 在调控 TAM 中的作用进行了研究，研究者发现 Notch1 胞内区对 TAM 的分化没有影响，而会影响 TAM 的功能，抑制移植肿瘤的生长。进一步研究发现，Notch1 是通过 miR-125a 调控 M1、M2 巨噬细胞的极化，miR-125a 能增强 TAM 的吞噬活性并抑制肿瘤生长。因此，针对免疫调控的药物研发具有广阔的前景。

## 二、T 细胞功能研究进展

T 细胞参与了机体免疫应答的不同类型和过程，按照其功能可分为 3 种，即辅助功能、杀伤功能和抑制功能。Th1 细胞辅助其他淋巴细胞发挥免疫活性，通过分泌 IL-2、IFN-γ 和 LT 等因子，促进 CTL、NK 细胞及吞噬细胞的活化和增殖，发挥抗胞内病原体的作用。Th2 细胞则主要通过刺激 B 细胞增殖，参与体液免疫应答。同时 T 辅助细胞具有多样性，使得免疫系统对不同环境发挥不同的作用。而 T 细胞的杀伤功能则是对靶细胞的直接破坏。最近研究还发现了一类抑制性 T 细胞——调节性 T 细胞（regulatory T cell，Treg），通过接触抑制的方式抑制 T 细胞的活化和增殖。

## （一）T 细胞功能研究技术与方法

**1. T 细胞增殖的检测**　T 细胞在受到刺激后，导致细胞的活化，随后活化的 T 细胞发生增殖。细胞增殖是 T 细胞的重要功能之一。

（1）体外增殖的检测

1）$^{3}$H-TdR 掺入法：利用同位素$^{3}$H 标记 TdR，作为 DNA 合成原料的 TdR 能掺入新增殖的细胞染色体中，利用液闪仪测定细胞的放射性强度反映细胞的增殖情况。

2）流式细胞仪计数法：T 细胞在增殖时细胞的数量增加，因此可以采用 T 细胞表面标志（CD4 或 CD8）偶联的荧光抗体，并利用流式细胞仪控制相同的上样体积、并通过设置已知数量的内参照，对群体内的 T 细胞进行准确的计数，定量分析 T 细胞增殖。

3）CFSE 法：羧基荧光素二醋酸琥珀酰亚胺酯（carbox fluorescence indiacetate succinimidyl ester，CFSE）可通过细胞膜进入细胞，原先为无色，在进入细胞后可被细胞内酯酶催化分解成高荧光强度的物质并于内胺稳定结合，从而使细胞标记上高荧光强度的 CFSE。随着细胞的分裂，被标记的细胞的荧光强度平均分配到两个子细胞，因此每分裂一代，荧光强度就会减半。

（2）体内增殖的检测

1）CFSE 法：将 CFSE 标记的 T 细胞过继给受体小鼠，在受体小鼠体内活化与增殖，在指定的时间取出小鼠的淋巴器官采用荧光抗体标记 T 细胞，后用流式细胞仪检测其 CFSE 分裂情况。

2）BrdU 掺入法：5-溴-2′-脱氧尿苷（BrdU）是一种胸腺嘧啶脱氧核苷类似物，可在细胞周期的 S 期掺入细胞的 DNA 中，因此可采用 BrdU 抗体对其进行检测，并反映细胞的增殖情况。实验时可根据实验目的，通过注射或口服等方式给予实验动物 BrdU。然后获取实验动物的淋巴器官，用荧光标记抗体标记特定的 T 细胞，并采用固定、打孔及 DNA 酶处理后用 BrdU 特异性抗体检测阳性细胞的比例。

**2. CTL 杀伤实验**

（1）$^{51}$Cr 释放法：将待检测的效应细胞与铬酸钠标记的靶细胞一起培养，铬酸钠可以进入靶细胞内并与胞质蛋白牢固结合。若效应细胞对靶细胞有杀伤活性，则$^{51}$Cr 能从靶细胞释放至培养液中，利用液闪仪读取$^{51}$Cr 的放射性脉冲可反映效应细胞的杀伤活性。

（2）LDH 释放法：乳酸脱氢酶（lactate dehydrogenase，LDH）在活细胞内含量高，且在正常情况下不能穿过细胞膜。而当细胞受损伤或死亡时，由于细胞膜通透性的改变，LDH 被释放到细胞外，通过检测培养液中 LDH 的活性从而计算细胞的死亡比例。具体的检测方式可通过向培养液中加入 LDH 底物，利用分光光度计检测靶细胞与对照组中 LDH 的活性，可计算效应细胞对靶细胞的杀伤率。

## （二）$CD8^{+}$T 细胞杀伤作用的研究

$CD8^{+}$T 细胞是抗原特异性杀伤细胞，是细胞免疫的主要效应细胞。肿瘤细胞免疫逃逸的重要机制就是通过肿瘤微环境（tumor microenvironment，TME）相应配体分子与效应 T 细胞表面的受体者细胞因子及颗粒酶的释放，这种肿瘤微环境中的配体及 T 细胞表面的受体被称为免疫检查点（immune checkpoint）。近年来，新型免疫检查点分子的鉴定及免疫检查点阻断剂在各种肿瘤中的临床应用的研究取得了相当的进步。

Long 等研究了 $CD8^{+}$T 细胞在肿瘤微环境中功能受抑的机制，除了经典的 PD-1/PD-1L 经典途径外，TME 还可以通过 miR-26a-EZH2 途径实现对肿瘤浸润 $CD8^{+}$T 细胞的功能抑制。Long 等首先比较外周血单个核细胞（PBMC）和肺泡灌洗液中 $CD8^+T$ 细胞分泌颗粒酶 B 能力及两者 miRNA 表达水平。发现后者分泌颗粒酶 B 的量明显减少，miR-26a 等 6 种 miRNA 表达量升高，并最终确定 miR-26a 作为候选靶标。为进一步验证 miR-26a 对 $CD8^+T$ 细胞功能的影响，Long 等进一步使用转基因小鼠（Mir26a-Tg mice）研究 miR-26a 持续性表达时小鼠 $CD8^+T$ 细胞功能变化情况，结果表明，该 CTL 分泌颗粒酶 B 和 IFN-γ 的能力明显下降。为进一步研究 miR-26a 的下游作用分子，Long 等采用靶向诱饵办法，鉴定出 EZH2 是 miR-26a 的下游作用分子，并在鼠源和人源 TIL $CD8^+T$ 细胞证实存在 miR-26a-EZH2 途径。为进一步验证 miR-26a-EZH2 对 TIL 的功能影响，Long 等发现转染 miR-26a Decoy 质粒至功能受抑制的 CTL 中，发现该 CTL 分泌的颗粒酶 B 及 IFN-γ 明显提高，从而再次证实，miR-26a-EZH2 是 $CD8^+T$ 细胞在肿瘤微环境中功能受抑制的重要机制。

Chen 等首次报道抗原特异性循环 $CD8^+T$ 细胞杀伤活性增强的新途径，应用特异性抗体封闭抗原特异性循环 $CD8^+T$ 细胞表面的 PD-1L，能显著增强该细胞对相应肿瘤细胞的杀伤作用。首先，研究者使用 CEA691-699 合成抗原片段，联合内源性抗原提呈功能缺失的 HLA-A2-positive T2 细胞系刺激胰腺癌患者 PBMC，筛选得到抗原特异性的 $CD8^+T$ 细胞。通过比较胰腺癌Ⅳ期与Ⅱ～Ⅲ期患者该抗原特异性 $CD8^+T$ 细胞 IFN-γ 分泌量和反应细胞占比，发现前者显著低于后者，提示该 $CD8^+T$ 细胞功能缺失与肿瘤进展具有相关性。为进一步证明该细胞对癌细胞的直接杀伤作用，Chen 等验证 $CD8^+T$ 细胞对四种胰腺癌细胞的细胞毒作用，分别为 Panc-1（$HLA\text{-}A2^+\text{-}CEA^+$）、MiaPaca2（$HLA\text{-}A2\text{-}CEA^-$）、PK-1（$HLA\text{-}A2^+\text{-}CEA^{+++}$）和 Bx-Pc-3（$HLA\text{-}A2^+\text{-}CEA^{+++}$），证实该 CEA 特异性的 $CD8^+T$ 细胞对 CEA 阳性的细胞系具有特异性的杀伤作用。为证明该种抗原特异性的 $CD8^+T$ 细胞的杀伤功能是否能被免疫检查点分子调节，Chen 等使用了 2 种检查点抑制分子，PD-1L 和 TIM-3，分别使用对应抗体封闭该分子，比较该细胞 $CD8^+$ 的杀伤能力。结果证实，使用 PD-1 或 TIM-3 对应的封闭抗体，能明显提升该细胞分泌 IFN-γ 水平及响应细胞的占比。总之，Chen 等首次证实，外周血抗原特异性 $CD8^+T$ 细胞能通过封闭免疫检查点分子提高对肿瘤细胞的杀伤力，为 T 细胞免疫治疗提供新的思路。

少数成熟的 T 细胞的 TCR 分子是由 γ 链和 δ 链组成的异二聚体，称为 γδT 细胞。γδT 细胞多是 $CD4^-CD8^-$ 双阴性 T 细胞，也有部分是 $CD8^+$ 单阳性 T 细胞。它可直接识别（多肽、脂类分子），不必与 MHC 结合，也不需要抗原提呈分子，主要存在于小肠黏膜上皮和表皮，而外周血中仅占成熟 T 细胞的 5%～10%。γδT 细胞能通过多种方式参与机体免疫反应，如分泌细胞因子、APC 效应介导抗感染、抗肿瘤及维持皮肤稳态和促进组织修复等，同时它也能参与自身免疫性疾病的发生。

Bai 等通过对衣原体肺部感染模型研究了 IL-17A 的产生及其在宿主免疫防御中的作用，研究发现在感染早期，IL-17A 由 γδT 细胞而在感染晚期则由适应性免疫细胞 Th17 细胞产生。研究发现 γδT-depleted 小鼠体重减轻程度大且肺内细菌滴度与对照组相比不大，表明 γδT 细胞清除衣原体能力较弱，而 γδT 细胞对 Th17 细胞的抗衣原体感染具有促进作用，但对 Th1 和 Tc1 反应无重要影响。此研究为衣原体感染中天然免疫和适应性免疫的相互作用提供了新观点，有助于理解宿主对其他肺部感染防御机制的解析。

## 三、B 细胞功能检测的研究

B 细胞通过合成和分泌抗体，介导体液免疫应答。根据表型、组织定位、功能及在个体发育中产生的先后，成熟 B 细胞可以分为 B-1 和 B-2 两大类。B-1 细胞属于固有免疫细胞，B-2 细胞在特异性抗原刺激后，在 T 细胞的辅助下，最终分化为浆细胞或记忆性 B 细胞，通过抗体参与体液免疫应答。抗体具有中和细菌外毒素和中和病毒的作用，能参与免疫调理作用，抗原抗体复合物能通过经典途径激活补体、产生抗体依赖的细胞介导的细胞毒作用，参与超敏反应与自身免疫性疾病、移植排斥及促进肿瘤生长等（图 14-1）。近年来，还发现存在一群起免疫调节功能的 B 细胞——调节性 B 细胞（regulatory B cell，Breg）在感染、肿瘤免疫和自身性免疫疾病中发挥重要作用。

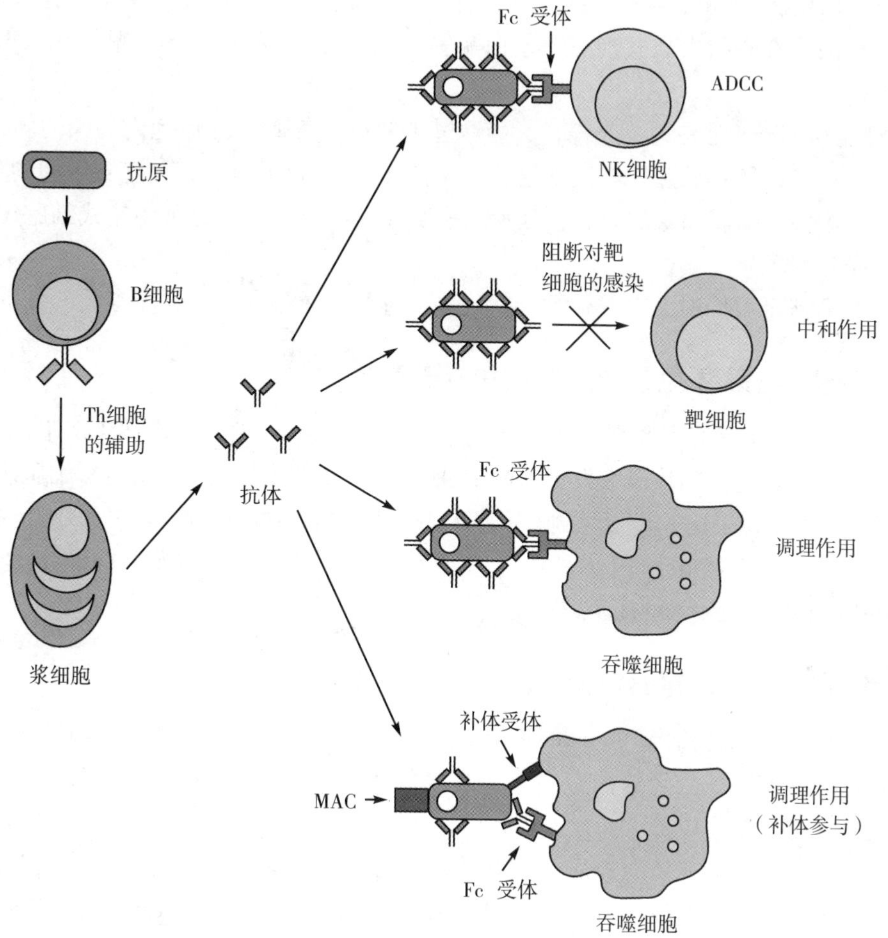


图 14-1 B 细胞功能模式图

## （一）B 细胞功能研究技术与方法

B 细胞的功能状态能部分反映机体的免疫状态，因此对 B 细胞功能的检测可为疾病的发病机制、诊断和治疗提供依据。目前，B 细胞功能的常用的检测方法如下。

**1. B 细胞及其活性的检测** B 细胞在抗原、抗 Ig 抗体或促有丝分裂原的刺激下，可发生活化和增殖，可通过荧光标记的单克隆抗体检测相应分子的表达检测 B 细胞是否活化，如免疫荧光技术及流式细胞术等。常用的活化 B 细胞表面标记包括 MHC-Ⅱ类分子、CD80 和 CD86 等分子。

**2. 中和性抗体检测** 宿主针对病毒或细菌感染的常规反应是产生抗体，通过阻断病原体与靶细胞的结合，从而发挥抗感染的作用。

**3. B 细胞增殖的检测** B 细胞增殖反应的检测能在一定程度上体现 B 细胞的功能状态，目前常用的检测方法包括 $^{3}$H-胸腺嘧啶核酸（$^{3}$H-TdR）掺入法、5-溴脱氧尿嘧啶核苷（BrdU）法及

CFSE 法等。

(1) $^{3}$H-TdR 掺入法：利用核素$^{3}$H 标记 TdR，作为 DNA 合成原料的 TdR 能掺入新增殖的细胞染色体中，利用液闪仪测定细胞的放射性强度反映细胞的增殖情况。

(2) BrdU 法：BrdU 为胸腺嘧啶核苷类似物，可在 DNA 合成期（S 期）替代胸腺嘧啶插入到活体或体外培养的细胞中。利用荧光标记的抗 BrdU 抗体，通过流式细胞仪检测 BrdU 的强度，从而分析细胞增殖的状况。BrdU 会随细胞的分裂而不断地被稀释，因此此方法不适合做长时期的体内增殖研究。检测时需要利用盐酸加热、蛋白酶等方法，使 DNA 双链部分单链化，BrdU 抗体才能与之结合。

(3) CFSE 法：CFSE 是一种荧光染料，能通过扩散进入细胞，并被胞内的酯酶转化为阴离子化的 CFSE，与胞内赖氨酸侧链氨基发生反应，从而标记到细胞蛋白上，并随着细胞的分裂增殖被平均分配到子细胞中。随着细胞的分裂，其荧光强度会发生减半，因此可用流式细胞仪进行分析，研究细胞的增殖过程。

BrdU 与 CFSE 法都可同时结合其他细胞标记物，进行多重染色，进行多参数的分析。

### (二) B 细胞在自身免疫性疾病中的研究

Fan 等发现在人和小鼠脾和肠系膜淋巴结中存在新天然免疫细胞亚群 NKB 细胞，参与抗微生物感染的作用。利用表达谱芯片研究发现，NKB 细胞具有 B 细胞表面受体和 NK 细胞表面 Ly49 和 NKG2 受体家族，并能高表达 Ki67 和细胞因子 IL-18。NKB 细胞在病原体感染早期（鼠巨细胞病毒、单纯疱疹病毒、李斯特菌和鼠伤寒沙门菌感染）24 h 即可快速增殖，并产生大量 IL-18 和 IL-12 激活 NK 和 ILC1 细胞，参与抗感染反应。

### (三) B 细胞在移植排斥中研究

Xu 等通过子宫内膜再生细胞（endometrial regenerative cells，ERCs）研究 B 细胞在小鼠心脏移植的中排斥作用。移植后，受者体内存在针对移植物抗原的预存抗体，可导致超急性排斥反应，另外，体液免疫在排斥反应中也有一定作用，因此调控 B 细胞的功能在移植反应中具有重要的作用。子宫内膜再生细胞作为成体间充质干细胞的新来源，由于其可从月经血中分离及其免疫调节作用，引起了越来越广泛的关注。研究者用 LPS 刺激 BALB/c 小鼠 B 细胞，并与 ERCs 孵育，发现 ERCs 能抑制 B 细胞增殖。ERCs 能下调 B 细胞表面分子 CD80、CD83、CD86 的表达，并抑制 B 细胞产生 IgM 和 IgG。接着，研究者通过体内实验，对 BALB/c 小鼠进行心脏移植，供体为 C57BL/6 小鼠，移植后发现 ERCs 能延长移植小鼠的生存时间，并减轻移植排斥反应，减少移植物 IgG 和 IgM 沉着。同时，ERCs 能抑制心脏移植后受体小鼠体内抗供体抗体水平且降低产生该种抗体的 B 细胞的数量。此研究从体内和体外水平分析了 ERCs 对于 B 细胞的作用，表明对于预防和治疗急性或慢性移植排斥，ERCs 是一个潜在的细胞治疗靶点。

### (四) B 细胞在感染中研究

在病原体感染机体的过程中，机体产生的中和性抗体是抵抗并清除病原体的有效手段之一，而病原体表面分子则是中和抗体的主要来源。如流感病毒（influenza virus）、人类免疫缺陷病毒（human immunodeficiency virus，HIV）、丙型肝炎病毒（hepatitis virus C，HCV）感染，由于其包膜蛋白的变异性、糖基化修饰等都会影响中和抗体的产生，因此，对研究中和抗体产生的免疫机制对疫苗的研究具有重要意义。其中广谱中和抗体由于具有能识别不同的病毒亚型，具有广泛的应用前景。

获得性免疫缺陷综合征（acquired immunodeficiency syndrome，AIDS）简称艾滋病，是 HIV 病毒感染机体后，引起的一种以细胞免疫严重缺陷、反复机会感染为特点的疾病，自 1981 年发现首例病例以来，已在全世界广泛蔓延，HIV 疫苗的研发成为防治该疾病的关键手段。而 HIV 疫苗不能有效诱导机体产生具有保护性的广谱中和抗体，是阻碍获得有效疫苗的主要原因。HIV 广谱中和抗体主要针对 HIV 的包膜糖蛋白上的 CD4 结合位点（CD4bs）、糖苷等。目前，所有已分离的广谱中和抗体都含有一或两个独特特征，如高水平的体细胞突变、长的 HCDR3 区域（heavy chain third complementary determining regions）、与非 HIV 抗原的反应性等，正因为如此，很难用常规的手段诱导广谱中和抗体的产生。Gao 和 Bonsignori 等通过研究能产生广谱中和抗体的个体 B 细胞，发现了两个不同谱系的 B 细胞相互作用，共同促进广谱中和抗体的产生。

### （五）调节性 B 细胞功能研究

调节性 B 细胞可通过产生 IL-10 或 TNF-β 等抑制性细胞因子介导免疫耐受，在自身免疫性疾病、感染和肿瘤中发挥调节作用。

Dambuza 通过对自身免疫性葡萄膜炎（experimental autoimmune uveitis，EAU）的研究，揭示 IL-35 的 IL-12p35 和 Ebi3 亚基在疾病发生过程中的作用机制。产生 IL-35 在 Breg 在机体负向免疫调节中发挥重要作用，其可通过移植 IL-17 和 Th1，并促进 Tregs 的增殖。此外，IL-35 还可通过受体激活 STAT1 和 STAT3，促使 B 细胞向 Breg 转化。研究者首先通过昆虫表达系统表达了这两个亚基，并经 HPLC 分离纯化，发现 IL-12p35 以同源二聚体（p35-p35，约 56 kD）或单体（p35，约 27 kD）的形式存在，并都能抑制 $CD4^+$T 细胞或 $CD19^+$B 细胞的增殖。虽然 cyclin E 和 D1 的表达水平无变化，但 p35 处理的 $CD19^+$B 细胞中 p27Kip1 的表达水平高于对照组，提示 IL-12p35 可能通过诱导细胞周期停滞抑制 B 细胞增殖。而 p35 对 $CD4^+$T 细胞增殖的抑制则通过抑制 IL-6 诱导的 STAT3 的活化或抑制 IL-12 诱导的 STAT4 的活化。接着研究者利用小鼠自身免疫性葡萄膜炎模型研究发现 p35 和 p35-p35 能减轻疾病的症状。Th17 和 DP-Th17 细胞在 EAU 的小鼠的脾、淋巴结及视网膜处均有所增加，研究者接下来分离了 EAU 小鼠脾、淋巴结及视网膜，发现经 p35/p35-p35 处理的 EAU 小鼠这些脏器内的 Th17 和 DP-Th17 细胞的含量显著下降。与此同时，淋巴结内的 IL-10 表达的 $FOXP3^+$和 Tr1 调节性 T 细胞的含量增加。随后，研究者在体内和体外验证了用 p35 处理的 $CD19^+$B 细胞能上调 IL-10、p35 和 Ebi3。通过这些现象表明，来源于 IL-35 的 IL-12p35 具有免疫调节功能，能通过诱导表达 IL-10、IL-35 的调节性 B 细胞改善自身免疫性葡萄膜炎的疾病症状。

陈等则研究了 $IL-35^+$调节性 B 细胞（i35-Breg）在桥本甲状腺炎（Hashimoto thyroiditis，HT）的发病机制中的作用，研究者采用流式细胞术分析了 36 例 HT 患者和 32 例对照者外周血中 $CD19^+$ $IL-12p35^+IL-27Ebi3^+$细胞的比例，结果显示 HT 患者血浆中上述细胞的比例明显低于对照组，其表明 IL-12p35、IL-27Ebi3 和 IL-10 的表达水平低于对照组。进一步，研究者检测了 IL-35 相关信号分子，发现 HT 组 $CD19^+$B 细胞表面 IL-12Rβ2、IL-27Rα 及下游 pSTAT1、pSTAT3 表达水平明显低于对照组。而 HT 组血浆 TNF-α、IL-12 水平及 $CD14^+$细胞 PD-L1、CD169 的表达明显高对照组。这些研究表明，HT 患者免疫功能异常可能与 i35-Breg 细胞数量及功能异常相关。另外，Yu 等对 HT 患者 $CD24^+CD38^+$B 细胞的功能进行了研究，发现患者体内这类 B 细胞的功能异常与缺少 IL-10 相关。研究者首先从表达 IL-10 的 B 细胞入手，发现经 CpG 刺激后，患者的表达 IL-10 的 B 细胞数目少于正常人。有研究报道，表达 IL-10 的 B 细胞富集于 $CD24^+CD38^+$B 细胞内，因此研究者检测了外周血中 $CD24^+CD38^+$B 细胞含量，发现 HT 患者体内 $CD24^+CD38^+$B 细胞含量较正常人高，但其中能分泌 IL-10 的 B 细胞的比例却低于正常人。将 HT 患者或正常人 T 细胞与 $CD24^+CD38^+$B 细胞、

非 $CD24^+CD38^+B$ 细胞或总 B 细胞共同孵育，发现 HT 患者和正常人的 $CD24^+CD38^+B$ 细胞均能抑制 T 细胞增殖，而 HT 患者的 $CD24^+CD38^+B$ 细胞对 T 细胞增殖的抑制能力低于正常人 $CD24^+CD38^+B$ 细胞。同时，研究者也发现 HT 患者的 $CD24^+CD38^+B$ 细胞不能抑制 T 细胞的 TNF 和 IFN-γ 分泌，而加入重组人 IL-10 能降低 TNF 和 IFN-γ 分泌。

Liu 等研究了调节性 B 细胞在慢性乙型肝炎（chronic hepatitis B，CHB）中的免疫调节机制，该研究是利用 67 例 CHB 患者的调节性 B 细胞完成的。研究发现 CHB 患者体内的总 B 细胞及调节性 B 细胞的数量上升，调节性 B 细胞比例与丙氨酸转氨酶的含量及组织学炎症分级呈负相关，而与纤维化及 HBV 病毒的复制呈正相关。CHB 患者体内调节性 B 细胞表型为 $CD19^+CD24^{hi}CD38^{hi}$。将 CHB 患者的 $CD4^+CD25^-T$ 细胞与调节性 B 细胞共同孵育后，下调 $CD4^+CD25^-T$ 细胞 IFN-γ 和 IL-17 的表达，提高其向调节性 T 细胞和 $IL\text{-}10^+T$ 细胞的转化。此外，去除 CHB 患者样本中的调节性 B 细胞，会大幅度下调调节性 T 细胞的数量及 CTLA-4、IL-10 和 TGF-β 的表达。彭等也对60 例 CHB 患者外周血中 $CD19^+$细胞的 CD95 与 CD38 的表达进行了分析，其研究结果表明在低病毒载量、高病毒载量及健康对照组的外周血淋巴细胞中，$CD19^+$或 $CD38^+$细胞的比例无区别，而 $CD95^+$ 细胞在病毒载量和高病毒载量患者的外周血淋巴细胞中比例比正常组高。该研究提示 CHB 患者体内可能存在 B 细胞的活化与耗竭，而 B 细胞的亚群多，该文仅采用了 CD19 作为 B 细胞的分型标志，需要再进行深入的研究。Tan 等也对 CD95 的信号通过做了研究，发现在凋亡耐受的 B 淋巴瘤细胞里，CD95 信号通路能抑制 B 细胞受体介导的疱疹病毒的复制。

## 四、NK 细胞功能检测

NK 细胞是淋巴细胞的一个亚群，占外周血淋巴细胞的 10%～15%，无须抗原的预先刺激与活化即能够直接杀伤被病毒感染的自身细胞或肿瘤细胞，NK 细胞通过：①与受体靶细胞的直接接触，并释放杀伤递质和颗粒酶，促使靶细胞凋亡。②表达膜 TNF 家族介导杀伤效应。③借助 ADCC 作用发挥杀伤效应。另一方面，NK 细胞能通过影响多种免疫细胞应答改变免疫状态，能与 T 细胞、B 细胞、DC 细胞等多种免疫细胞进行直接作用，进而发挥调控功能。

郑等研究了乳腺癌细胞中杀伤细胞免疫球蛋白样受体 2DL4（killer cell Ig-like receptor 2DL4，KIR2DL4）在调控 NK 细胞杀伤活性中的作用。研究者通过磁珠分选人 NK 细胞并在体外用 rhIL-2、rhIL-15 及 CD3 阻断抗体的 AIM-V 培养基培养 2 周后，检测其细胞表面 KIR2DL4 的表达。然后将 NK 细胞与乳腺癌细胞 SK-BR-3 共培养，发现 KIR2DL4 的阻断抗体可以显著提高 NK 细胞分泌 IFN-γ 的水平，同时可提高 NK 细胞表面 CD107a 的表达水平。该文提示，KIR2DL4 在 NK 细胞的活化过程中发挥一致性受体的功能，传递抑制性信号。

Jin 等对 haplo-HSCT 的巨细胞病毒持续性感染患者体内 NK 细胞功能进行了研究，NK 细胞是在 HSCT 后，受体体内第一群重建的淋巴细胞，因此在抗感染和白血病复发中发挥重要作用。研究者发现移植手术后 60～180 d，haplo-HSCT 的巨细胞病毒持续性感染患者外周血单核细胞内产生 IFN-γ 的 NK 细胞含量增高。对这类 NK 细胞的表型进行了分析，发现表达 NKG2C 受体及表达 KIR 受体的 CD56 dim 细胞的比例增高，同时自身-KIR 主要表达在 $NKG2C^+$细胞上。将 $NKG2C^+NK$ 或 $NKG2C^-NK$ 细胞与 K562 细胞共同孵育，发现前者产生 IFN-γ 能力强于后者，进一步研究表明 KIR 在 IFN-γ 的产生中发挥作用。Zheng 等利用小鼠 HBV 急性感染模型研究了 NK 细胞对 B 细胞功能的影响。HBV 急性感染小鼠的肝和脾内 IFN-γ 表达高于对照组。IFN-γ 缺陷 GKO 小鼠在感染7 d 后，不能清除 HBV，而 NK 细胞缺陷小鼠经 IFN-γ 治疗后能抑制 HBV 复制。用 anti-AsGM1 去除受体小鼠体内 NK 细胞，并将野生型小鼠 NK 细胞或 IFN-γ 缺陷 GKO 小鼠 NK 细胞过继转移进受体小鼠体内，发现只有经野生型小鼠 NK 细胞过继转移后受体小鼠才能清除 HBV。去除小鼠体内 NK 细胞后并感染 HBV 能使肝及脾 IFN-$\gamma^+$CD8$^+$T 细胞减少，提示 NK 细胞能调节 CD8$^+$T 细胞的功能。通过过继转移实验证明在急性 HBV 感染小鼠模型中，NK 细胞通过分泌 IFN-γ 激活 CD8$^+$T 细胞。

Wang 等则研究了 NK 细胞在慢性 HBV 感染中的作用，研究者对三类慢性 HBV 感染患者（HBV-ACLF 患者，CHB 及 HBV 携带者）的外周 NK 细胞进行了分析，发现这三类患者的 CD3$^-$CD56$^+$NK 细胞比例与正常对照组相比均下降。但 NKG2D$^+$NK 细胞和 INF-g$^+$NK 细胞的含量在 HBV-ACLF 组最高，其次是 CHB 组，正常对照组和 HBV 携带者，同时，HBV-ACLF 组肝内的 NKG2D 和 INF-γ 表达水平最高。将 NK 细胞与 HBV-HepG2 细胞共培养，发现 NK 细胞的分泌 TNF-α、IFN-γ，穿孔素和颗粒酶表达升高。同时，经 INF-α 刺激后，NKG2D 的表达水平上升，且抑制了共培养细胞内的 HBV 复制。

Li 等研究了 NK 细胞在衣原体肺感染中的作用，发现 NK 细胞通过调控 Th1/Treg 和 Th17/Treg 的平衡而发挥作用。研究者通过静脉注射抗 GM1 抗体建立 NK 细胞去除的小鼠模型，发现在衣原体感染早期，去除 NK 细胞的小鼠的体重较正常组低，而肺内衣原体载量则高于正常组。同时，去除 NK 细胞小鼠脾、肺、淋巴结和血清中 IFN-γ 水平低于正常组，而在肺中 IFN-$\gamma^+$CD4$^+$T 细胞的比例较正常去低，提示在 BALB/C 小鼠体内，在衣原体肺感染中 NK 细胞能影响 Th1 型免疫反应。去除 NK 细胞小鼠感染衣原体后，会增加 CD4$^+$CD25$^+$Foxp3$^+$调节性 T 细胞的比例，导致 Th1/Treg，Th17/Treg 细胞的失衡。

NK 细胞在感染免疫、肿瘤免疫、自身免疫中发挥着重要作用。更深入地了解 NK 细胞的功能，对于安全使用基于 NK 细胞功能改进的抗癌和抗炎症治疗意义重大。

（赵颖岚）

## 参考文献


[1] Chen YG，Zhang Y，Deng LQ，et al. Control of methicillin-resistant staphylococcus aureus pneumonia utilizing TLR2 agonist Pam3CSK4. PLoS One，2016，11（3）：e0149233.

[2] 陈益国，陈会，邓林强，等. Toll 样受体 2（TLR2）激动剂 Pam3Csk4 预处理对耐甲氧西林金黄色葡萄球菌攻击小鼠的保护作用. 细胞与分子免疫学杂志，2016，（2）：212-216.

[3] Wang X，Zhang D，Sjolinder M，et al. CD46 accelerates macrophage-mediated host susceptibility to meningococcal sepsis in a murine model. Eur J Immunol，2017，47（1）：119-130.

[4] Dai X，Okon I，Liu Z，et al. A novel role for myeloid cell-specific neuropilin 1 in mitigating sepsis. FASEB J，2017，31（7）：2881-2892.

[5] Chen W，Xu Y，Zhong J，et al. MFHAS1 promotes colorectal cancer progress by regulating polarization of tumor-associated macrophages via STAT6 signaling pathway. Oncotarget，2016，7（48）：78726-78735.

[6] Wang Y，Lin YX，Qiao SL，et al. Polymeric nanoparticles promote macrophage reversal from M2 to M1 phenotypes in the tumor microenvironment. Biomaterials，2017，112：153-163.

[7] Abdalla A E，Duan X，Deng W，et al. MicroRNAs play big roles in modulating macrophages response toward mycobacteria infection. Infect Genet Evol，2016，45：378-382.

[8] Chen L，Song Y，He L，et al. MicroRNA-223 promotes type Ⅰ interferon production in antiviral innate immunity by targeting forkhead box protein O3（FOXO3）. J Biol Chem，2016，291（28）：14706-14716.

[9] Gu X，Gao Y，Mu DG，et al. MiR-23a-5p modulates mycobacterial survival and autophagy during mycobacterium tuberculosis infection through TLR2/MyD88/NF-kappaB pathway by targeting TLR2. Exp Cell Res，2017，354（2）：71-77.

[10] Huang Z，Gan J，Long Z，et al. Targeted delivery of let-7b to reprogramme tumor-associated

macrophages and tumor infiltrating dendritic cells for tumor rejection. Biomaterials, 2016, 90: 72-84.

[11] Zhao JL, Huang F, He F, et al. Forced activation of notch in macrophages represses tumor growth by upregulating miR-125a and disabling tumor-associated macrophages. Cancer Res, 2016, 76 (6): 1403-1415.

[12] Long H, Xiang T, Luo J, et al. The tumor microenvironment disarms $CD8^+$T lymphocyte function via a miR-26a-EZH2 axis. Oncoimmunology, 2016, 5 (12): e1245267.

[13] Chen Y, Xue SA, Behboudi S, et al. Ex vivo PD-L1/PD-1 pathway blockade reverses dysfunction of circulating CEA-specific T cells in pancreatic cancer patients. Clin Cancer Res, 2017, 23 (20): 6178-6189.

[14] Bai H, Gao X, Zhao L, et al. Respective IL-17A production by gammadelta T and Th17 cells and its implication in host defense against chlamydial lung infection. Cell Mol Immunol, 2017, 14 (10): 850-861.

[15] Gao F, Bonsignori M, Liao HX, et al. Cooperation of B cell lineages in induction of HIV-1-broadly neutralizing antibodies. Cell, 2014, 158 (3): 481-491.

[16] Dambuza IM, He C, Choi JK, et al. IL-12p35 induces expansion of IL-10 and IL-35-expressing regulatory B cells and ameliorates autoimmune disease. Nat Commun, 2017, 8 (1): 719.

[17] 陈占玲，李春华，孙庆凯，等. IL-35~+调节性B细胞在桥本甲状腺炎免疫发病机制中的作用. 广东医学院学报，2016，(3)：264-267.

[18] Yu S, Qi Y, Wang H, et al. Dysfunction of $CD24^+CD38^+$ B cells in patients with Hashimoto's thyroiditis is associated with a lack of interleukin 10. Int J Biochem Cell Biol, 2017, 90: 114-120.

[19] Liu Y, Cheng LS, Wu SD, et al., IL-10-producing regulatory B-cells suppressed effector T-cells but enhanced regulatory T-cells in chronic HBV infection. Clin Sci (Lond), 2016, 130 (11): 907-919.

[20] 彭丽珊，冷静，刘显，等. 慢性HBV感染者外周血$CD19^+$B细胞CD95与CD38的表达. 实用医学杂志，2016，(10)：1637-1640.

[21] Tan L, Zhang C, Dematos J, et al. CD95 signaling inhibits B cell receptor-mediated gammaherpesvirus replication in apoptosis-resistant B lymphoma cells. J Virol, 2016, 90 (21): 9782-9796.

[22] Xu X, Li X, Gu X, et al. Prolongation of cardiac allograft survival by endometrial regenerative cells: focusing on B-Cell responses. Stem Cells Transl Med, 2017, 6 (3): 778-787.

[23] Wang S, Xia P, Chen Y, et al. Natural killer-like B cells prime innate lymphocytes against microbial infection. Immunity, 2016, 45 (1): 131-144.

[24] 郑国旭，李维妙，郭张燕，等. 阻断KIR2DL4（CD158 d）增强NK细胞的杀伤功能. 细胞与分子免疫学杂志，2016，(8)：1069-1072.

[25] Jin F, Lin H, Gao S, et al. Characterization of IFNgamma-producing natural killer cells induced by cytomegalovirus reactivation after haploidentical hematopoietic stem cell transplantation. Oncotarget, 2017, 8 (1): 51-63.

[26] Zheng M, Sun R, Wei H, et al. NK cells help induce anti-hepatitis B virus $CD8^+$T cell immunity in mice. J Immunol, 2016, 196 (10): 4122-4131.

[27] Wang Y, Wang W, Shen C, et al. NKG2D modulates aggravation of liver inflammation by activating NK cells in HBV infection. Sci Rep, 2017, 7 (1): 88.

[28] Li J, Dong X, Zhao L, et al. Natural killer cells regulate Th1/Treg and Th17/Treg balance in chlamydial lung infection. J Cell Mol Med, 2016, 20 (7): 1339-1351.

CME TEXTBOOKS NATIONAL PROJECT

# 细胞因子及其检测方法研究进展

第 15 章

细胞因子是由多种细胞产生的，具有广泛调节细胞功能作用的多肽分子，细胞因子不仅作用于免疫系统和造血系统，还广泛作用于神经、内分泌系统，对细胞间相互作用、细胞的增殖分化和效应功能有重要的调节作用。细胞因子可分为白细胞介素（interleukin，IL）、干扰素（interferon，IFN）、集落刺激因子（colony stimulating factor，CSF）、肿瘤坏死因子（tumor necrosis factor，TNF）、趋化因子（chemokine）、转化生长因子 β（transforming growth factor β，TGF-β）和生长因子（growth factor，GF）等。在哺乳动物体内，众多细胞因子形成了强大的网络，影响着机体的许多生物功能包括信号转导、宿主防御及细胞因子依赖性慢性疾病等。随着对细胞因子及其生物学功能研究的深入，细胞因子的检测无论是对免疫学、分子生物学和生物学等研究的深入，还是在临床上对阐明某些疾病的发病机制均有重要意义。

## 一、常见细胞因子

### （一）白细胞介素

白细胞介素（interleukin，IL）是由多种细胞产生并作用于多种细胞的一类细胞因子。最初指由白细胞产生并在白细胞间起调节作用的细胞因子，现指一类分子结构和生物学功能已基本明确，具有重要调节作用而统一命名的细胞因子，它和血细胞生长因子同属细胞因子，两者相互协调，相互作用，共同完成造血和免疫调节功能。白细胞介素在传递信息，激活与调节免疫细胞，介导 T、B 细胞活化、增殖与分化及在炎症反应中起重要作用（表 15-1，表 15-2）。

**1. 白细胞介素 1（IL-1）** IL-1 又名淋巴细胞刺激因子。主要由活化的单核-巨噬细胞产生。有 IL-1α 和 IL-1β 两种存在形式。局部低浓度时协同刺激 APC 和 T 细胞活化，促进 B 细胞增殖和分泌抗体，进行免疫调节。大量产生时有内分泌效应：诱导肝急性期蛋白合成，引起发热和恶病质。

局部低浓度的 IL-1 主要发挥免疫调节作用：①与抗原协同作用，可使 $CD4^{+}$T 细胞活化，IL-2R 表达。②促进 B 细胞生长和分化，可使脾细胞的溶血空斑数（PFC）增加 100 倍，这说明 IL-1 也促进抗体的形成。③促进单核-巨噬细胞等 APC 的抗原提呈能力。④与 IL-2 或干扰素协同可以增强 NK 细胞活性。⑤吸引中性粒细胞，引起炎症介质释放。⑥可刺激多种不同的间质细胞释放蛋白分解酶并产生一些效应，如类风湿关节炎的滑膜病变（胶原破坏、骨质重吸收等）就是由于关节囊内 Mφ 受刺激后活化并分泌 IL-1，使局部组织间质细胞分泌大量的前列腺素和胶原酶，分解破坏滑膜所致。⑦IL-1 对软骨细胞、成纤维细胞和骨代谢也均有一定影响。

IL-1 的大量分泌或注射可以通过血循环引起全身反应。①作用于下丘脑可引起发热，具有较强的致热作用。IL-1 的致热作用与细菌内毒素的作用表现不同：IL-1 致热曲线为单向，潜伏期 200 min左右，而内毒素致热曲线为双向，潜伏期至少为 1 h；IL-1 对热敏感、易破坏，而内毒素耐热；给家兔反复注射内毒素可出现耐受，但对 IL-1 不会耐受。②刺激下丘脑释放促肾上腺皮质素释放激素，使垂体释放促肾上腺素，促进肾上腺释放糖皮质激素，对 IL-1 有反馈调节作用。③作用于肝细胞使其摄取氨基酸的能力增强，进而合成和分泌大量急性期蛋白，如 $\alpha_2$ 球蛋白、纤维蛋白原、C-反应蛋白等。④使骨髓细胞库的中性粒细胞释放到血液，并使之活化；增强其杀伤病原微生物的能力和游走能力。⑤与 CSF 协同可促进骨髓造血祖细胞增殖能力，使之形成巨大的集落；还可诱导骨髓基质细胞产生多种 CSF 并表达相应受体，从而促使造血细胞定向分化。

由于 IL-1 也参与机体的多种病理过程，所以研究 IL-1 抑制物可能也具有临床实际意义。现已克隆 IL-1 受体拮抗药（IL-1 receptor antagonist，IL-1RA），该物质可在体内外封闭 IL-1 的活性，是一种较理想的 IL-1 封闭因子。

**2. 白细胞介素 2（IL-2）** IL-2 也称为 T 细胞生长因子，由 T 细胞响应于抗原或有丝分裂刺激产生，广泛应用于促进 T 细胞和 NK 细胞的活化和增殖，增加细胞毒作用并刺激 NK 细胞分泌多种细胞因子。IL-2 分子量为 15 kD，是含有 113 个氨基酸残基的糖蛋白。以自分泌和旁分泌方式发挥效应。能够活化 T 细胞，促进细胞因子产生；刺激 NK 细胞增殖，增强 NK 杀伤活性及产生细胞因子，诱导 LAK 细胞产生；促进 B 细胞增殖和分泌抗体；激活巨噬细胞。

具体生物学功能如下。

（1）刺激 T 细胞生长：IL-2 生物学功能很广泛，能够对多种细胞类型如 T 细胞、B 细胞、NK 细胞、巨噬细胞和少突神经胶质细胞等产生作用，其中最显著的作用是影响 T 淋巴细胞的生长。各种刺激物活化的 T 细胞一般不能在体外培养中长期存活，加入 IL-2 则能使其长期持续增殖，因此 IL-2 曾被命名为 T 细胞生长因子（T cell growth factor，TCGF）。静止的 T 细胞表面不表达 IL-2R，对 IL-2 没有反应；受丝裂原或其他刺激活化后 T 细胞才能表达 IL-2R，成为 IL-2 的靶细胞，而 IL-2 又可诱导靶细胞增加 IL-2R 的表达。在活体内，IL-2 对 $CD4^+$T 细胞的作用是通过自分泌途径实现的，因为活化的 $CD4^+$T 细胞能够产生大量的 IL-2，而 $CD8^+$T 细胞则通过旁分泌途径来维持细胞的生长。IL-2R 在 T 细胞上的表达是一过性的，一般在活化后 2~3 d 达到高峰，6~10 d 消失。随着 IL-2R 的消失，T 细胞即失去对 IL-2 的反应能力。因此若要维持正常 T 细胞在体外长期生长，必须不断地用丝裂原或其他刺激物去刺激 T 细胞，以维持 IL-2R 的表达。

（2）诱导细胞毒作用：①接受了预刺激信号的 $CD8^+$T 细胞可以受 IL-2 的作用活化为 CTL，发挥细胞毒作用；在一定条件下，$CD4^+$T 细胞也可受 IL-2 的诱导而具有杀伤作用。②NK 细胞是唯一正常情况下表达 IL-2R 的淋巴样细胞，因此始终对 IL-2 保持反应性。然而静止的 NK 细胞上只表达 IL-2R 的 β 链和 γ 链，对 IL-2 的亲和力低，只能对高浓度的 IL-2 发生反应。一旦 NK 细胞活化，就表达 IL-2R 的 α 链，成为高亲和力的受体；大剂量的 IL-2 诱导的 LAK 活性 NK 细胞。③使 T 细胞产生 IFN-γ、TNF-β 和 TGF-β 等因子，促进非特异性细胞毒素；还可诱导产生某些 B 细胞生长因子及造血生长因子等，从而发挥相应的生物学作用。

（3）对 B 细胞的作用：IL-2 对 B 细胞的生长及分化均有一定的促进作用。活化的或恶变的 B 细胞表面表达高亲和力 IL-2R，但是密度较低；较高密度的 IL-2 可诱导 B 细胞生长繁殖，促进抗体分泌，并诱使 B 细胞由分泌 IgM 向着分泌 IgG2 转换。

（4）对巨噬细胞作用：人类单核-巨噬细胞表面在正常时有少量 IL-2Rβ 链的表达，但是受到 IL-2、IFN-γ 或其他活化因子作用后，可表达高亲和力 IL-2R。单核-巨噬细胞受到 IL-2 的持续作用后，其抗原提呈能力、杀菌力、细胞毒性均明显增强，分泌某些细胞因子的能力也得到加强。

不同种属的 IL-2 的生物学活性呈现下行性，即沿种系谱向上有约束性，向下无约束性。如人和猿的 IL-2 几乎可以作用于所有哺乳动物的 T 细胞，但其他哺乳动物的 IL-2 一般很少可以作用于人。对 IL-2 的氨基酸序列分析表明与其受体结合部位氨基酸序列较保守有关，以及与氨基酸排列顺序和形成的空间构型也有很大关系。另外一个特点是，IL-2 具有很强的种属特异性，鸡 IL-2（ChIL-2）与哺乳动物 IL-2 的同源性仅为 20%～30%。

IL-2 受体（IL-2R）：IL-2 的靶细胞包括 T 细胞、NK 细胞、B 细胞及单核-巨噬细胞等。这些细胞表面均可表达 IL-2R。IL-2R 包含 3 条多肽链：1 条为 α 链，分子量 55 kD；1 条为 β 链，分子量 75 kD；另 1 条为 γ 链，分子量 64 kD。α 链的胞内区较短，不能向细胞内传递信号，而 β 链和 γ 链的胞内区较长，具有传递信号的能力。3 种肽链单独与 IL-2 结合亲和力较低，只有同时结合才能产生高度亲和力。

由于 IL-2 能诱导和增强细胞毒活性，目前应用 IL-2 治疗某些疾病，特别是对肿瘤治疗的研究得到了广泛开展，单独使用 IL-2 或与 LAK 细胞等联合使用治疗肿瘤取得了一定的疗效；还可望用于病毒感染、免疫缺陷病及自身免疫病的治疗。

但 IL-2 的不良反应也日益引起人们的注意：IL-2 可引起发热、呕吐等一般症状，还可导致水盐代谢紊乱和肾、肝、心、肺等功能异常；最常见、最严重的是毛细血管渗漏综合征，使患者不得不中止治疗。IL-2 的不良反应常与 IL-2 的剂量及用药时间呈相关，停止用药后症状多迅速减轻或消失。IL-2 引起不良反应的机制是多方面的，但主要是间接性的，即 IL-2 诱导产生的某些因子或杀伤性细胞起着重要作用；现已知 LAK 细胞可通过溶解血管内组织而导致多种不良反应。给予适当药物（如吲哚美辛、哌替啶、对乙酰基氨酚等）、采取联合用药、改进给药方式（如少量多次短时间输注）和给药途径（如改全身用药为肿瘤局部用药）等将有效地减轻不良反应。

**3. 白细胞介素 3（IL-3）**　IL-3 又称为多能集落刺激因子（Multi-CSF），主要由活化的 $CD4^{+}T$ 细胞产生。人类的 *IL-3* 基因位于第 5 号染色体长臂区。IL-3 分子量约为 15 kD，其化学本质为糖蛋白。其主要作用为促进骨髓中多能造血干细胞的定向分化与增殖，产生各种类型的血细胞。此外 IL-3 还可调节多种成熟细胞的生长、分化及相关的基因表达，如 *C-MYC*、*IL-2RA* 基因等。可以用来治疗小儿骨髓增生异常综合征、白血病。由于 IL-3 对早期阶段造血细胞的作用较广，可望用于放疗或化疗后患者的骨髓重建。

**4. 白细胞介素 4（IL-4）**　人 *IL-4* 基因位于第 5 号染色体上。主要由 Th2 细胞、肥大细胞及嗜碱性粒细胞产生（IL-4 由抗原或丝裂原刺激的 $CD4^{+}T$ 细胞产生，活化的肥大细胞亦可产生 IL-4）。IL-4 促使 B 细胞和 T 细胞增殖，调节淋巴细胞和单核细胞上 Fc 受体的表达。IL-4 诱导 Th1 细胞向 Th2 细胞转化，刺激 Th2 细胞分泌 IL-4、IL-5、IL-6、IL-10 和 IL-13。IL-4 通过抑制巨噬细胞的生长，从而诱导单核细胞向 DC 方向分化。培养体系中不加 IL-4 时单核细胞将分化为巨噬细胞。IL-4 在调节体液免疫和适应性免疫中起关键作用，诱导 B 细胞抗体类别转换向 IgE，上调 MHC-Ⅱ类分子的产生。IL-4 和 GM-CSF 共同作用可使单核细胞定向分化为未成熟 DC，此时的 DC 具有较强的抗原摄取和加工能力，但抗原提呈能力较弱，IL-4 和 TNF-α 顺序使用可以促进 DC 成熟。协同 IL-3 刺激肥大细胞增殖等。

IL-4 的生物学活性包括以下几个方面：①促使抗原或丝裂原活化的 B 细胞分裂增殖，但其作用远弱于 IL-2；然而 IL-4 能促使静止的 B 细胞表达 MHC-Ⅱ类分子，增强 B 细胞的抗原提呈能力，因此曾称为 B 细胞刺激因子。IL-4 是 Ig 重链基因类转换的主要调节因子，能促使 B 细胞表达和分泌 IgE。此外，IL-4 还能诱导 B 细胞表达低亲和力 Fc 受体。②如 IL-2 一样，IL-4 也是 $CD4^{+}T$ 细胞的自分泌性生长因子；此外，IL-4 还能促进 Tc 细胞的活性。③IL-4 不能刺激巨噬细胞增殖，但可增强巨噬细胞的功能；巨噬细胞受刺激后Ⅱ类抗原和FcγR的表达量均明显增加；同时巨噬细胞提呈抗原的能力及对肿瘤细胞的细胞毒素作用也显著增强。④IL-4与IL-3协同可维持和促进肥大细胞的增殖，在某些超敏反应性疾病发生中具有一定的意义；可与CSF协同作用，促进骨髓造血前体细胞的增殖，诱导髓样细胞定向分化；诱导内皮细胞表达血管细胞黏附分子-1（VCAM-1），对淋巴细胞的迁移具有一定意义。

**5. 白细胞介素5（IL-5）** 与IL-4一样，IL-5（白细胞介素-5）也由抗原活化的$CD4^+$T细胞产生；肥大细胞也能产生IL-5。天然IL-5的分子量为40~50 kD，是由二硫键连接的二聚体糖蛋白，但是单体IL-5也有IL-5活性。IL-5曾被称为T细胞替代因子（T cell replacing factor，TRF），后来发现人类的IL-5对B细胞没有明显的刺激作用；其主要功能是刺激嗜酸性粒细胞增殖、分化及活化。IL-5不仅使嗜酸性粒细胞的数量增加，而且能增强其功能。在蠕虫感染和过敏性疾病时出现的嗜酸性粒细胞增多主要是由IL-5引起的。人类IL-5还能促进嗜碱性粒细胞释放组胺和白三烯等炎症递质，从而提高嗜碱性粒细胞的活性。

**6. 白细胞介素6（IL-6）** 人类*IL-6*基因位于第7号染色体上，分子量为21~30 kD；可由多种细胞合成，包括活化的T细胞和B细胞、单核-巨噬细胞、内皮细胞、上皮细胞及成纤维细胞等。能够刺激活化B细胞增殖，分泌抗体；刺激T细胞增殖及CTL活化；刺激肝细胞合成急性期蛋白，参与炎症反应；促进血细胞发育。IL-6是一种具有多种生物学功能的促炎细胞因子，在机体的免疫调节、炎症反应和肿瘤的发生、发展中均发挥重要作用。

IL-6作用的靶细胞很多，包括巨噬细胞、肝细胞、静止的T细胞、活化的B细胞和浆细胞等；其生物效应也十分复杂，曾称为B细胞刺激因子2、B细胞分化因子、肝细胞刺激因子等。主要生物学功能包括：①促进T细胞表面IL-2R的表达，增强IL-1和TNF对Th细胞的致有丝分裂作用。②作为肝细胞刺激因子，在感染或外伤引起的急性炎症反应中诱导急性期反应蛋白的合成，其中以淀粉状蛋白A和C-反应蛋白增加尤为明显。③促进B细胞增殖、分化并产生抗体；多发性骨髓瘤的恶变B细胞既能产生IL-6，又能对IL-6发生应答，提示IL-6可能作为这些细胞的自分泌性生长因子。④IL-6还能有效地促进TNF和IL-1诱导的恶病质；促进糖皮质激素合成；刺激破骨细胞活性和角质细胞生长；还能促进骨髓造血的功能。IL-6不能刺激相应细胞分泌其他细胞因子，在生理浓度下对免疫细胞的自分泌作用亦比较弱，提示其主要免疫学功能是加强其他细胞因子的效果。癌症患者血清中IL-6水平明显高于健康对照组或良性疾病患者，IL-6已被提议作为一种检测炎症和恶性肿瘤的诊断标志物。

IL-6的受体有3种：IL-6R（膜型）、辅助受体gp130和可溶性的IL-6R（sIL-6R）。IL-6通过结合其受体IL-6R和辅助受体gp130，激活JAK/STAT3信号通路。可溶性IL-6R（sIL-6R）是IL-6R的一种特殊形式，sIL-6R与IL-6形成sIL-6R/IL-6复合体后可与细胞膜表面的gp130结合，诱导胞内信号，这被称为反式信号（trans-signaling）机制。

**7. 白细胞介素7（IL-7）** IL-7属于造血生长因子，是由骨髓和胸腺中的基质细胞分泌的糖蛋白，分子量为25 kD，其基因位于第8号染色体。与IL-2共用γc受体亚单位，刺激淋巴祖细胞的增殖。IL-7可以为幼稚T细胞和记忆T细胞提供持续的刺激信号。IL-7诱导胸腺细胞或外周血淋巴细胞产生LAK细胞活性，其效应细胞主要为$CD8^+$亚群；但IL-7诱导的LAK细胞不具有NK活性，在临床上IL-7还可以应用于化疗或造血干细胞移植后T细胞数量的恢复。并且IL-7在B细胞成熟的某些阶段具有重要作用，可以影响其增殖，IL-7与干细胞生长因子（SCF）协同能够刺激B前体细胞发生有丝分裂，这一效应可被TGF和所抑制；但对B祖细胞的生长没有明显作用。IL-7还可以作为肠黏膜淋巴细胞的调节因子。IL-7促进双阴性胸腺细胞的成熟，提供胚胎胸腺细胞发育过程中*TCR*基因重组的始动信号；但对成熟T细胞无明显作用。IL-7能刺激髓样前体细胞和巨核细胞产生集落形成单位和血小板，使机体从环磷酰胺的免疫抑制作用中恢复；在较高浓度时，IL-7 还能增强巨噬细胞的细胞毒活性，诱导单核细胞分泌细胞因子。

**8. 白细胞介素 8（IL-8）** IL-8 主要由单核-巨噬细胞产生；其他如成纤维细胞、上皮细胞、内皮细胞、肝细胞等亦可在适宜的刺激条件下产生 IL-8。IL-8 的分子量约 8 kD，成熟分子含 78 个氨基酸，IL-8 的氨基酸顺序与许多炎症因子有较高的同源性，属于同一个家族；现初步证实 IL-8 家族至少有 12 个成员。IL-8 可以分成 α 和 β 亚群，α 亚群的基因位于第 4 号染色体上，β 亚群的基因位于第 17 号染色体上。IL-8 的受体也有两型：一种只能与 IL-8 结合，而另一种还能结合其他的趋化因子；中性粒细胞和嗜碱性粒细胞表面均表达丰富的 IL-8 受体。IL-8 主要的生物学活性是吸引和激活中性粒细胞，曾被命名为中性粒细胞激活肽（NAF）、粒细胞趋化肽（GCP）、中性粒细胞激活因子（NAF）等。中性粒细胞与 IL-8 接触后发生形态变化，定向游走到反应部位并释放一系列活性产物；这些作用可导致机体局部的炎症反应，达到杀菌和细胞损伤的目的。此外 IL-8 对嗜酸性粒细胞、嗜碱性粒细胞和淋巴细胞也有一定作用。

**9. 白细胞介素 9（IL-9）** IL-9 主要是由 Th 细胞产生，成熟分子含 126 个氨基酸，包括 10 个半胱氨酸；由于糖基化不同，分子量为 30~40 kD；经过 N-聚糖酶处理后，分子量降到 15 kD。β-巯基乙醇可破坏分子间二硫键使 IL-9 失活。IL-9 可在无 IL-2 和 IL-4 的情况下维持 Th 细胞长期生长；IL-9 还可促进某些骨髓样白血病细胞系（如 MOTE）的生长，提示其可能还参与造血过程的调控。IL-9 与其他白细胞介素的关系尚不清楚，但与 IL-2 明显的不同是不能诱导 CTL 和 LAK 等细胞毒活性，但能维持非抗原依赖性 Th 细胞的长期生长。此外，IL-9 还促进肥大细胞的生长及活性。

**10. 白细胞介素 10（IL-10）** IL-10 主要由 Th2 细胞产生，也可由单核细胞、角质细胞及活化的 B 细胞产生。IL-10 分子量为 35~40 kD，通常为二聚体。IL-10 能够抑制前炎症细胞因子等细胞因子，抑制单核-巨噬细胞表面 MHC-Ⅱ类分子和 B-7 分子的表达，损害了 APC 的抗原提呈能力；抑制 T 细胞特别是 Th1 细胞合成 IL-2、IFN-γ 等细胞因子，从而抑制细胞免疫应答；抑制 NK 细胞活性，干扰 NK 细胞和巨噬细胞产生细胞因子；可促进 B 细胞分化增殖，促进抗体生成。

**11. 白细胞介素 11（IL-11）** IL-11 由骨髓基质细胞产生，分子量约为 23 kD，是造血微环境中一个多功能的调节因子。IL-11 可刺激浆细胞增殖及 T 细胞依赖的 B 细胞发育；促进巨核细胞的形成及成熟，提高外周血血小板数目；与 IL-3 和 IL-4 协同作用刺激休止期造血干细胞的增殖；影响红细胞的生成及分化；调节肝细胞血浆蛋白基因的表达，诱导急性期蛋白生成。IL-11 对在子宫内膜胚泡着床过程中也有一定的作用。

**12. 白细胞介素 12（IL-12）** IL-12 主要由 B 细胞和巨噬细胞产生；其分子是一种异型二聚体，40 kD（p40）和 35 kD（p35）的 2 个亚基通过二硫键相连接。IL-12 主要作用于 T 细胞和 NK 细胞，通过转录蛋白 STAT4 的活化剂介导对淋巴细胞产生作用。IL-12 是 IFN-γ 的 T 细胞非依赖性诱导所必需的，对于 Th1 和 Th2 细胞的分化有重要作用。促进 Th0 细胞向 Th1 细胞分化，增强 $CD8^+$CTLs 细胞活性。诱导 CTL 和 NK 细胞的细胞毒活性并促进其分泌 IFN-γ、TNF-α、GM-CSF 等细胞因子；促进 NK 细胞和 IL-2、TNF 受体及 CD56 分子的表达，增强对肿瘤细胞的 ADCC 效应。IL-12 可作为以树突状细胞为基础的疫苗佐剂。IL-12 的生物学功能与其剂量、作用时间及其他相互作用的细胞因子等有关，在小鼠抗黑色素瘤模型中，高剂量的 IL-12 通过 NK 细胞起作用，而低剂量的 IL-12 则通过 NKT 起到肿瘤杀伤作用。由于 IL-12 在抗肿瘤免疫及抗感染免疫中的重要作用，人们对其临床应用寄予厚望；特别是 IL-12 可协同 IL-2 促进 CTL 和 LAK 细胞的产生表明，IL-12 与 IL-2 联用可望构成一种更有效的肿瘤免疫治疗方法。

**13. 白细胞介素 13（IL-13）** IL-13 由 Th2 细胞产生，分子量约 10 kD。其基因位于第 5 号染色体上，与 *IL-4* 基因紧密连接。IL-13 分子的氨基酸顺序与 IL-4 有 20%~25%的同源性，在功能上也与IL-4有许多相似之处。IL-13可诱导单核细胞分化，增强其MHC-Ⅱ类分子的表达；IL-13抑制LPS诱导的单核因子分泌，能控制炎症反应；IL-13能诱导B细胞增殖及合成IgE类抗体，增强B细胞表面MHC-Ⅱ类分子、CD23及CD72的表达；协同IL-2刺激NK细胞产生干扰素，从而促进单核-巨噬细胞活化和Th1型细胞免疫反应。IL-13还具有抑制HIV-1在巨噬细胞内复制，诱导中性粒细胞中*IL-1RA*基因表达和蛋白质合成等多种功能。

**14. 白细胞介素14（IL-14）** IL-14由T细胞分泌，成熟分子含468个氨基酸残基。可刺激活化的B细胞增殖，抑制丝裂原诱导的B细胞分泌免疫球蛋白。

**15. 白细胞介素15（IL-15）** IL-15可由活化的单核-巨噬细胞、表皮细胞和成纤维细胞等多种细胞产生。IL-15的分子结构与IL-2有许多相似之外，因此可以利用IL-2受体的β链和γ链与靶细胞结合，发挥类似IL-2的生物学活性。属于IL-2家族成员，通过改变BCL-1家族成员（如BCL-2和BCL-XL）的表达调节T细胞和NK细胞的激活和增殖。IL-15可诱导B细胞增殖和分化，能部分取代IL-2诱导初期抗体产生的细胞因子，能刺激T细胞和NK细胞活化和增殖，诱导LAK细胞活性，还能与IL-12协同刺激NK细胞产生IFN-γ。IL-15在先天免疫系统中主要是杀死病毒感染的细胞，同时可活化NKT细胞和γδT细胞。在免疫细胞治疗中，IL-15不会引起活化的T细胞凋亡，激活$CD8^+$效应T细胞，维持记忆性T细胞存活，从而对长期抗肿瘤活性中起重要作用。敲除了IL-15小鼠的NK细胞和$CD8^+$T细胞有免疫缺陷。在肌炎的治疗中，骨骼肌细胞中分泌的IL-15直接调节的是免疫效应细胞，而不是肌肉细胞。

**16. 白细胞介素16（IL-16）** IL-16首先被发现可诱导人和大鼠$CD4^+$T淋巴细胞的游走应答，因此最初被命名为淋巴细胞趋化因子（LCF）。人IL-16位于第15号染色体上15q26.1，其mRNA长2.6 kb，半衰期约2 h。IL-16与其他具有淋巴细胞趋化活性的蛋白无同源性。IL-16对T细胞、肥大细胞、嗜酸性粒细胞及呼吸道上皮细胞等的生长增殖分化、细胞的活化、细胞间信息传递等都具有重要调节作用。

**17. 白细胞介素17（IL-17）** IL-17是Th17细胞主要效应因子，由$CD4^+$T细胞分泌，能够诱导上皮细胞、内皮细胞、成纤维细胞合成分泌IL-6、IL-8、G-CSF、PGE2，促进ICAM-1的表达。IL-17是T细胞来源细胞因子，该家族包括6个成员的配体（IL-17A-IL-17F）和5个受体（IL-17RA-IL-17RD和SEF）。IL-17是T细胞诱导的炎症反应的早期启动因子，可以通过促进释放前炎性细胞因子放大炎症反应。IL-17与受体结合后，可通过MAP激酶途径和核转录因子κB（nuclear factor κB，NF-κB）途径发挥其生物学作用。Th17细胞能够分泌产生IL-17A、IL-17F、IL-6及肿瘤坏死因子α（tumor necrosis factor α，TNF-α）等，这些细胞因子可以集体动员、募集及活化中性粒细胞。Th17细胞产生的IL-17能有效介导中性粒细胞动员的兴奋过程，从而有效介导组织的炎症反应。

**18. 白细胞介素18（IL-18）** IL-18属于IL-1配体家族，结构与IL-1蛋白家族相似。其基因位于11q22.2~22.3，cDNA全长约1.1 kb，由6个外显子和5个内含子组成。人IL-18cDNA编码193个氨基酸，半胱氨酸天冬酶在N端将其水解为成熟的IL-18，发挥其生物学活性。IL-18属于促炎细胞因子，由巨噬细胞和其他细胞产生。IL-18能够刺激NK细胞和$CD8^+$T细胞分泌IFN-γ，增强NK细胞与$CD8^+$T细胞的细胞毒作用。IL-18活化下的NK细胞通过TNF-α和IFN-γ刺激DC产生高水平的趋化因子CCL19。IL-18是一种作用强大的前炎症细胞因子，能调节细胞增生、分化及细胞外基质生成，在糖尿病肾病的发生、发展中起重要作用，还可以活化巨噬细胞，促进Th1 $CD4^+$T细胞的发育，促进淋巴细胞表达FasL等功能，在免疫调节、抗感染、抗肿瘤及慢性炎症性疾病发病过程中起着重要作用。

**19. 白细胞介素19（IL-19）** IL-19与IL-10有同源性，含153个氨基酸，其基因位于1q32，受体为 IL-20R1/IL-20R2，对抗原提呈细胞具有调节和促增殖效应。

**20. 白细胞介素 20（IL-20）** 属 IL-10 家族细胞因子，含 164 个氨基酸，其基因位于 1q32，结合 IL-20R1/IL-20R2，重组 IL-20 小鼠腹腔注射可明显刺激中性粒细胞的移动；是角化细胞的自分泌因子，可调节角化细胞在炎症反应中的作用。参与上皮细胞发育，活化角质细胞 Stat3，与银屑病有关。

**21. 白细胞介素 21（IL-21）** IL-21 与 IL-2、IL-4、IL-15 空间结构同源，成熟分子含 131 个氨基酸，其基因位于 4q26~q27，属于白细胞介素 2 家族成员，共用 γc 受体亚单位，受体包括 IL2Rγ 链。IL-21 能促进骨髓 NK 细胞的增殖与分化，与抗 CD40 抗体协同刺激 B 细胞的增殖，与抗 CD3 抗体协同刺激 T 细胞的增殖。IL-21 可以促进 $CD4^+$T 细胞和 $CD8^+$T 细胞的增殖，增强 $CD8^+$T 细胞和 NK 细胞的细胞毒性，不会因活化造成细胞凋亡。IL-21 会优先扩增“年轻态”的 $CD27^+CD28^+$ 的 $CD8^+$T 细胞，这类细胞具有更强的细胞毒性。在细胞免疫治疗中的应用越来越广泛。

**22. 白细胞介素 22（IL-22）** IL-22 与 IL-10 有同源性；成熟分子含 146 个氨基酸，其基因位于 12q15。IL-22 活化多种细胞系的 STAT1 和 STAT3，包括 TP-10（肾癌细胞系）和 SW480（肠癌细胞系）。促进炎症时的急性期蛋白产生，结合 IL22R/IL10R2 或 IL22BP。

**23. 白细胞介素 23（IL-23）** IL-23 主要由活化的 APCs 分泌，与 IL-12 有同源性，为异源双聚体，α 链为 p19，含 189 个氨基酸，与 IL-12 p35 同源性；其基因位于 12q13；其 β 链为 IL-12 的 p40。在结构上与 IL-12 共用 P40 亚基，并与 IL-12 共用 IL12Rβ1 受体亚单位。IL-23 经 STAT4 活化 PHA 刺激的 T 细胞，促进其增殖和 γ 干扰素产生，并诱导记忆性 T 细胞的增殖。IL-23 与受体结合后可以激活下游的 JAKSTAT3 信号通路，作用于记忆性 $CD4^+$T 细胞，促进其增殖和分泌 IL-17、IL-22 等效应细胞因子。IL-23 在肿瘤免疫中具有两面性，一方面可以通过增加 DC 的数量，增强其抗原提呈能力，促进 Th1 类细胞因子的分泌，发挥抗肿瘤作用；另一方面 IL-23 可以降低肿瘤微环境中的多种细胞基质金属蛋白酶（MMPs）的表达，抑制血管生成和巨噬细胞浸润，抑制 $CD8^+$T 细胞的浸润和杀伤能力，发挥促肿瘤效应。

**24. 白细胞介素 24（IL-24）** IL-24 与 IL-10 有同源性，成熟分子有 206 个氨基酸；其基因位于 1q32。IL-24 结合 IL-22R1/IL-20R2 或 IL-20R1/IL-20R2，活化 STAT3 信号转导途径，促进肿瘤细胞凋亡。

**25. 白细胞介素 25（IL-25）** IL-25 与 IL-17 有同源性，其基因位于 14q11.2。IL-25 由 Th2 细胞产生，刺激 Th2 细胞活化，参与速发型变态反应；支持淋巴样细胞增殖，刺激 FDCP2 的增殖。IL-25 也可由活化的记忆 T 细胞产生，是一种前炎细胞因子，引起并调控多种炎症反应，可诱导多种趋化因子和细胞因子的表达，在炎症、自身免疫性疾病中和造血过程中发挥重要作用。

**26. 白细胞介素 26（IL-26）** IL-26 与 IL-10 有同源性，全长 171 个氨基酸；其基因位于 12q15。由 T 细胞产生，可能参与 T 细胞抗病毒作用。

**27. 白细胞介素 27（IL-27）** IL-27 与 IL-12 有同源性，异源双聚体，α 链为 p28（IL-12 的 p35 相关多肽）与 IL-12 的 p35 亚基同源；其 β 链为 *EBI3*（EB 病毒诱导的基因 3）与 IL-12 的 p40 亚基同源。人 *p28* 和 *EBI3* 基因分别定位于 16p11 和 16p13.3。*p28* 必须与 *EBI3* 结合，才具有 IL-27 生物学活性。IL-27 受体由 WSX-1 和 gp130 共同组成。IL-27 由抗原提呈细胞活化早期阶段产生，促进幼稚 T 细胞增殖，与 IL-12 协同刺激 T 细胞的 γ 干扰素产生，促进早期 Th1 细胞。在 T 细胞增殖分化早期，可以促进 $CD4^+$T 细胞向 Th1 方向分化，同时 IL-27 可以协同 IL-2 促进初始 T 细胞产生 IFN-γ，通过 STAT1、T-bet 依赖性途径诱导 $CD8^+$T 细胞产生 IFN-γ，在抗感染免疫及抗肿瘤免疫等方面发挥作用，参与机体多种疾病的演变过程；IL-27 促进单核细胞产生 IL-1、IL-12、IL-18 和 IFN 等炎症细胞因子。它还可以抑制辅助性 Th17 细胞和诱导型调节性 T 细胞的发育。研究还发现 IL-27 可以诱导小鼠 B 细胞产生 IgG2a，抑制 IL-4 诱导的 IgG1 的合成；但 IL-27 可以诱导人 B 细胞产生 IgG1。

**28. 白细胞介素 28（IL-28）** IL-28 是由外周血单个核细胞（PMBC）和树突状细胞（DC）等产生的细胞因子，其基因位于 19q13. 13。IL-28A 含 200 个氨基酸，IL-28B 含 198 个氨基酸。IL-28（IL-28A、IL-28B）和 IL-29 是一组由病毒或双链 RNA 诱导的多种细胞产生的新型白细胞介素，能结合一种由 IL-10Rβ 和 IL-28Rα 组成的异二聚体型Ⅱ类细胞因子受体，通过 Jak/STAT 信号通路发挥其抗病毒或其他防御功能。人 IL-28A、IL-28B 和 IL-29 组成一个新的细胞因子家族，其基因结构与 IL-10 相近似，与干扰素（IFN）更接近，故也将它们相应地称为 IFN-λ1（IL-29）、IFN-λ2（IL-28A）和 IFN-λ3（IL-28B）。IL-29 与 IL-28 氨基酸的同源性为 81%；IL-28A 与 IL-28B 为 96%。

**29. 白细胞介素 29（IL-29）** IL-29 与干扰素及 IL-10 有同源性，成熟分子含 200 个氨基酸；IL-28A 与 IL-29 有 81%的同源性；基因定位 19q13. 13。具有抗病毒效应。

**30. 白细胞介素 30（IL-30）** IL-30 分子量 28 kD，与 IL-27 同源，与 IL-6 有类似结构。

**31. 白细胞介素 31（IL-31）** 成熟 IL-31 分子含 141 个氨基酸，含 4 个 α 螺旋结构；其基因定位于 12q24. 31。是 Th2 细胞表达的细胞因子，活化多种 STAT 分子，参与变态反应和炎症性疾病。

**32. 白细胞介素 32（IL-32）** *IL-32* 基因定位于 16 p13. 3，有 4 种不同剪切体形式，分别命名为 IL-32α、IL-32β、IL-32δ、IL-32γ。促使 TNFα 和 MIP-2 的产生，活化 NF-κB，诱导 p38 MAPK 的磷酸化。

**33. 白细胞介素 33（IL-33）** IL-33 是 IL-1 家族成员，又称 IL-1F11。能结合 IL-1 受体家族成员 ST2，活化 NF-κB 和 MAPK，促进产生 Th2 细胞因子，参与变态反应。

**34. 白细胞介素 34（IL-34）** IL-34 由 241 个氨基酸残基组成，具有增强单核细胞活力，调节髓样细胞生长分化，加速破骨细胞形成等功能。IL-34 和其他人体蛋白都没有相似性，也没有明显的共有结构域和共有基序。它在进化过程中受到较多的约束，在氨基酸水平上，它在不同物种间保守性要高于其受体与其竞争相同受体的配体。

**35. 白细胞介素 35（IL-35）** IL-35 是 IL-12 细胞因子家族成员，由两个亚基组成的异二聚体，即 EBI3 和 IL-12p35 以二硫键共价相连组成。EBI3 由 EB 病毒感染的 B 淋巴细胞诱导产生，是分子量为 34 kDa 的糖蛋白，与 IL-12 p40 有 27%的氨基酸相同；IL-12 p35 与其他单链细胞因子如 IL-6 同源，与 IL-12 家族其他成员不同，IL-35 主要由 Treg 细胞分泌，是介导 Treg 细胞发挥免疫抑制功能的重要因子，推断 IL-35 在病毒感染的免疫耐受期发挥重要的作用。肿瘤细胞也可以产生 IL-35。IL-35 对效应 T 细胞的增殖和功能具有显著的抑制活性，抑制 Th17 细胞的免疫应答 Th17 细胞介导的自身免疫反应。IL-35 的受体为 IL-12Rβ2 和 gp130 组成的异源二聚体，IL-35 与其受体结合后，经 STAT1 和 STAT4 通路转导下游信号，并且可以通过促进 IL-35 的分泌形成正反馈的作用机制。目前在多种肿瘤患者的血清和肿瘤组织中均检测到 IL-35 水平的升高，高 IL-35 水平是预后不良的独立指标。IL-35 可以招募 MDSCs 到达肿瘤微环境，一方面直接抑制肿瘤的血管形成；另一方面间接抑制肿瘤特异性 $CD8^{+}$T 细胞的杀伤效应，从而促进肿瘤生长。但在肿瘤细胞中过表达 IL-35 可以直接抑制肿瘤细胞的增殖，诱导细胞 G1 期阻滞，介导其凋亡。

**36. 白细胞介素 36（IL-36）** IL-36 是 IL-1 家族成员，由 3 个生物学功能相似的分子 IL-36α、IL-36β 及 IL-36γ 组成，主要在上皮组织如皮肤、气管、食管中表达。此外，IL-36α 还可见于胸腺，IL-36β 可见于骨骼肌和神经胶质细胞、人滑膜组织、关节软骨细胞，IL-36γ 可见于子宫。角质形成细胞、单核细胞和 B 细胞受刺激后活化可产生 IL-36，IL-36α 也是唯一由 T 细胞产生的 IL-36 家族成员。IL-36 特异性受体 IL-36R 结合而发挥促炎症作用，而 IL-36Rα 是其天然拮抗药。

**37. 白细胞介素 37（IL-37）** IL-37 由 *IL-IF7* 基因编码，能够抑制多种炎症因子的表达，IL-37

促进半成熟树突状细胞的形成，这些细胞迁移到淋巴结，但不能以产生免疫反应的方式提呈抗原，反而使它们变得对新抗原迟钝，从而抑制免疫系统识别和靶定新抗原的能力，表现出许多削弱免疫系统的反应。

**38. 白细胞介素 38（IL-38）** IL-38 是最近发现的 IL-1 家族细胞因子的第 10 个成员。IL-38 的特异性受体为 IL-36R，它是 IL-36 的部分受体拮抗药。IL-38 可抑制 Th17 细胞产生 IL-17 和 IL-22 等炎症递质，也可抑制 IL-36γ 诱导产生 IL-8，从而抑制炎症反应。

**表 15-1　常见白细胞介素**

| 分类 | 简介 | 成员 |
|---|---|---|
| 白细胞介素 1 家族 | 白细胞介素 1 家族（interleukin-1 family，IL-1F）有 11 个成员，可称作 IL-1F1~IL-1F11；其中绝大多数是促炎性细胞因子，主要通过刺激炎症和自身免疫病相关基因的表达，诱导环氧化酶 2、磷脂酶 A2、一氧化氮合酶、干扰素 γ、黏附分子等效应蛋白的表达，在免疫调节及炎症进程中扮演着重要的角色；多数经典家族成员的受体、信号传导和功能已经得到了广泛而深入的研究 | IL-1α、IL-1β、IL-1 受体拮抗药（IL-1 receptor antagonist，IL-1Rα）、IL-18、IL-36Rα、IL-36α、IL-37、IL-36β、IL-36γ、IL-38 和 IL-33 |
| 白细胞介素 2 家族（γc 家族） | 有 5 个成员，是信号传导都依赖于 γc 链（commonγ chain）的一组细胞因子 | IL-2、IL-4、IL-13、IL-15 和 IL-21 |
| 趋化因子家族 | IL-3 和一些不属于白细胞介素的细胞因子归类为趋化因子家族 | IL-3 |
| 趋化因子家族 C-X-C/α 亚族 | IL-8 和一些不属于白细胞介素的细胞因子归类为趋化因子家族此亚族 | IL-8 |
| 白细胞介素 12/白细胞介素 6 家族 | 白细胞介素 12 家族/白细胞介素 6 家族包含 5 个成员 | IL-6、IL-12、IL-23、IL-27（即 IL-30），IL-35 |
| 白细胞介素 10 家族 | IL-10 家族是Ⅱ类细胞因子的一个亚家族，对免疫系统发挥着多种多样的调节作用 | IL-10、IL-19、IL-20、IL-22/IL-TIF 和 IL-24/MDA-7、IL-26 等 |
| 白细胞介素 17 家族 | 白细胞介素 17 家族有 2 个白介素成员 | IL-17 和 IL-25（即 IL-17E） |
| 其他 | 其余的白细胞介素不明确属于任何一个家族 | IL-5、IL-7、IL-9、IL-11、IL-14、IL-16、IL-31、IL-32 |

**表 15-2　新发现的白细胞介素**

| 名称 | 结构 | 功能 |
|---|---|---|
| IL-19 | 成熟区 153 个氨基酸，与 IL-10 有同源性；染色体 1q32 | 对抗原提呈细胞具有调节和促增殖效应。活化 Stat3，受体为 IL-20R1/IL-20R2 |
| IL-20 | 成熟区 164 个氨基酸，与 IL-10 有同源性；染色体 1q32 | 结合 IL-20R1/IL-20R2，重组 IL-20 小鼠腹腔注射可明显刺激中性粒细胞的移动；参与上皮细胞发育，活化角质细胞 Stat3，与银屑病有关 |
| IL-21 | 成熟区 131 个氨基酸，与 IL-2、IL-4、IL-15 空间结构同源，受体包括 IL-2Rg 链；染色体 4q26~q27 | 促进骨髓 NK 细胞的增殖与分化，与抗 CD40 抗体协同刺激 B 细胞的增殖，与抗 CD3 抗体协同刺激 T 细胞的增殖 |
| IL-22 | 成熟区 146 个氨基酸，与 IL-10 有同源性；染色体 12q15 | 活化多种细胞系的 STAT1、STAT3，包括 TP-10（肾癌细胞系）和 SW480（肠癌细胞系）。促进炎症时的急性期蛋白产生；结合 IL-22R/IL-10R2 或 IL-22BP |

续 表

| 名称 | 结构 | 功能 |
| --- | --- | --- |
| IL-23 | 与 IL-12 有同源性，为异源双聚体，α 链为 p19，含 189 个氨基酸，与 IL-12 p35 同源性；染色体 12q13；其 β 链为 IL-12 的 p40 | 经 Stat4 活化 PHA 刺激的 T 细胞，促进其增殖和 γ-干扰素产生，并诱导记忆性 T 细胞的增殖 |
| IL-24 | 与 IL-10 有同源性，206 个氨基酸；染色体 1q32 | 结合 IL-22R1/IL-20R2 或 IL-20R1/IL-20R2，活化 Stat3 信号转导途径，促进肿瘤细胞凋亡 |
| IL-25 | 与 IL-17 有同源性，含 161 个氨基酸；14 号染色体 | Th2 细胞产生，刺激 Th2 细胞功能，参与速发型变态反应；支持淋巴样细胞增殖，刺激 FDCP2 的增殖 |
| IL-26 | 与 IL-10 有同源性，全长 171 个氨基酸；染色体 12q15 | T 细胞产生，可能参与 T 细胞抗病毒作用 |
| IL-27 | 与 IL-12 有同源性，为异源双聚体，α 链为 p28，与 IL-12 p35 同源；其 β 链为 EBI3，Y 与 IL-12 的 p40 同源 | 由抗原提呈细胞活化早期阶段产生，促进幼稚 T 细胞增殖，与 IL-12 协同刺激 T 细胞的 γ 干扰素产生 |
| IL-28 | 与干扰素及 IL-10 有低水平同源性，IL-28A 与 IL-28B 有 96% 同源性；染色体定位 19q13. 13；IL-28A 200aa，IL-28B 198aa | 抗病毒效应 |
| IL-29 | 与干扰素及 IL-10 有同源性，200aa；IL-28A 与 IL-29 有 81%的同源性；基因定位 19q13. 13 | 抗病毒效应 |
| IL-30 | 分子量 28 kD，与 IL-27 同源 | 与 IL-27 同源 |
| IL-31 | 由 141 个氨基酸组成，含 4 个 α 螺旋结构；基因定位于 12q24. 31 | Th2 细胞表达的细胞因子，活化多种 STAT 分子，参与变态反应和炎症性疾病 |
| IL-32 | 定位于 16 p13. 3，有 4 种不同剪切体形式，分别命名为 IL-32α，β，δ，γ | 诱导 TNF-α 和 MIP-2 的表达；活化 NF-κB；诱导 p38MAPK 的磷酸化 |
| IL-33 | 定位于 16 p13. 3，有 4 种不同剪切体形式，分别命名为 IL-32α，β，δ，γ | 结合 IL-1 受体家族成员 ST2，活化 NF-κB 和 MAPK，促进产生 Th2 细胞因子，参与变态反应 |
| IL-34 | 由 241 个氨基酸残基组成，2008 年首次报道 | 具有增强单核细胞活力，调节髓样细胞生长分化，加速破骨细胞形成等功能 |
| IL-35 | 最新发现的 IL-12 细胞因子家族成员，由两个亚基组成的异二聚体，即 EBI3 和 IL-12p35。EBI3 由 EB 病毒感染的 B 淋巴细胞诱导产生，编码 34 kDa 的糖蛋白，27% 的氨基酸与 IL-12p40 相同；IL-12p35 与其他单链细胞因子如 IL-6 同源。1997 年 Devergne 等发现 EBI3 和 IL-12p35 可以聚合为新的造血因子，且在体内形成异二聚体 | 在病毒感染的免疫耐受期发挥重要的作用 |
| IL-36 | IL-1 家族成员，由 3 个生物学功能相似的分子 IL-36α、IL-36β 及 IL-36γ 组成 | IL-36α 可见于胸腺，IL-36β 可见于骨骼肌和神经胶质细胞、人滑膜组织、关节软骨细胞，IL-36γ 可见于子宫 |
| IL-37 | 由 *IL-IF7* 基因编码 | 能够抑制多种炎症因子的表达，IL-37 促进半成熟树突状细胞的形成，这些细胞迁移到淋巴结，但不能以产生免疫反应的方式呈递抗原，反而使它们变得对新抗原迟钝，从而抑制免疫系统识别和靶定新抗原的能力，表现出许多削弱的免疫系统发生反应 |
| IL-38 | IL-1 家族细胞因子的第 10 个成员。IL-38 的特异性受体为 IL-36R，它是 IL-36 的部分受体拮抗药 | 抑制 Th17 细胞产生 IL-17 和 IL-22 等炎症递质，也可抑制 IL-36γ 诱导产生 IL-8，从而抑制炎症反应 |

## （二）干扰素

干扰素（interferon，IFN）在早期的免疫应答中发挥重要作用，构成抗病毒感染的第一道防线。通过与靶细胞膜受体的结合发挥作用，根据结合膜受体的不同可分为 3 个类型：Ⅰ型、Ⅱ型及Ⅲ型干扰素。已用于临床的干扰素有 3 类：IFN-α 是病毒诱导白细胞产生的干扰素，IFN-β 是病毒诱导纤维母细胞产生的干扰素，IFN-γ 是病毒诱导淋巴样细胞产生的干扰素。

**1. Ⅰ型干扰素** Ⅰ型干扰素由 T 细胞和 NK 细胞在特定抗原或有丝分裂原的刺激中产生，包括 IFN-α 和 IFN-β。Ⅰ型干扰素通过增加共刺激 CD80、CD40、CD86 分子和主要组织相容性复合体（MHC）抗原的表达刺激树突状细胞（DC）成熟，同时也使多克隆 B 细胞活化诱导产生强大的初级体液免疫反应。Ⅰ型干扰素作用于记忆 T 细胞，通过刺激抗原提呈细胞产生 IL-15 提高记忆 T 细胞的存活率，抑制过度的炎症反应，同时促进体液免疫反应。Ⅰ型干扰素疫苗接种的剂量与其在体液免疫反应中发挥的作用呈负相关，低剂量的 IFN-α 可增强疫苗的体液免疫反应。

**2. Ⅱ型干扰素** Ⅱ型干扰素主要是由活化的 T 细胞和 NK 细胞产生，NK 细胞与 IL-12 共同刺激作用下产生 IFN-γ，抑制 Th2 细胞产生 IL-4。IFN-γ 增强在 APC 的 MHC-Ⅱ类抗原的表达并促进抗原提呈给辅助性 T 细胞，参与免疫应答的全程，调控免疫反应的走向。IFN-γ 属于Ⅱ型干扰素，主要由 NK 和 NKT 细胞产生，具有抗病毒、抗肿瘤和免疫调节作用。IFN-γ 对转化细胞具有抗增殖作用，可加强Ⅰ型干扰素的抗病毒和抗肿瘤作用。IFN-γ 通过激活巨噬细胞，诱导抗原提呈细胞（APCs）上的 MHC-Ⅰ、MHC-Ⅱ和共激活分子表达。此外，IFN-γ 可以诱导蛋白酶体的表达变化从而增强抗原提呈能力。IFN-γ 还可以促进 $CD4^{+}T$ 细胞向 Th1 细胞分化，阻遏依赖于 IL-4 的 B 细胞亚型转换。IFN-γ 通过磷酸化 JAK1 和 JAK2 蛋白进而激活 JAK-STAT 细胞途径。IFN-γ 可以促进 $CD8^{+}T$ 细胞的分化，但不能促进其增殖。

**3. Ⅲ型干扰素** Ⅲ型干扰素目前研究的相对较少，其作用具有组织特异性，其受体仅表达在某些上皮细胞及某些 DC 亚群中，IFN-λ 是新发现的分类为Ⅲ型干扰素的细胞因子，由 IFN-λ1、IFN-λ2 和 IFN-λ3 组成，也称作 IL-29、IL-28A 和 IL-28B。IFN-λ 通过与其受体复合物结合进行信号转导，该复合物由特异性的 IFN-λR1 及与 IL-10 相关的细胞因子共有的受体 IL-10R2 组成。IFN-λ 主要激活 Jak-STAT 通路诱导抗病毒、抗增殖、抗癌及先天或适应性免疫反应，其晶体结构与 IL-10 细胞因子家族相似，诱导 *IFN-λ* 基因表达的通路尚未被研究透彻，在一定程度上同 IFN-α 类似，涉及 TRIF、RIG-I 或 IRF7 通路。IL-28B 的核苷酸多态性与丙型肝炎病毒（HCV）的自发性清除及 HCV 联合疗法的结果有关联，预示 IFN-λ 可以作为替代目前 IFN-α 治疗 HCV 感染的一个更有效的选择。

## （三）集落刺激因子

根据集落刺激因子（colony stimulating factor，CSF）的作用范围，分别命名为粒细胞 CSF（G-CSF），巨噬细胞 CSF（M-CSF），粒细胞和巨噬细胞 CSF（GM-CSF）和多能集落刺激因子（multi-CSF，又称 IL-3）。它们对不同发育阶段的造血干细胞起促增殖、分化的作用，是血细胞发生必不可少的刺激因子（表 15-3）。广义上讲，凡是刺激造血的细胞因子都可统称为 CSF，如刺激红细胞生成素（erythropoictin，Epo）、刺激造血干细胞的干细胞因子（stem cellfactor，SCF）、可刺激胚胎干细胞的白血病抑制因子（leukemia inhibitory factor，LIF），以及刺激血小板的血小板生成素（thrombopoietin）等均有集落刺激活性。此外，CSF 也作用于多种成熟的细胞，促进其功能具有多相性的作用。粒细胞巨噬细胞集落刺激因子（CSF-2，GM-CSF）在胚胎移植及其发育中具有关键作用。GM-CSF 是最早发现的对于 DC 有作用的细胞因子之一。在 DC 培养中，GM-CSF 促进单核细胞向大巨噬样细胞分化，促进细胞表面 MHC-Ⅱ类分子的表达，从而增强细胞的抗原提呈功能。在细胞免疫治疗方面，GM-CSF 可以激活免疫反应，通过激活巨噬细胞和 DC 而产生抗肿瘤活性。在抗原提呈方面，GM-CSF 可以促进 DC 细胞成熟，促进共刺激分子上调和 CD1d 受体表达。近期研究发现，GM-CSF 刺激造血祖细胞分化为单核细胞和嗜中性粒细胞，从而降低癌症患者发热性中性粒细胞减少的风险。GM-CSF 可以诱导骨髓 DC 的分化，促进 Th1 细胞偏向免疫应答，促进血管生成，影响过敏性炎症和自身免疫疾病的发展。因此，GM-CSF 在临床上被用来治疗恶性肿瘤。GM-CSF 可增强 CTL、NK 细胞活性和募集 APC 到抗原加工位点，表达 MHC-Ⅱ类抗原和 B7 共刺激因子，刺激 DC 的分化与成熟，增强抗原特异性 $CD8^+$T 细胞反应。在诱导肿瘤特异性免疫反应中 IL-2 和 GM-CSF 是最有效的细胞因子，可产生协同作用。

表 15-3 常见集落刺激因子及特性

| 细胞因子 | 产生细胞 | 效应 |
|---|---|---|
| Multi-CSF | 活化的 T 细胞 | 刺激造血干细胞增殖，促进肥大细胞，嗜酸、嗜碱粒细胞增殖分化 |
| GM-CSF | 活化的 T 细胞，巨噬细胞，纤维母细胞等 | 刺激粒细胞，巨噬细胞集落形成刺激粒细胞功能 |
| G-CSF | 纤维母细胞，骨髓基质细胞，膀胱癌细胞株等 | 刺激粒细胞集落，刺激粒细胞功能 |
| M-CSF | 巨噬细胞 | 刺激巨噬细胞集落、刺激粒细胞功能，降低血胆固醇 |
| SCF | 纤维母细胞，骨髓和胸腺的基质细胞 | 刺激髓系、红系、巨核系及淋巴系造血祖细胞 |
| Epo | 肾细胞 | 刺激红系造血祖细胞 |
| LIF | 基质细胞、单核细胞 | 促进某些白血病细胞株的分化促进胚胎干（ES）细胞的增殖，抑制 ES 细胞的分化 |

## （四）肿瘤坏死因子

1975 年 E. A. Carswell 等发现接种卡介苗的小鼠注射细菌脂多糖后，血清中出现一种能使多种肿瘤发生出血性坏死的物质，将其命名为肿瘤坏死因子（tumor necrosis factor，TNF）。20 世纪 80 年代人们发现其在消耗症中起了重要作用，又称恶病质素。TNF 主要由活化的巨噬细胞、NK 细胞及 T 淋巴细胞产生。1985 年 Shalaby 将巨噬细胞产生的肿瘤坏死因子命名为 TNF-α，将 T 淋巴细胞产生的淋巴毒素（lymphotoxin，LT）命名为 TNF-β。虽然 TNF-α 与 TNF-β 仅有 30%的同源性，但它们却拥有共同的受体。TNF-α 的生物学活性占 TNF 总活性的 70%~95%，因此目前常说的 TNF 多指 TNF-α。

**1. 肿瘤坏死因子 α** 肿瘤坏死因子 α（TNF，TNFA）属于 TNF 超家族细胞因子，是生物过程调控的多功能分子，包括细胞增殖、分化、凋亡、脂质代谢和凝血等。TNF-α 由单核-巨噬细胞、内皮细胞、淋巴细胞等多核巨细胞产生，在炎症、肿瘤发生和促进细胞的活化和增殖过程中发挥重要作用。也能作为诱导剂刺激机体分泌 IL-1、IL-6 等细胞因子，刺激单核细胞和巨噬细胞分泌 IL-1，增强 IL-2 依赖的胸腺细胞、T 细胞增殖能力，促进 IL-2、CSF 和 IFN-γ 等淋巴因子产生，增强有丝分裂原或外来抗原刺激 B 细胞的增殖和 Ig 分泌。促使未成熟 DC 分化为成熟 DC，下调未成熟 DC 的巨胞饮作用和表面 Fc 受体的表达，上调细胞表面 MHC-Ⅰ类、MHC-Ⅱ类分子和 B7 家族分子（CD80、CD86 等）的表达。TNF-α 与 TNF-αRs 结合后，至少会激活 4 条信号通路：通过 Caspase-8 与 Fas 相关死亡结构域（FADD）相互作用诱导的促凋亡通路；cIAP-1（凋亡蛋白-1 的细胞抑制药）和 TRAF2（TNF-αR 相关因子 2）相互作用诱导的抗凋亡通路；TRAF2 和 JNK 介导的 AP-1 信号通路；RIP（受体相互作用蛋白）诱导的 NF-κB 通路。

**2. 肿瘤坏死因子 β**　肿瘤坏死因子 β 主要由 T 细胞产生，也称淋巴毒素（lymphotoxin，LT）。LT 是淋巴细胞受抗原或有丝分裂原等刺激活化后及在某些肿瘤、自身免疫病的情况下产生分泌的一种细胞因子。虽然 LT 与肿瘤坏死因子 α（TNF-α）在分子结构和活性区域上相似，两者的有些生物学活性类似，但是它们的不同之处也是很明显的——LT 特有 LT-β 及其受体，两种细胞因子对肿瘤细胞的结合能力及体内外杀伤活性也存在差异。LT 分为膜结合和可溶性两种形式：膜结合的 LT 以 LT-α 和 LT-β 的亚单位结合形成的复合物形式分布在细胞膜上；分泌到细胞外的可溶性形式称为 LT-α，分泌型的 LT-α 通过与 LT-β 非共价结合而锚定于细胞表面，共同形成表面 LT。LT-β 是一种 $33\times10^3$的膜蛋白分子，能提供位点和 LT-α 结合。人淋巴毒素和肿瘤坏死因子 α 基因是紧密连锁的两个单拷贝基因，位于第 6 号染色体 6p23~6q12。淋巴毒素具有广泛的抗瘤谱和明显抑制肿瘤生长的作用。

## （五）趋化因子

趋化因子（chemokines，chemoattractant cytokines）是能使细胞发生趋化运动的小分子细胞因子，它不仅趋化免疫细胞也趋化非免疫细胞，与肿瘤转移的微环境有关，能抑制肿瘤免疫。趋化因子受体是能够特异性结合趋化因子的细胞膜蛋白，属于 7 次跨膜的 G 蛋白偶联受体超家族。趋化因子及其受体在炎症、肿瘤、自身免疫病、变态反应、AIDS 等疾病中均有参与，重组趋化因子、趋化因子及其抗体的拮抗药已经进入临床研究，是新的生物治疗研究热点。趋化因子的信号传导：大多数趋化因子能够激活 G 蛋白敏感的磷脂酶 C，导致 3,4,5-三磷酸激醇的产生和胞内钙离子水平的升高。在某些细胞的趋化运动中，有时会检测不到钙离子水平的升高，这提示可能有其他生化改变在趋化过程中起更为重要的作用。有些趋化因子能够抑制腺苷酸环化酶，活化 MEK 和 ERK-1/2、NF-κB，在有些趋化因子的活化过程中，发现 STAT1、STAT3 的转录水平明显升高。

**1. 趋化因子的分类及介绍**　按照一级肽链结构特点，将趋化因子分为 CXC、CC、C 和 CX3C 4 个亚家族（C 为半胱氨酸，X 为任意氨基酸）。CXC 亚家族主要作用于中性粒细胞，如 IL-8、基质细胞来源因子 1（SDF-1）、γ 干扰素诱生的单核因子（Mig）、γ 干扰素诱生蛋白 10（IP-10）等；CC 亚家族主要对中性粒细胞、单核细胞、肥大细胞、树突细胞、NK 细胞、T 和 B 淋巴细胞等具有强大趋化活性；C 亚家族，只有淋巴细胞趋化因子（lymphotactin）一个成员，主要表达于胸腺，作用于 $CD8^+$T 淋巴细胞；CX3C 亚家族，只有不规则趋化因子（fractalkine）或神经元趋化因子（neurotactin），是唯一膜结合性趋化因子，主要作用于单核细胞和中性粒细胞。4 类趋化因子的一级结构十分相似，均至少有 3 个反向平行的 β-片层和 1 个 α-螺旋构成，氨基酸序列具有一定同源性。

**2. 趋化因子受体**　趋化因子受体主要表达于中性粒细胞、巨噬细胞等炎症细胞表面，亦可表达于上皮细胞、平滑肌细胞和成纤维细胞等结构细胞。趋化因子与其受体之间相互作用具有交叉性，一种趋化因子能与多个趋化因子受体结合，一种趋化因子受体也可有几个高亲和性配体。如 CCR1 受体，可以表达于单核细胞、中性粒细胞、嗜酸性粒细胞、嗜碱性粒细胞、巨噬细胞、T 淋巴细胞和 B 淋巴细胞等多种炎症细胞表面，其配体可有 MIP-1α、RANTES、MCP-2，3，4、MCP-1、IL-1、MIP-1β 等多个，在炎症性疾病中 CCR1 受体可与其多种配体结合后，对表达该受体的多种炎症细胞进行趋化和激活，进而引起一系列生物学效应，参与多种炎症疾病的转归；同时，趋化因子 MCP-2 除可与 CCR1 受体结合外，还可与 CCR2、CCR5 受体结合，充分体现了趋化因子受体与其配体相互作用的复杂性。但 CXC 趋化因子及其受体不能与 CC 趋化因子及其受体交叉结合，只有 DARC 例外，它可以结合 CXC 亚家族中的 IL-8、NAP-2、GRO-α 和 CC 亚家族中的

MCP-1 及 RANTES。

**3. 趋化因子信号转导机制** 趋化因子受体具有 7 个富含疏水氨基酸的 α 螺旋穿膜区结构，称为 7 次跨膜 α 螺旋受体（蛇行受体）。它们全部是只含一条肽链的糖蛋白，长约有 350 个氨基酸，其 N 端在细胞外侧（有不同的糖基化），C 端在细胞内侧，中断形成 7 个跨膜螺旋结构和 3 个细胞外环与 3 个细胞内环，其胞质面的第 2 个或第 3 个细胞内环与导源三聚体 G 蛋白相偶联，因此又被称为 G 蛋白偶联受体（GPCR），受体内有一些高度保守的半胱氨酸残基，对维持受体的结构起到关键作用。当趋化因子刺激其受体时，后者通过与之偶联的 G 蛋白进行信号传导。G 蛋白是由 α、β、γ 三种亚基构成的不均一三聚体。生理状态下，α 亚基结合 GDP，并与 β、γ 亚基构成无活性的三聚体，当趋化因子与其相应受体结合后，激活受体与 G 蛋白相互作用，使其释放 GDP，并立即结合 GTP。G 蛋白结合 GTP 后，构象发生改变，使蛋白与配体-受体复合体分离。同时，G 蛋白的 α 亚基也与 β、γ 亚基解离。游离的 α 亚基-GTP 和 β、γ 亚基对效应蛋白有调节作用，如激活腺苷酸环化酶（AC）使 ATP 生产 cAMP；磷脂酶 C（PLC）可将细胞膜内的磷脂酰肌醇-4, 5-二磷酸（PIP2）水解成二酰甘油（diacyl glycerol，DAG），又被称为甘油二酯及三磷酸肌醇（IP3）。IP3 能够引起细胞内 $Ca^{2+}$ 浓度升高进而激活磷脂酶 D（PLD）等各种钙调蛋白激酶（CaM 激酶），DAG 能够激活蛋白激酶 C（PKC），PKC 和 CaM 激酶能催化蛋白磷酸化，同时游离的 α 亚基-GTP 能够直接激活酪氨酸蛋白激酶（PTK）、磷脂酶 A2（PLA2）和 MAP 激酶（MAPK，促分裂素原活化蛋白激酶）途径。DAG、细胞内 $Ca^{2+}$、PKC 和 PLA2 相互作用引起特定细胞发生迁移、脱颗粒等一系列的生物学效应。此信息传递途径可归纳为：趋化因子-受体-G 蛋白-酶-第二信使-蛋白激酶-酶或功能蛋白-生物学效应。目前所知道的与趋化因子受体相偶联的 G 蛋白都对百日咳毒素（pertussis toxin）敏感。但 Duffy 抗原受体分子穿膜 9 次，似乎不受 G 蛋白调节，该受体主要作为一种清除受体，参与清除血液中的趋化性细胞因子，以维持后者合适的浓度。无疑其受体正在陆续被发现，其信号传递机制有待进一步探索。

**4. 趋化因子诱导的细胞移动方式** 趋化因子诱导的细胞移动方式有 2 类：分别是：①化学增活现象。②趋化性。

（1）化学增活现象：指增强细胞的随机运动，琼脂糖小滴化学动力实验是检测这种活性的比较简易、快速、重复性好的方法。

（2）趋化性：指诱导细胞向趋化因子化学浓度高的方向移动。琼脂糖中的趋化实验和微孔小室中的趋化实验则是常用的测定细胞因子趋化活性的方法。微孔小室中的趋化实验是根据靶细胞（单核巨噬细胞、中性粒细胞或淋巴细胞等）能够趋化性主动迁移，穿过一定孔径的滤膜而设计的。滤膜将小室分隔成上下两部分。靶细胞在上面，趋化因子在下面，趋化因子通过滤膜形成梯度，细胞则沿着梯度穿过膜孔，黏附在膜的下面，染色并计数滤膜下表面的细胞数即可测出趋化因子的趋化能力。实验需要正确选择趋化材料、趋化时间和趋化浓度。

1）趋化材料和趋化时间的选择：趋化滤膜的材料和孔径需根据靶细胞的大小选择；中性粒细胞用 3 μm 孔径的 PVPF 聚碳酸膜，趋化时间为 30 min；单核细胞用 8 μm 孔径的 PVPF 聚碳酸膜，趋化时间为 90 min；黏附力弱的淋巴细胞则用下表面覆以明胶或纤黏素的 5 μm 或 8 μmPVPF 聚碳酸膜，以免淋巴细胞穿过膜后落入下室，趋化时间为 180 min。

2）趋化因子浓度的确定：由于趋化因子的特异活性非常高，某些趋化因子在较高浓度时促进细胞趋化的作用反而降低，所以待测样品常需连续稀释（5 倍或 10 倍系列稀释）以获得最适剂量的趋化结果。每次实验都需设好对照，因为不同来源或不同活力靶细胞的趋化能力差异很大。

**5. 常用的趋化因子的研究方法** 常用的趋化因子的研究方法有趋化实验和钙流实验。

（1）趋化实验：趋化因子最基本的功能是引起特定细胞的趋化运动，只有一定剂量范围的趋化因子才有趋化作用。对其活性的检测可采用体内和体外两种方法。体内实验：将趋化因子注射到局部组织，观察注射部位炎细胞的浸润情况，但较烦琐；体外实验中最常用的方法是微孔小室中的趋化实验，趋化活性通常以趋化指数表示（chemotatic index，CI），趋化指数是指实验组细胞数与对照组细胞数的比值，一般比值在 2 以上有意义。

（2）钙流实验：趋化因子与受体结合后可引起胞内钙离子水平快速升高，因此，可通过检测细胞内钙离子浓度的变化反映趋化因子的活性。将待检靶细胞与 Indo-1 AM 或 Fura-2 AM 等荧光探针孵育，它们是钙离子螯合药 EGTA 的衍生物，对钙离子有较高的特异性亲和力，进入细胞后与钙离子结合，通过荧光分光光度计检测荧光强度的变化，间接反映胞内钙离子浓度的变化。

此外，还可用嗜中性粒细胞弹性蛋白酶，或葡萄糖醛酸酶释放检测和呼吸爆发实验，检测 CXC 趋化因子的活性；用骨髓造血干细胞集落形成实验检测 MIP-1α 和 MIP-1β 的活性；组胺释放实验检测 CC 趋化因子的活性。

### （六）转化生长因子 β

转化生长因子 β（transforming growth factor β，TGF-β）是一个具有免疫抑制功能的多功能细胞因子。TGF-β 主要由肿瘤细胞和间质细胞（包括免疫细胞和成纤维细胞）分泌，参与肿瘤的生长、血管生成、转移和侵袭等多个进程，TGF-β 可以上调肿瘤上皮细胞向间质细胞转换（EMT）诱导因子 N-钙黏素的表达，抑制 E-钙黏素的表达，诱导 EMT 的发生，促进肿瘤转移；TGF-β 能够抑制 T 细胞的增殖和活化，抑制 CTL、NK 细胞的杀伤活性，促进 Treg 细胞的产生；TGF-β 还可以招募 MDSCs，加强 TGF-β 信号在微环境中的促癌作用，TGF-β 与受体结合后启动经典 Smad 和非 Smad 信号通路。

### （七）生长因子

生长因子（growth factor，GF）是存在于生物体内，对生物的生长、发育具有广泛调节作用的活性蛋白质或多肽类物质。其一般特性是能与细胞膜特异受体结合，具有调控细胞生长、发育的作用，对人体的免疫、造血调控、肿瘤发生、炎症与感染、创伤愈合、血管形成、细胞分化、细胞凋亡、形态发生、胚胎形成等方面产生着重要的调控作用。细胞因子广泛存在于机体内各种组织，包括成熟组织和胚胎组织，并通过自分泌和（或）旁分泌方式调节各种细胞的增殖和分化。许多体外培养的细胞也能释放生长因子。生长因子有多种：如表皮生长因子（EGF）、血小板衍生的生长因子（PDGF）、成纤维细胞生长因子（FGF）、肝细胞生长因子（HGF）、胰岛素样生长因子-Ⅰ（IGF-Ⅰ）、IGF-Ⅱ、白血病抑制因子（LIF）、神经生长因子（NGF）、抑瘤素 M（OSM）、血小板衍生的内皮细胞生长因子（PDECGF）、转化生长因子 α（TGF-α）、血管内皮细胞生长因子（VEGF）等。由于生长因子是由正常细胞分泌，既无药物类毒性，也无免疫反应，因此在研究其生理作用机制同时，有的已试用于临床治疗。如 IL-2 已用于治疗癌症，对肾癌、黑色素瘤效果明显，也用于免疫调节药和自身免疫有关的疾病。IL-3 用于治疗骨髓衰竭与血小板缺失等适应证。表皮生长因子用于烧伤、创伤、糖尿病皮肤溃疡、压疮、静脉曲张性皮肤溃疡和角膜损伤，可促进伤口愈合。

## 二、细胞因子检测法

细胞因子的检测方法一般可分为三大类：①生物学测定法（bioassay）是检测细胞因子某种特定的生物学活性，而无生物学活性的细胞因子前体分子、降解产物、聚合物及蛋白质或可溶性受体结合的细胞因子均不能由此法检出。②免疫学测定法（immunoassay）是用免疫学检测技术，如酶联免疫吸附实验（enzyme-linked immunosorbent assay，ELISA）、放射免疫分析（radio-immunoassay RIA）、酶联免疫斑点试验（enzyme-linked immunospot，ELISPOT）和免疫印迹（immunoblot or Western blot）等，将细胞因子作为蛋白质抗原，用相应的特异性抗体进行测定；此法所测定的是细胞因子的蛋白含量，与其生物活性并不一定成正比。③分子生物学测定法是采用分子生物学技术，如分子杂交技术、聚合酶链反应及基因芯片等方法，检测细胞因子相应核酸分子，反映的是细胞因子基因及其表达情况。虽然上述细胞因子的三种测定方法所反映的是细胞因子的不同方面，测定结果也不一定平行，但它们却是相互关联、互为补充的，在实际工作中常需要这些方法的综合分析。

## （一）生物学测定

生物学测定法的原理是根据细胞因子的生物学活性及其生物学效应，如促进或抑制某些细胞的生长，对某些细胞的细胞毒作用、抗病毒作用，诱导细胞的趋化作用，诱导细胞集落形成，刺激细胞分泌其他细胞因子或分子等，应用相应的靶细胞指示系统，通过观察靶细胞的相应反应测定细胞因子的活性。检测的同时用相应的细胞因子标准品绘制剂量-反应曲线，从而得知样品中细胞因子的活性水平，一般以活性单位（U/ml）表示。

实验中所用的靶细胞可直接从组织中分离，但这要求实验操作者有较好的分离细胞水平。常用生物学测定方法的原理大都是利用细胞因子对特定的细胞株的增殖（抑制）或细胞毒作用而建立的。如 TNF 作用于小鼠成纤维细胞系 L929，可使 L929 细胞死亡，而 IL-1 可刺激小鼠胸腺细胞增殖，可用$^3$H-TdR 掺入法、MTT 比色法等进行检测。其结果通过细胞因子标准品所测结果进行对照，即可得出生物活性单位。此外，一些细胞因子的生物学活性表现为能诱导靶细胞在其表面表达特异性蛋白质分子，可采用免疫荧光法，在荧光激活细胞分类仪（fluorescence activated cell sorting machines，FACS）上检测表达这些分子的细胞，或用特定方法测定靶细胞所分泌的蛋白质，以了解细胞因子的活性。

需要注意的是，细胞因子具备生物学功能交叉重叠的特点，即一种细胞因子可具有多种生物学功能，同一种生物学功能也可由多种因子引起，因此在进行生物学检测时应考虑检测样品中其他细胞因子的相似功能的影响。

**1. 细胞因子调节细胞增殖和抑制细胞增殖的检测方法** 细胞因子具备调节细胞的生长和分化的生物学活性，调节作用包括促进细胞增殖和抑制细胞增殖，其检测方法是将不同稀释度的细胞因子标准品、待测样品与指示细胞株共同培养一段时间，再测定增殖的细胞数；若细胞因子为刺激增殖作用，则增殖细胞数与细胞因子的量成正比；若细胞因子为抑制增殖作用，则增殖细胞数与细胞因子的量成反比。常用的检测细胞数目的方法主要包括以下几种。

（1）$^3$H 胸腺嘧啶核苷（thymidine，TdR）掺入法：$^3$H-TdR 在细胞内可转化为$^3$H-dTTP，可作为细胞增殖合成 DNA 的原料而掺入到 DNA 中，其掺入量与 DNA 合成量及细胞增殖数成正比；通过测定细胞中核素放射活性即可知细胞增殖的多少；再与细胞因子标准品比较，可推算出待测标本中细胞因子的活性。此法敏感性高，可自动化测定，信号/本底比值低，但最大的缺点是具有放射性核素污染。

（2）MTT 法：此法主要是通过测定细胞代谢酶检测细胞的增殖数，其原理：MTT 在活细胞脱氢酶作用下，转化为蓝黑色的产物结晶（formazan）并溶于酸性乙醇中呈现颜色，用酶标仪测定溶液的吸光度值，其颜色的深浅与细胞数成正比。通过标准品结果绘制标准曲线，得出待测标本中细胞因子的浓度。此法可自动检测，无放射性核素的污染。与 MTT 法原理相类似的有 XTT 法、MTS 法等。

此外，通过测定细胞代谢产物的荧光强度也可反映细胞增殖数，如 ATP 法、cAMP 法等。

（3）染料染色法：用染料染色活细胞，再测定相应波长的吸光度值（A），A 值与着色细胞数呈正比。此法敏感性较低，但操作简单。主要包括结晶紫检测法、亚甲蓝染色检测法、萘酚蓝黑（naphthol blue black，NBB）检测法和中性红染色测定法。

（4）直接计数法：最简单的计数活细胞数的方法是在血细胞计数板上计数细胞，如台盼蓝拒染法测定活细胞数，先用 1% 台盼蓝染料与细胞混合，室温静置 3 min；然后在血细胞计板上计数四个大方格中无色的细胞总数（即活细胞数），按下式计算活细胞数目。

$$\text{活细胞数(个/ml)} = \frac{\text{四个大方格细胞总数}}{4} \times 10^4 \times \text{稀释倍数}$$

（5）集落形成实验：在半固体琼脂系统中加入分离的小鼠或人的骨髓细胞，在 CSF 作用下，每个造血前体细胞增殖成为一个造血细胞集落。其形成的集落数与 CSF 的浓度和活性成正比。集落刺激因子生理浓度含量低，各种测定方法的参考值尚未完全统一，难以评价其测定意义，因此其应用受到一定限制。

**2. 细胞因子介导细胞毒性的方法**

（1）细胞因子溶细胞和抑制细胞生长作用检测法：许多细胞因子对转化的细胞、病毒感染的细胞和有代谢损伤的细胞具有溶细胞（cytolytic）或抑制细胞生长（cytosatatic）的活性。检测细胞因子溶细胞/细胞毒活性的过程是：将待测样品、梯度稀释的细胞因子标准品与靶细胞共同培养一段时间，然后测定存活的靶细胞数，并与对照比照求得溶细胞或抑制细胞生长的百分率；或以吸光度 A 值和标准品稀释度作图，绘制标准品的剂量-反应曲线，从曲线上求得待测样品的细胞因子含量。检测存活的细胞数可以采用前面提及的 $^3$H-TdR 掺入法、MTT 法、染料染色法等。

（2）细胞介导的细胞毒作用（cell-mediated cytotoxicity，CMC）检测法：CMC 是淋巴细胞或单核巨噬细胞与靶细胞直接接触，对靶细胞产生细胞毒作用而导致靶细胞死亡。具有 CMC 作用的淋巴细胞有细胞毒 T 细胞（cytotoxic T cell，CTL）、自然杀伤细胞（natural killer cell，NK）和淋巴细胞激活的杀伤细胞（lymphokine-activated killer cell，LAK），CTL 在发挥对靶细胞的细胞毒作用过程中具有 MHC-Ⅰ类限制性，后两者则无此限制性。测定 CMC 的方法主要有以下几种。

1）4 小时 $^{51}$Cr 释放法：$^{51}$Cr 铬酸钠（$Na_2{}^{51}CrO_4$）能被细胞摄入胞质并与胞质蛋白结合：摄入后只在细胞膜损伤时才释放，释放的 $^{51}$Cr 不会再摄入。在靶细胞死亡胞膜损伤时，$^{51}$Cr 释放到上清液中，检测上清液中 $^{51}$Cr 放射活性即可计算死亡细胞的百分比，从而得到 CMC 的杀伤活性。

2）乳酸脱氢酶（lactic acid dehydrogenase，LDH）释放法：LDH 存在于细胞质中，细胞死亡时释放到培养上清液中，测定上清液中的 LDH 可了解细胞死亡数目。由于 LDH 的自然释放率较低，所以此法不需先标记靶细胞，也不需接触核素，测定方法安全简便。

3）$^3$H-TdR 释放法：利用 $^3$H-TdR 可被靶细胞摄入到 DNA 的特性，靶细胞被杀伤后，用胰蛋白酶和 DNA 酶消化后再测定上清液和细胞 DNA 中的 $^3$H-TdR 的放射活性，即可计算靶细胞的死亡率。

如果是敏感的贴壁细胞作为靶细胞，可不必预先标记靶细胞，在杀伤实验完成后，洗去效应细胞（悬浮细胞）和死亡细胞，用 MTT 法检测活细胞数。此外，还可采用时间分辨荧光免疫分析法（time-resolved fluoremetry immunoassay，TRFIA）检测 CMC。

4）细胞凋亡的测定法：效应细胞诱导靶细胞死亡的另一种方式是使靶细胞发生凋亡（apoptosis），因此采用一系列的研究细胞凋亡的方法也可检测 CMC，如用形态学方法直接观察凋亡细胞的形态学改变，琼脂糖凝胶电泳检测凋亡细胞 DNA 断裂使呈现的阶梯状区带，末端脱氧核苷酸转移酶检测凋亡细胞 DNA 的裂解片段，或用 Annexin V-PI 联合染色法检测凋亡细胞。

**3. 细胞因子抗病毒活性的方法**　检测抗病毒细胞因子最常用的方法是先用含干扰素等具备抗

病毒功能细胞因子的样品处理易感细胞，使细胞建立抗病毒状态；然后用适量的病毒攻击细胞，再观察病毒的复制量或细胞病变被抑制的程度，即可判断样品中细胞因子的抗病毒活性。常用于测定 IFN 的易感细胞株有 WISH、MDBK、A549、Hep2/c 和 L929 等，其中 WISH 和 Hep2/c 用于检测人 IFN，L929 用于测定小鼠 IFN，Ratec 细胞用于测定大鼠 IFN，MDBK 用于测定多种属的 IFN-α 和 IFN-β。具体方法有以下几种。

（1）抑制细胞病变活性检测法：分为微孔测定法和多孔测定法。以微孔测定法为例说明：将靶细胞株接种于 96 孔细胞培养板，二氧化碳孵箱中培养 16~24 h，使细胞融合为单层；再将已经稀释的待测样品的 IFN 标准品加到培养板的各微孔中，继续培养 16~24 h，使细胞建立抗病毒状态；加入病毒液，24~48 h 后在显微镜下直接观察病变细胞的百分比，根据能引起 50% 细胞病变的最大样品稀释度作为待测 IFN 的效价；或通过甲基紫、中性红染色，测定相应波长的吸光度 A 值，以 A 值和标准 IFN 稀释度作曲线，根据此曲线确定待测样品中 IFN 的活性单位。

（2）病毒噬斑形成试验：用干扰素样品处理细胞，使细胞建立抗病毒状态；再用一定量病毒短时间攻击细胞，在细胞单层上面覆盖琼脂以固定细胞，继续培养；最后计数病毒感染细胞死亡后形成的噬斑，并根据抑制 50%病毒噬斑形成的样品稀释度决定样品中干扰素的活性单位。

## （二）免疫学测定

因为细胞因子也是一种小分子蛋白质，所以一切用于蛋白质测定的免疫学方法均适用于细胞因子的测定。刚合成的细胞因子存在于细胞内，多数细胞因子分泌到体液中或体外培养的上清液中；一些细胞因子可表达在细胞表面或通过膜受体结合在细胞表面。用免疫学法可测定细胞内、细胞膜上及可溶性的细胞因子。可溶性细胞因子的测定最常采用 ELISA 法，其优点是酶制剂稳定性高、保存期长，无放射性核素污染，敏感性高。

**1. ELISA** ELISA 特异、简便，可同时测定大量标本，易于标准化，是目前临床上最常用的细胞因子免疫测定方法。但其测定的是细胞因子的免疫反应性，而不是细胞因子的生物活性，因此结果不能反映细胞因子的生物学活性。另外 ELISA 的影响因素较多，如标本的来源、收集、保存及处理对检测结果影响较大。通常生理浓度的细胞因子含量非常低，血清或血浆标本不容易检出细胞因子；但在特定病理情况下，局部体液、血清或血浆中的细胞因子浓度升高时可用 ELISA 进行检测。测定培养细胞的细胞因子最常用的标本是细胞培养上清液，收集上清液时应考虑细胞因子分泌的动力学，不同的细胞因子出现最大分泌峰的时间有所不同。细胞培养时，培养条件、活化剂均会对靶细胞分泌细胞因子的种类、分泌量及峰值时间产生影响，因此应严格控制细胞的培养条件、活化剂的使用，从而保证实验的可重复性。此外还要避免细菌和其他微生物对标本的污染，如血标本受细菌污染后，细菌分泌的内毒素会刺激靶细胞大量分泌 IL-1、IL-8、IL-6 和 TNF-α 等，因此待测标本尽量防止微生物的污染同时尽快检测。

**2. Western 印迹（Western blotting）** 免疫沉淀法沉淀细胞裂解物中或液体样本中的细胞因子（或可溶性细胞因子受体），再将目的蛋白质用变性聚丙烯酰胺凝胶电泳（SDS-PAGE）按分子量分开，然后将蛋白质转移到硝酸纤维素膜或其他膜上，最后用酶或放射性核素标记的抗体检测膜上的蛋白质分子。这种方法既可以分析溶液中细胞内的细胞因子，也可测定结合在细胞膜上的细胞因子及其受体，但只能是定性或半定量。

**3. 单个细胞分泌细胞因子的测定** 检测单个细胞产生细胞因子的常用方法有反向溶血空斑试验（reverse hemolytic plaque assay，RHPA）和酶联免疫斑点试验（ELISPOT）。

（1）RHPA：RHPA 是一种体外检测细胞分泌抗体的试验，也可用于测定细胞因子的分泌细胞，其原理是将待测分泌细胞因子的细胞置于经葡萄球菌 A 蛋白（SPA）包被的单层绵羊红细胞

（SRBC）中，抗细胞因子抗体被 SPA 固定在 SRBC 表面并与待测细胞所分泌的细胞因子结合。在补体存在时，细胞因子和抗体的复合物激活补体，溶解附近的红细胞形成溶血空斑，空斑的大小与细胞分泌细胞因子的量成正比。

（2）ELISPOT：ELISPOT 的原理与 ELISA 类似，是先将抗细胞因子抗体包被固相载体，再加入不同来源的细胞，待细胞分泌细胞因子后洗去细胞，然后加入相应的酶标抗细胞因子抗体，即可通过底物显色反应的深浅测定结合在固相载体上的细胞因子的量，并可在光镜下观察分泌细胞因子的细胞。

**4. 细胞内的细胞因子的测定** 用流式细胞术（flow cytomerty，FCM）测定细胞内细胞因子。分离靶细胞，用适当活化剂刺激细胞分泌细胞因子；在活化时需加入莫能菌素（Monensin）和布雷菲德菌素 A（Brefeldin A），由于它们能阻止蛋白质运输至细胞膜，使产生的细胞因子在细胞内聚集，从而可提高检测的敏感性；再用细胞打孔剂在靶细胞膜上打孔，使荧光素（如 FITC、PE 等）标记的细胞因子抗体进入细胞内，与细胞内的相应细胞因子结合，再用流式细胞仪测量；同时还可用其他荧光素标记的抗体对靶细胞表面抗原剂表面分子进行分析，这样既能测定单个细胞产生细胞因子的量和种类，还能分析产生细胞因子的细胞类型。

FCM 除可对细胞内细胞因子进行分析测定外，还可用于测定某些细胞表面的细胞因子受体，如 IL-2 受体等。还可利用荧光素标记的微珠（microbead）吸附检测标本中可溶的细胞因子，再用流式分析仪来测定。

检测细胞内和细胞膜上的细胞因子还可采用免疫细胞化学技术，先将细胞固定在玻片上，当抗细胞因子抗体与待测细胞内和细胞表面的细胞因子特异性结合后，再用生物素-抗生物素技术、碱性磷酸酶-抗碱性磷酸酶技术或免疫荧光技术显示含有细胞因子的细胞。

**5. 流式 CBA 方法** 流式 CBA 是利用一系列荧光强度不同的微球，同时分析样本中多种可溶性成分的流式检测方法。每个 CBA 微球有特定的荧光强度，大小一致，包被有特异性抗体，提供了捕获表面，有效捕获待测蛋白，再加入荧光标记的检测抗体，形成“三明治”夹心复合物进行检测。具有所需样本量小、灵敏度高、操作简单、可轻松实现多重分析等优点。流式 CBA 的应用领域可涉及泪液、血清、唾液、细胞培养上清液等样本中的细胞因子、炎症因子的水平分析。

## （三）分子生物学测定

目前利用分子生物学检测技术研究细胞因子主要包括两个方面：①主要是测定细胞因子 mRNA 的表达及其水平，通过测定细胞因子基因的表达程度间接反映其浓度。②细胞因子 DNA 测定，即用于分析细胞因子基因的缺失、突变或其多态性。

**1. 分子杂交技术** 利用分子生物学技术制备出细胞因子的基因探针，可通过分子杂交技术如原位杂交、Northern 印迹试验和斑点杂交试验，检测细胞内细胞因子 mRNA 的表达。这是一种高度敏感和高度特异的检测技术，并且可以做定位研究。其缺点是：操作烦琐。测定结果只能代表细胞因子基因的转录表达，但 mRNA 不一定就翻译成细胞因子；与免疫学测定一样也不能代表活性细胞因子的水平。

**2. 聚合酶链反应技术（PCR）** PCR（polymerase chain reaction）技术是一种高效的基因体外扩增技术，可用于微量细胞因子的检测。首先将细胞因子产生细胞的 RNA 提取出来，再经反转录合成 cDNA，以 cDNA 为模板，在细胞因子基因特异性引物的引导下，即可进行 PCR 扩增。这种反转录 PCR（RT-PCR）技术是迄今最敏感的细胞因子的检测技术，操作也较简单，缺点与分子杂交技术类似。

**3. 基因芯片（gene chip）** 近年来，为更细致深入地阐明细胞因子在各种生理病理过程中的作用，研究者应用了快速、高效、灵敏的生物芯片技术，其中的 DNA 芯片可对不同组织，不同病变及不同刺激下的细胞的 mRNA、cDNA 进行高通量的检测与分析，因而在细胞因子基因表达分析与功能研究中得到了较广泛的应用。目前在细胞因子的测定中，基因表达谱芯片应用最多，其基本原理是：将 cDNA 或寡核苷酸片段探针固定在芯片上，将待测样品与对照样品的 mRNA 以两个不同的荧光分子进行标记，同时与芯片进行杂交，通过分析两种样品与探针杂交的荧光强度的比值，检测细胞因子基因表达水平的变化。

应当指出，细胞因子的生物学测定法、免疫学测定法和分子生物学测定法的结果不一定完全平行。有时细胞虽然表达细胞因子的 mRNA，但并不一定翻译成细胞因子，一些细胞只产生细胞因子的一条肽链，而只有聚合的细胞因子才有生物学活性。细胞如果同时产生细胞因子和细胞因子可溶性受体，用生物学活性检测法测出的活性可能就很低。因此，应根据不同的目的选用不同的方法，最好用几种方法检测同样的样品，以便了解更多的信息。

## 三、细胞因子受体及其检测法

细胞因子是通过与其相应受体结合后才发挥其强大生物学作用的。细胞因子受体检测与细胞因子检测都是免疫学研究的重要内容。

**1. 活细胞吸收试验** 将过量的待测细胞与限量细胞因子（配体）共同培养一段时间，若细胞膜表面存在相应的受体即可吸收配体，通过测定回收后配体生物活性的丧失情况可确定受体是否存在。此法简便，但只能说明细胞表面是否有受体，不能用于定量检测。

**2. 抗受体 McAb 法** 用标记的 McAb 直接做受体分析，未标记的 McAb 可用来封闭受体而抑制相应细胞因子的生物学活性进行受体检测。

**3. 重组细胞因子与受体的交联分析** 利用化学交联剂将标记的重组细胞因子与膜受体交联，细胞裂解物经 PAGE 分离后进行放射自显影分析，通过带型分析可确定受体的分子量及亚单位。

**4. 受体 cDNA 分析** 分子克隆是在基因水平上研究细胞因子受体的最佳途径，通过核苷酸序列推导氨基酸顺序进行结构功能区分析，是深入探讨受体作用基质的基础。通过利用基因工程技术产生的重组受体分子，为人工改造和重组细胞因子受体提供了可能。

**5. 可溶性细胞因子受体的检测** 某些细胞因子受体除存在于细胞膜外，尚可分泌进入体液，称为可溶性细胞因子受体（soluble cytokine receptor），这类受体多采用免疫学方法检测。

## 展　　望

免疫系统中细胞因子起着重要的调控作用。近年来细胞因子的研究有着飞速的发展，出现了很多新的细胞因子，很多理论都得到了更新。干扰素以前被认为可以保护宿主免受入侵的病毒、细菌、真菌和其他病原体的侵害，但是近期研究认为干扰素是机体对外源和内源性核酸、肿瘤抗原、辐射、化疗药物和代谢的应激反应产物。瘦素（leptins）是脂肪细胞产生的细胞因子，能诱导细胞分化和趋化，通过 JAK-STAT 通路信号引起细胞炎症产生促炎性细胞因子。不同剂量的细胞因子还能改变疾病的动力学状态。肝细胞生长因子（HGF）是一种通过 c-Met 受体酪氨酸激酶信号转导的细胞因子，不仅影响肝功能，而且对肾小管和神经元有重要影响。肝细胞生长因子具备调节免疫细胞功能，对慢性炎症和肝纤维化有抑制作用。IL-22 是 IL-10 家族的成员，由多种细胞分泌，调节非免疫细胞的功能，能预防肝纤维化。细胞外基质（ECM）是免疫应答的关键因素。细胞外基质中大约有 300 种蛋白质，它们对免疫细胞的黏附和运输至关重要。ADAM 家族（去整合素和金属蛋白酶的简称）和基质金属蛋白酶（MMP）家族的蛋白酶在细胞外基质重建中发挥核心作用。细胞外基质是多数细胞因子的主要储蓄地方。基质蛋白酶包括 MMP 和 ADAMTS 酶，不仅能释放细胞因子/生长因子到细胞外基质中，还会降解细胞外基质蛋白产生一些生物活性降解物，影响免疫细胞迁移和细胞因子的产生。细胞外基质对维持组织稳态响应和损伤范围广泛的病理情况下如病毒感染和癌症有着至关重要的作用。

细胞因子的生物学功能具有双重性，一方面细胞因子具有治疗和抗御疾病的生物学活性，如抗肿瘤、抗感染、纠正免疫缺陷等作用，但另一方面细胞因子具有介导或促进疾病发生发展的病理学作用，如某些细胞因子在某些情况下可以促进自身免疫性疾病移植排斥的发生发展。通过检测患者或动物模型血中或其他体液如尿、脑脊液等中的细胞因子水平及其变化，并将之与疾病进程做相关性分析，推测细胞因子在疾病动力学中的作用，也可通过抗细胞因子抗体或拮抗药阻断细胞因子中的生物学作用，从反面证明细胞因子在该疾病中的病理性作用。但是所得结果仍然不能直接证明所研究的细胞因子在疾病发生发展中是起直接作用还是间接作用，是“因”还是“果”。为了更加准确地反映细胞因子的病理性作用，还应检测与疾病相关的组织细胞分泌细胞因子的能力，或直接检测从病变部位分离的组织细胞分泌细胞因子的水平，或通过分子生物学方法分析病变组织细胞中细胞因子表达，将各种方法检测的结果进行综合分析，可能会得到更加确切的研究结果。如今越来越多的细胞因子获得了 FDA 批准上市，如高剂量的 IL-2 用于治疗黑素瘤和肾细胞癌，IFN-α 用于Ⅲ期黑素瘤的辅助治疗。GM-CSF、IL-7、IL-12、IL-15、IL-18 和 IL-2 等细胞因子已经进入临床试验阶段。总之，细胞因子研究只有通过全面严谨的设计并综合应用多种技术加以实施，方能不断深入和发展。

（胡艺兰）

## 参考文献


[1] Kalvakolanu DV. Twenty five years of cytokine：on a forward path to exciting discoveries of pathological mechanisms and therapeutics. Cytokine，2017，98：1-3

[2] DV Kalvakolanu，SC Nallar，S Kalakonda. Interferons：cellular and molecular biology of their actions，reference modules in biomedical sciences. Elsevier Amsterdam，2017.

[3] C Procaccini，C La Rocca F Carbone V，et al. Leptin as immune mediator：interaction between neuroendocrine and immune system. Developmental and comparative immunology，2017，66：120-129.

[4] CA Dinarello，LA Joosten. Inflammation in rheumatology in 2015：new tools to tackle inflammatory arthritis. Nature reviews Rheumatology，2016，12（2）：78-80.

[5] CH Alves，E Farrell，M Vis，et al. Animal models of bone loss in inflammatory arthritis：from cytokines in the bench to novel treatments for bone loss in the bedside-a comprehensive review. Clin Rev Allergy Immunol，2016，51（1）：27-47.

[6] N. Molnarfi，M. Benkhoucha，H. Funakoshi，et al. Hepatocyte growth factor：A regulator of inflammation and autoimmunity. Autoimmun Rev，2015，14（4）：293-303.

[7] Y. Koyama，D. A. Brenner. Liver inflammation and fibrosis. J Clin Invest，2017，127（1）：55-64.

[8] F. R. Balkwill. The chemokine system and cancer. J Pathol，2012，226（2）：148-157.

[9] L. Borsig，M. J. Wolf，M. Roblek，et al. Heikenwalder，inflammatory chemokines and metastasis-tracing the accessory. Oncogene，2013，33：3217-3224.

[10] A. L. Hellewell，J. C. Adams. Insider trading：extracellular matrix proteins and their non-canonical intracellular roles. Bioessays，2016，38（1）：77-88.

# 淋巴细胞增殖实验进展

# 第 16 章

淋巴细胞是最重要的免疫细胞，也是异质性非常大的细胞群体。淋巴细胞主要由 T、B 淋巴细胞组成，它们具有特异性的抗原识别受体，受到抗原刺激后可被活化，继而发生分裂、增殖、分化等效应，发挥适应性免疫应答功能。

T、B 淋巴细胞的激活往往伴随着增殖，每一种特定的 T、B 细胞克隆数目都非常稀少，它们发挥效应的基础是细胞的活化和数量的迅速增加。在各种刺激因素的作用下，细胞内基因水平（DNA 合成、mRNA 转录）及蛋白表达水平相继发生改变，继而表现为细胞活性、形态上的变化及细胞数量的增加。

T、B 淋巴细胞的增殖水平在很大程度上可以反映细胞的功能状态。细胞增殖实验是常用的方法，通过检测增殖分裂中的细胞数量或细胞群体水平发生的变化。

## 一、细胞增殖实验检测方法

细胞增殖实验包括细胞数量检测、细胞增殖相关抗原检测、DNA 合成检测、细胞分裂检测及代谢活性检测等常用的 5 类检测方法。下面对各种检测方法逐一介绍。

### （一）活细胞数量检测

**1. 台盼蓝拒染计数法** 最直接的增殖指标是活细胞数量的变化。活细胞的数量可通过光学显微镜细胞计数并结合台盼蓝拒染法测定。正常健康的细胞可以排斥台盼蓝染料，而一旦细胞的细胞膜完整性丧失，台盼蓝则能够扩散到这样的细胞中。借助台盼蓝的染色特性，可以测定细胞群体中活细胞的数目。然而台盼蓝拒染法只是一种粗略评估细胞存活率的方法，有时并不能完全区分细胞的死活。另外，能够排斥台盼蓝染料的细胞不一定具有长期存活或增殖的能力。

**2. 流式细胞仪计数法** 利用细胞表面相应的表面标志，采用相应的荧光抗体联合排除死细胞的试剂 PI 或 7-AAD 标记存活的细胞群体，然后通过流式细胞仪对细胞群体进行准确计数，从而对细胞增殖进行定量检测。这种方法的优点可以准确计数培养体系中所有存活的 T 细胞，通过细胞数量的增加判定细胞的增殖。可以精准反映相对于培养前的细胞增殖的倍数，但是不能明确细胞数量的增加在细胞增殖的同时是否存在细胞存活能力的提高。

### （二）细胞增殖标志检测

有些抗原只存在于增殖细胞中，而非增殖细胞则缺乏这些抗原，因此可以通过特异性的单抗来对细胞增殖进行检测。如在人体细胞中，Ki-67 蛋白在细胞周期 S 期、G2 期和 M 期（增殖期）表达，而在 G0 期和 G1 期（非增殖期）不表达。用针对 Ki-67 蛋白的单抗就可以检测细胞的增殖情况。这种方法颇受肿瘤研究者的青睐，因为它能够用来检测体内肿瘤细胞的增殖。其他普遍使用的细胞增殖或细胞周期调控标志还包括：增殖细胞核抗原 PCNA、拓扑异构酶 IIB 及磷酸化组蛋白 H3 等。

## （三）DNA 合成检测

淋巴细胞经过有丝分裂原等物质刺激激活后，进入细胞增殖周期。细胞增殖周期包括 G1、S、G2、M 4 个时期，其中 S 期是 DNA 合成期，这个时期细胞内 DNA 进行半保留复制，而 DNA 的合成需要大量的核苷原料（图 16-1）。当细胞培养到一定时间后，在培养液中添加标记的核苷原料与细胞一同孵育，这样新合成的 DNA 中就会掺入相应的标记，而且其掺入量与 DNA 合成的量及细胞的增殖数目成正比。通过检测标记物的掺入量，可以评测淋巴细胞的激活及增殖水平。目前 DNA 合成检测主要包括$^3$H-TdR 掺入法及 BrdU 检测法。

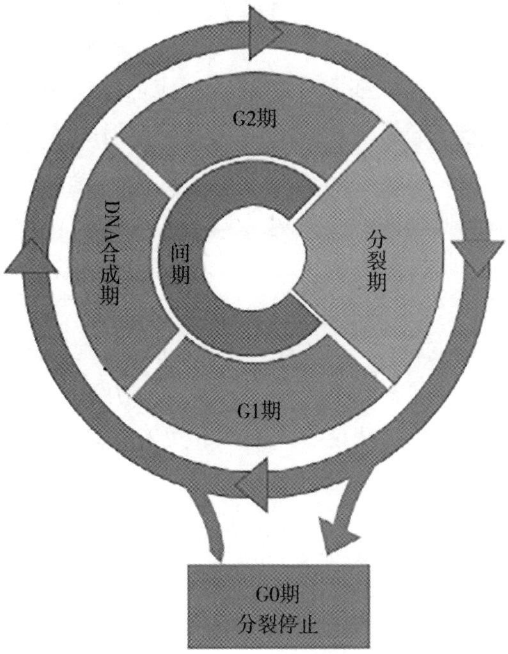


图 16-1　细胞周期

**1.$^3$H-胸腺嘧啶脱氧核苷（$^3$H-TdR）掺入法**　该法又称放射性标记法。它是目前实验室检测细胞增殖最经典的方式。当细胞培养到一定时间后，在培养液中添加放射性标记的$^3$H-胸腺嘧啶脱氧核苷与细胞一同孵育，这样新合成的 DNA 中就会掺入放射性标记。根据放射性标记的$^3$H 掺入量，可以评测细胞的激活及增殖水平。这种方法客观、精准、重复性好。实验过程中，需严格控制$^3$H-TdR 的使用量，否则放射性损伤可阻止细胞周期的进行。如选用细胞系由于分裂迅速，较低的细胞密度即可。而原代的免疫细胞则需要较高的细胞密度。这种方法需液体闪烁仪这样昂贵、特殊的设备，再者由于使用和处理放射性物质的问题常使它的应用受到一定限制。

**2. 5-溴-2-脱氧尿嘧啶（BrdU）检测法**　5-溴-2-脱氧尿嘧啶（BrdU）作为一种胸腺嘧啶核苷

的类似物（其化学结构特点是胸腺嘧啶的碱基嘧啶环上与5位C原子连接的甲基被溴代替），和胸腺嘧啶核苷一样可掺入到细胞合成的DNA中。当细胞处于DNA合成期而同时又有BrdU存在时，就会有BrdU掺入新合成的DNA中，进而固定与BrdU结合的细胞，再加入相应的抗体（抗BrdU单抗）和带标记的二抗，然后再进行比色法、化学发光检测或荧光信号（流式细胞分析）检测等判定细胞增殖水平。该方法能对细胞周期进行迅速而稳定的测量，而且标记BrdU的细胞只要不受到紫外线照射，对细胞本身没有功能损害。这种方法和$^3$H-TdR掺入法一样，都是对细胞增殖过程中新合成的DNA进行检测，由于它可有效避免放射性核素的污染问题，因此近年来应用日趋广泛。

## （四）细胞分裂的检测

CFSE分裂法：CFSE（carboxyfluorescein succinimidyl amino ester）是羧基荧光素二醋酸盐琥珀酰亚胺酯［（5-or 6-（N-Succinimidyloxycarbonyl）-3’,6’-O，O’-diacetylfluorescein］。它是一种非极性分子，能自由穿过细胞膜而进入细胞内，在细胞内酯酶的作用下，转变为带负电荷的CFSE。后者可与细胞内赖氨酸侧链及可利用的氨基发生不可逆的结合，从而使细胞带上荧光标记。CFSE可在细胞内保留数月，并且随细胞分裂而倍减。在细胞分裂增殖过程中，它的荧光强度会随着细胞的分裂而逐级递减，标记荧光可平均分配至两个子代细胞中，因此其荧光强度是亲代细胞的1/2。当使用流式细胞仪进行荧光强度检测时，细胞分裂的每一代都会出现一个明显的波峰。目前这种方法已被广泛应用于T淋巴细胞增殖的体内外检测，并可用于追踪T淋巴细胞的体内迁移与组织定位。这种方法具有明显的优点：能追踪标记细胞在体内外的分裂，分裂代数可至8代。另外，可同时应用其他荧光抗体标记增殖细胞的膜内外分子，从而对细胞在增殖分裂过程中的表型及功能变化进行分析，而且可用流式细胞仪对所需细胞进行分选，便于进一步研究。

另外，CFSE标记的细胞用于体内观察可以长达数周之久，它常被用来做活体细胞检测实验和用荧光电镜观察细胞长期活动的实验。荧光探针CFSE进入细胞后定位于细胞膜、细胞质和细胞核，在细胞核的荧光染色最强，并证实CFSE不影响细胞的增殖能力。此方法操作简单，且不用放射性同位素，不存在安全隐患。可以更快速、更准确和更安全地得到客观的实验数据。

## （五）代谢活性检测

检测细胞的代谢活性也可以反映细胞增殖的情况。在细胞增殖过程中脱氢酶的活性会增加，而活性的脱氢酶可以使外源性四唑盐或阿尔玛蓝（Alamar blue）还原成为带有颜色还原产物。有的产物需要经过溶解染色颗粒的处理，有的则可以通过不同配置的分光光度计和酶标仪直接读取含染料培养液的吸光度，从而衡量细胞的代谢活性，检测细胞增殖的情况。以下是几种常用的常见的四唑盐及相关试剂。

**1. 四甲基偶氮唑盐法（MTT）** MTT全称为3-（4，5-dimethyl-2-thiazolyl）-2，5-diphenyl-2-H-tetrazolium bromide，是一种四氮唑溴盐。商品名为噻唑蓝。自从1983年Mosmann建立MTT比色法以来，该法已被广泛用于检测细胞的活性和增殖。活细胞线粒体中的琥珀酸脱氢酶能使外源性MTT还原为不溶于水的蓝紫色结晶，即甲瓒（formazan）颗粒，后者可沉积在细胞中。二甲亚砜（DMSO）能溶解细胞中的甲瓒，用分光光度计或酶标仪测定其光密度值，从而间接反映活细胞数量。在一定细胞数量范围内，MTT形成结晶的量及结晶溶解后溶液颜色的深浅与细胞数目成正比。MTT适用于所有细胞类型，但MTT还原生成的甲瓒晶体只能溶解在二甲亚砜或酸化异丙醇这样的有机溶剂中。因此，MTT主要作为终点检测方法。另外，有研究发现过氧化物会降低MTT测定的准确度，抑制将近95%的MTT与$O_2^-$的反应。

**2. 二甲氧唑黄比色法（XTT）** XTT 是一种与 MTT 类似的四氮唑衍生物。当有电子偶氮剂 MSB 或 PMS 及辅酶 Q 存在时，可被细胞中的代谢酶还原形成水溶性的橘黄色的甲瓒产物。而且它不形成颗粒，可直接用酶联免疫分析仪检测吸光度，故较 MTT 法更加快速、简便、敏感。但 XTT 水溶液不稳定，需要低温保存，现配现用。由于 XTT 的代谢产物呈橘黄色，故培养体系中如有黄色代谢物和试剂可能会影响其检测结果。与 MTT 一样，过氧化物可抑制近 95% 的 XTT 与 $O_2^-$ 的反应，故对 XTT 测定的准确度有一定的影响。

**3. MTS 比色法** MTS［3-（4，5-diethylthiazol-2-yl）-5-（3-carboxymethoxyphenyl）-2-（4-sulfophenyl）-2H-etrazolium，inner salt］为新一代四氮唑蓝盐化合物，它与 MTT 的应用原理相同，即被活细胞线粒体中的多种脱氢酶还原成有色的甲瓒产物，且产物为水溶性。其颜色深浅与某些敏感细胞株的活细胞数在一定范围内呈高度相关。相对于 MTT 而言，显色更快。MTS 溶液容易配制，且试剂稳定，配好后可在 4℃避光保存数周，不必临时配制。检测的波长范围也较广。

**4. 四唑单钠盐法（WST-1）** WST-1 是水溶性四唑盐试剂，是一种类似于 MTT 的化合物，在电子耦合试剂存在的情况下，可以被线粒体内的脱氢酶还原生成橙黄色的甲瓒。在一定细胞数量范围内，颜色的深浅与细胞的活性状态呈正相关。WST-1 是 MTT 的一种升级替代产品，和 MTT 或其他 MTT 或 XTT 等相比有明显的优点。MTT 被还原生成的甲瓒是不溶于水的，需要由特定的溶解液溶解，WST-1 产生的甲瓒比 XTT 产生的甲瓒更易溶解。WST-1 比 XTT 更加稳定，加入 WST-1 显色后，可以在不同时间反复用酶标仪读板，使检测时间更加灵活，实验结果更加稳定。另外，WST-1 和 MTT、XTT 等相比，线性范围更宽，灵敏度更高。

**5. Cell countjn kit-8（CCK-8）** CCK-8 试剂中含有 WST-8。WST-8 是近年新开发的一种较 WST-1 更新的水溶性四唑盐，检测原理与 WST-1 类似，但较 WST-1 更稳定，灵敏度更高，溶解性更强，更易于保存。CCK-8 检测细胞增殖、细胞毒性实验的灵敏度比 MTT、XTT 更高，尤其适合于悬浮细胞、高通量药物筛选。CCK-8 法细胞毒性低，细胞检测后还可重复利用，具有更好的实用性，具有良好的应用前景。

**6. 阿尔玛蓝法（Alamar blue）** 阿尔玛蓝检测试剂为细胞增殖和细胞毒性检测提供了一种简便、快速、可靠、安全的方法。阿尔玛蓝在氧化状态下呈现紫蓝色无荧光性，而在还原状态下转变为呈粉红或红色荧光的还原产物，可以用普通分光光度计或荧光光度计进行检测，吸光度和荧光强度与活性细胞数成正比。阿尔玛蓝对细胞无毒、无害，不影响细胞代谢、细胞因子分泌、抗体合成等，可以对同一批细胞的生长状态进行连续观察和进一步的实验。

## 二、淋巴细胞增殖实验

测定淋巴细胞的增殖反应是检测机体免疫功能常用的方法。

刺激淋巴细胞增殖的物质可分为两大类：一是非特异性刺激物。即多克隆活化剂，它们能激活一类淋巴细胞的多个克隆并导致细胞发生有丝分裂，如刀豆蛋白-A（Con-A）、植物血凝素（PHA）、美洲商陆、肠毒素、佛波酯，抗 CD3、抗 TCR、抗 IgM 等表面标志的抗体及某些淋巴因子。二是特异性刺激物。主要是抗原类物质，包括可溶性抗原和细胞表面抗原。不同的刺激物可刺激不同的淋巴细胞或其亚群发生活化、增殖，可反映不同淋巴细胞群体的免疫功能。

淋巴细胞在刺激物的作用下，可转化为淋巴母细胞，产生一系列形态学变化，包括：细胞变大、胞质增多、核仁明显、核染色质疏松等，被称为淋巴细胞转化现象。这种实验方法被称为淋巴细胞转化试验（T lymphocyte transformation test，LTT）。淋巴细胞的活化程度可以通过光学显微镜下形态学的观测，计算淋巴母细胞的转化率（即淋巴母细胞/淋巴细胞的比例）而评估获得。

然而这种方法主观性强，重复性差，目前少有应用。而多采用前述的$^3$H-TdR 掺入法及 BrdU 检测法对 DNA 的合成进行检测从而评测淋巴细胞的激活及增殖水平。通过检测细胞的代谢活性反映细胞增殖情况的 MTT 法、改良的 WST-1 及阿尔玛蓝法也广为应用。近年来，利用流式细胞术对细胞的分裂进行检测的 CFSE 分裂法对于细胞增殖水平的测定更是广泛开展。

## （一）T 淋巴细胞增殖实验

T 淋巴细胞是执行细胞免疫应答的主要效应细胞。初始 T 细胞的扩增分化及效应的发挥均需 T 细胞表面的 TCR 与抗原肽-MHC 分子复合物（pMHC）结合。T 细胞的活化通常需要两个信号，即来自 TCR 的第一信号和来自共刺激分子的第二信号。除此之外，还需要来自抗原提呈细胞（APC）和 T 细胞自身分泌的细胞因子。初始 T 细胞活化后，可发生迅速的增殖和大量扩增，并分化形成各种效应 T 细胞。抗原清除后，大部分效应 T 细胞凋亡，少部分 T 细胞转化为记忆性 T 细胞而长期存活。当再次遭遇相同抗原刺激时，记忆性 T 细胞能迅速发生反应，启动再次应答。

T 细胞的活化在生物化学变化上，出现一系列的基因表达，如 c-Fox、CD69、CD25、CD71、CD154、IL-2、MHC-Ⅱ、IFN-γ、TNF-β 等。早期活化的膜事件包括免疫突触的形成及蛋白激酶和适配蛋白的募集活化。T 细胞的活化伴随着三磷酸肌醇（IP3）、细胞内游离钙的迅速上升。因此，T 细胞膜分子的表达、细胞因子的分泌、蛋白质的磷酸化及胞内游离钙的上升都可以作为 T 细胞活化的评价标准。

**1. 多克隆刺激剂引起的 T 细胞增殖反应** 能活化 T 细胞的有丝分裂原主要有刀豆蛋白-A（Con-A）和植物血凝素（PHA），两者均为提取的植物蛋白成分。Con-A 和 PHA 与 T 淋巴细胞其受体结合，可引起 T 细胞发生转化和增殖。不同种属的 T 细胞对这两种丝裂原的刺激的反应性存在差异，鼠的 T 细胞对 Con-A 比较敏感，而人的 T 细胞则对 PHA 更为敏感。除此以外，目前常用的鼠 T 淋巴细胞刺激物还包括抗 CD3/TCR、抗 Thy-1 的单抗、凝集素、肠毒素及一些药物等。如佛波酯（PMA），又称为十四烷酰佛波醇乙酸酯，是从青霉菌培养液中提制的一种抗生素，它能激活蛋白激酶 C，可用于体外刺激 T 淋巴细胞增殖。也有报道，单一的 PMA 对淋巴细胞的活化作用较弱，需要与离子霉素（钙激动剂）联用才可能会显示出更强的促进淋巴细胞增殖的活性。这些多克隆刺激剂可引起多种 T 细胞克隆的活化，只能在总体水平上对 T 淋巴细胞活化增殖做出评估。

在小鼠中检测多克隆刺激剂引起的 T 细胞增殖反应，常用脾细胞或淋巴结分离的淋巴细胞作为反应细胞。而人的标本来源则多为外周血单个核细胞（PBMC）。在反应体系中加入多克隆刺激剂，培养一段时间后，用前述的方法进行测定。

**2. 抗原特异性 T 细胞增殖** 抗原特异性 T 细胞增殖反应指的是 T 细胞针对特定抗原所产生的特异性增殖免疫反应。T 淋巴细胞主要包括两个亚群，即 $CD4^+$T 或 $CD8^+$T 细胞。抗原由抗原递呈细胞加工处理后，和 MHC-Ⅰ类或 MHC-Ⅱ类分子结合成复合物，分别提呈给 $CD4^+$T 或 $CD8^+$T 细胞，并且在共刺激分子和细胞因子的作用下，$CD4^+$T 或 $CD8^+$T 细胞才可能发生充分的活化。在活化过程中，出现一系列的基因表达，继而出现不同时相系列膜分子的表达，如 CD25、CD44、CD69、CD154 等。活化后的细胞发生增殖与分化。$CD4^+$T 在不同的各种刺激因素的诱导下，可分化为 Th1、Th2、Th17、Treg 和滤泡状 Th 细胞，这些不同的分化的 Th 细胞亚群主要通过分泌细胞因子执行辅助或调节功能。$CD8^+$T 细胞主要增殖分化为具有杀伤功能的细胞毒性 T 细胞（CTL）。

能表达某种 TCR 识别特定抗原的 T 细胞只在 T 细胞克隆总库里占到很小的比例且数量稀少，因此在抗原特异性 T 细胞方面的研究往往比较困难。四聚体技术是目前检测抗原特异性 T 细胞的主流技术，然而它只能对抗原特异性 T 细胞进行数量化分析，功能的评定常需结合下述的增殖实验。

（1）小鼠抗原特异性T细胞增殖：免疫学动物实验经常使用小鼠作为动物模型，采用不同的免疫途径对小鼠进行数次免疫后，从小鼠的淋巴结或脾细胞制备细胞悬液，加入相应的抗原（蛋白质性抗原、细胞性抗原、表达该抗原的RNA）体外共培养。如果细胞经过了分离纯化，应用的是纯化T细胞作为反应细胞，则需要在培养体系中加入辅助细胞，以及经过辐射或用丝裂霉素处理过的或T细胞剔除的与免疫小鼠同基因型的脾细胞作为抗原提呈细胞。通过几次体内免疫的刺激，使得体外刺激能在较短时间内活化已致敏的T淋巴细胞，并且能够检测抗原特异性T细胞增殖反应。

得益于转基因技术的大力发展，近年来研究者采用TCR转基因小鼠来源的$CD4^+T$或$CD8^+T$淋巴细胞研究抗原特异性的$CD4^+T$或$CD8^+T$淋巴细胞增殖反应。这些转基因小鼠的引用大大加快并加深了研究者对抗原特异性T细胞反应的认识与理解。

常见的用于$CD4^+T$细胞研究的TCR转基因小鼠包括针对$OVA_{322\sim339}$抗原肽的OT-2小鼠（C57/6J背景）和DO11.10（BALB/C背景）及针对LCMV病毒$gp_{61\sim80}$表位的SMARTA小鼠。下面以OT-2$CD4^+T$细胞的增殖反应为例做一简要介绍。从OT-2小鼠的淋巴结或脾细胞制备细胞悬液，分选纯化制备得到$CD4^+T$，同时制备加入抗原提呈细胞（APC）。APC有两种来源：一为经过辐射或用丝裂霉素处理过并或剔除T细胞的C57/6J小鼠的脾细胞，二为经体外培养的C57/6J小鼠骨髓来源的成熟树突状细胞。将$CD4^+T$与APC按照一定的比例混合，并加入一定浓度的$OVA_{322\sim339}$体外培养3~5 d。对于$CD4^+T$的增殖情况，可采用前述的$^3H$-TdR掺入法、BrdU检测法。而采用流式细胞仪应用CFSE法进行细胞分裂的检测，可结合表面活化标记分子CD25、CD44、CD69及细胞因子胞内染色全面评价CD4T的活化状态。

常见的用于$CD8^+T$细胞研究的TCR转基因小鼠包括针对$OVA_{257\sim264}$抗原肽的OT-1小鼠（C57/6J背景）和针对LCMV病毒gp33-41表位的P14TCR转基因小鼠。相对于$CD4^+T$细胞而言，$CD8^+T$细胞的增殖反应往往更强。OT-1$CD8^+T$细胞的增殖反应类似于前面简介过的OT-2$CD4^+T$细胞的增殖反应。OT-1$CD8^+T$细胞来源于OT-1小鼠，反应体系中添加的抗原为$OVA_{257\sim264}$抗原肽。所用的检测手段也与检测OT-2$CD4^+T$细胞的增殖反应的方法类似。只是在分析$CD8^+T$细胞活性状态的时候，可以应用流式细胞仪通过胞内染色法检测$CD8^+T$细胞特征性的颗粒酶、穿孔素的表达合成情况。

（2）小鼠抗原特异性T细胞的体内增殖检测：CFSE除了可用于检测T细胞的体外增殖，还被应用到T细胞在体内的增殖情况。将待研究的T细胞采用CFSE进行标记后，过继转输给受体小鼠，在受体小鼠体内经历活化增殖，一定时间内取出小鼠的淋巴器官使用相应荧光抗体标记感兴趣的T细胞亚群，并检测其细胞因子或活性递质的分泌情况。

仍以OT-2$CD4^+T$细胞的增殖反应为例。从OT-2小鼠的淋巴结或脾细胞制备细胞悬液，分选纯化制备得到$CD4^+T$，应用CFSE进行标记后，经尾静脉注射输入C57/6J受体小鼠体内。1 d后制备OVA与弗氏完全佐剂乳剂对受体小鼠进行免疫。根据待检测的淋巴器官，可选取不同的免疫部位，如背部皮下、足垫或腹腔。一定时间后取出受体小鼠的淋巴器官，制备单细胞的淋巴细胞悬液，使用荧光标记的CD4抗体，进行流式细胞术分析。

（3）人的抗原特异性T细胞增殖：对于人类免疫系统的研究更能为我们提供人类免疫功能及免疫相关疾病直接的证据。人的T细胞活化实验取材通常来源于人的外周血单个核细胞（PBMC）。抗原类的物质主要包括破伤风毒素、结核杆菌纯化衍生蛋白（PPD）及巨细胞病毒（CMV）。

人类外周血T细胞可以在体外用相应的抗原刺激，这些抗原可以肽、蛋白质、细胞或病原体的形式添加到PBMC中，或负载到抗原提呈细胞（APC）上，或使用受感染细胞。抗原特异性T

细胞的存在和功能特性可在单细胞水平或种群水平上进行测定。细胞的激活可通过测试细胞因子、趋化因子和细胞培养上清中的分泌递质而测量分析。这些指标可通过ELISA、流式细胞术测定。单细胞水平检测可由ELISPOT，或细胞内染色后T细胞的流式细胞术分析或使用细胞因子分泌测定法（CSA）技术。

此外，激活标记分子在T细胞受到刺激后不同时间上调，如CD69 T细胞早期活化标记分子（6~12 h）、CD25中期活化标记分子（24 h）、CD71晚期活化标记分子（36~48 h）。应用相关的荧光抗体标记这些膜分子有利于对细胞在增殖分裂过程中的表型变化进行分析，再结合细胞因子的检测，因此利用流式细胞术对细胞的分裂进行检测的CFSE分裂法，对于抗原特异性的T细胞增殖水平及T细胞综合功能的评定更为全面有效。

Martin等建立了一个细胞培养系统，以使CMV未感染供者来源的静息的CMV特异性T细胞得以活化。从PBMC中分离纯化T细胞，同时将自体的单核细胞分化为成熟的DCs，再将其负载上完整的PP65蛋白的重叠的抗原肽。将以上细胞混合培养，并在培养体系中，添加CD28抗体协同刺激信号，加入IL-2、IL-7、IL-15等细胞因子以确保T细胞增殖和存活。培养9 d后，通过加入负载相同抗原的去除T细胞的PBMC，T细胞被再次激活。应用流式细胞仪使用CFSE分裂法检测到了抗原特异性T细胞的增殖，并且在高度增殖的T细胞中检测到IFN-γ的分泌。

**3. 混合淋巴细胞反应** 混合淋巴细胞反应（mixed lymphocyte reaction）或称混合淋巴细胞培养（mixed lymphocyte culture），常用于同种异体器官移植之间的组织配型，以测定供受者之间的组织相容性程度。这种反应性实质上也是一种淋巴细胞增殖试验。将两个不同个体的淋巴细胞在体外混合培养时，由于两者的主要组织相容性抗原不同，可相互刺激对方的淋巴细胞发生增殖，此为双向混合淋巴细胞培养（two way MLC）。若将其中一方的淋巴细胞先用丝裂霉素C（mytomycine）处理或射线照射使之细胞中DNA失去复制能力，但仍能刺激另一方淋巴细胞发生转化，称为单向混合淋巴细胞培养（one way MLC）。淋巴细胞的增殖程度常通过$^3$H-TdR掺入法、BrdU检测法、MTT等方法检测。

**4. 自身混合淋巴细胞反应** 自身混合淋巴细胞反应（automixed lymphocyte reaction，AMLR）是T细胞识别自身非T细胞上的MHC-Ⅱ类抗原而发生的增殖反应。AMLR代表体内免疫细胞间的一种调节机制，有助于维持免疫自稳。AMLR中的反应细胞称为自身反应性T细胞（autoreactive T cell），刺激细胞为表达MHC-Ⅱ抗原的细胞，如单核巨噬细胞、树突状细胞、B细胞等。AMLR是研究自身免疫调节的一种体外模型，对于探讨免疫细胞之间的相互作用，探索某些疾病的发生机制具有一定的指导意义。

**5. 混合淋巴细胞-肿瘤细胞培养** 混合淋巴细胞-肿瘤细胞培养（mixed lymphocyte-tumor cell culture）将肿瘤患者的淋巴细胞与灭活的自体肿瘤细胞在体外共培养。由于患者的淋巴细胞已在体内被肿瘤细胞致敏，在体外混合培养时，肿瘤细胞可诱导T细胞的增殖。如结合表型标志、细胞因子及其他分泌递质的检测，可进一步分析T细胞亚群及其效应状态。

### （二）B淋巴细胞增殖实验

B淋巴细胞主要介导机体的特异性体液免疫应答。B胞免疫应答可分为对胸腺依赖性抗原（TD抗原）的应答和对胸腺非依赖性抗原（TI抗原）的应答。对于TD抗原的应答，首先B细胞需通过表面的BCR识别并结合抗原，经Igα-Igβ传导B细胞活化的第一信号。同时，B细胞的活化还需要来自T细胞提供的而第二活化信号。活化的B细胞部分增殖分化为浆细胞，这些浆细胞大多在2周内凋亡。另一部分活化的B细胞则迁移至滤泡，并继续增殖形成生发中心。生发中心的部分B细胞会经历体细胞高频突变、抗原受体亲和力成熟和Ig类别转换等过程，最终分化为能分泌特定类别、高亲和力抗体的浆细胞和记忆性 B 细胞。

而对 TI 抗原的应答，B 细胞的反应亦有所不同。TI-1 抗原即 B 细胞丝裂原。高浓度时与 B 细胞上的丝裂原受体结合诱导多克隆 B 细胞增殖和分化；而 TI-2 抗原多为多糖类的大分子，如细菌的荚膜多糖，它们通过其高度重复的抗原表位使 B 细胞的 BCR 广泛交联而被激活。对 TI-2 抗原应答的主要是成熟的 B-1 细胞。

B 细胞多克隆激活剂包括细菌脂多糖（LPS）、葡萄球菌（SAC）、美洲商陆（PWM）等。鼠的 B 细胞对 LPS 比较敏感，而人的 B 细胞可采用 SAC 刺激。另外，抗 IgM 抗体、抗 CD40 抗体及可溶性 CD40L 也常被用作体外刺激 B 淋巴细胞的活化增殖。活化的 B 细胞表面 MHC-Ⅱ类分子、CD80 和 CD86 分子表达增强。检测 B 细胞增殖的方法与前述的检测 T 细胞增殖的方法类似。尤以利用流式细胞术对细胞的分裂进行检测的 CFSE 分裂法并结合表型标志的检测较为全面可靠。

## 展　望

T、B 淋巴细胞是执行适应性免疫应答的核心成员。检测淋巴细胞的增殖反应是评价机体细胞免疫功能的重要方法。随着对这两类细胞激活及增殖反应等功能研究的深入开展，将进一步深化人们对 T、B 淋巴细胞为主导的适应性免疫应答机制的认识。另外，随着分子免疫学、细胞生物学及一些新型技术的发展，淋巴细胞增殖实验也会不断改进优化，从而对机体细胞免疫功能的评估更为客观准确。这类实验也会对疫苗的研发及免疫相关疾病的诊疗提供更加有效可靠的评价方法。

（刘　焰）

### 参考文献

[1] JE Coligan, BE Bierer, DH Margulies, et al. Current protocols in immunology Ⅱ biotin labeling and quantitation of cell surface proteins. John Wiley and Sons, Inc, 2016.

[2] SF Martin. T Lymphocytes as Tools in Diagnostics and Immunotoxicology. Springer Basel, 2014, 179 (13): 4311-4318.

[3] Andersen RS, Kvistborg P, Frosig TM. Parallel detection of antigen-specific T cell responses by combinatorial encoding of MHC multimers. Nat Protoc, 2012, 7: 891-902.

[4] B Petra, S Alexander. Flow-cytometric analysis of rare antigen-specific T cells. Cytometry A, 2013, 83A (8): 692-701.

[5] Spohr C, Kaufmann E, Battenfeld S, et al. A new lymphocyte proliferation assay for potency determination of bovine tuberculin PPDs. ALTEX, 2015, 32 (3): 201-210.

CME TEXTBOOKS NATIONAL PROJECT

# 细胞死亡及检测技术进展

## 第 17 章

## 一、细胞死亡方式概述

真核细胞死亡的方式主要包括两种：坏死性或意外性死亡（necrosis or accidental cell death）和程序性细胞死亡（programmed cell death，PCD）。其中程序性细胞死亡是指在一定的生理或病理条件下，细胞由基因控制、由一系列酶高度有序参与的细胞死亡。现在发现程序性细胞死亡主要包括细胞凋亡（apoptosis）、细胞焦亡（pyroptosis）、程序性细胞坏死（necroptosis）等多种方式（图 17-1）。程序性细胞死亡依据激活的信号途径不同可呈现细胞溶解性和非溶解性的形态学，如细胞凋亡是非细胞溶解性的死亡方式，而且通常诱导免疫耐受；而细胞焦亡和程序性坏死是细胞溶解性的死亡方式，死亡发生以后，细胞内容物释放并引起免疫反应，继而，在血液中能检测到损伤相关模式分子（damage-associated molecular pattern molecules，DAMPs），如 HMGB1（nuclear highmobility group box-1 proteins，高迁移率族蛋白）和线粒体 DNA 等，会产生强烈的炎症反应。

### （一）坏死性死亡和程序性细胞坏死

坏死性死亡，即细胞坏死，是极端的物理、化学因素或严重的病理性刺激引起的细胞损伤和死亡。形态学表现为细胞胀大，细胞膜破裂，细胞内容物外溢引起炎症，核变化较慢，DNA 降解不充分。

长期以来认为细胞坏死是意外的、不可控的死亡，但 2005 年 Degterev 等发现有些细胞的坏死是程序性的，并将其称之为程序性细胞坏死，其形态与细胞坏死相似，即细胞变圆，细胞质肿胀，细胞器膨大，但染色体不发生凝结现象；程序性细胞坏死途径由坏死复合体（necrosome）调控，肿瘤坏死因子受体 1（TNFR1）、细胞表面 Toll 样受体（TLR）等与其对应的配体结合，促进坏死复合体的装配，诱导细胞坏死的发生。

### （二）细胞焦亡

细胞焦亡作为一种新的细胞死亡方式是在志贺菌感染巨噬细胞时第一次被发现的，2001 年 Cookson 等首次使用“pyroptosis”形容在巨噬细胞中发现 caspase-1 依赖的细胞死亡方式，随后在国内被命名为细胞焦亡。细胞焦亡在形态学上同时具有坏死和凋亡的特征。与细胞凋亡相似的是，发生焦亡的细胞同样会出现细胞核浓缩、染色质 DNA 断裂，但与凋亡不同的是，细胞发生焦亡时细胞膜上形成众多 1~2 nm 的孔隙，使细胞膜失去完整性，导致细胞膜失去调控物质进出的能力，

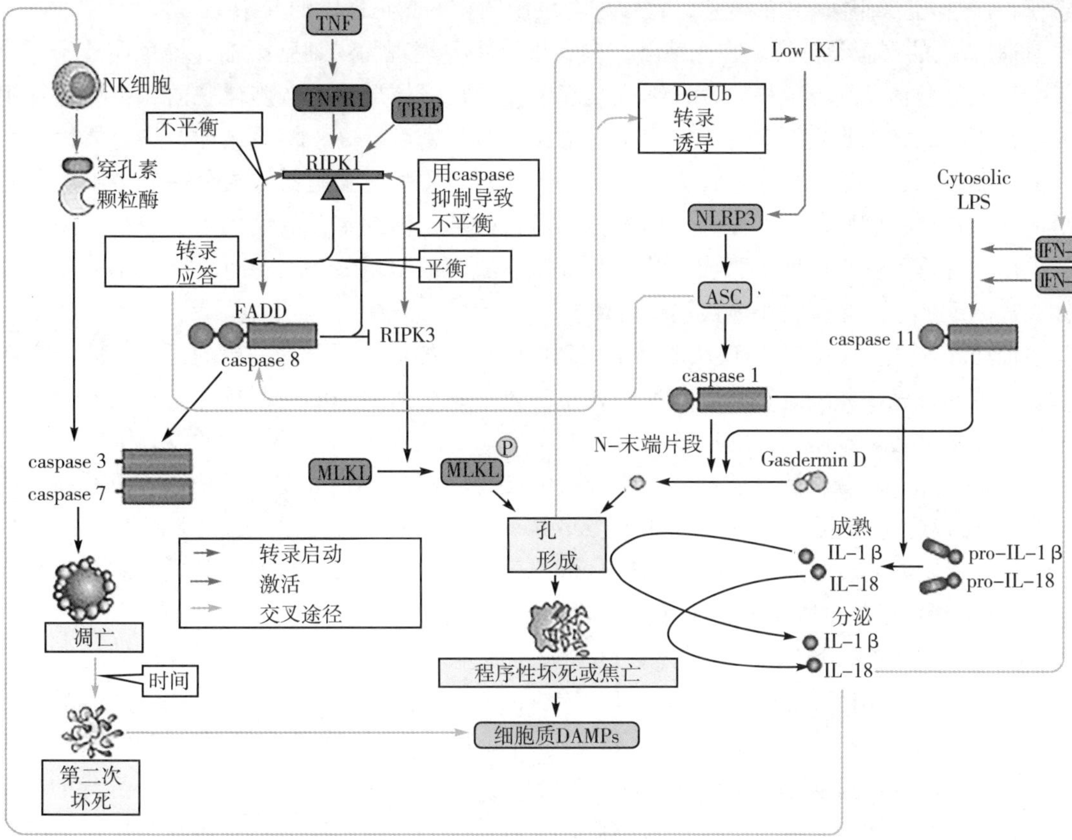


**图 17-1　细胞凋亡、程序性细胞坏死和细胞焦亡途径的相互作用**

注：TNF，肿瘤坏死因子；INFR1，肿瘤坏死因子受体 1；PIRR1，受体相互作用蛋白激酶 1；FADD，Fas 相关死亡域蛋白；MLKL，混合系列蛋白激酶样结构域；DAMPs，损伤相关模式分子；引自 Jorgensen I，Rayamajhi M，Miao EA. Programmed cell death as a defence against infection. Nature Review Immunology，2017，17（3）：151

最终导致细胞膜溶解，释放细胞内容物，诱导炎症。在分子生物学上，与细胞凋亡相似的是，在细胞焦亡发生时，细胞的染色体也会发生断裂，但是并不会出现以 180～200 bp 为单位的 DNA 梯形条带，细胞凋亡的发生主要依赖于 caspase-3、caspase-8、caspase-9 的激活，而细胞焦亡最突出的特点是依赖于 caspase-1 的激活，并伴随大量炎性细胞因子 IL-1β 和 IL-18 的释放，促炎信号的产生可将更多免疫细胞募集至感染病灶，在扩大炎症反应的同时，胞内病原菌由于失去细胞保护而更易被吞噬细胞杀灭。已经证实弗氏志贺杆菌、沙门杆菌、李斯特杆菌、铜绿假单胞菌、弗朗西斯菌属、嗜肺性军团杆菌及耶尔森杆菌等均可诱导巨噬细胞产生细胞焦亡。病毒复制过程中产生的多种结构成分也可以激活炎症小体的组装，引起宿主细胞强烈的免疫反应，造成宿主细胞焦亡，这些引起炎症小体激活的病毒组分主要为病毒粒子通道蛋白、病毒核酸和病毒非结构蛋白。最近的研究表明，细胞焦亡与系统性红斑狼疮、动脉粥样硬化、阿尔茨海默病、艾滋病的防治等都有很密切的关系。

## （三）细胞凋亡

1965 年澳大利亚科学家发现，结扎鼠门静脉后，电镜观察到肝实质组织中有一些散在的死亡细胞，这些细胞的溶酶体并未被破坏，显然不同于细胞坏死。这些细胞体积收缩、染色质凝集，从其周围的组织中脱落并被吞噬，机体无炎症反应。1972 年英国阿伯丁大学的病理学家 Kerr 等三位科学家首次提出了细胞凋亡的概念，宣告了对细胞凋亡的真正探索的开始。

**1. 细胞凋亡的形态学特征** 在光镜下，凋亡细胞主要表现为：细胞凝缩，染色质致密、边缘化，核凝集，染色体断裂形成核碎片；细胞质起泡，凋亡小体形成并从胞体脱落，被周边细胞吞噬。在电镜下，凋亡细胞主要表现为：细胞核缩小，电子密度增高，核膜皱缩，染色体密集于核膜下，分布不均匀，后来，核被分解成碎片，核碎片在胞质中与细胞器等成分一起被细胞膜包裹成圆形的凋亡小体；细胞质密度增高，细胞骨架可被破坏，但细胞器的结构可以保持到细胞凋亡后期；内质网在细胞凋亡后期扩张成泡状，与细胞膜融合成胞质气泡；这时，凋亡小体逐渐脱离细胞体，进入间质，于是凋亡小体被逐步解体。

**2. 细胞凋亡途径** 最初人们仅从形态学表现的特征上加以认识，进一步的研究表明凋亡细胞形态学上的变化涉及一系列复杂的生化反应，是通过一系列酶参与的级联反应，涉及不同的信号传导系统的正负调控。细胞凋亡的途径包括内部线粒体/细胞色素 C 途径、死亡受体介导的外部凋亡途径、内质网途径、颗粒酶 B 途径等。①线粒体/细胞色素 C 介导的凋亡通路：在几乎所有的细胞凋亡中均有细胞跨膜电位（mitochondrial transmembranepotential，$\Delta\Psi m$）的下降，凋亡细胞的 $\Delta\Psi m$ 下降源于线粒体膜通透性（permeability transition，PT）的改变，线粒体释放细胞色素 C（cyt C），在 ATP/dATP 存在的情况下，cyt C 结合到 Apaf-1 的 WD40 重复区域，促使 Apaf-1 寡聚化，形成 Apaf-1-cyt C 多聚复合体，此复合体通过 Apaf-1 氨基端的 CARD 与 caspase-9 原域的 CARD 之间的蛋白-蛋白相互作用，以 1∶1 比例募集胞质中的 caspase-9，caspase-9 酶原之间因相互靠近自我剪切而活化，caspase-3 和 caspase-7 也被募集到 Apaf-1/caspase-9 复合体中，活化的 caspase-9 激活 caspase-3 和 caspase-7，从而启动了 caspase 级联反应，导致细胞凋亡。②死亡受体介导的凋亡通路：胞外的死亡信号可通过死亡受体转入胞内，死亡受体为一类跨膜蛋白，属肿瘤坏死因子受体（TNFR）基因超家族，包括 Fas（又称 CD95 或 Apol）、TNFR1（又称 p55 或 CD120a）、DR3、DR4 和 DR5，其胞外部分都含有一富含半胱氨酸的区域，胞质区有一由同源氨基酸残基构成的结构，有蛋白水解功能，称“死亡域”（death domain，DD），以此招募并活化下游效应 caspase（如 caspase-3，7），导致细胞死亡。③内质网介导的凋亡通路：近年发现内质网应激（endoplasmic reticulum stress，ERS）可启动细胞凋亡。多种生理或病理条件，如缺氧、$Ca^{2+}$平衡失调等，引起未折叠蛋白或错误折叠蛋白在内质网聚集，损伤内质网的正常生理功能，称为 ERS。ERS 介导的细胞凋亡至少包括非折叠蛋白反应和 $Ca^{2+}$起始信号机制。caspase-12 位于内质网膜，内质网钙离子平衡的破坏或内质网蛋白的过量积累都会诱导 caspase-12 表达，同时也导致胞质的 caspase-7 转移到内质网表面，caspase-7 激活 caspase-12，激活的 caspase-12 可进一步剪切 Caspase-3 而引发细胞凋亡。④颗粒酶 B 途径：细胞毒性 T 淋巴细胞释放颗粒酶 B，激活 caspases 级联反应，启动靶细胞凋亡程序；颗粒酶 B 还作用于线粒体的内膜，破坏线粒体的结构，而且不依赖于 caspase 的活性，颗粒酶 B 可以直接酶解 bid 和 Bax 等，启动细胞色素 C 的释放，而且这种途径无须激活 caspase。

**3. 细胞凋亡在发育和疾病中的作用** 细胞凋亡在人的生长发育和成人生理重塑过程中发挥关键作用，如胚胎发育中，肢体萌芽为扁盘状，手指和足趾之间的蹼消失，四肢才能顺利形成其最终形态。在成熟个体中，细胞数量和组织大小的控制、鼻的嗅表皮的更新、排卵后期卵泡闭锁和断乳后乳腺退化、免疫系统对丧失功能的或有潜在危害的细胞的选择和清除、中枢神经系统的可塑性、生殖细胞的选择等过程也都需要细胞凋亡的参与。细胞凋亡必须被严格调控，细胞凋亡调节的失常是某些疾病的重要原因，细胞凋亡不足或过度都可能导致病变，包括发育缺陷、自身免疫性疾病、神经衰退，甚至癌症。目前细胞凋亡与相关疾病之间的关系越来越引起人们的关注，迄今已证实细胞凋亡与肿瘤、病毒感染、自身免疫性疾病、神经系统疾病、动脉粥样硬化及艾滋病等的发生、发展密切相关。

**4. 细胞凋亡与免疫细胞凋亡参与免疫系统的发育和免疫应答过程**　细胞毒性 T 淋巴细胞（CTL）能够使其靶细胞或病毒感染的细胞凋亡；在胸腺中，通过细胞凋亡清除胸腺细胞中自身反应性 T 细胞，从而产生自身免疫耐受；B 细胞自身耐受的诱导也同样有细胞凋亡的参与；炎症消除过程中可观察到中性粒细胞的凋亡；已经激活的成熟 T 淋巴细胞接受抗原再刺激可导致细胞凋亡，称为激活诱导的细胞死亡。凋亡的缺失会导致自身免疫性疾病，如 *Fas* 和 *Fasl* 基因突变可导致淋巴组织增生性疾病（如脾大）；另外，实验动物中 *Fas* 和 *Fasl* 基因突变会加速系统性红斑狼疮的发生，在人类可见淋巴细胞增生综合征。当凋亡细胞未能及时被巨噬细胞吞噬时，凋亡细胞会经历第二次的死亡，即细胞坏死或程序性细胞坏死，细胞内容物释放，诱导炎症。

除了上述的细胞死亡方式外还有铁死亡（ferroptosis）、自噬（autophagy）、胞葬作用（efferocytosis）等一些新发现的细胞死亡方式。

## 二、细胞死亡的检测方法

由于细胞凋亡的检测方法已经非常成熟，以下以细胞凋亡的检测方法为主介绍，兼顾其他细胞死亡方式的检测方法。

### （一）形态学检测法

**1. 光学显微镜**　未染色细胞可见凋亡细胞的体积变小、变形，细胞膜完整但出现发泡现象，细胞凋亡晚期可见凋亡小体，贴壁细胞出现皱缩、变圆、脱落。染色细胞：常用姬姆萨染色、瑞氏染色等，凋亡细胞的染色质浓缩、边缘化，核膜裂解、染色质分割成块状和凋亡小体等典型的凋亡形态。

细胞坏死和程序性细胞坏死时细胞的完整性严重受损，细胞和细胞器肿胀，细胞膜破裂、细胞内容物流失，而核内染色质缺乏明显的形态改变。

发生焦亡的细胞在形态学上同时具有坏死和凋亡的特征，与凋亡相似会出现细胞核浓缩、染色质 DNA 断裂，与坏死相似，细胞膜溶解，释放细胞内容物。

**2. 荧光显微镜和共聚焦激光扫描显微镜**　一般以细胞核染色质的形态学改变为指标评判细胞凋亡的进展情况，常用的 DNA 特异性染料有：Hoechst33342、Hoechst33258、DAPI、AO、PI 等。经荧光标记后的细胞，用共聚焦显微镜可看到凋亡细胞的细胞核浓缩，染色质高度凝聚，细胞核裂解产生的凋亡小体。结果评判：细胞凋亡过程中细胞核染色质的形态学改变分为三期：Ⅰ期的细胞核呈波纹状（rippled）或呈折缝样（creased），部分染色质出现浓缩状态；Ⅱa 期细胞核的染色质高度凝聚、边缘化；Ⅱb 期的细胞核裂解为碎块，产生凋亡小体。

细胞焦亡时，质膜出现破裂形成直径 1～2 nm 的小孔，因此能够穿透破损细胞膜的细胞染料（如溴化乙锭 PI）可以穿过焦亡细胞，嵌入细胞核 DNA，使其染色阳性。

**3. 透射电子显微镜**　观察细胞凋亡时，可在扫描或透射电镜下观察到凋亡细胞的超微结构的改变，包括胞质固缩、边缘化、细胞核碎裂和凋亡小体等。结果评判：凋亡细胞体积变小，细胞质浓缩，凋亡Ⅰ期的细胞核内染色质高度盘绕，出现许多称为气穴现象（cavitations）的空泡结构；Ⅱa 期细胞核的染色质高度凝聚、边缘化；细胞凋亡的晚期，细胞核裂解为碎块，产生凋亡小体。

使用电镜技术也存在一些局限性。首先，分析后细胞不能后续使用，使任何形式的电镜检测都成为“终点”检测。其次，通过透射电镜可检测凋亡细胞的最后阶段，但不能检测凋亡早期阶段的变化。再次，电镜可以产生大量的假阳性。最后，电镜检测需要大量的时间和高技能水平。

## （二）蛋白质和基因检测方法

**1. DNA 梯状条带（DNA ladder）法** 为针对 DNA 或染色质的检测方法，常见方法是 DNA 梯度测定法。发生细胞凋亡时，内源性核酸酶被激活，染色体 DNA 链在核小体之间被切割，形成 180~200 个碱基或其整数倍的 DNA 片段，细胞经处理后，采用常规方法分离提纯 DNA，进行琼脂糖凝胶和溴化乙锭染色，在凋亡细胞群中可观察到典型的 DNA 梯状条带（DNA ladder）。如果细胞量很少，还可在分离提纯 DNA 后，用$^{32}$P-ATP 和脱氧核糖核苷酸末端转移酶（TdT）使 DNA 标记，然后进行电泳和放射自显影，观察凋亡细胞中 DNA ladder 的形成。DNA 梯状条带的检测为半定量检测，简便易行，并且费用低廉，因而应用较普遍。但是，细胞凋亡时核内 DNA 断裂发生较晚，无法检测早期凋亡，分辨凋亡的发展进程能力差。另外，灵敏度也较低。结果判断：出现梯状电泳条带，最小的条带为 180~200 bp，其他的条带为其整倍数。坏死细胞则出现弥散的电泳条带，无清晰可见的条带。正常细胞 DNA 基因条带因分子量大，迁移距离短，故停留在加样孔附近。

在细胞焦亡发生时，染色体也会发生断裂，但是并不会出现以 180~200 bp 为单位的 DNA 梯形条带。

**2. LM-PCR ladder（连接介导的 PCR 检测）** 当凋亡细胞比例较小及检测样品量很少（如活体组织切片）时，直接琼脂糖电泳可能观察不到核 DNA 的变化，通过 LM-PCR 连上特异性接头，专一性地扩增梯度片段，从而灵敏地检测凋亡时产生的梯度片段。此外，LM-PCR 检测是半定量的，因此相同凋亡程度的不同样品可进行比较。

上述两种方法都针对细胞凋亡晚期核 DNA 断裂这一特征，但细胞受到其他损伤（如机械损伤、紫外线等）也会产生这一现象，因此它对细胞凋亡的检测会受到其他原因的干扰。需结合其他的方法检测细胞凋亡。

相对于 DNA 梯度测定法，彗星试验即单细胞凝胶电泳试验，可更为灵敏有效地测定 DNA 损伤程度，从而检测细胞凋亡。此法有更高的灵敏度，可获得更多的 DNA 损伤程度和异质性的信息，易于应用。

**3. 荧光定量 PCR 技术检测凋亡相关基因** 很多基因在细胞凋亡时表达异常，检测这些特异基因的表达水平也成为检测细胞凋亡的一种常用方法。据报道，Fas 蛋白结合受体后能诱导癌细胞中的细胞毒性 T 细胞等细胞发生凋亡。Bcl-2 和 Bcl-X（长的）作为抗凋亡（bclBcl-2 和 bclBcl-X）的调节物，它们的表达水平比例决定了细胞是凋亡还是存活。可用荧光定量 PCR 技术来检测 *Fas*、*Bax-alpha* 和 *Bcl-X*（长的）等基因的 mRNA 表达水平来进行细胞凋亡的检测。

**4. Western blot 分析** caspase-3 和细胞色素 C caspase 家族在介导细胞凋亡的过程中起着非常重要的作用，其中 caspase-3 为关键的执行分子，它在凋亡信号传导的许多途径中发挥功能。caspase-3 正常情况下以酶原（32 kD）的形式存在于胞质中，在凋亡的早期阶段，它被细胞色素 C 激活，活化的 caspase-3 由两个大亚基（17 kD）和两个小亚基（12 kD）组成，裂解相应的胞质胞核底物，最终导致细胞凋亡。但在细胞凋亡的晚期和死亡细胞中，caspase-3 的活性明显下降。

PARP，即 poly（ADP-ribose）polymerase，是定位在细胞核内，和应激条件下 DNA 修复密切相关的一种酶。PARP 在体外可以被多种 caspase 剪切，在体内是 caspase-3 的主要剪切对象。对于人 PARP，在 Asp124 和 Gly215 之间被 caspase 剪切后，使 PARP 羧基端的催化结构域（89 kD）和氨基端的 DNA 结合结构域（24 kD）相分离，从而使 PARP 失去其酶活力。PARP 对于细胞的稳定和存活非常重要，PARP 失去酶活力会加速细胞的不稳定。PARP 剪切被认为是细胞凋亡的一个重要指标，也通常被认为是 caspase-3 激活的指标。

细胞色素C在凋亡中起着非常重要的作用，此蛋白位于线粒体外膜和内膜间的空隙中。凋亡诱导物能引发细胞色素C从线粒体释放到细胞质中，并在此与 Apaf-1 结合，细胞色素 C/Apaf-1 复合物激活 caspase-9，进而激活 caspase-3 和下游的其他 caspases。细胞色素C的释放发生在 caspases 的激活和 DNA 断裂之前，可以看作是凋亡的起始标志。

用 Western-blot 可分析 procaspase-3 的活化，以及活化的 caspase-3 及对底物 PARP 等的裂解。Western-blot 还应用于检测诱导凋亡后，从线粒体释放的细胞色素C，从而检测早期细胞凋亡。检测早期凋亡阶段的能力使 Western-blot 在凋亡相关研究中发挥关键作用。

## （三）光谱技术

光谱学技术可使用免疫化学标记或荧光探针检测在凋亡过程中细胞的变化。用于检测细胞死亡的大多数光谱技术依赖于荧光检测。目前应用于研究细胞死亡的光谱技术有膜联蛋白 Annexin-V 染色、TUNEL 测定、caspase 检测和线粒体膜电位的测量。

**1. 磷脂酰丝氨酸外翻分析（Annexin-V 法）** Annexin-V 试剂盒是检测凋亡早期细胞膜损伤的方法之一。在凋亡的早期，细胞内 $Ca^{2+}$ 快速、持续升高，致使大量 $Ca^{2+}$ 激活谷氨酰胺转移酶，谷氨酰胺转移酶的活化使胞膜磷脂不对称性丧失，位于细胞膜上的磷脂酰丝氨酸（PS）会从细胞膜的内侧翻转到外侧，细胞通透性增强，导致细胞早期凋亡事件发生。Annexin-V 是一种分子量为 35～36 kD 的 $Ca^{2+}$ 依赖性磷脂结合蛋白，与磷脂具有高度亲和力，它可与转移到膜外的 PS 结合。将 Annexin-V 用荧光素（FITC 或 PE）或 biotin 进行标记，以标记 Annexin-V 作为荧光探针，利用流式细胞仪或荧光显微镜可检测凋亡的细胞。在荧光显微镜下可见：在细胞凋亡的早期，仅细胞膜被染成绿色；在凋亡中期，可见胞膜及胞质均被染成绿色。

细胞焦亡和细胞坏死时细胞膜表面也可能出现 PS，而使得 Annexin-V 染色阳性。检测凋亡时可将 Annexin-V 与碘化丙啶（PI）相结合，PI 是一种核酸染料，不能透过完整的细胞膜，但对凋亡晚期的细胞和死细胞，PI 能够透膜而使其染红，因此将 Annexin-V 与 PI 匹配使用，正常细胞不被染色，凋亡早期细胞仅被 Annexin-V 探针标记，而坏死、焦亡和凋亡晚期细胞可被 PI 染色，利用流式细胞仪或荧光显微镜可区分出各群细胞。

**2. TUNEL 检测法（原位末端转移酶标记法）** 细胞凋亡中染色体 DNA 的断裂是个渐进的分阶段的过程，染色体 DNA 首先在内源性的核酸水解酶的作用下降解为 50～300 kb 的大片段，然后 30%的染色体 DNA 在 $Ca^{2+}$ 和 $Mg^{2+}$ 依赖的核酸内切酶作用下，在核小体单位之间被随机切断，形成 180～200 bp 核小体 DNA 多聚体。DNA 双链断裂或只要一条链上出现缺口而产生的一系列 DNA 的 3′-OH 末端，在脱氧核糖核苷酸末端转移酶（terminal deoxynucleotidyl transferase，TdT）的作用下，将脱氧核糖核苷酸和荧光素、过氧化物酶、碱性磷酸化酶或生物素形成的衍生物标记到 DNA 的 3′-末端，从而可进行凋亡细胞的检测，这类方法一般称为脱氧核糖核苷酸末端转移酶介导的缺口末端标记法（TUNEL）。

若在末端脱氧核苷酸转移酶的催化下加上荧光素（FITC）标记的 dUTP，可以通过流式细胞仪进行检测；若将脱氧核糖核苷酸衍生物地高辛（Digoxigenin）-11-dUTP 掺入到 3′-OH 末端，与 dATP 形成异多聚体，在激光共聚焦显微镜下，与荧光素（FITC）连接的抗地高辛抗体可与反应部位结合而显示出断裂位置，联合 PI 可以定位全部细胞的位置，TUNEL 共聚焦图像可获得定位、定性和定量结果；该异多聚体也可与连接了报告酶（过氧化物酶或碱性磷酸酶）的抗地高辛抗体结合，在适合底物存在下，过氧化物酶可产生很强的颜色反应，特异准确地定位正在凋亡的细胞，因而可在普通光学显微镜下进行观察。洋地黄植物是地高辛的唯一来源，在所有动物组织中几乎不存在能与抗地高辛抗体结合的配体，因而非特异性反应很低，抗地高辛的特异性抗体与脊椎动物甾体激素的交叉反应不到1%，若此抗体的Fc部分通过蛋白酶水解的方法除去后，则可完全排除细胞Fc受体非特异性的吸附作用。

由于正常的或正在增殖的细胞几乎没有DNA的断裂，因而没有3′-OH形成，很少能够被染色。TUNEL是分子生物学与形态学相结合的研究方法，对完整的单个凋亡细胞核或凋亡小体进行原位染色，能准确地反映细胞凋亡最典型的生物化学和形态特征，可用于石蜡包埋组织切片、冰冻组织切片、培养的细胞和从组织中分离的细胞的细胞凋亡测定，并可检测出极少量的凋亡细胞，灵敏度远比一般的组织化学和生物化学测定法要高，因而在细胞凋亡的研究中已被广泛采用。

焦亡细胞和坏死细胞也存在DNA断裂，因此细胞焦亡和细胞坏死时，TUNEL检测也是阳性结果；另外，TUNEL法也能够识别有丝分裂DNA复制时产生的组成性生理性切口和组蛋白转录后修饰点，因此，使用该法检测死亡细胞时需结合其他特异性好的方法进行分析。

**3. caspase-3检测法** caspase-3在凋亡信号传导中的重要性前面已经详述，通过对caspase-3的连续监测，可动态观察凋亡的整个过程。利用荧光素标记的抗caspase-3抗体与caspase-3结合后，可通过流式细胞仪检测其表达情况；caspase-3的活性测定是利用它的荧光底物Ac-DEVD-AMC，Ac-DEVD-AMC是一种人工合成的四肽荧光复合物，激活的caspase-3可将其分解为DEVD和AMC两个片段，自由的AMC是一种荧光基团，可在380 nm紫外线激发下发出450 nm波长的荧光，用流式细胞仪或荧光分光光度计可检测到其荧光强度，根据AMC释放的荧光强度的大小，可以测定caspase-3的活性，从而定量分析caspase-3被活化的程度。

Ac-DEVD-CHO是另一种人工合成的四肽物质，可以抑制凋亡细胞和细胞溶解产物中caspase-3的活性，当细胞同时与Ac-DEVD-AMC和Ac-DEVD-CHO一起孵育时，caspase-3的活性被Ac-DEVD-CHO抑制，无法使底物Ac-DEVD-AMC释放荧光基团AMC，就检测不到caspase-3的活性。

由于活化的caspase-3位于细胞内部，标记方法与标记胞质抗原分子相似。

**4. 线粒体膜电位检测** 在凋亡的早期，线粒体在形态学观测中尚无明显变化时，线粒体内跨膜电位$\Delta\Psi m$的降低被认为是细胞凋亡级联反应过程中最早发生的标志性事件，出现在染色质浓缩、DNA断裂之前，一旦线粒体跨膜电位$\Delta\Psi m$崩溃，则细胞凋亡不可逆转。线粒体跨膜电位的存在，使一些亲脂性阳离子荧光染料可结合到线粒体基质，其荧光的增强或减弱说明线粒体内膜电负性的增高或降低。

JC-1是一种广泛用于检测线粒体膜电位$\Delta\Psi m$的理想荧光探针。可以检测细胞、组织或纯化的线粒体膜电位。在线粒体膜电位较高时，JC-1聚集在线粒体的基质中，形成聚合物，488 nm激发时的最大发射波长为590 nm，可以产生红色荧光，在流式图上表现为FL1和FL2双阳性；在线粒体膜电位较低时，JC-1不能聚集在线粒体的基质中，此时JC-1为单体，488 nm激发时最大发射波长为527 nm，可以产生绿色荧光，形成流式图中所有细胞FL1均为阳性。凋亡细胞则大多为FL1单阳性。这样就可以非常方便地通过荧光颜色的转变检测线粒体膜电位的变化。常用红绿荧光的相对比例衡量线粒体除极的比例。用流式细胞仪、荧光显微镜或激光共聚焦显微镜及荧光分光光度计或荧光酶标仪均可检测。

**5. 凋亡相关蛋白** TFAR19蛋白的表达和细胞定位分析TFAR19（PDCD5）是由北京大学人类疾病基因研究中心在国际上首先报道的一个拥有知识产权的人类新基因，前期的功能研究表明，它是促进细胞凋亡的增强剂。利用荧光素（FITC）标记的TFAR19单克隆抗体为探针，对细胞凋亡过程中TFAR19蛋白的表达水平及定位研究发现，凋亡早期TFAR19表达水平增高并出现快速核转位现象，伴随着细胞核形态学的变化，持续较长时间，在凋亡小体中仍然可见。同时发现，凋亡早期TFAR19蛋白的核转位早于磷脂酰丝氨酸（PS）外翻和细胞核DNA的片段化，提示

TFAR19 的核转位是细胞凋亡更早期发生的事件之一。进一步的研究证明，凋亡早期 TFAR19 的核转位具有普遍意义，不同细胞凋亡早期均出现 TFAR19 高表达和核转位。用荧光素标记的抗 TFAR19 单克隆抗体作为探针，可以用荧光显微镜、共聚焦激光扫描显微镜、流式细胞仪检测细胞凋亡早期 TFAR19 的表达水平变化和核转位现象。

### （四）酶联免疫吸附试验（ELISA）检测细胞凋亡

细胞凋亡事件发生时，会出现蛋白质和核酸分子结构的改变，形成新的表位。利用免疫学方法对这些表位进行鉴定，有助于判断样本中细胞凋亡事件的发生。

细胞凋亡的发生是由于内源性核酸内切酶的激活，这种钙和镁依赖性核酸酶容易进入的核小体间区解开双链 DNA，产生单/低聚核小体片段，而核小体本身由于 DNA 与组蛋白 H1、H2A、H2B、H3 和 H4 形成紧密复合物而不被核酸内切酶裂解。采用双抗体夹心酶免疫法，应用小鼠抗 DNA 和抗组蛋白的单克隆抗体，与核小体片段形成夹心结构，可特异性检测细胞溶解物中的单/低聚核小体，从而判断细胞是否发生凋亡。

### （五）微流控应用

微流控芯片技术是一门前沿的新兴交叉学科，它可以为许多的生物学研究提供平台，特别是利用其中的微尺度效应可以为细胞生物学的研究提供很大的方便。近年来有以微流控芯片为平台，结合流式细胞术实现对细胞死亡的实时监测和定量分析。多数通过检测 caspase 活性，也有利用谷胱甘肽和过氧化氢检测，线粒体分选和细胞色素 C 分布的单细胞分析等为检测手段完成对细胞凋亡的检测。

## 展　望

细胞死亡是生物界普遍存在的现象。正常组织中，每天都有千千万万个细胞死亡，生物体主要通过严格控制细胞死亡和细胞增殖之间的平衡调控细胞数量和质量；在病理状态下，病原生物侵入宿主细胞，并在细胞内复制，细胞的死亡直接破坏了病原生物复制的场所，感染物被释放到细胞外，暴露于胞外的免疫防御系统中，被其他的免疫细胞摄取清除；另外，宿主细胞焦亡或坏死后，将胞内成分释放到胞外，可启动炎症反应，局部的炎症进一步趋化和激活免疫细胞，最终将病原生物彻底清除。我们对细胞凋亡、细胞焦亡、程序性细胞坏死等死亡方式的分子机制研究了多年，当细胞遭受损伤时，不同信号通路的激活可能会将细胞导向不同的死亡方式，产生不同的病理效应。然而，在不同的微环境条件下，对于细胞采取怎样的死亡方式，各信号通路之间存在怎样的关联及相互调控，仍需要进一步研究。另外，实验技术的发展是理论研究不断发展的基础，不同的细胞死亡方式在形态学、生物化学、细胞生物学等层面上具有各自的特点，仍需要发展更具特异性的实验方法，去检测和区分各种不同的死亡方式、各种死亡方式的信号途径及各种信号途径之间的相互作用。

（曾瑞红　高劲松）

## 参考文献

[ 1 ] Kolb JP, Oguin TH, Oberst A, et al. Programmed cell death and inflammation: winter is coming. trends in immunology, 2017, 38: 705-718.

[ 2 ] Degterev A, Huang Z, Boyce M, et al. Chemical

inhibitor of nonapoptotic cell death with therapeutic potential for ischemic brain injury. Nature chemical biology, 2005, 1: 112-119.

[ 3 ] He S, Wang L, Miao L, et al. Receptor interacting protein kinase-3 determines cellular necrotic response to TNF-alpha. Cell, 2009, 137: 1100-1111.

[ 4 ] Zhang DW, Shao J, Lin J, et al. RIP3, an energy metabolism regulator that switches TNF-induced cell death from apoptosis to necrosis. Science, 2009, 325: 332-336.

[ 5 ] Rao RV, Hermel E, Castro-Obregon S, et al. Coupling endoplasmic reticulum stress to the cell death program. Mechanism of caspase activation. The Journal of biological chemistry, 2001, 276: 33869-33874.

[ 6 ] Nagata S, Tanaka M. Programmed cell death and the immune system. Nature reviews Immunology, 2017, 17: 333-340.

CME TEXTBOOKS NATIONAL PROJECT

# 自噬与免疫的研究进展

# 第 18 章

自噬（autophagy，源于希腊语，意思是自体吞噬），最早是由 Ashford 和 Porter 在 1962 年用透射电镜观察胰高血糖素灌注大鼠的肝切片时首次发现并命名的一种自食（self-eating）现象，是一种广泛存在于真核生物中的进化保守的物质代谢过程，在维持细胞内环境稳态中发挥重要的作用。自噬是一种重要的细胞清除过程，可分为三种类型：大自噬（macroautophagy）、小自噬（microautophagy）和分子伴侣介导自噬（chaperone-mediated autophagy，CMA）。

时至今日，自噬研究已经成为继凋亡之后生物医学最热门的领域之一，特别是过去的 10 年见证了自噬研究的飞速发展。自噬作为一种细胞内的蛋白质再循环机制，参与了质量控制、细胞衰老、细胞变异、细胞发育、细胞死亡、干性维持、固有免疫和适应性免疫等多个过程，在细胞物质代谢、能量循环、生长发育等过程中均发挥着关键的调节作用，其相关功能的异常可导致严重的病理学变化和疾病，包括特定的细胞类别、神经性退行性疾病和肌肉萎缩症等。为深入全面了解自噬的实验研究进展及前沿，本章将从自噬研究技术与方法、自噬与病原体感染的相互作用、自噬在免疫调节中的作用、自噬参与免疫相关性疾病四个小节进行阐述。

## 一、自噬研究技术与方法

自噬过程是一系列自噬结构逐渐演变的过程，自噬被诱导后，细胞内形成一种称为隔离膜或吞噬泡的小囊泡样结构，并与需降解的胞质成分聚集在一起，然后隔离膜延伸并包裹封闭胞质成分形成一个双层膜的结构，即自噬体。在自噬体的研究中，存在多种检测技术和方法，但首先必须认清自噬的过程，分清楚功能学及形态学的不同，避免将某一特定生理条件下检测到的自噬现象归于自噬功能的改变。

### （一）自噬的进程

利用酵母遗传系统优势，目前在酵母中已鉴定 34 个 *ATG* 基因，这些基因筛选于不同的突变株，且有不同的命名（*APG*、*AUT*、*CVT*、*GSA*、*PAG*、*PAZ* 和 *PDD*），现已被统一命名为酵母自噬相关基因 *ATG*（autophagy-related gene）。哺乳动物中自噬相关基因也已由最初的 *ATG/APG/AUT/CVT*，统一命名为 *ATG*。由于自噬是一个进化保守的过程，大部分酵母中 *ATG* 相关基因的同源物已在哺乳动物中找到，并分离鉴定成功。

自噬的进程大致如图 18-1 所示。根据 ATG 蛋白参与自噬的不同过程，可以将 ATG 蛋白分为四大部分：①mTOR-Atg1 复合体。②VPS34 复合体。③Atg5-Atg12 修饰系统。④Atg8（LC3）-PE

修饰系统。这些 ATG 蛋白及其复合体分别在自噬过程的信号感知、信号转换、信号执行过程中起调控作用。表 18-1 小结了自噬核心基因的分组及功能。

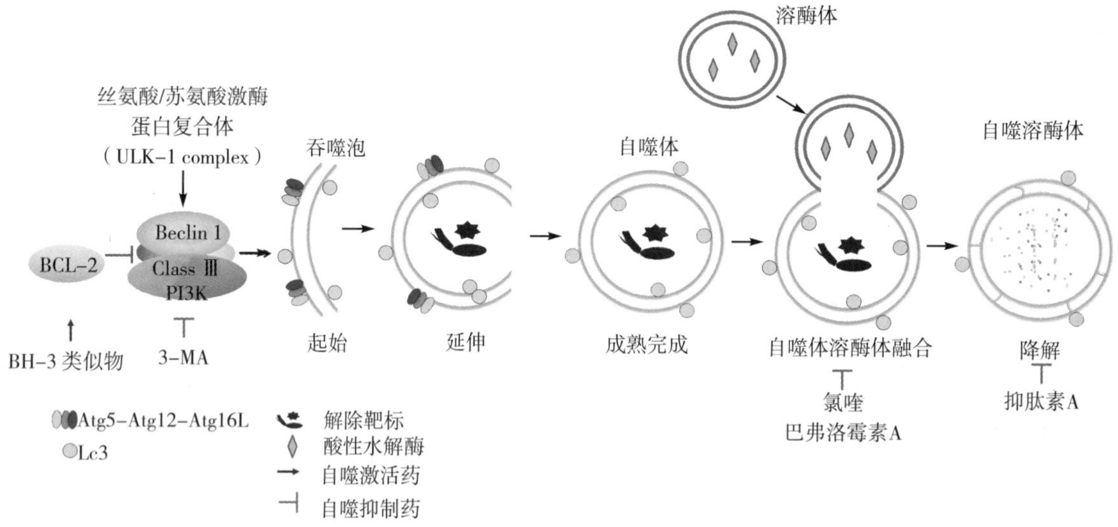


**图 18-1　自噬的完整过程**

**表 18-1　自噬核心基因的分组及功能**

| 自噬相关基因 | | 参与功能 |
| --- | --- | --- |
| Atg1 复合体与其相关调节因子 | Atg1（ULK1） | 丝氨酸/苏氨酸激酶 |
| | Atg13 | mTOR 的底物，自身磷酸化可调节 Atg1 活性 |
| | Atg17 | 在被饥饿诱导的自噬发生时，可与 Atg29、Atg31 形成复合体，并进一步与 Atg1、Atg13 连接 |
| | Atg29 | 参与形成 Atg17-Atg29-Atg31 复合体 |
| | Atg31 | |
| Atg2-Atg18 复合体 | Atg2 | 与 Atg18 形成复合体，参与调节 Atg9 在前自噬体结构或非前自噬体结构间往返运动 |
| | Atg18 | 与三磷酸磷脂酰肌醇（Ptdlns3P）结合 |
| | Atg9 | 保守的跨膜蛋白 |
| 磷酸磷脂酰肌醇 3-羟基激酶 [PI（3）K] 复合体 | VPS34 | Ptdlns3-激酶 |
| | VPS15 | 丝氨酸/苏氨酸激酶，可调节 VPS34 活性，是 PI（3）K 复合体与前自噬结构联系的纽带分子 |
| | VPS30（Atg6） | 功能尚不明确 |
| | Atg14 | 招募 PI（3）K 复合体到前自噬结构 |
| Atg8（LC3）修饰系统 | Atg8（LC3） | 泛素样蛋白，与自噬泡 PE 相连（图 18-1） |
| | Atg7 | 在 Atg8-PE 形成中，充当泛素化 E1 酶作用 |
| | Atg3 | 在 Atg8-PE 形成中，充当泛素化 E2 酶作用 |
| | Atg4 | 半胱氨酸蛋白酶，在 Atg8-PE 形成中，修饰起始移除 Atg8 羧基末端 Arg，修饰终止调节 Atg8 与 PE 分离 |

续　表

| 自噬相关基因 | | 参与功能 |
|---|---|---|
| Atg12 修饰系统 | Atg12 | 泛素样蛋白，与 PE 相连（图 18-1） |
| | Atg5 | Atg12 结合的靶蛋白与 Atg16 相互连接（图 18-1） |
| | Atg7 | 在 Atg12-Atg5 形成中，充当泛素化 E1 酶作用 |
| | Atg10 | 在 Atg12-Atg5 形成中，充当泛素化 E2 酶作用 |
| | Atg16 | 调控 Atg12-Atg5 在前自噬体结构自噬泡上定位（图 18-1） |

## （二）自噬的基本检测方法

特异性的、精确的、可靠的监控自噬活动，具有重要的意义。目前发现的最经典、最常用的自噬研究技术与方法见表 18-2。

表 18-2　常用的自噬研究技术及方法

| | |
|---|---|
| 直接检测自噬活性的方法 | 长寿蛋白（long-lived protein）的降解 |
| | 乳酸脱氢酶（lactate dehydrogenase，LDH）封存（sequestration） |
| 间接检测自噬活性方法 | 蛋白免疫印迹法（LC3 脂化，SQSTM1/p62 降解及转录后修饰） |
| | 荧光显微镜法（自噬溶酶体蛋白的分布和分子串联探针） |
| | 电子投射显微镜法 |
| | 流式细胞术和成像流式细胞术 |

**1. 自噬活性的直接检测方法**

（1）长寿蛋白的降解：根据细胞自噬主要负责降解长寿蛋白的特性，一种直接检测自噬流的方法是：通过监测自噬溶酶体长寿蛋白的降解程度反映自噬进程。将细胞在含有同位素标记氨基酸［如（$^{14}$C)-亮氨酸，($^{3}$H)-亮氨酸，($^{14}$C)-缬氨酸，或（$^{35}$S)-蛋氨酸］的培养基中生长一段时间（数小时至数天），细胞在此期间合成的蛋白质都将被核素标记，然后换成不含同位素的培养基，让一些被标记的短寿命蛋白（short-lived protein）通过蛋白酶体途径降解。在自噬被诱导后，通过检测培养上清中释放的自噬性降解产物的放射性活性即可反映细胞自噬性降解的能力。同时加入自噬激动药或抑制药作为对比，更能特异性地反映自噬引起的蛋白质降解。自噬降解长寿蛋白还可以利用非放射性的抗组蛋白抗体（anti-histone antibody，AHA）量化检测。

（2）LDH 封存：另外一个直接检测自噬活性的方法是检测内源的 LDH 的封存。LDH 是一个特殊的并且含量丰富的胞质酶，是一种非选择性地包裹到自噬小体的酶，此酶的封存可以作为检测自噬的一种方法。因此，在胞质内检测被封存的 LDH 量使得自噬流可以被定量分析，从而检测自噬。

**2. 自噬活性的间接检测方法**

（1）基于蛋白印迹的实验方法

1）LC3 脂化：相关蛋白 1 轻链 3 蛋白家族成员（MAP1-LC3），是酵母蛋白 Atg8 的哺乳动物同源物，在自噬溶酶体生成和终止的过程中起重要的作用。LC3 蛋白被分类成 LC3 和 GABARAP 亚家族，研究最多的形式是 LC3B。Atg4 半胱氨酸蛋白酶家族成员分解新合成的 LC3 蛋白的 C 末端碱基，从而暴露一个甘氨酸残基，随后在自噬诱导中被偶联到磷脂酰乙醇胺（PE），这导致它们与内部和外部延伸出的自噬体中分离。在自噬囊泡完成后，自噬溶酶体表面的 LC3 被 Atg4 蛋白激酶解离并释放，但内部的 LC3 在溶酶体中和其他“货物”一起被递送并降解。

LC3 的脂化形式也被称为 LC3-Ⅱ，已证实在 SDS-PAGE 凝胶电泳中 LC3-Ⅱ分子量为 14~16 kDa，而非脂化的 LC3-Ⅰ为 16~18 kDa。蛋白质免疫印迹法可以检测 LC3 在 SDS-PAGE 凝胶电泳中迁移率的不同，从而被广泛地用于通过检测 LC3-Ⅱ的水平间接的检测自噬溶酶体的形成。值得注意的是，LC3-Ⅰ/LC3-Ⅱ的比率会基于被检测的细胞类型和使用的抗体而变化。此外，不改变溶酶体降解活性情况下，分析 LC3-Ⅰ/LC3-Ⅱ比率变化仍然存在不确定性。分析 LC3-Ⅱ的变化检测自噬流的实验中，需要在自噬抑制药处理或不处理的实验条件下检测。

2）SQSTM1/p62 降解：自噬底物蛋白 SQSTM1/p62 是泛素结合蛋白，在多种细胞和组织都有表达，与自噬活性成反比，可间接通过 Western blot 动态监视反映自噬活性。SQSTM1/p62 降解率在细胞正常生长条件下可以作为一个自噬活性的标记。诱导自噬会增加 SQSTM1/p62 的降解，而阻止或减弱自噬进程会增加 SQSTM1/p62 的积累。利用 SQSTM1/p62 检测自噬流的实验中，同样需要在被溶酶体抑制药处理或不处理的实验条件下检测实验样品。值得注意的是，当分析 SQSTM1/p62 降解时，需要考虑该蛋白可能被转录调控。据报道，在一些特定的条件下（如氨基酸诱导或饥饿诱导），一些细胞内的 SQSTM1/p62 表达会增加，此时尽管自噬被刺激诱导，但细胞状态稳定后 SQSTM1/p62 表达水平又保持不变。这是因为经降解的 SQSTM1/p62 蛋白会被新合成的 SQSTM1/p62 补充。因此，并非所有组织都可以通过 Western blot 检测 SQSTM1/p62 的降解监测自噬流进程。为了能够利用 Western blot 实验检测 SQSTM1/p62 的降解监测自噬流进程，可以利用环己酰亚胺（cycloheximide）处理细胞从而阻止 SQSTM/62 被重新合成，或利用一个脉冲追踪放射性标记实验并通过免疫沉淀检测 SQSTM/62 的表达。

3）转录后修饰：转录后修饰（post-translational modifications，PTM）在调控基础自噬和压力诱导下的自噬中均扮演重要的作用。另外，细胞的营养状态也会影响一些转录后修饰。例如一，丝氨酸/苏氨酸激酶 ULK1 和 ULK2 有多重功能，它们是一种蛋白复合体，这种蛋白复合体中还包括 Atg13、FIP200 和 Atg101。在营养丰富的情况下，该蛋白复合体会激活 mTORC1 复合体，该复合体会介导 ULK1 的 Ser38 和 Ser758 位点的磷酸化，Atg13 的 Ser389 和 AMBRA1 的 Ser52 位点的磷酸化，因此，这种磷酸化转录后修饰会抑制 ULK1 和 ULK2 的活性，从而能够抑制自噬。例如二，通过 Western blot 检测 mTORC1 和 MAPK 通路下游的底物激酶的磷酸化状态（如 EBP-1、RPS6KB/p70S6、或 RPS6/S6），可以作为检测自噬活性的间接方法。

所有的 PTM 可以利用磷酸化位点的特异抗体通过 Western blot 方法检测。通过复合体中不同组分转录后修饰的情况，反映自噬水平被调控的状态。此外，实验中还可以利用磷酸化激酶抑制药等处理检测样品，从而更全面地检测转录后修饰状态对自噬的影响。

（2）普通透射电镜技术：透射电子显微镜是观察自噬现象的最直接、最经典的方法。电镜检测自噬主要是基于辨认自噬体结构，早在半个世纪前科学家就借助电镜最先观察到了自噬体结构。自噬体通常是双层膜结构包含着未消化的胞质成分或细胞器（如线粒体、内质网片段），并未与溶酶体融合。电镜下，自噬体内容物的形态和电子密度与胞质中的一致，因此容易识别。自噬体融合成自噬溶酶体后，则变成单层膜结构，其中含有降解不同阶段的胞质成分。通常，降解的物质电子密度会增加，形成黑色颗粒状或不定形地聚集，因此也能够辨认，只是对于晚期自噬溶酶体无法识别内容物质的来源。实际操作时，如没有特殊的标记是难以区分自噬体、自噬内涵体和自噬溶酶体等不同成熟阶段结构的。鉴于在超薄切片能清晰地观察自噬体结构和形态，迄今为止透射电镜技术仍为自噬研究的重要技术。实验指标包括细胞自噬水平和自噬结构的变化，前者是指发生自噬的细胞出现率，后者以自噬细胞或自噬结构数目或自噬结构与细胞质的断面面积之比衡量。

（3）荧光显微镜法

1）细胞免疫荧光：LC3-Ⅰ在胞质内弥散分布，脂化的 LC3-Ⅱ点状聚集于自噬体膜上。通过免疫荧光的方法，可以检测内源性 LC3 或转染 GFP-LC3 融合蛋白的表达分布情况，观察自噬诱导后的细胞内 LC3 的点状聚集。理论上，观察到的点状聚集的数目即为自噬体的数量，根据点状聚集的密集程度可以判断细胞自噬的情况。

2）RFP-GFP-LC3 的溶酶体提呈：自噬被诱导后，融合表达 GFP-LC3 蛋白锚定于自噬体膜上并与自噬体一起与溶酶体融合。由于溶酶体内呈酸性环境，GFP 蛋白的荧光信号易被酸性环境淬灭，因此不能有效地利用 GFP 荧光信号追踪自噬体提呈至溶酶体的过程。为了更好地监测自噬体提呈至溶酶体的过程，研究者构建了一种新的 RFP-GFP-LC3 串联融合表达质粒。由于红色荧光蛋白 RFP 对酸性环境具有良好的耐受性，借助于两种荧光蛋白的差异，观察到自噬体和自噬溶酶体分别呈黄色和红色标记，如果自噬流增加，两种颜色的点状聚集均增加；如果自噬体向自噬溶酶体成熟步骤受阻，GFP 和 RFP 荧光重合的黄色点状聚集增加，红色 RFP 荧光不增加。这种巧妙的设计实现了自噬体向溶酶体转化步骤的监控；不足之处在于，不能反映降解过程，溶酶体酶的活力和酸化程度也会影响到荧光信号的检测。

（4）流式细胞术和成像流式细胞术：可以利用流式细胞术和成像流式细胞术检测活细胞中自噬水平，特别是对一些悬浮细胞（如血细胞）的检测。如在表达 GFP 融合 LC3 或 Rluc-LC3 的细胞中，诱导自噬会使这些蛋白向溶酶体转运降解，GFP 荧光被猝灭。因此，可以利用流式细胞计数法检测 GFP 荧光信号，依据该信号降解的程度指示自噬活性。荧光标记的底物，如 GFP-SQSTM2/p62 或 GFP-NBR1，也可以用作该方法检测的蛋白标记物。用流式细胞术和成像流式细胞术检测自噬流是有细胞选择性的，悬浮细胞或半贴壁细胞更适用于该方法。

## （三）自噬的诱导或抑制

诱导或抑制自噬的方法有：药物处理、自噬基因敲除、沉默或过表达。常用的抑制自噬及诱导自噬的药物及机制如表 18-3 所示。这些工具药物普遍存在特异性不强的缺陷，在抑制自噬的同时对细胞其他代谢过程也可能会有影响。如 3-MA 抑制 Class Ⅲ PI3K 的同时对 Class Ⅰ PI3K 同样也有抑制作用，继而抑制 Akt/mTOR 通路对自噬的诱导。通过 RNAi 干扰 Atg3、Atg5、Atg7 及 Beclin1 等自噬相关基因的表达后，细胞表现为自噬功能缺失；通过基因沉默或敲除技术抑制自噬具有相对较强的特异性。有时候，一些自噬相关蛋白质在表达量很低时仍然可以介导自噬发生。因此，当这些低表达的自噬相关蛋白被基因沉默后，细胞不表达这些自噬形成相关蛋白，此时即使在自噬诱导药处理后也不发生自噬。另外，也有学者通过构建显性负突变体，使一些自噬相关蛋白失去功能，从而也可抑制自噬的发生。

表 18-3　自噬进程的诱导药或抑制药

| 药物 | 类型 | 效果 |
|---|---|---|
| 雷帕霉素（rapamycin） | 自噬诱导药 | 特异阻断 mTOR 对 Atg1 的抑制，有效地激活细胞自噬 |
| 巴佛洛霉素 A（bafilomycin A1） | 溶酶体抑制药 | 增加溶酶体 pH，抑制自噬体和溶酶体的融合 |
| 蛋白酶抑制药（如：阿洛司他丁 E-64 d，胃蛋白酶抑制药 Pepstatin A 和亮抑酶肽 Leupeptin） | 溶酶体抑制药 | 增加溶酶体 pH，抑制自噬体和溶酶体的融合 |
| 氯喹（Chloroquine）、$NH_4Cl$ | 溶酶体抑制药 | 增加溶酶体 pH，抑制自噬体和溶酶体的融合 |
| 渥曼青霉素（wortmannin） | 溶酶体抑制药 | 抑制自噬体形成 |
| 3-甲基腺嘌呤（3-methyladenine） | 溶酶体抑制药 | 抑制自噬体形成 |

# 二、自噬与病原体感染的相互作用

自噬是一种帮助细胞质元件和损伤细胞器新陈更替的基础细胞程序。作为应答细胞应激的初始特征，至今已确定自噬同样参与胞内病原体入侵宿主的抵御机制。然而，尽管这一防御策略能帮助宿主细胞抑制大多数病原微生物的增殖，而另一部分病原微生物则成功进化出相应破坏或规避自噬应答的机制。因此，深入阐明自噬与病原体感染之间的相互作用关系，对采取有效措施防控病原体感染性疾病具有重要意义。

## （一）自噬与病毒感染

病毒与自噬的相互作用是一个极其复杂的过程，进一步阐明自噬与病毒的相关机制，将为抗病毒疾病的预防、治疗提供理论依据，并为疫苗研发开辟新的思路。一方面，病毒感染可诱导自噬（表 18－4）。如柯萨奇病毒 A16 型（Coxsackie virus A16，CVA16）是小 RNA 病毒科（picornaviridae）肠道病毒属（enterovirus）的成员之一，该病毒是手足口病的主要病原体之一。研究发现，在 CVA16 感染的细胞中，可观察到大量双层膜结构的产生，诱导自噬可反向促进病毒的复制；该病毒的非结构蛋白 2C 可以通过增强对 IRGM（immunity related GTPase M）启动子的激活来诱导自噬。进一步研究发现，Akt/mTOR 信号通路的抑制和 ERK 信号通路的激活对自噬的诱导是必需的。人泡沫病毒（human foamy virus，HFV），也称原型泡沫病毒（prototype foamy virus，PFV），是反转录病毒家族的一员。它是一种复杂且独特的反转录病毒，在基因组结构及复制策略上都不同于传统的反转录病毒。研究发现，PFV 感染 BHK-21 细胞会诱导自噬体的累积并触发胞内完整的自噬流；PFV 感染也会改变内质网的稳态；内质网应激相关的未折叠蛋白反应（ER stress-related UPR）组件，包括 PERK、IRE1 和 ATF6 通路在 PFV 感染细胞时被激活。此外，促进细胞自噬会抑制 PFV 复制，相反抑制自噬会促进病毒的复制。另一方面，病毒感染可抑制自噬（表 18-4）。如单纯疱疹病毒Ⅰ型（herpes simplex virus 1，HSV-1）蛋白 ICP34.5 能够通过两种不同的机制抑制细胞自噬：eIF2 的去磷酸化作用和与 Beclin-1 的结合。eIF2 磷酸化后被双链 RNA 依赖的激酶 PKR 灭活，ICP34.5 能够引起 eIF2 去磷酸化从而抑制自噬。另外，HSV-1 的神经毒力因子 ICP34.5 拥有可以与自噬调节因子 Beclin-1 相互结合的结构域，可通过与 Beclin-1 的相互作用阻断细胞自噬过程。乙型肝炎病毒（hepatitis B virus，HBV）是一种可以引起人类急、慢性肝炎的 DNA 病毒，HBV 通过病毒 HBX 蛋白激活 Beclin-1 的表达，并且使敏感细胞饥饿，从而诱导自噬。

**表 18-4 病毒与自噬相互作用列表**

| 病毒名称 | 病毒感染诱导/抑制自噬的情况 | 自噬诱导对病毒复制的影响 | 病毒参与自噬调节的可能作用机制 |
|---|---|---|---|
| 脊髓灰质炎病毒（PV） | 诱导 | 促进 | 病毒非结构蛋白 2BC 和 3A 作用于内质网膜 |
| 柯萨奇病毒 B3（CVB3） | 诱导 | 促进 | 抑制凋亡；激活钙调蛋白；诱导 eIF2α 的磷酸化；调节 AMPK/MEK/ERK 和 Ras/Raf/MEK/ERK 信号通路 |
| 柯萨奇病毒 B4（CVB4） | 诱导 | 促进 | 激活钙蛋白酶系统 |
| 肠道病毒 71 型（EV71） | 诱导 | 促进 | 调节 p-mTOR 和 p-p70S6K 活性；通过 miR-30a 下调 Beclin-1 |
| 柯萨奇病毒 A16 型（CVA16） | 诱导 | 促进 | 病毒蛋白 2C 激活 IRGM 启动子；抑制 AKT/mTOR，激活 ERK 通路 |

续 表

| 病毒名称 | 病毒感染诱导/抑制自噬的情况 | 自噬诱导对病毒复制的影响 | 病毒参与自噬调节的可能作用机制 |
|---|---|---|---|
| 口蹄疫病毒（FMDV） | 抑制 | 抑制 | 病毒蛋白 3C 降解 Atg5-Atg12 复合体 |
| 脑心肌炎病毒（EMCV） | 诱导 | 促进 | 通过内质网应激信号通路（PERK 和 ATF6α）诱导自噬 |
| 人类鼻病毒 2（HRV-2） | 不能诱导 | 不影响 | — |
| 辛德毕斯病毒（SINV） | 诱导 | 抑制 | p62 和病毒衣壳蛋白相互作用，介导病毒蛋白降解 |
| 西尼罗河病毒（WNV） | 诱导 | 抑制 | 病毒蛋白 NS4A 和 NS4B 上的特定位点参与自噬调节 |
| 基孔肯雅病毒（CHIKV） | 诱导 | 促进 | 自噬受体 NDP52 和非结构蛋白 nsP2 相互作用；诱导 IRE1α-XBP-1，联合 ROS 介导的 mTOR 抑制；延时细胞的凋亡 |
| 严重急性呼吸道综合征冠状病毒（SARS-CoV） | 诱导 | 促进 | 冠状病毒 nsp6 可以促进来源于内质网的自噬体的产生 |
| 鼠肝炎病毒（MHV） | 诱导 | 促进 | 病毒蛋白 hel 和 N 从 LC3 阳性膜上转移到病毒安装的位点 |
| 马动脉炎病毒（EAV） | 诱导 | 不影响 | 病毒劫持了内质网来源的 EDEMosome 的膜成分 |
| 登革热病毒（DENV） | 诱导 | 促进 | 改变宿主细胞中的脂质代谢过程 |
| 丙型肝炎病毒（HCV） | 诱导 | 促进 | 激活非折叠蛋白反应；Rab5 和 Class Ⅲ PI3K 参与 |
| 日本脑炎病毒（JEV） | 诱导 | 抑制 | 病毒蛋白 CM 和 NS3 参与；NS3 可以靶向 IRGM |
| 猪传染性胃肠炎病（TGEV） | 诱导 | 抑制 | 抑制氧化应激和凋亡 |
| 风疹病毒（RV） | 抑制 | 促进 | 调节 Ras/Raf/MEK/ERK，Class Ⅰ PI3K/Akt 和 Class Ⅲ PI3K 信号 |
| 传染性支气管炎病毒（IBV） | 诱导 | 不影响 | 病毒非结构蛋白 6 在自噬泡形成过程中发挥作用 |
| 水疱性口炎病毒（VSV） | 诱导 | 抑制 | 通过调节 PI3K-AKT 信号通路 |
| 麻疹病毒（MeV） | 诱导 | 促进 | 通过受体结合蛋白 GOPC 与 Vps34-Beclin 1 复合物的作用；激活 CD4 的协同蛋白 CXCR4 |
| 人类乳头瘤病毒 16（HPV16） | 诱导/抑制 | 抑制 | 参与自噬的转录调节，干预 P53 的功能 |

## （二）自噬与细菌感染

细胞可以将自噬作为一种固有免疫机制清除细胞内的病原体，这被称为异体吞噬。包括沙门菌、志贺菌、李斯特菌、军团菌属、分枝杆菌、兔热病杆菌和 A 族链球菌在内的许多入侵的细菌病原体均可引发宿主体内的自噬反应，从而至少可以部分限制其在胞内的生长。然而，某些病原体同样逐步形成了复杂的机制，从而能够完全抑制自噬过程或避免自噬过程中的识别和捕获。一方面，不同的胞内病原微生物在其宿主细胞中采取不同的生活方式。虽然沙门菌、分枝杆菌和军团杆菌等均包被于源自宿主的包膜中，其他病原微生物（如志贺杆菌、李斯特菌、A 族链球菌等）可以逃离囊泡在富营养的细胞质环境中复制。在细胞质中的细菌能够被宿主识别并快速被泛素化降解，针对不同的病原微生物有特定的泛素连接酶和泛素连接类型。如鼠伤寒沙门菌，泛素化大都由特异性 E3 连接酶和 LRSAM1 介导；与其他泛素化装载相似，微生物的识别可通过早期吞噬泡将 NDP52、视神经蛋白、p62/SQSTM1、NBR1 和 TAX1BP1 等蛋白聚集。另一方面，病原体进化出了逃避自噬识别的机制。如弗氏志贺菌效应蛋白 VirA 抑制 Rab1 的激活，Rab1 是内质网组织中参与早期自噬泡形成的一种小型鸟苷三磷酸酶。

## 三、自噬在免疫调节中的作用

自噬连接着天然免疫和适应性免疫，能够传递和提呈抗原，在树突状细胞激活 T 细胞中发挥重要作用。自噬与免疫系统的相互作用机制如何，值得深入探索。而且，如何将体外的研究应用到自然感染状态下自噬对免疫的调节尚有待于进一步挖掘。

### （一）自噬对固有免疫细胞的调节作用

自噬对免疫细胞的诱导激活和发育是十分重要的，在免疫细胞中不正常的自噬诱导会导致自身免疫性疾病。T 细胞是参与适应性免疫应答的重要细胞，其激活的第一信号依赖于抗原肽与主要组织相容性复合物分子（major histocompatibility complex，MHC）Ⅰ/Ⅱ的复合物，而自噬系统在抗原提呈细胞对蛋白质的降解加工中起关键作用。研究发现，在感染 HSV-1 过程中自噬可促进巨噬细胞 MHC-Ⅰ类分子对病毒抗原的提呈，也可以通过 MHC-Ⅱ类分子对病毒抗原提呈。Nedjic 等研究发现，抑制胸腺上皮细胞自噬反应会改变 MHC-Ⅱ类分子对 MHC 肽段配体和组织特异性抗原的提呈，从而导致自身反应性 $CD4^{+}$T 细胞的出现，最终可引起自身免疫性疾病。

自噬除了对固有免疫细胞抗原提呈有作用外，在其分化和发育方面也发挥着重要的作用。研究表明，单核细胞源自于骨髓中的多功能造血干细胞，单核细胞前体细胞最终成为单核细胞要经历四个成熟阶段，分别为成单核细胞、幼单核细胞、不成熟的单核细胞、成熟的单核细胞，其进入外周循环后，单核细胞被募集到多种组织，最终分化为多种组织特异性巨噬细胞和树突状细胞，在人和鼠中均观察到，在分化的起始阶段均有自噬的发生。上述自噬能够抑制 caspase-3 介导的凋亡，即便是在 GM-CSF 存在的情况下，自噬抑制药 3-MA 和氯喹处理或是敲除 Beclin1 都会引起 caspase 的激活，其机制为 JNK 可促进抗凋亡蛋白 Bcl-2 发生磷酸化并且与之前结合的 Beclin1 发生分离，进而引发自噬。但目前自噬在分化中的作用机制尚不十分明确，有待于进一步探索。有研究发现，GM-CSF 处理条件下部分敲低 Beclin1，单核细胞仍具有不成熟的特性，进一步证实自噬参与了单核细胞分化成熟过程，是细胞成熟的重要调节因素，Jacquel 等采用 Atg7 缺陷小鼠得到一致的结果。

自噬可调节 NK 细胞的功能，从而发挥免疫调节效应。在病毒感染后，NK 细胞会大量增殖并分泌多种功能效应细胞因子，从而发挥抗病毒效应。NK 细胞的发育要先后经历 NK 细胞前体、幼稚 NK 细胞及成熟 NK 细胞阶段。研究发现，在活化的 NK 细胞前体中的自噬强度明显强于普通的 NK 细胞前体和成熟的 NK 细胞，且未成熟的 NK 细胞中 LC3-Ⅱ的翻转水平最高。研究证实，敲除 Atg5 后小鼠骨髓和脾中未成熟和成熟的 NK 细胞数量都明显降低，沉默 Atg3 和 Atg7 后观察到了类似效应，这表明 NK 细胞的发育并非基因依赖性的，而是由自噬引起的。在 NK 细胞中，有一小群长期存活的 NK 细胞，并且具有自我更新和抵抗二次感染的能力，具有免疫记忆的特性。研究发现，BNIP3 和 BNIP-3L 依赖的线粒体自噬在维持及调节该群 NK 细胞的功能中起着非常关键的作用，能够防止胞内过多的线粒体 ROS 的累积，有利于细胞内环境稳态的维持。

### （二）自噬对适应性免疫细胞的调节作用

B 细胞是参与适应性免疫应答的最主要的细胞，可以分化成浆细胞并产生自身抗原，这对于自身免疫来说非常重要。自噬参与了 B 细胞的发育调节，在 $Atg5^{-/-}Rag1^{-/-}$ 嵌合体小鼠和 B 细胞 Atg5 特异性敲除小鼠中发现，特异性 B 细胞前体自噬受抑制将阻碍 B 细胞前体向前 B 细胞的转化，这提示自噬对于 B 细胞的发育很重要，并且 Atg5 对 B 细胞发育过程中的存活和维持外周 B-1

细胞亚群的功能也至关重要。同时，自噬参与了浆细胞持续产生免疫球蛋白的调控，体外研究显示，抑制自噬会使浆细胞抗体的分泌量增加，但同时伴有高凋亡率，这说明，自噬对于浆细胞稳定和长期的体液免疫来说是必需的；自噬受抑制或被过强的激活会影响 B 细胞的发育和功能，可导致自身免疫性疾病的发生。

自噬同样会影响 T 细胞的发育和功能，在 T 细胞受体受到刺激后，$CD4^+$T 细胞和 $CD8^+$T 细胞中会发生持续的低水平自噬，而胸腺上皮细胞中自噬的水平较一般细胞高，提示自噬在 T 细胞的发育中发挥重要作用。敲除胸腺基质中的 Atg5 可抑制 $CD4^+$T 细胞选择特异性，并导致多器官炎症，提示自噬在 T 细胞选择性分化和中心耐受中发挥重要调节作用。此外，研究发现，特异性地敲除 T 细胞中的 Atg5、Atg7、Atg3 和 Vps34 会抑制 T 细胞在激活状态下的增殖，且可增加 T 细胞的凋亡，从而减少脾和淋巴结中 T 细胞的数目，这是由于自噬失能的 T 细胞无法正常管控自身细胞器的质量所导致。研究还发现，自噬会影响 T 细胞的能量代谢，使用溶酶体抑制药抑制自噬后发现激活状态的 T 细胞 ATP 受抑制；而使用外源性的能量甲基丙酮酸盐处理自噬缺陷的 T 细胞发现受限的 T 细胞功能得到了恢复。研究证实，mTOR 是激活自噬下游通路的关键分子，对于效应 T 细胞的代谢和蛋白翻译至关重要，使用雷帕霉素抑制已激活 T 细胞的 mTOR 信号通路发现其细胞活性受到限制甚至失活。Harris 等研究发现，IL-2 受体和其他的 γ 链细胞因子能够通过自噬调节效应 T 细胞和记忆 T 细胞的功能；此外，自噬参与 $CD8^+$T 细胞转化为效应型记忆性 T 细胞，自噬缺陷的 $CD8^+$T 细胞在收缩相时活性消失，无法生成记忆性的 T 细胞。

## 四、自噬参与免疫相关性疾病

细胞自噬是真核细胞在长期进化过程中形成的自我保护机制，对细胞的稳态平衡起重要的保护作用，但对整个生物体而言，细胞自噬功能的失调可能导致细胞自身物质的堆积，引起持续性炎症反应，并产生自身抗体，导致免疫相关性疾病的发生。

### （一）自噬与克罗恩病

克罗恩病（Crohn disease，CD）的病因及发病机制迄今未明，全基因组研究鉴定出许多自噬相关基因为克罗恩病多态性位点。作为微管相关蛋白 1（MAP1）家族的新成员，MAP1S 是涉及自噬的微管结合蛋白，研究发现，克罗恩病患者发炎上皮中 MAP1S 和自噬水平（由 LC3-Ⅱ/LC3-Ⅰ表示）上调。且 MAP1S 相关自噬通过 Wnt/β-连环蛋白信号通路抑制肠上皮细胞（IEC）的凋亡，这可能在保护肠黏膜屏障中起重要作用并抑制克罗恩病的进展。Atg16L1T300A 是克罗恩病的主要风险多态性位点，其受损可能诱导自噬。研究发现，Atg16L1 缺失的小鼠肠内上皮细胞（IEcs）中由内质网（ER）应激感受器 IRE1α 驱动，以年龄依赖的方式自发发展为克罗恩病。IRE1α 在 Atg16L1ΔIEc 小鼠的 Paneth 细胞中积累，并且在人肠上皮隐窝中 Atg16L1T300A 纯合子的增加与 IRE1α 呈相关性。与 IRE1β 同种型的保护作用相反，过度活化的 IRE1α 也在 Atg16l1；Xbp1ΔIEc 小鼠的生命早期发展出类似的回肠炎，通过缺失非折叠蛋白反应转录因子 XBP1 诱导内质网应激。选择性自噬受体视神经蛋白与 IRE1α 相互作用，并且在内质网应激期间，视神经蛋白的缺失会扩大 IRE1α 的水平。此外，尽管回肠微生物群的生态系统存在于 Atg161；Xbp1ΔIEc 小鼠中，但微生物群的这种结构改变不会引起回肠炎，反而加重了葡聚糖硫酸钠诱导的结肠炎。因此，IECs 中的自噬缺陷可能会因为在内质网应激时 IRE1α 在此位点的聚集影响清除而容易发生克罗恩回肠炎。克罗恩病患者的肠黏膜由黏附性侵袭性大肠埃希菌（AIEC）异常定植。在 AIEC 感染时，在宿主细胞中诱导自噬以抑制细菌细胞内复制。研究表明，AIEC 感染后 EIF2AK4-EIF2A-ATF4 通路的激活作为诱导功能性自噬以控制 AIEC 细胞内复制的宿主防御机制，EIF2AK4 耗尽抑制 LF82 诱导的 ATF4 与包括 MAP1LC3B、BECN1、SQSTM1、ATG3 和 ATG7 在内的几种自噬基因启动子结合，并且随后抑制这些基因的转录。与克罗恩病和结核病相关的 IRGM 基因中的多态性是记录自噬在人类疾病中的作用的最早确定例子。

## （二）自噬与类风湿关节炎

类风湿关节炎（rheumatoid arthritis，RA）是一种全身性的自身免疫病，其特征是慢性的炎性关节病变，并伴有全身多个系统受累；未经系统治疗的类风湿关节炎可反复迁延多年，最终导致关节畸形、功能丧失。类风湿关节炎的患病率约为 1%。其病因不明。研究发现，RASF（RA 滑膜细胞）在应对 ER 应激时，Beclin1 和 LC3 的转化增加从而增强自噬，且自噬的治疗靶向可以改善 RA 患者的临床结果，而不会抑制系统免疫。RA 患者的 $CD4^+$T 细胞自噬率明显增加，而自噬增加也是体外激活的 $CD4^+$T 细胞的特征。自噬抑制后，来自 RA 患者的 $CD4^+$T 细胞中观察到，增加的细胞凋亡抵抗显著逆转。这些机制可能有助于解释 RA 发病机制，因为自噬抑制降低了小鼠胶原诱导的关节炎发病率和疾病严重程度。相反，在所有 T 细胞都是自噬缺陷的 $Atg5^{flox/flox}$-$CD4^-Cre^+$小鼠中，T 细胞表现出受损的活化和增殖。这些数据提供了 RA 的发病机制的新见解，并强调了自噬作为有希望的治疗靶点的可能性。

## （三）自噬与系统性红斑狼疮

系统性红斑狼疮（systemic lupus erythematosus，SLE）是一种经典的常见的自身免疫病，以多器官损伤为主，主要包括皮肤、肾、神经系统和心血管系统等，免疫学上以 B 细胞过度激活和 T 细胞功能缺陷为特征，伴有高滴度自身抗体产生。其确切的病因和发病机制至今未明，虽然研究证实遗传因素所致的遗传易感性是 SLE 发病的重要环节，然而临床上 SLE 并无明显家族聚集性，提示 SLE 发病是包括遗传、感染、性激素、环境及基因等各种因素交互作用的结果。上述多种因素作用引起机体的免疫系统紊乱，导致自身耐受丧失而引起 SLE 的发生。因此，免疫系统紊乱在 SLE 的发病中起重要作用，免疫调节异常的研究已成为探索 SLE 发病机制的核心之一。研究发现，SLE 患者的 Becline-1、LC3 和 p62 mRNA 的平均水平显著高于对照组。然而，SLE 患者 mTOR mRNA 水平与对照组无显著性差异。相关性分析显示，Becline-1、LC3 和 p62 mRNA 水平与 SLEDAI、IgG 和 ds-DNA 呈正相关，与 LC3 呈负相关。自噬体形成被激活，其降解在 SLE 中被阻断。此外，维持自噬平衡可以改善 SLE 患者的疾病活动性和相关免疫指标。

## （四）自噬参与免疫衰老

免疫衰老（immunosenescence）是指人体衰老过程或现象在免疫系统中的体现。先天免疫衰老的总体特征是处于慢性激活状态、刺激反应性降低、减少抗原处理和提呈。适应性免疫衰老与 TCR 和 BCR 多样性的丧失、对新抗原的效应性反应受损及免疫记忆的形成有关。自噬受损的小鼠模型显示出相对较短的寿命。近年来，自噬障碍如何导致细胞与免疫衰老也备受关注，人们提出，利用自噬延缓免疫衰老和（或）恢复免疫以治疗各种年龄相关临床疾病的设想。老化过程中的自噬损害在各种哺乳动物组织中均出现，如人脑和小鼠 T 细胞及巨噬细胞。随着年龄的增长，多种自噬信号通路和溶酶体组分受到影响，并可能共同导致低效率的自噬诱导和降解。衰老的细胞也有很多其他变化，包括受损的细胞器和蛋白聚集体的积累、氧化应激、DNA 突变和端粒功能障碍，这些变化是相互联系的并与自噬一起通过一个复杂的方式导致细胞功能障碍和衰老，从而导致全身性炎症和有机体老化。从老年健康志愿者体内分离的 $CD8^+$T 中基础自噬的水平较低，加强自噬会促进病毒感染后记忆性 $CD8^+T$ 的产生。分子伴侣介导的自噬（CMA）在衰老的鼠和人的 $CD4^+T$ 细胞中也几乎消失，恢复年老小鼠的 $CD4^+T$ 的 CMA 会促进其增殖和细胞因子产量。令人兴奋的是，在小鼠中过度表达一种关键的 ATG 蛋白，该小鼠寿命显著延长。

## 展　望

细胞自噬是一种广泛存在于真核生物中的细胞程序性死亡方式，通过降解受损细胞器和大分子维持细胞内稳态。自噬的作用已从维护内环境稳态拓展到细胞自主防御胞内病原微生物的感染。自噬是固有免疫应答和适应性免疫应答的重要组成部分。近年来的研究扩展了自噬相关基因在自噬依赖或自噬非依赖过程的作用。其中有些过程对免疫系统具有重要的影响，包括免疫细胞的分化、免疫系统与协同作用及固有免疫和适应性免疫抵抗病原体入侵等。然而，这些还需要更多的体内实验验证。但随着重要自噬相关基因条件性敲除小鼠模型的建立，这些研究使得我们了解到自噬相关基因的许多功能，关于其机制有待于进一步探索。通过深入探讨自噬在人类健康及疾病方面的功能和机制，将为开发炎症及免疫相关疾病的防治提供新的契机和途径。

（刘万红）

### 参考文献


[1] Yin Z, Pascual C, Klionsky DJ. Autophagy: machinery and regulation. Microb Cell, 2016, 3 (12): 588-596.

[2] Dupont N, Leroy C, Hamai A, et al. Long-lived protein degradation during autophagy. Methods in enzymology, 2017, 588: 31-40.

[3] Luhr M, Szalai P, Saetre F, et al. A simple cargo sequestration assay for quantitative measurement of nonselective autophagy in cultured cells. Methods in enzymology, 2017, 587: 351-364.

[4] Rodriguez-Arribas M, Yakhine-Diop SM, Gonzalez-Polo RA, et al. Turnover of lipidated LC3 and autophagic cargoes in mammalian cells. Methods in enzymology, 2017, 587: 55-70.

[5] Kaizuka T, Morishita H, Hama Y, et al. An autophagic flux probe that releases an internal control. Mol Cell, 2016, 64 (4): 835-849.

[6] Eskelinen EL, Reggiori F, Baba M, et al. Seeing is believing: the impact of electron microscopy on autophagy research. Autophagy, 2011, 7 (9): 935-956.

[7] Warnes G. Flow cytometric assays for the study of autophagy. Methods (San Diego, Calif.), 2015, 82: 21-28.

[8] Shi Y, He X, Zhu G, et al. Coxsackievirus A16 elicits incomplete autophagy involving the mTOR and ERK pathways. PLoS One, 2015, 10 (4): e0122109.

[9] Yuan P, Dong L, Cheng Q, et al. W. Prototype foamy virus elicits complete autophagy involving the ER stress-related UPR pathway. Retrovirology, 2017, 14 (1): 16.

[10] Kanai R, Zaupa C, Sgubin D, et al. Effect of ICP34. 5 deletions on oncolytic herpes simplex virus activity in brain tumors. J Virol, 2012, 86 (8): 4420-4431.

[11] Zhang HT, Chen GG, Hu BG, et al. Hepatitis B virus x protein induces autophagy via activating death-associated protein kinase. J Viral Hepat, 2014, 21 (9): 642-649.

[12] McManus S, Roux S. The adaptor protein p62/SQSTM1 in osteoclast signaling pathways. J Mol Signal, 2012, 7: 1-1.

[13] Dong N, Zhu Y, Lu Q, et al. Structurally distinct bacterial TBC-like GAPs link Arf GTPase to Rab1 inactivation to counteract host defenses. Cell, 2012, 150 (5): 1029-1041.

[14] English L, Chemali M, Duron J, et al. Autophagy enhances the presentation of endogenous viral antigens on MHC Class Ⅰ molecules during HSV-1 infection. Nat Immunol, 2009, 10 (5): 480-487.

[15] Nedjic J, Aichinger M, Emmerich J, et al.

Autophagy in thymic epithelium shapes the T-cell repertoire and is essential for tolerance. Nature, 2008, 455 (7211): 396-400.

[16] Zhang Y, Morgan MJ, Chen K, et al. Induction of autophagy is essential for monocyte-macrophage differentiation. Blood, 2012, 119 (12): 2895-2905.

[17] O'Sullivan TE, Johnson LR, Kang HH, et al. BNIP3-and BNIP3L-mediated mitophagy promotes the generation of natural killer cell memory. Immunity, 2015, 43 (2): 331-342.

[18] Miller BC, Zhao Z, Stephenson LM, et al. The autophagy gene ATG5 plays an essential role in B lymphocyte development. Autophagy, 2008, 4 (3): 309-314.

[19] Pengo N, Scolari M, Oliva L, et al. Plasma cells require autophagy for sustainable immunoglobulin production. Nat Immunol, 2013, 14 (3): 298-305.

[20] Pua HH, Dzhagalov I, Chuck M, et al. A critical role for the autophagy gene Atg5 in T cell survival and proliferation. J Exp Med, 2007, 204 (1): 25-31.

[21] Gerland LM, Genestier L, Peyrol S, et al. Autolysosomes accumulate during in vitro $CD8^+$ T-lymphocyte aging and may participate in induced death sensitization of senescent cells. Exp Gerontol, 2004, 39 (5): 789-800.

[22] Jia W, He YW. Temporal regulation of intracellular organelle homeostasis in T lymphocytes by autophagy. J Immunol, 2011, 186 (9): 5313-5322.

[23] Yang Z, Goronzy JJ, Weyand CM. The glycolytic enzyme PFKFB3/phosphofructokinase regulates autophagy. Autophagy, 2014, 10 (2): 382-383.

[24] Powell JD, Lerner CG, Schwartz RH. Inhibition of cell cycle progression by rapamycin induces T cell clonal anergy even in the presence of costimulation. J Immunol, 1999, 162 (5): 2775-2784.

[25] Xu X, Araki K, Li S, et al. Autophagy is essential for effector $CD8^+$ T cell survival and memory formation. Nat Immunol, 2014, 15 (12): 1152-1161.

[26] Bai W, Bai J, Li Y, et al. Microtubule-associated protein 1S-related autophagy inhibits apoptosis of intestinal epithelial cells via Wnt/β-catenin signaling in Crohn's disease. Biochem Biophys Res Commun, 2017, 485 (3): 635-642.

[27] Dai Y, Hu S. Recent insights into the role of autophagy in the pathogenesis of rheumatoid arthritis. Rheumatology, 2016, 55 (3): 403-410.

[28] Suzuki T, Franchi L, Toma C, et al. Differential regulation of caspase-1 activation, pyroptosis, and autophagy via Ipaf and ASC in Shigella-infected macrophages. PLoS Pathog, 2007, 3 (8): e111.

[29] Wu ZZ, Zhang JJ, Gao CC, et al. Expression of autophagy related genes mTOR, Becline-1, LC3 and p62 in the peripheral blood mononuclear cells of systemic lupus erythematosus. Am J Clin Exp Immunol, 2017, 6 (1): 1-8.

[30] Rubinsztein DC, Mariño G, Kroemer G. Autophagy and aging. Cell, 2011, 146: 682-695.

# 过敏反应研究进展

## 第 19 章

在 4 种类型超敏反应中，IgE 介导的 Ⅰ 型超敏反应（IgE-mediated hypersensitivity），即速发型超敏反应，是临床上过敏性疾病的主要介导途径。过敏性疾病的发病是由于机体接受特定过敏原持续刺激，或同一致敏原再次刺激所致机体发生功能紊乱和组织损伤，主要包括过敏性鼻炎、过敏性哮喘、特应性皮炎、过敏性结膜炎、食物和药物过敏反应等。因过敏原进入机体而产生的 IgE 可与肥大细胞和嗜碱性粒细胞结合，触发细胞活化及相应活性递质（如组胺、细胞因子等）的合成与释放，并导致皮肤、呼吸道、消化系统等效应器官的病变。在过去的几十年来，过敏性疾病作为一个全球性问题，发病率已高达全球总人口的 30%~40%，而这个数字还在持续增长。因此，对过敏性疾病的临床诊断与治疗手段，以及对过敏原的深入研究尤为重要。

本章节主要介绍了过敏反应基础研究进展，包括 4 种类型超敏反应和相关实验模型、经典的 IgE 介导过敏反应途径及替代途径等；同时还介绍了针对过敏性疾病常见的临床诊断方法与临床治疗手段；最后对过敏原的相关研究进展也进行了介绍，包括过敏原的蛋白组分与实验室制备方法等。

## 一、过敏反应基础研究进展

通常认为人类过敏反应（主要指 Ⅰ 型超敏反应）是由 IgE 介导的，且起主要作用的是肥大细胞和嗜碱性粒细胞。参与调节肥大细胞功能的分子或信号途径是研究的热点，它们可能在递质释放和过敏反应病理生理学中起关键作用。过敏反应除了经典的 IgE 介导途径外，还存在一些替代途径，包括 IgG 依赖性反应、补体激活、神经肽释放、T 细胞活化、免疫复合物形成、细胞毒性和嘌呤代谢等。

### （一）4 种类型超敏反应及相关实验模型

根据发生特点不同，超敏反应被分为 4 型（Ⅰ、Ⅱ、Ⅲ、Ⅳ）。现将 4 型超敏反应的机制及其相关实验模型总结如下（表 19-1）。

表 19-1 4 种类型超敏反应及相关实验模型

| 类型 | 参与的分子和细胞 | 机制 | 实验模型 |
| --- | --- | --- | --- |
| Ⅰ型超敏反应 | IgE（IgG4）<br>肥大细胞<br>嗜碱性粒细胞<br>嗜酸性粒细胞等 | IgE 吸附于肥大细胞或嗜碱性粒细胞表面；过敏原与细胞表面 IgE 结合；脱颗粒释放活性物质，作用于效应器官 | 被动皮肤过敏反应（PCA）实验：IgE 与局部皮肤肥大细胞的 Fc 受体结合，可使之被动致敏。用致敏大鼠（血清富含 IgE 抗体）血清对正常大鼠进行皮内注射，形成皮丘。用伊文思蓝形成的蓝斑为标记，根据其范围/深浅程度判断皮肤过敏反应的程度。多用于抗Ⅰ型超敏反应药物筛选。有研究表明，传统的 PCA 实验的蓝斑界限不够清晰，有学者亦做了采用 OVA 与弗氏完全佐剂的混合乳液进行致敏的实验条件优化 |
| Ⅱ型超敏反应 | IgG 或 IgM<br>补体<br>巨噬细胞<br>NK 细胞 | 抗体与细胞表面抗原结合，或抗原、抗体复合物吸附于细胞表面；补体参与引起细胞溶解或损伤；巨噬细胞吞噬、杀伤靶细胞；NK 细胞通过 ADCC 效应杀伤靶细胞 | Ⅱ型超敏反应模型：经绵羊红细胞免疫动物的淋巴细胞可产生抗绵羊红细胞抗体（溶血素）。将这种抗体注射于正常动物的皮内组织，由补体参与可引起皮肤血管炎，使血管通透性增加，后者可以反映皮肤血管炎的程度 |
| Ⅲ型超敏反应 | IgG、IgM、IgA<br>补体、血小板<br>中性粒细胞<br>嗜碱性粒细胞 | 中等大小的 IC 沉积于血管壁基膜或其他组织间隙；激活补体，吸引中性粒细胞，释放溶酶体，引起炎症反应；血小板凝聚，微血栓形成，导致局部缺血、淤血和出血 | Ⅲ型超敏反应模型：将抗原物质反复注射（维持抗原的持续存在），抗原与相应抗体结合形成游离免疫复合物，该复合物能沉积在血管壁基膜/组织间隙，激活补体、中性粒细胞/血小板，造成沉积部位发生炎症变化 |
| Ⅳ型超敏反应 | T 细胞 | 抗原使 T 细胞致敏；致敏 T 细胞再次与抗原物质相遇，直接杀伤靶细胞或产生各种淋巴因子，引起炎症反应 | Ⅳ型超敏反应模型：二硝基氟苯（DNEB）是一种半抗原，DNEB 溶液与皮肤接触后（与皮肤蛋白质结合）形成完全抗原，可刺激 T 淋巴细胞增殖为致敏淋巴细胞。一段时间后再次将 DNEB 溶液与该部位皮肤接触，可局部产生迟发型变态反应。迟发型超敏反应动物模型用到的化学诱导物还有：三硝基氟苯和唑酮（小鼠）、奈韦拉平（大鼠）、安替比林（猪）、丙硫氧嘧啶（猫）等。模型构建依然有很大的限制性，理想的Ⅳ型超敏反应皮炎动物模型应具备：由 T 细胞介导；由半抗原诱导；有依赖于半抗原的Ⅰ/Ⅱ型细胞因子参与；有典型的皮炎组织学特征；对干预措施的反应类似于人类 |

## （二）过敏反应机制相关进展

**1. IgE 介导的经典途径** 经典途径，即 IgE 介导的过敏反应途径。肥大细胞与嗜碱性粒细胞表面均存在高亲和力的 IgE Fc 受体，其能与 IgE Fc 段牢固结合，IgE 与肥大细胞、嗜碱性粒细胞表面的 Fc 受体结合后使其致敏；过敏原再与致敏靶细胞表面 IgE 特异性结合，Fc 受体结合交联使靶细胞脱颗粒释放生物活性递质、酶和细胞因子等（如组胺、类胰蛋白酶和肿瘤坏死因子），从而产生过敏反应。

参与的细胞除了以上 2 种细胞外，还有嗜酸性粒细胞，一般认为嗜酸性粒细胞在Ⅰ型超敏反应中具有负反馈调节作用。在Ⅰ型超敏反应发生过程中，肥大细胞与嗜碱性粒细胞脱颗粒可释放嗜酸性粒细胞趋化因子，引起嗜酸性粒细胞的局部聚集。嗜酸性粒细胞通过释放组胺酶灭活组胺，释放芳基硫酸酯酶灭活血小板活化因子，同时也可直接吞噬和破坏肥大细胞和嗜碱性粒细胞脱出的颗粒，从而下调Ⅰ型超敏反应。有研究表明，嗜酸性粒细胞被某些细胞因子（IL-3、IL-5、GM-CSF 或 PAF）活化后亦可表达高亲和力的 IgE Fc 受体，参与Ⅰ型超敏反应晚期相的形成和维持。

此外，在 IgE 介导下的直接或间接的内源性血液凝固途径的激活已经被报道。最近有研究阐释了肝素水平升高和Ⅻ因子驱动的接触系统在过敏反应期间是如何被激活的，进而导致缓激肽产生。缓激肽被认为在过敏性休克中发挥关键作用。

**2. IgG 介导的过敏反应** IgG 可以结合 6 种不同的 Fcγ 受体（FcγR），即 FcγRⅠ、FcγRⅡA、FcγRⅡB、FcγRⅡC、FcγRⅢA 和 FcγRⅢB，它们的亲和力、下游信号和表达模式都不尽相同。除了 FcγRⅡB 介导抑制信号外，其他都诱导激活。其中，FcγRⅠ是高亲和力受体，而 FcγRⅢB 可以以高和低亲和力结合 IgG。

IgG 在过敏反应中的作用已经在小鼠模型中得到证实，在被动全身过敏模型中，过敏原能和巨噬细胞、嗜碱性粒细胞上的与 FcγRⅢ结合的特异性 IgG 相互作用。该情况下，巨噬细胞活化主要是由于血小板活化因子（PAF）的释放而非组胺。IgG 介导的途径比 IgE 介导的途径需要更多的抗体和抗原。当个体暴露于低剂量的过敏原时，IgG 能阻断 IgE 依赖性的过敏反应。IgG 可以阻止抗原与肥大细胞/嗜碱性粒细胞相关 IgE 发生交联或激活抑制性受体 FcγRⅡB。此外，低剂量的 IgG 不足以诱导 IgG 介导的过敏反应，推测可能是因为 FcγR 的亲和力比 FcεRⅠ（高亲和力 IgE 受体）低得多。

以前的研究表明，中性粒细胞中通过 IgG2 抗体与 FcγRⅣ受体反应的活化在小鼠模型过敏反应中起主要作用。中性粒细胞不仅充足，而且在活动性全身过敏反应中起主导作用。PAF 主要由中性粒细胞产生，在中性粒细胞依赖性过敏反应的小鼠中能观察到了 PAF 分泌。PAF 而非组胺是这种类型过敏反应中最重要的递质，一些动物模型也已经证明其存在于 IgE 介导的反应中。Vadas 等表明循环 PAF 水平的升高和 PAF 乙酰水解酶（PAF-AH）活性与过敏反应严重程度成正比。PAF 的生物半衰期为 3~13 min，主要由 PAF-AH 的失活速率决定。PAF 的失活越慢，过敏反应越严重。PAF-AH 缺乏会导致严重的过敏反应。

Muñoz-Cano 等最近的研究结果表明，IgG 和中性粒细胞均可能参与人类过敏反应。在一组由脂质转移蛋白（LTP）诱导的食物过敏反应的患者中，作者观察到特异性抗 LTPIgG1 和 IgG3 的增加，并增加编码激活受体 FcγRⅠ（CD64）的 3 个基因的表达。在 LTP 依赖性过敏反应中，中性粒细胞激活标志物和转化标志物的表达显著增加。这些发现说明，LTP 可能通过 IgE、IgG 或两者共同作用引起过敏反应，不仅活化了肥大细胞和嗜碱性粒细胞，还激活了中性粒细胞。故多种细胞类型和 Ig 途径的联合作用在过敏反应中具有重要意义。

**3. 补体参与的过敏反应** 人肥大细胞能通过 FcγRⅠ-IgG 活化，形成了一种的新的范式。FcγRⅠ受体通常被血清单体 IgG 占据，但 IgG 免疫复合物的活化仍然可以进行，该复合物具有较高亲和力，可以置换单体 IgG 并引发超敏反应，免疫复合物还能激活补体系统，产生过敏毒素如 C3a，其对大鼠和人类肥大细胞系 HMC-1 中肥大细胞的活化具有直接作用。Woolhiser 等证实，C3a 能诱导 $CD34^+$源性人肥大细胞脱颗粒；C3a 还表现出与 FcγRⅠ激活的协同作用，其能诱导 FcγRⅠ介导的 γ-氨基己糖苷酶释放，使其释放量增加 2 倍。IgG 和 C3a 的联合效应可以导致肥大细胞更大程度的激活，或是在不刺激其出现最大量释放的情况下使其活化。

在小鼠模型中，Khodoun 等证实了花生能通过产生大量 C3a 使 Ig 非依赖性补体系统激活从而诱发严重过敏反应。该研究也证实了人血浆中花生引起的补体激活，其激活具有剂量依赖性。其他过敏原如牛奶、蛋清，则几乎没有激活人血浆补体的能力。这些结果说明，过敏反应的严重程度不仅取决于患者的敏感性或辅助因子，而且还取决于过敏原的内在特征。

在药物溶解于治疗性脂质体和脂质基础辅料过程中，存在无免疫复合物形成的补体激活。Cremophor EL，早期丙泊酚和紫杉醇的稀释剂，它与血清脂质和胆固醇形成大胶粒，在生理条件下能刺激补体激活，然后使肥大细胞、嗜碱性粒细胞和其他细胞活化。这类反应并不能与 IgE 介导的反应区分开来，且存在很大的个体差异性。

### （三）过敏反应病因学

**1. 病原体与过敏反应——“卫生假说”与寄生虫感染** 根据“卫生假说”，儿童时期对微生物、寄生虫等病原体接触的减少，可能导致成年期 Th1 细胞主导的自身免疫和 Th2 细胞主导的过敏等疾病的发病率增加。寄生虫免疫反应的细胞学机制倾向于 Th2/Treg 免疫调节，这是“卫生假说”的免疫学机制之一。

越来越多的研究显示 Treg 和 Th17 细胞在抗寄生虫感染免疫中同样担当着重要角色。已有报道证实，寄生虫感染后去除 Treg 细胞，可增强效应性 T 细胞的免疫反应作用，以 Treg 活性相关的分子如 CTLA-4、TGF-β 或 IL-10 为治疗靶标，可控制寄生虫慢性感染。Th17 及其分泌的细胞因子参与了针对多种寄生虫的免疫应答，TGF-α、IL-6 和 IL-23 等在寄生虫特异性诱导 Th17 细胞分化过程中发挥着决定性作用。

**2. 免疫异常与过敏反应** 黏膜免疫系统是机体一个相对独立的免疫系统。

（1）黏膜上皮细胞：黏膜上皮细胞具有固有免疫识别和起始免疫应答的功能。近年来，黏膜上皮细胞与微生物之间的关系也备受关注。模式识别受体（PRRs）和病原相关分子模式（PAMPs）的概念也拓宽了人们对固有免疫的认识范畴。有研究表明，不同的黏膜上皮细胞在细胞表面和细胞质中表达和分布着不同的 PRRs 的组合，弄清消化道黏膜、呼吸道黏膜、泌尿生殖道黏膜上皮细胞 PPRs 表达分布的特征和功能有助于对过敏反应发生机制的进一步阐明。

（2）体液免疫：可溶性蛋白质或细菌、病毒、原虫等颗粒物质作为抗原，接触黏膜淋巴组织后通过一系列免疫过程，B 细胞增殖变为成熟 IgA 浆细胞，能产生分泌型免疫球蛋白 A（sIgA），其分布在黏膜或浆膜表面发挥免疫作用：阻抑黏附；免疫排除；溶菌；中和病毒；介导 ADCC 作用。

（3）细胞免疫：参与的细胞有上皮淋巴细胞、T 细胞、B 细胞、K 细胞、NK 细胞、辅助细胞、粒细胞和肥大细胞。其中，T 细胞参与炎症发生、耐受的诱导、协助对疫苗产生特异性 sIgA 抗体或 CRLs 等过程，T 细胞各亚群之间及 T 细胞与其他免疫细胞的相互作用通常受 MHC 限制；黏膜 B 细胞被激活后构成了共同黏膜免疫系统。

**3. 辅助因子/增强因子与过敏反应发生** 一些条件下可以导致过敏反应，而另一些条件下，过敏原则引起相对温和反应甚至耐受。在辅助因子存在的条件下，较低剂量变应原就可以诱发过敏反应或使其变得更严重，据报道，有多达 30%的过敏反应与此相关。最近，Niggermann 和 Beyer 提出，过敏反应存在 3 类危险因素：第一，体育锻炼、急性感染、药物［非甾体抗炎药（NSAIDs），质子泵抑制药（PPI）］、乙醇、月经，这些与 I 型过敏反应相关；第二，哮喘、肥大细胞增多症和心血管疾病；第三，辅助因子，被认为是对变应原-IgE 反应没有影响的危险因子亚群。

（1）雌激素：若干临床研究表明，过敏反应发生率存在性别差异，成年女性发生过敏反应比男性更频繁。有证据表明这种差异与性激素有关。此外，还报道了月经周期性反复发作的过敏反应，提示雌激素或黄体酮可能参与了过敏反应。

最近，女性对过敏反应敏感性增加的临床研究，在 Hox 等构建的全身过敏反应小鼠模型中被复制。切除雌性小鼠卵巢组与非切除组相比，过敏反应的严重程度前者较低。此外，在去卵巢的小鼠皮下置入释放雌二醇的药丸，该小鼠的过敏反应严重程度得以恢复，说明这些性别差异具有雌二醇依赖性。研究表明雌激素不是通过增强IgE介导的肥大细胞反应起作用的。事实上，内皮一氧化氮合酶（eNOS）的表达在雌性小鼠较高，该酶负责产生一氧化氮（NO），NO能增加血管通透性。这就佐证了血管通透性增加和雌性小鼠过敏反应严重程度之间的重要关系。

（2）运动：众所周知，体育锻炼是过敏反应的增强因素之一，但其致病机制仍不是很清楚。食物依赖性运动诱发过敏反应（FDEIA）是其中的一个理论，已经鉴定出了几种致病性食物，包括贝类、蔬菜、水果、坚果和鸡蛋，而小麦（特别是ω-5醇溶蛋白）是最常见的。

小麦依赖性运动诱发过敏反应（WDEIA）的一个可能的机制是，运动过程中组织转谷氨酰胺酶（tTG）的激活可产生能在WDEIA患者中引发过敏反应的ω-5醇溶蛋白/tTG复合物。Palosuo等表明，经胃蛋白酶/胰蛋白酶消化后的IgE与ω-5醇溶蛋白的结合能力保持不变，消化后的肽与tTG可一起形成高分子量复合物。

运动引发肠道过敏原吸收增加，可作为WDEIA的另一种假设机制。食物过敏的动物模型研究表明，体育运动能影响胃肠道抗原吸收的原因是胃肠道黏膜损伤。长时间或激烈的运动会增加体核温度，导致上皮细胞损伤；此外，运动将血液从内脏动脉转流至工作肌肉，引起缺血/再灌注循环，也导致了氧化损伤。热应激和缺血应激都能影响紧密连接蛋白的磷酸化状态，导致渗透性增加和过敏原吸收增加。Matsuo等证实，当小麦和运动因素共同作用于WDEIA患者时，血清醇溶蛋白水平与过敏症状呈现相关性，这说明血清醇溶蛋白水平是诱导症状的关键因素，并且说明肠道渗透性增加能够使WDEIA患者的醇溶蛋白水平升高。

第三个假设机制是，运动会降低WDEIA患者IgE介导的肥大细胞脱粒的阈值。体育运动导致血浆渗透压升高，渗透压的改变能激活肥大细胞释放炎症递质。研究已表明，IgE的激活与高渗性刺激对IgE诱导的肥大细胞释放具有协同作用。

（3）降脂药物：PAF-AH的循环活性形式为脂蛋白相关磷脂酶A2，大多数情况下是与低密度脂蛋白（LDL）形成复合物存在于循环中。血浆PAF-AH浓度与LDL水平直接相关，LDL降低会导致PAF-AH水平降低。由于PAF-AH的催化活性也受其与LDL的关联调节，因此降低血浆中的低密度脂蛋白浓度可导致PAF的半衰期增加。因此，降低LDL水平的药物（如他汀类药物）能降低PAF-AH血浆水平及其活性，延长PAF半衰期。

（4）非甾体抗炎药：体外试验的结果表明，非甾体抗炎药（NSAIDs）加重了FDEIA患者的食物过敏。有两种可能的机制解释食物依赖性NSAIDs诱导的过敏反应（FDNIA）。第一，NSAIDs增加肠道屏障的渗透性，从而引起主要过敏原的吸收；第二，NSAIDs对肥大细胞和嗜碱性粒细胞脱颗粒/激活的直接放大作用。

（5）血管紧张素转换酶抑制药和β受体阻滞药：据报道ACE抑制药和α受体阻滞药是过敏反应的增强因子。Moneret-Vautrin和Latarche报道了β受体阻滞药的优势比为6.8，ACE抑制药的为13。但是也有研究指出这些药物与反应的风险增加无关。肥大细胞最近被鉴定为ACE抑制药和β受体阻断药的直接靶标，进而支持了这些药物在过敏反应中的增强作用。

在小鼠模型中，有研究者发现单一性治疗（单纯使用ACEI/β受体阻滞药）轻微地增强了由IgE受体引发的肥大细胞脱粒，并且在无IgE激活而使用药物时没有观察到此效果。此外，一些研究显示，ACE抑制药和β受体阻滞药联合，通过FcεRⅠ显著增强了肥大细胞的释放能力。

（6）乙醇：乙醇（酒精）是过敏反应的辅助因子，潜在致病机制正在探索中。一种假设是，肠道过敏原吸收增加。乙醇诱导紧密连接相关蛋白ZO-1和claudin-1的表达改变，从而增加肠上皮屏障的渗透性。乙醇还能通过抑制腺苷摄取增加细胞外腺苷。在长时间暴露于乙醇后，细胞开始耐受乙醇对腺苷转运的急性作用，并且不再抑制腺苷摄取。在不运动的情况下，FDEIA患者中有观察到乙醇的增强作用。

乙醇增强过敏反应的另一个假设机制可能与乙醇增加血清 IgE 浓度的能力有关。在小鼠模型中，急性乙醇摄入与血清 IgE 增加和血清 IgG 水平降低相关。慢性乙醇摄入与其他免疫学异常相关，即转向 Th2，亦即对全身性疫苗的免疫应答（IgG）损害。

## 二、过敏性疾病的临床诊断与治疗进展

### （一）过敏性疾病的临床诊断

对病史的充分了解、完整的体格检查及特异性诊断方法是诊断过敏性疾病的重要依据。临床特异性诊断方法包括体内和体外检测方法。体内试验是将过敏原引入到患者体内，过敏反应在患者体内中进行，根据患者的临床表征对相关疾病做出辅助诊断。而体外试验则是采集患者的血液、鼻分泌物和其他体液等，在实验室中进行检测，患者只提供检测样本，反应在患者体外进行。对于过敏性疾病的诊断，体内试验和体外试验互为补充，可以使诊断结果更为准确。

**1. 体内试验**

（1）皮肤点刺试验（skin prick test，SPT）：皮肤点刺试验是目前临床上常用的体内检测过敏原的方法，其原理是观察变应原进入人体后局部的皮肤反应。如果受试者对试验变应原过敏，则当微量变应原进入皮下组织后，会与肥大细胞表面特异性的 IgE 结合，从而导致肥大细胞脱颗粒并释放组胺等炎性物质，使局部皮肤充血水肿，在临床上的表现即为出现风团或红晕。

皮肤点刺试验的大致操作是，在受试者前臂屈侧皮肤上依次确定若干种变应原的位置，设置生理盐水（阴性对照）和组胺（阳性对照）作为对照试验。在确定的位置，一一对应地滴加用于检测的纯化变应原悬液，再用特制的皮肤点刺针在滴加变应原悬液的中心轻轻做点刺（以不出血为度）。15~20 min 后，根据皮肤风团或红晕的大小直径，可判断是否出现阳性，以及阳性程度的级别。皮肤点刺试验操作简单，观察直接，受试者痛苦小，安全性高，临床相关性和重复性较好，是过敏性疾病首选的快速诊断方法之一。

（2）斑贴试验（patch test）：斑贴试验是将周围环境中较常见的变应原或在橡胶、金属制品、塑料、服装、化妆品等物质中含有的变应原制作成斑贴试验的标准化试剂，将斑贴试验标准化试剂涂布于特制的斑贴小室，并将这些不同种过敏原的斑贴小室贴于上背部脊柱两侧，贴敷 24~48 h后，观察皮肤接触部位是否出现皮肤炎症改变。

（3）激发试验（provocation test）：激发试验是模拟过敏原（变应原）通过自然途径进入体内，引起一次轻微发病的试验。规范的激发试验是最可靠的特异性诊断方法，但有一定的危险性，需要事先准备抢救的设备和药物。激发试验是将特异性或非特异性的激发物直接接触不同部位，根据临床表现症状评分，体征等级评分，观察是否可诱发各个部位的过敏反应症状，以此诊断过敏性鼻炎、过敏性哮喘或其他过敏性疾病。按照过敏原划分，可分为食物激发试验、药物激发试验和其他过敏原激发试验。按照激发部位划分，可分为鼻黏膜激发试验（nasal provocation test，NPT）、支气管激发试验（bronchial provocation test，BPT）、结膜激发试验（conjunctival provocation test，CPT）、口唇激发试验（oral provocation test，OPT）等。

（4）其他体内试验：其他体内试验包括皮内试验、皮肤划痕试验及被动转移试验（P-K 试验）等，在临床上作为辅助检测手段。

**2. 体外试验**

（1）血清中总 IgE 和特异性 IgE 的检测：目前已公认，血清中总 IgE 和特异性 IgE 水平增高是

过敏性疾病的共同特征及识别标志，其中总 IgE 增高提示过敏性疾病的可能，而特异性 IgE 检测可以进一步确定过敏原的种类。血清中总 IgE 和特异性 IgE 的检测方法有半定量的酶联免疫吸附试验（ELISA）、全定量的 ImmunoCAP 过敏原检测系统、放射过敏原吸附试验（RAST）和酶联免疫捕获法（ALLERG-O-LIQ 系统）等。

酶联免疫吸附试验（ELISA）法是应用包被的过敏原与血清特异性 IgE（一抗）结合，再被酶联的二抗所识别，二抗交联的酶使显色剂呈蓝色，终止反应后变成黄色，通过测定吸光值可以定性与半定量地检测血清中特异性 IgE 的浓度。该方法半定量检测特异性 IgE 为 0.35～100 U/ml。根据吸光值，致敏程度分为 5 级，即Ⅰ～Ⅴ级。

ImmunoCAP 过敏原检测系统是目前国际上公认的过敏原检测金标准。该系统是过敏性疾病诊断的全自动系统，包括高度自动化的检测仪器和与之配套的体外检测试剂，采用荧光酶联免疫技术，将标准化的过敏原固定在 ImmunoCAP 载体上，通过荧光强度可定量检测血清中总 IgE、特异性 IgE、IgG、IgA 和嗜酸性粒细胞阳离子蛋白（ECP）等多个指标。ImmunoCAP 仪器需要实验室的专业人员定期做好标准曲线和质量控制。通常过敏性疾病患者 40 ml 血清就可以满足一个检测需求。按照仪器所推荐的程序操作，首先开机后进入主菜单，依次输入检测要求、样品号和试验项目并确认；然后根据菜单提示，分别加入患者血清、试剂和检测用 CAP 至相应的位置并运行试验；最后试验结束，擦干反应舱积液，清洗干净黄盘和黑盘并晾干。该方法全定量检测特异性 IgE 为 0.35～100 kU/L，根据特异性 IgE，致敏程度分为 6 级，即Ⅰ～Ⅵ级。ImmunoCAP 过敏原检测系统具有高灵敏度、高特异性、安全可靠、效率高等特点。Phadiatop 和 Fx5 是该系统两个富有特色的检测项目，Phadiatop 含有空气中 95%的常见吸入性过敏原，Fx5 则含有牛奶、大豆、鱼等 6 种常见的食物过敏原。ImmunoCAP 过敏原检测系统可准确地检测特异性过敏原，为过敏性疾病的临床诊断和治疗提供了科学的客观依据。

放射过敏原吸附试验（radioallergosorbent test，RAST）是检测过敏性疾病中特异性 IgE 的新型检测方法。其是将纯化的过敏原（变应原）与固相载体结合，加入患者的血清及参考对照，再与核素标记的抗 IgE 抗体反应，然后检测固相的放射活性，通过标准曲线求出患者血清中特异性 IgE 的含量。

酶联免疫捕获法（ALLERG-O-LIQ 系统）也是一种检测血清中总 IgE 和特异性 IgE 方法。该方法使用链霉亲和素和生物素技术，其结合能力是普通酶标板的 4 倍。其大致操作为，首先加入待测样本孵育和洗涤，酶标板由抗人 IgE 抗体包被，结合所有 IgE，避免其他免疫球蛋白的干扰；然后加入生物素标记的过敏原、结合了酶的链霉亲和素结合物和显色底物；最后检测酶与底物反应后吸光度的变化，从而检测特异性过敏原的 IgE 的量。该方法具有检测周期较短、成本较低的特点。

（2）嗜碱性粒细胞活化试验与脱颗粒试验：嗜碱性粒细胞是参与过敏反应的效应细胞之一，当其受到特定过敏原刺激后，嗜碱性粒细胞活化，随后启动嗜碱性粒细胞的脱颗粒和新递质的合成，嗜碱性粒细胞脱颗粒后会释放组胺、趋化因子、肝素等，从而导致一系列的过敏反应。

嗜碱性粒细胞活化试验（basophil activation test，BAT）是临床诊断过敏性疾病的一种新型方法。嗜碱性粒细胞活化后，表面的标志物有很多，如 CD63、CD203c、CD69、CD45 等。目前临床上，通常将 CD63 作为嗜碱性粒细胞活化的标志物。嗜碱性粒细胞未活化时，CD63 固定在胞质内颗粒上，仅表达于颗粒膜表面；嗜碱性粒细胞活化时，经胞吐作用，颗粒与质膜融合，CD63 高表达于活化的嗜碱性粒细胞表面。检测 CD63 的表达变化，可以较为准确地计算嗜碱性粒细胞的活化率。利用流式细胞仪技术测定嗜碱性粒细胞活化率的大致步骤为，首先采集患者的血液标本，应用标准化的过敏原刺激嗜碱性粒细胞活化；然后用组合抗体标记嗜碱性粒细胞，同时加入荧光素标记的 CD63 抗体，用流式细胞仪检测 CD63 的表达量。在试验过程中，抗 IgE 或抗 FcεR Ⅰ 抗体作为 IgE 介导的阳性对照，缓冲液作为阴性对照。通过对 CD63 表达量的测定，可以量化嗜碱性粒细胞的活化率。嗜碱性粒细胞活化试验在诊断过敏性疾病、判断治疗效果等方面有着重要的临床价值。

嗜碱性粒细胞脱颗粒试验（basophil degranulation test，BDT）是通过观察患者外周血标本中嗜碱性粒细胞在体外与特异性过敏原作用后的脱颗粒变化，判断患者是否对该种过敏原过敏的一种试验方法。吸附 IgE 的嗜碱性粒细胞在体外与过敏原作用后发生脱颗粒，其胞质内颗粒不被甲苯胺蓝染色，而未脱颗粒的嗜碱性粒细胞则被甲苯胺蓝染成蓝色，胞质内颗粒被染成紫红色，在显微镜下进行细胞计数，即可计算嗜碱性粒细胞脱颗粒的百分率。该方法操作简单、费用低、所需设备简单，可用于过敏原的检测等过敏性疾病的研究。

（3）其他体外检测方法：其他体外检测方法包括类胰蛋白酶（由肥大细胞分泌）的检测，以及嗜酸性粒细胞涂片试验（一般用于检测过敏性鼻炎）等。

## （二）过敏性疾病的临床治疗进展

IgE 介导的Ⅰ型过敏反应常因暴露于室内或室外的过敏原而引起。常见的过敏原包括螨、花粉、动物皮屑、霉菌等。针对过敏性疾病，治疗的第一步是识别和避免过敏反应的触发。过敏原规避（allergen avoidance）是此类疾病防治的重要策略之一。一旦明确致敏病源（过敏原），及时进行过敏原规避可有效防止过敏性疾病的发生。如在室内规避尘螨、宠物，使用口罩规避花粉，禁食致敏食物等。除此以外，目前认为，过敏性鼻炎、过敏性哮喘等过敏性疾病的规范化治疗包括常规药物治疗（pharmacotherapy）和过敏原特异性免疫治疗（allergen immunotherapy，AIT）。

**1. 常规药物治疗**

（1）糖皮质激素：肾上腺糖皮质激素（glucocorticoids，GCS）是由肾上腺皮质中束状带分泌的一类甾体激素，主要的生物效应包括调节糖、脂肪和蛋白质的生物合成和代谢，同时具有抑制免疫应答、抗炎和抗毒的作用。GCS 是目前抗炎强度最强、作用靶点最广的抗炎药物，是大多数过敏性疾病（包括过敏性鼻炎、过敏性哮喘、特应性皮炎等）的一线治疗药物。在过敏性疾病治疗中，它的主要作用是减少炎症细胞的汇集，多靶位下调或阻断炎症基因的编码，包括细胞因子、趋化因子、黏附分子、炎性酶类、受体和蛋白质，以及激活抗炎基因的表达（如 Annexin-1、SLPI、MKP-1、IkB-α、GILZ）。常用的糖皮质激素包括泼尼松、地塞米松、布地奈德等。

（2）抗组胺药：组胺（histamine）是参与炎症和过敏反应的重要化学递质之一，储存在肥大细胞和嗜碱性粒细胞的胞质之中。当高亲和力的 IgE 抗体进入机体后引起组胺释放，可以导致平滑肌收缩、黏液分泌、血管通透性增加，以及感觉神经的刺激效应等，在各种过敏性疾病的发病机制中均有重要作用。组胺主要通过 $H_1$ 受体在过敏性疾病中发挥作用。抗组胺药物主要用于 IgE 介导的Ⅰ型过敏性疾病的对症处理，其原理为通过与组胺竞争靶细胞上的组胺受体，从而产生拮抗组胺的作用。$H_1$ 抗组胺药可以抑制肥大细胞和嗜碱性粒细胞释放炎性递质，减少微血管渗透，抑制过敏原激发所致的局部过敏反应，有效缓解组胺介导的症状。$H_1$ 抗组胺药被广泛应用于治疗各种过敏性疾病，包括过敏性皮肤病（如荨麻疹）、过敏性鼻炎、过敏性结膜炎等。我国常用的抗组胺药包括苯海拉明、氯苯那敏（扑尔敏）、西替利嗪等。

（3）其他药物：其他用于治疗过敏性疾病的药物包括用于治疗哮喘的白三烯受体拮抗药（LTRA，如扎鲁司特、孟鲁司特钠），$β_2$受体激动药（如沙丁胺醇、特布他林），抗胆碱药（如异丙托溴铵、氧托溴铵），血小板活化因子拮抗药，肥大细胞稳定药（如色甘酸），茶碱类药物（如氨茶碱、胆茶碱），以及其他免疫抑制药和免疫调节药等。严重过敏反应患者（如过敏性休克者）

应使用肾上腺素进行治疗。

**2. 过敏原特异性免疫治疗**

（1）过敏原特异性免疫治疗的临床应用：过敏原特异性免疫治疗（allergen immunotherapy，AIT），也称为脱敏治疗，是在确定患者致敏原后，通过逐渐增加过敏原提取液的剂量，对患者进行反复接触以提高机体对致敏过敏原的耐受能力，使患者再次接触致敏过敏原后，症状减轻甚至反应状态消失，即诱导免疫耐受的特异性治疗方法。不同于常规药物治疗，过敏原特异性免疫治疗是目前除规避过敏原外唯一能够有效干预过敏性疾病自然进程的病因治疗手段。该疗法早在 20 世纪就已经被用于治疗 IgE 介导的过敏性疾病，目前已经得到广泛的认可。AIT 的治疗一般为 3～5 年。该疗法有多层次的临床疗效，被认为能够从整体上调节患者的免疫系统趋于平衡，预防过敏性疾病的加重与发展，预防新的致敏形成，减少或停用对症用药，且停药后仍具有长期疗效。

目前，过敏原特异性免疫治疗的适应证包括应用于吸入性过敏原引起的呼吸道过敏性疾病（如过敏性鼻炎、过敏性哮喘），以及膜翅目昆虫毒液过敏。目前该疗法的有效过敏原包括尘螨、桦树花粉、墙草花粉、豚草花粉、蒿草花粉、犬和猫的皮屑、某些真菌和蟑螂。最近的研究发现，AIT 对于食物过敏及特应性皮炎（AD）也有一定的疗效。

（2）过敏原特异性免疫治疗的免疫学改变：过敏原特异性免疫治疗通过一系列复杂的机制下调了机体的过敏反应，有效的 AIT 根据时间顺序能够激活机体内多种免疫学机制，从而达到多方面临床改善的效果。AIT 的耐受机制按照时间顺序包括三个阶段：快速脱敏、过敏原特异性的早期免疫耐受及耐受的维持。在快速脱敏阶段，可以观察到肥大细胞和嗜碱性细胞敏感性的早期降低。这种现象的产生有几种可能的机制，如组胺Ⅱ型受体的上调、效应细胞功能的降低及过敏原表面 CD63 表达的减少。嗜碱性粒细胞敏感性的早期改变可以提示 AIT 治疗引起的早期症状缓解。早期免疫耐受的建立，表现在过敏原特异性的调节性 T 细胞（Treg）和调节性 B 细胞（Breg）的细胞增殖，以及过敏原特异性耐受性抗体（如 IgG4）水平的升高。由 AIT 引起的机体长期耐受机制包括记忆 T 细胞和记忆 B 细胞池的改变，$CD4^+$细胞从 Th2 到 Th1 的表型的转变，以及效应和结构性免疫细胞的功能的改变等。

迄今为止，过敏原特异性免疫治疗的机制尚未完全明确。由于过敏性疾病如过敏性鼻炎的主要免疫学改变是 Th1 和 Th2 细胞比例和功能失衡，主要观点认为 AIT 的机制是通过调节性 T 细胞的作用，纠正了 Th1/Th2 细胞的失衡状态，从而减少炎症细胞的聚集、活化和递质释放，抑制过敏性疾病的发病过程（图 19-1）。免疫治疗所使用的高剂量过敏原进入机体后，可以引起血清 IFN-γ 的升高，以及 IL-4 的降低（提示 Th2 功能下调与 Th1 功能上调），诱导外周效应 T 细胞特异性无应答，导致 IgE/IgG4 的比例下降，抑制肥大细胞、嗜酸性粒细胞的激活。此外，最新研究进展发现，在免疫治疗机制中，过敏反应特异性 T 细胞（特别是 Th2 细胞）和分泌 IL-10 的 Treg 细胞功能的平衡，对过敏反应炎症的发展或抑制起到了关键作用。免疫治疗可诱导 Treg 细胞的增殖，进而分泌 IL-10 及 TGF-β。IL-10 与 TGF-β 不仅能够抑制 B 细胞合成 IgE，IL-10 本身还可以促进保护性免疫球蛋白 IgG4 的合成，从而抑制 Th2 细胞的增殖及细胞因子的应答。另一方面，TGF-β 可诱导 B 细胞合成 IgA，在免疫治疗的免疫耐受建立过程中起到了至关重要的作用。

总而言之，过敏原特异性免疫治疗的免疫学改变包括效应细胞的脱敏现象，过敏原特异性 IgE 的减少，过敏原诱导的肥大细胞与嗜碱性粒细胞组胺释放减少，Th2 细胞与 Th1 细胞表型的转变，以及抑制性细胞（Treg/Breg 细胞）的增殖，过敏原特异性 IgG 的增加，组织炎症的减少等。至今，哪一种免疫学改变在免疫治疗中起决定性作用仍然有待探索。

（3）过敏原特异性免疫治疗的疗效评估与预测：当前，国际上对过敏原特异性免疫治疗在过敏性疾病中的临床定位逐步增高，关于该疗法疗效的评估与预测也逐渐引起了人们的重视。针对

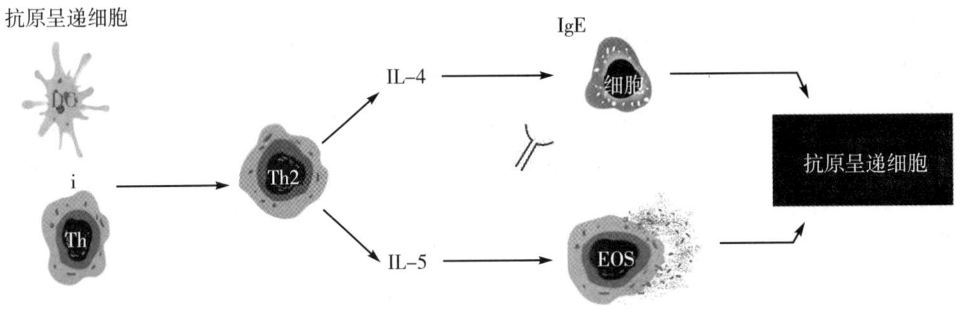


（A）

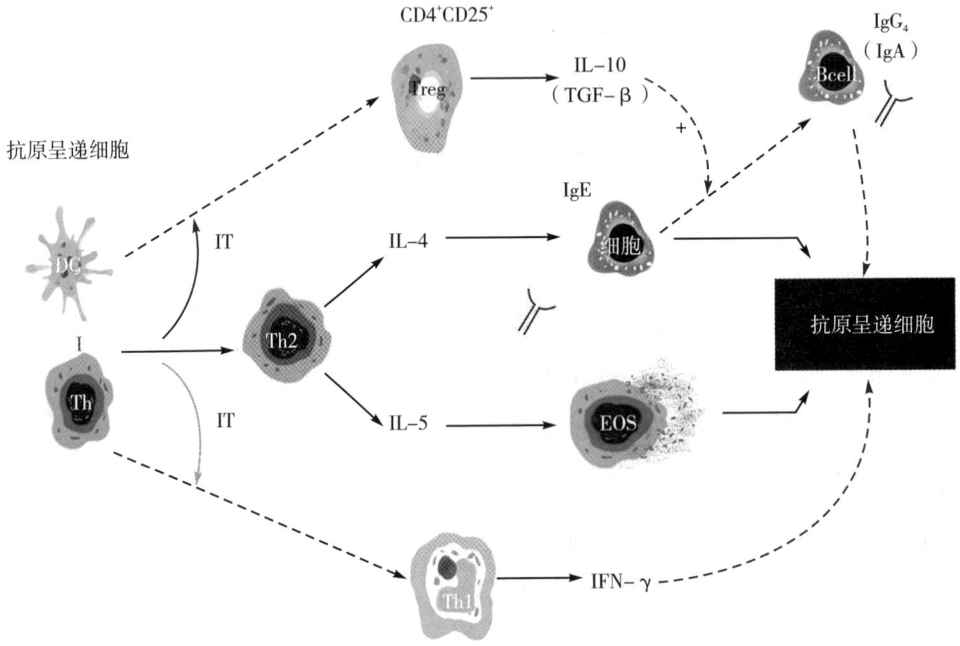


（B）

**图 19-1 过敏原特异性免疫治疗的机制**

注：（A）低浓度过敏原（自然暴露）引起的过敏反应机制；（B）高浓度过敏原（免疫治疗）致脱敏的分子机制。DC. dendritic cell，树突状细胞；Th cell. T helper cell，T 辅助细胞；IT. immunotherapy，免疫治疗；Treg. 调节性 T 细胞；IL. interleukine，白细胞介素；EOS. eosinophil，嗜酸性粒细胞

AIT 疗效的评估，目前国际上推荐将综合症状评分、药物评分、疾病的控制问卷（如鼻炎、哮喘的控制问卷）、生活质量问卷等综合结果作为目前 AIT 有效性评估的主要结果。

虽然在临床实践与随机对照试验中，综合症状和药物评分是推荐的疗效指标，但标准化和全球通用的 AIT 有效性的评估手段仍然缺乏。由于过敏性疾病、过敏原、患者反应的复杂性，并非所有患者对 AIT 的疗效都是一致的，目前尚未找到可验证的、被广泛接受的用于评估与预测 AIT 疗效的临床生物学参数（biomarkers）。Shamji 等在近期的综述中总结，过敏原特异性 IgG4 或许可以作为 AIT 临床预后的生物学参数；过敏原特异性（sIgE）与总 IgE（tIgE）的比值（sIgE/tIgE）

和过敏原特异性抑制抗体活性的检测方法（IgE-FAB）或许可以作为临床疗效的参数，但它们与临床疗效的相关性及和治疗终止后持续疗效的相关性，尚需更多的研究以进一步确认。

**3. 新型治疗手段** 除上述常规药物治疗手段及传统过敏原特异性免疫治疗方法外，人类在过敏性疾病新型治疗方法上也取得了一定的进展。目前，一种用于治疗由花粉或尘螨引起的过敏性鼻炎的口服新型口腔崩解脱敏片剂已被用于临床，该新型片剂被放置在舌下可迅速溶解。另外，新型过敏原基因免疫治疗可通过 DNA 疫苗将微量过敏原基因导入体内，使机体产生持久的免疫反应；重组过敏原治疗可利用基因工程技术重组过敏原的抗原蛋白进行免疫治疗，为过敏原疫苗的商品化提供物质保障，从而提高过敏原特异性免疫治疗的疗效及安全性。此外，过敏原特异性免疫治疗可合并抗免疫球蛋白 E 抗体（Anti-IgE，如奥玛珠单抗）治疗。奥玛珠单抗可选择性和血液中游离 IgE 结合，形成无生物活性的 IgE-抗 IgE 复合物，降低血清游离 IgE 水平，从而阻断变态反应疾病的发展，目前已取得较好的疗效。

其他用于治疗变态反应性疾病的新型治疗手段还包括抗 IL-5 抗体（对嗜酸性粒细胞起趋化作用）、抗 CCR-3 抗体（阻止嗜酸性粒细胞的迁徙）、可溶性 sIL-4 受体（阻碍 Th2 细胞分化）、重组干扰素 γ（抑制 IgE 的产生，下调 Th2 细胞的功能）及益生菌的使用（针对食物过敏）等其他相关新的治疗方法，但其有效性与安全性仍待进一步验证。

# 三、过 敏 原

## （一）过敏原的分类

过敏性疾病的发病是由于机体接受特定过敏原持续刺激或同一过敏原再次刺激所致机体发生功能紊乱和组织损伤。过敏原是过敏性疾病的触发因素，在人类日常生活环境中存在着大量过敏原，根据过敏原进入机体的不同途径将过敏原分为以下几类。

**1. 食入性过敏原** 食入性过敏原中多数含有食物致敏蛋白，其通过消化道进入人体能够引起免疫反应。食物致敏蛋白多为水溶性糖蛋白，不同食物间可能存在相似的能引起机体致敏的水溶性糖蛋白。国际食品法典委员会公布的 8 种常见高致敏食物为：鱼、蛋、贝类、乳、花生、大豆、坚果和小麦。我国常见的致敏食物有鱼、虾、蟹、乳类、蛋类、食用菌类、坚果等。

**2. 吸入性过敏原** 吸入性过敏原飘浮在空中，其通过呼吸道进入人体引起免疫反应。常见的吸入性过敏原为尘螨（屋尘螨和粉尘螨）、真菌（青霉菌、曲霉菌、交链孢属和蘑菇孢子等）、动物毛屑（猫、犬和山羊等）、花粉（桦树花粉、豚草花粉和蒿草花粉等）、昆虫分泌物及排泄物（蟑螂、蚊蝇和蜂蝶等）和棉花絮等。由于我国北方和南方的环境有所不同，常见的吸入性过敏原也存在南北差异，北方最常见的吸入性过敏原为蒿草花粉，南方最常见的吸入性过敏原为尘螨。

**3. 接触性过敏原** 接触性过敏原通过接触皮肤黏膜引起皮肤过敏性炎症。常见的接触性过敏原为金属饰品、化妆品、天然橡胶乳胶、化工制品和昆虫叮咬等。接触性过敏原大多与职业性疾病有关，如天然橡胶乳胶过敏常见于医务工作者和生物医学研究人员等，化工制品过敏常见于化学工厂的工人和装修工人等，昆虫叮咬常见于农业工作者、林业工人和养蜂人等。

**4. 药物性过敏原** 药物性过敏原通过口服、注射、吸入、栓剂或接触皮肤等途径进入人体血液循环系统引起免疫反应。常见的药物性过敏原为青霉素、链霉素、头孢菌素、各种疫苗和中药等。

**5. 自身组织过敏原** 自身组织过敏原是由于生物理化因素影响而使组织结构或组成发生改变，或由于外伤或感染而释放的自身组织成分而形成的。生物理化因素包括精神紧张、工作压力、电离辐射、感染、烧伤等。

## （二）过敏原蛋白组分研究

在过敏反应中存在这样一种现象，即两种不同物质由于其引起过敏反应的过敏原在分子组成上相同或相似，则人体对一种物质过敏后在接触另一种具有类似过敏原的物质时也会引起过敏，这种现象称为过敏原的交叉反应。因此，研究过敏原的过敏蛋白组分对预防交叉反应有重要的意义。近年来，对于过敏原的蛋白组分研究有些已经有了比较明确的结果，表 19-2 总结了主要过敏原的蛋白组分名称。

表 19-2　主要过敏原蛋白组分

| 来源 | 过敏原蛋白组分名称 |
|---|---|
| 户尘螨 | nDer p1 |
| | rDer p2 |
| | rDer p10 |
| 黄胡蜂毒 | rVes v5 |
| 桃子 | rPru p3 LTP |
| | rPru p1 PR-10 |
| 百慕达草 | nCyn d1 |
| 刺柏 | nCup a1 |
| 猫皮屑 | rFel d1 |
| | rFel d2 |
| 榛子 | rCor a1 |
| | rCor a8 |
| 牛奶 | nBos d4 乳白蛋白 |
| | nBos d5 乳球蛋白 |
| | nBos d8 酪蛋白 |
| 虾 | rPen a1 |
| | 原肌球蛋白（TM） |
| | 血蓝蛋白（Hc） |
| | 精氨酸激酶（AK） |
| | 肌质钙结合蛋白（SCP） |
| | 肌球蛋白轻链 |
| 花生 | rAra h9 LTP |
| | rAra h1 |
| | rAra h2 |
| | rAra h3 |
| | rAra h8 PR-10 |
| 蛋白 | nGal d1 卵类黏蛋白 |
| | nGal d2 卵白蛋白 |
| | nGal d3 伴清蛋白 |
| 意大利蜜蜂毒 | rApi m1 |

续 表

| 来源 | 过敏原蛋白组分名称 |
|---|---|
| 犬毛屑 | rCan f1 |
| | rCan f2 |
| 梯牧草 | rPhl p1 |
| | rPhl p5b |
| 疣皮桦 | rBet v1 PR-10 |
| | rBet v2 |
| | rBet v4 |
| 链格孢 | rAlt a1 |
| 小麦 | rTria 19 Omega-5 |
| 苦艾 | nAmb a1 |
| 大豆 | cGly m4 |
| 牛肉 | nBos d6 BSA |
| 北艾草 | nART v1 |
| | nART v3 LTP |
| 荞麦 | Fag t1 |
| | Fag t2 |
| | Fag t10 |
| 大豆 | 大豆球蛋白 |
| | β-伴大豆球蛋白 |
| 锈斑鲟（海蟹） | 原肌球蛋白（TM） |
| | 血蓝蛋白（Hc） |
| | 精氨酸激酶（AK） |

## （三）过敏原制剂的临床使用现状

迄今为止，在我国临床中批准使用的，来自国外的商品化、标准化的过敏原制剂主要有丹麦 ALK-Abello 公司生产的“屋尘螨变应原制剂”（安脱达）、德国 Allergopharma 公司生产的“螨变应原注射液”（阿罗格）。同时，北京协和医院制作的大籽蒿、葎草、圆柏、洋白蜡、尘螨、猫毛、犬毛、交链孢霉等 9 种过敏原制剂，是地方食品药品监督局批准的医疗机构特殊过敏原制剂，国内临床使用的范围有限。目前，在临床上标准化过敏原制剂的生产和使用上还十分稀缺，并且这些批准使用的标准化过敏原制剂远远满足不了临床诊疗的需要。

## （四）过敏原制剂的实验室制备

目前国内实验室制作的过敏原制剂（又称过敏原浸液），其制备工艺需经过过敏原的采集、粉碎、净化、去脂、提取、过滤与分离、透析、浓缩、酸碱度测试及校正、除菌过滤、灌装、灭菌检查、毒性试验和标准化包装等一系列步骤才能得到标准化的过敏原制剂。其制备过程的每一步都直接影响过敏原制剂的质量，有些过敏原蛋白需要考虑其热不稳定性和对蛋白酶的敏感性等方面，因此对每个制备环节的质量控制十分关键。

# 展 望

过敏反应的机制是复杂的。IgE 介导途径作为过敏性疾病的经典途径，其在疾病机制中的地位已得到充分肯定，除此以外的过敏反应机制仍然需要探索。过敏性疾病在过去十几年中的发病率显著上升，成为全球关注的公众卫生问题。面对过敏性疾病的流行，迫切需要将基础研究与临床研究紧密结合，建立准确临床诊疗手段，以降低其发病率。在未来，需要进一步探索过敏性疾病的发病机制、常规药物治疗与特异性免疫治疗的药物机制、治疗过程中炎症因子及相关抗体影响等免疫学证据。同时，应加强新型检测方法、标准化过敏原制剂及新药的开发，针对特异反应性皮炎、食物过敏等过敏性疾病的治疗方法的开发尤为重要。此外，过敏原特异性免疫治疗的进一步发展，尤其是新的给药方式、有效性及安全性的提高、疗程的缩短及适应证增加的发展也亟待研究。

（刘光辉　彭　超　张珒珒　徐姗姗）

## 参考文献

[1] Metcalfe DD, Peavy RD, Gilfillan AM. Mechanisms of mast cell signaling in anaphylaxis. J Allergy Clin Immunol, 2009, 124: 639-646.

[2] Muñoz-Cano R, Pascal M, Bartra J, et al. Distinct transcriptome profiles differentiate nonsteroidal anti-inflammatory drug-dependent from nonsteroidal anti-inflammatory drug-independent food-induced anaphylaxis. J Allergy Clin Immunol, 2016, 137 (1): 137-146.

[3] Vadas P, Gold M, Perelman B, et al. Platelet-activating factor, PAF acetylhydrolase, and severe anaphylaxis. N Engl J Med, 2008, 358: 28-35.

[4] Stafforini DM. Biology of platelet-activating factor acetylhydrolase (PAF-AH, lipoprotein associated phospholipase A2). Cardiovasc Drugs Ther, 2009, 23: 73-83.

[5] Woolhiser MR, Brockow K and Metcalfe DD. Activation of human mast cells by aggregated IgG through FcgammaRI: additive effects of C3a. Clin Immunol, 2004, 110: 172-180.

[6] Sala-Cunill A, Björkqvist J, Senter R, et al. Plasma contact system activation drives anaphylaxis in severe mast cell-mediated allergic reactions. J Allergy Clin Immunol, 2015, 135: 1031-1043.

[7] Palosuo K, Varjonen E, Nurkkala J, et al. Transglutaminase-mediated cross-linking of a peptic fraction of ω-5 gliadin enhances IgE reactivity in wheat-dependent, exercise-induced anaphylaxis. J Allergy Clin Immunol, 2003, 111: 1386-1392.

[8] Lambert GP, Broussard LJ, Mason BL, et al. Gastrointestinal permeability during exercise: effects of aspirin and energy-containing beverages. J Appl Physiol, 2001, 90: 2075-2080.

[9] Eggleston PA, Kagey-Sobotka A, Schleimer RP, et al. Interaction between hyperosmolar and IgE-mediated histamine release from basophils and mast cells. Am Rev Respir Dis, 1984, 130: 86-91.

[10] Harada S, Horikawa T, Ashida M, et al. Aspirin enhances the induction of type Ⅰ allergic symptoms when combined with food and exercise in patients with food-dependent exercise-induced anaphylaxis. Br J Dermatol, 2001, 145: 336-339.

[11] Ruëff F, Przybilla B, BilóMB, et al. Predictors of severe systemic anaphylactic reactions in patients with Hymenoptera venom allergy: importance of baseline serum tryptase-a study of the European Academy of Allergology and Clinical Immunology Interest Group on Insect Venom Hypersensitivity. J Allergy Clin Immunol, 2009, 124: 1047-1054.

[12] Moneret-Vautrin D-A and Latarche C. Drugs as risk factors of food anaphylaxis in adults: a case-control study. Bull Acad Natl Med. 2009, 193: 351-353.

[13] Jacobs RL, Rake GW, Fournier DC, et al. Potentiated anaphylaxis in patients with drug-induced beta-adrenergic blockade. J Allergy Clin Immunol, 1981, 68: 125-127.

[14] Wang Y, Tong J, Chang B, et al. Effects of alcohol on intestinal epithelial barrier permeability and expression of tight junction-associated proteins. Mol Med Rep, 2014, 9: 2352-2356.

[15] 杨莹莹，杨俊齐. Treg 和 Th17 细胞在寄生虫感染和卫生假说中的免疫调节. 中国血吸虫病防治杂志，2017，1.

[16] Ferastraoaru D, Shtessel M, Lobell E, et al. Diagnosing environmental allergies: comparison of skin-prick, intradermal, and serum specific immunoglobulin E testing. Allergy Rhinol (Providence), 2017, 8 (2): 53-62.

[17] Griffiths RLM, El-Shanawany T, Jolles SRA, et al. Comparison of the performance of skin prick, immunoCAP, and ISAC tests in the diagnosis of patients with allergy. Int Arch Allergy Immunol, 2017, 172 (4): 215-223.

[18] Masilamani M, Kamalakannan M, Sampson HA. Basophil Degranulation Assay. Methods Mol Biol, 2017, 1592: 139-146.

[19] 刘光辉. 临床变态反应学. 北京：人民卫生出版社，2014：31-33，38-44，58-67，260-267.

[20] 过敏性鼻炎皮下免疫治疗专家共识 2015. 中国过敏性鼻炎研究协作组. 中国耳鼻咽喉头颈外科杂志，2015，22（8）：379-404.

[21] Jutel M, Agache I, Bonini S, et al. International consensus on allergy immunotherapy. J Allergy Clin Immunol, 2015, 136 (3): 556-568.

[22] Pfaar O, Demoly P, Gerth van Wijk, et al. Recommendations for the standardization of clinical outcomes used in allergen immunotherapy trials for allergic rhinoconjunctivitis: an EAACI Position Paper. Allergy, 2014, 69: 854-867.

[23] Annunziato F, Romagnani C, Romagnani S. The 3 major types of innate and adaptive cell-mediated effector immunity. J Allergy Clin Immunol, 2015, 135: 626-635.

[24] Shamji MH, Kappen JH, Akdis M et al. Biomarkers for monitoring clinical efficacy of allergen immunotherapy for allergic rhinoconjunctivitis and allergic asthma: an EAACI Position Paper. Allergy, 2017, 72 (8): 1156-1173.

[25] Demoly P, Chiriac AM, Michel FB. Innovative immunotherapies of respiratory allergic diseases. Bull Acad Natl Med, 2016, 200 (3): 545-7; discussion 557-559.

[26] 张春梅，赖荷，陈蕴光，等. 过敏原蛋白组分 sIgE 检测及分析. 标记免疫分析与临床，2017，24（7）：725-729.

[27] 周艳君，汤蕊，魏继福，等. 荞麦过敏原致敏蛋白组分研究. 食品安全质量检测学报，2017，8（4）：1167-1170.

[28] 张楠，布冠好，陈复生，等. 三种主要食物过敏原蛋白及其结构分析. 食品工业科技，2015，36（2）：397-400.

[29] 孙一帆，黄建芳，王彩霞，等. 中国人的虾、蟹致敏过敏原组分分析. 中国免疫学杂志，2014，30：1325-1329.

# 感染免疫动物模型实验研究进展

# 第 20 章

感染性动物模型是基于实验动物学、传染病学和比较医学研究而产生的，通过制备和分析模型，可以成为感染性疾病的免疫学机制和疾病的预防治疗提供研究基础。借助于生命科学和医学领域新的实验技术，感染性动物模型的制备和分析技术也相应地有了新进展，为研究提供更有力的工具。

## 一、动物模型研究的概述

### （一）动物模型研究在生物和医学研究中的意义

作为生命科学和医学研究不可替代的重要支撑条件，实验动物模型对于生命基本规律和机制的阐明所起的作用越来越不可替代。人类各种疾病的发生发展十分复杂，要深入探讨其疾病的发病及防治机制不能也不应该在患者身上进行，但可以通过对动物各种生命现象的观察研究，进而推用到人类。通过实验动物进行比较医学研究，有利于更准确、更全面、多方位、多层次地了解各种人类疾病及各种生命现象的本质。

在免疫学领域，很多机制研究都采用了实验动物作为研究对象，尤其是基因修饰小鼠是免疫研究使用最广泛的动物模型，其次是大鼠，其他动物如豚鼠、犬等则较少。

生物医学的发展对实验动物的要求越来越高，从而促进了实验动物科学的发展。不断涌现的基础医学研究手段加速了实验动物的研究进程。实验动物的种类资源和丰富的模型极大地促进了生物医学的发展，实验动物的研究成果极大地丰富了生物医学的研究内容。只有通过实验动物和动物实验人们才能解开生命的奥秘，才能从根本上认识疾病从而战胜疾病。

### （二）动物模型制备的要点

动物模型是指生物医学中建立的具有能模拟人类疾病特性的实验材料和对象，动物模型按大类分，可以分为自发性动物模型和诱发性动物模型。在实验研究中，诱发性动物模型应用较为广泛，其中又可分为感染性动物模型和非感染性动物模型，本节以感染性动物模型中结核感染动物模型为例，详细介绍模型在免疫学细胞功能研究中的新进展。

感染性动物模型不是简单的动物感染，一个成功的模型能复制出感染性疾病的临床表现、特征病变、类似的病程，体内必须有可分离培养的病原。采用稳定的模型制备技术参数，可以稳定地复制上述疾病特点，力求缩短模型的周期，避免由于模型周期过长导致实用性差。总结临床表现、病理病变、组织菌量、免疫学指标、影像学变化、血液学变化，分析动物模型和人类疾病可以类比的指标，并明确不一致的指标，选择稳定、数值适当的参数建立一套可用的评价体系，以便进行统计学分析。模型制备的要点总结见图 20-1。

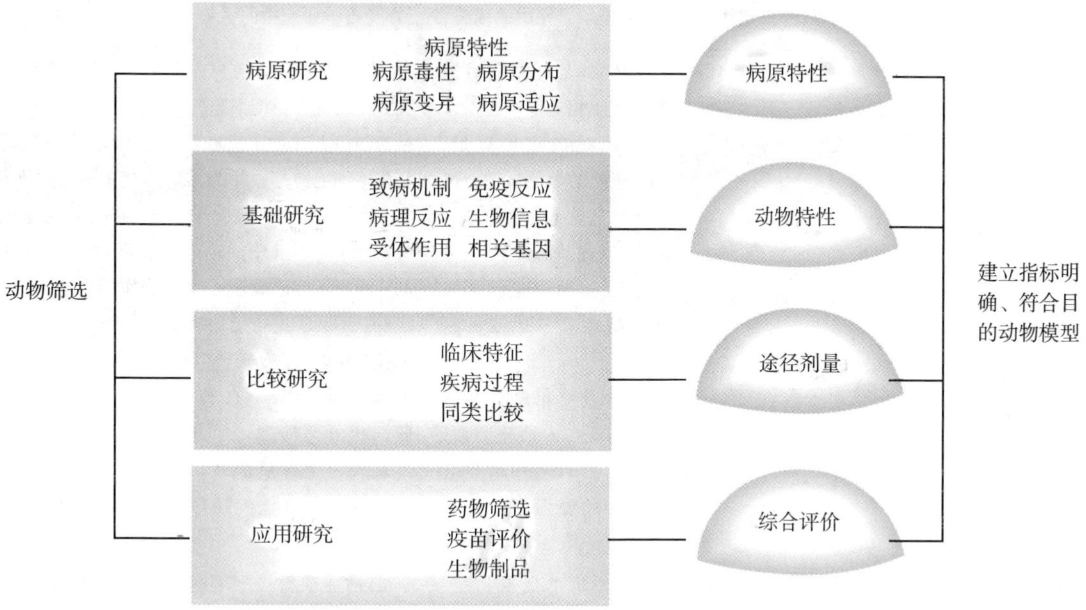


图 20-1　规范化的传染病动物模型制备的基本要素

### （三）感染性疾病动物模型研究难点

多数感染性疾病能够引起多样病程。如结核病，有潜伏感染和活动性感染，而活动性感染又分原发性结核、血行播散性结核（急性粟粒型结核、亚急性和慢性血行播散性结核）、继发性肺结核（浸润型、纤维空洞型、干酪样肺炎、结核球等）；乙型病毒性感染，有急性自限性感染、慢性感染和隐匿性感染，而人类免疫缺陷病毒则可引起急性感染、慢性无症状携带及艾滋病。而每种模型只能模拟感染性疾病的某一方面或某几方面，不能反映疾病的全貌，通过整合不同的模型特点，可以避免“盲人摸象”，尽量接近真实的还原疾病的本来“面目”；并且，实际应用中不同研究目的需要不同的感染动物模型。因此，建立有针对性的系统化的感染动物模型可以满足不同的应用要求。

## 二、现有各物种动物模型的研究新进展及在免疫研究应用中的优缺点

由于疾病的复杂性及实验动物物种的属性，导致单一物种的结核动物模型不能模拟人类疾病的所有特点，因此需要在多个实验动物物种中分别建立多种结核动物模型，力求从临床表现、免疫学反应、免疫病理损伤特点、体内病原的免疫作用机制、疾病的进程和结果等多方面分别模拟人类疾病特点，为实验研究提供可靠的模型，从而将实验研究的发现精准有效地转化到临床研究。

总结已经报道的结核动物模型的特点，结核分枝杆菌、乙型肝炎病毒和人类免疫缺陷病毒感

染动物模型，从模型在免疫学研究应用中的优缺点进行总结，可以指导研究应用（表 20-1 至表 20-3）。

表 20-1　目前结核动物模型在免疫学研究应用中的优缺点

| 动物品系 | 菌株选择 | 感染方法 | 模型种类 | 在免疫学研究中的优势 | 在免疫学研究中的劣势 | 应用指导 |
|---|---|---|---|---|---|---|
| C57BL/6<br>C3HeB/FeJ | H37Rv<br>MDR | 尾静脉感染、气溶胶感染 | 小鼠结核急性模型 | 1. 动物体形小，较易操作，成本相对低<br>2. 有清楚的遗传背景，相对成熟的免疫试剂，可进行结核免疫机制研究<br>3. 可制备基因工程小鼠的结核模型，进行结核病细胞或分子免疫机制研究<br>4. 人源化小鼠结核模型病理病变与人结核类似，可以作为 HIV 和结核共感染的免疫细胞功能研究候选模型 | 1. 结核肉芽肿结构与人类并不相同，免疫细胞的反应与患者有差异，无朗格汉斯细胞肉芽肿外围无类上皮样细胞，除 C3HeB/FeJ 小鼠外，其他品系小鼠不能形成坏死性病变，不利于进行结核病的免疫病理损伤研究<br>2. 能抑制感染，在肺、脾、肝可见病变，但并不发展为全身播散性疾病，不适合结核的播散的免疫机制研究 | 1. 可进行结核的免疫机制研究<br>2. 特定基因在结核致病中机制的研究<br>3. 可用于快速抗结核药物、疫苗的免疫作用研究 |
| C57BL/6<br>C3HeB/FeJ | H37Rv | 尾静脉感染、气溶胶感染 | 小鼠结核潜伏感染模型 | 1. 潜伏期小鼠肺、脾、肝有少量肉芽肿病变，组织和菌量在一段时间持续保持较低水平，随后复发，适合研究潜伏及复发的免疫机制，包括早期的天然免疫和后面的获得性免疫<br>2. 适合评价治疗性疫苗 | 1. 目前所获得模型的同组内潜伏期长短不一，复发差异较大，整个潜伏-复发的周期较长，研究周期长<br>2. 缺乏复发免疫学指标 | 1. 潜伏感染免疫机制研究<br>2. 潜伏期预防的细胞免疫机制研究 |
| 哈氏豚鼠 | H37Rv | 气溶胶感染、皮下感染 | 豚鼠急性结核模型、各种疫苗评价模型 | 1. 对结核非常易感，迟发超敏反应强<br>2. 对抗结核药物、疫苗反应好，豚鼠结核模型将成为疫苗和新药开发、药物疗效评价的重要模型 | 1. 缺乏特异性的免疫试剂，因此不能进行深入的免疫细胞功能和机制研究<br>2. 不能形成自发潜伏感染免疫机制研究 | 评价不同疫苗或免疫方案的效果，如初免疫苗模型、初免-加强疫苗模型、治疗性疫苗模型 |
| 新西兰兔 | H37Rv | 脊椎打孔感染 $10^8$CFU | 兔肺、骨、脑膜炎和皮肤结核模型 | 1. 肺部形成的肉芽肿能发生坏死和液化，容易形成空洞，用于空洞肺结核的免疫机制研究<br>2. 可制备脊柱结核模型，进行骨结核治疗的免疫研究<br>3. 可形成皮肤溃疡性结核和脑膜炎，并进行相关的免疫机制研究 | 1. 结核的临床症状不明显<br>2. 免疫试剂不全<br>3. 对结核易感性低于豚鼠，虽然略高于小鼠 | 1. 空洞性或坏死性结核的免疫学机制研究<br>2. 结核气溶胶传播的免疫学研究的首选模型<br>3. 骨关节和脊柱结核的诊疗研究优选模型<br>4. 结核性脑膜炎和皮肤结核病变诊疗的免疫机制研究 |

续 表

| 动物品系 | 菌株选择 | 感染方法 | 模型种类 | 在免疫学研究中的优势 | 在免疫学研究中的劣势 | 应用指导 |
|---|---|---|---|---|---|---|
| 食蟹猴、恒河猴 | H37Rv、Erdman、MDR 100～500CFU | 纤支镜感染 | 猴结核潜伏感染模型、活动性感染模型 | 1. 可模拟人结核的潜伏、多种活动性结核病程，进行疾病多病程细胞和分子免疫机制研究<br>2. 可发展肺结核及肝、脾、肾、纵隔结核等肺外结核病变，偶见于小脑病变、骨结核。肉芽肿结构层次与人结核肉芽肿类似，有典型的朗格汉斯细胞 | 1. 转基因动物比较难制备，免疫试剂不丰富，在一定程度上限制了特定基因与结核治病免疫机制研究<br>2. 成本昂贵，并且实验室空间占位大，限制了动物的使用数量<br>3. 模型的个体差异大，在药效和疫苗研究中评价的免疫学指标需要进一步探索 | 1. 抗结核药物和疫苗评价的免疫学指标研究（个性化评价）<br>2. 个性化的疾病免疫学机制研究（精准医疗） |
| 中缅树鼩 | H37Rv $10^3$～$10^6$CFU | 尾静脉、腹股沟静脉 | 树鼩结核急性感染模型、结核胸腔积液模型 | 腹膜、肺、肾、脊柱旁肋间隙可产生肉眼可见的结核结节、结核的皮肤病变，结核性胸腔积液常见。可获得小脑结核病变。可利用蛋白质组学、转录组学方法研究结核的机制 | 树鼩的全基因目前已测序，但未对基因和蛋白进行功能分类，同时缺乏研究所需的免疫学试剂，无法进行深入的机制研究 | 肺结核、结核性胸腔积液、皮肤结核的免疫学初步研究 |
| Wistar 大鼠 | HN878/W4 500CFU | 气管切开感染 | 大鼠潜伏感染模型 | 1. 模型成本相对大动物低，形成持续性潜伏感染，便于研究结核菌从早期潜伏到后期的潜伏的免疫学机制<br>2. 肺组织形成肉芽肿，由淋巴细胞、巨噬细胞和 PMN 组成，利用 CRISPR-CAS9 基因编辑技术可进行特定免疫细胞功能研究 | 1. 潜伏感染中肺组织荷菌量偏高，4～5log10（CFU），模型模拟性有待优化<br>2. 肉芽肿结构与人肉芽肿不相似，免疫损伤机制研究有差异<br>3. 大鼠对结核感染的抵抗比小鼠明显，免疫抵抗作用强 | 可进行药物的吸收、分布、代谢、毒理、细菌清除研究，利用基因编辑技术可以进行特定免疫细胞功能研究，因此是抗结核新药的免疫学机制研究的良好模型 |
| 黑白花奶牛<br>被阉割的雄性小牛 | 牛分枝杆菌 $10^4$CFU<br>鸟分枝杆菌 | 气溶胶感染 | 牛结核的传播模型 | 1. 下呼吸道包括左右肺的上、中、下、副肺叶，以及纵隔淋巴结均有病理病变，可进行相关病变的免疫机制研究<br>2. 胎牛结核模型研究免疫反应的良好模型，γδT 细胞在肉芽肿形成早期有区别，导致宿主抗结核的作用有差异 | 1. 有结构完整和不完整的肉芽肿。肉芽肿随病变不同时期免疫细胞不同，不完整肉芽肿以 WC1 细胞较多，完整肉芽肿 γδT 细胞较多。局部免疫反应有朗格汉斯细胞。免疫损伤机制与人的有所不同<br>2. 免疫学试剂较少，目前缺基因改造的动物 | 1. 多用于研究疫苗的保护作用及机制研究<br>2. 研究结核的细胞免疫反应机制 |

**续 表**

| 动物品系 | 菌株选择 | 感染方法 | 模型种类 | 在免疫学研究中的优势 | 在免疫学研究中的劣势 | 应用指导 |
|---|---|---|---|---|---|---|
| 斑马鱼幼鱼和成年斑马鱼 | 海分枝杆菌 | 皮下注射感染 | 斑马鱼 | 1. 体型小、繁殖快、空间占用少。虫体透明，便于观察细菌和宿主之间的相互作用，幼虫可用于专门研究结核的天然免疫，成虫可研究天然和获得性免疫<br>2. 海分枝杆菌没有生物安全风险，生长复制期短（4 h），研究周期短<br>3. 研究肉芽肿形成的动态过程，感染后1周可形成肉芽肿，对结核的发病免疫机制研究有重要意义<br>4. 成年和幼年的斑马鱼结核模型在疾病免疫机制研究上互为补充，某些基因突变引起的表型在幼年和成年斑马鱼中的相反 | 1. 不能感染人型结核菌标准株，只能感染海分枝杆菌<br>2. 缺乏斑马鱼的免疫学分子标记试剂，特异性的抗体，因此免疫分子和细胞机制研究目前难以开展。只能通过转录组学或深度测序进行免疫反应研究<br>3. 缺乏结核感染的临床症状和表现，无法模型结核病的大多数表型针对性研究结核病的免疫机制 | 1. 可进行抗结核免疫制剂药效和毒性的评价研究<br>2. 研究免疫细胞形成肉芽肿的动态过程中作用和功能的良好模型 |

## （一）结核模型研究的进展

随着新的动物资源的丰富、新的模型制备和分析技术的发展，疾病动物模型也在不断地发展。总结结核动物模型研究的进展，主要表现在以下几个方面。

**1. 基于基因敲除动物建立快速发病的活动性结核动物模型** 结核动物模型的病程较长，不利于模型的应用。如活动性结核模型可在多物种中制备，最快也需要2个月左右完成体内评价研究，其周期长，有待缩短；模型评价的主要方法是检测特征性病理病变和组织荷菌量，以及相应的临床表现、血液免疫学变化、影像学变化等，虽然经典，但是检测方法比较费时、低效、生物安全风险较大。选择较大感染剂量，制备病变较重的小鼠模型，或构建结核感染敏感的小鼠品系如C3HeB/FeJ或TNF-α敲除或IFN-γ敲除的小鼠，缩短结核发病病程，此外，利用活体示踪技术检测体内结核菌的分布和数量，同时连续监测体内各组织的病变，可早于病变开始进行无创的实时评价。

**2. 利用新的模型制备策略制备稳定均一且周期适中的潜伏-复发感染模型** 对于结核模型而言，已有的潜伏-复发感染动物模型周期长，且不稳定，缺乏疫苗评价和结核远期复发预测评价的免疫学指标。如何缩短潜伏周期，使潜伏-复发期稳定，是模型制备的关键。而筛选复发评价的免疫学指标是模型应用评价是否科学的基础。针对上述问题，可以通过以下途径改进模型：①选择对结核菌敏感的小鼠品系，如C3HeB/FeJ、TNF-α或IFN-γ基因敲除小鼠，或从CC小鼠中筛选相对敏感的品系，然后通过人为的治疗和免疫，获得比较稳定周期适中的潜伏期，并且潜伏期个体差异小，用激素或特异性免疫抑制药如TNF-α抗体诱导复发，使复发水平一致，荷菌量和病变程度较高，便于进行统计学差异分析。②在自然潜伏和人为潜伏感染模型中，可以采用不同免疫制

**表 20-2　常用乙型肝炎病毒研究动物模型**

| 模型动物 | 感染介质 | 应用范围 | | | | 优点 | 缺点 |
|---|---|---|---|---|---|---|---|
| | | 病毒复制 | cccDNA | 病毒感染 | 免疫学 | | |
| 黑猩猩 | HBV | √ | √ | √ | 天然免疫、获得性免疫、疫苗 | 很好的动物模型，与人类非常相似，对 HBV 完全易感 | 价格昂贵和伦理学的限制，黑猩猩易伤人，不能发展为肝癌 |
| 猕猴 | HBV | √ | × | × | 疫苗接种方案的研究 | 通过给肝注射 HBV 病毒可产生急性自限性感染及疫苗的评价 | 感染效率较低，且感染率不稳定 |
| 土拨鼠/旱獭模型 | 土拨鼠肝炎病毒 | √ | √ | √ | 天然免疫、获得性免疫、疫苗 | 可产生高拷贝数 cccDNA，可用于慢性感染和致癌的研究，人工繁殖的可用于免疫疗法的研究 | 为野生动物，背景差异大，不能批量供应 |
| 树鼩 | HBV（WM-HBV） | √ | √ | √ | 天然免疫、获得性免疫、疫苗 | 易感染 HBV 病毒、树鼩肝细胞可用来研究 HBV 病毒入侵肝细胞的研究，尤其是幼年树鼩可以发展为肝癌 | 为野生动物，背景差异大，不能批量供应，成年动物仅发生急性自限性感染 |
| 鸭 | 鸭肝炎病毒 | √ | √ | √ | 天然免疫、获得性免疫、疫苗 | 可产生 cccDNA，病毒有较高的感染和复制能力 | 物种差异较大，结果与人体研究差异大 |
| 鼠 | | | | | | | |
| 转基因鼠 | 病毒基因组 | √ | × | × | 获得性免疫 | 方便，易繁殖，主要应用于抗病毒研究（病毒入侵和 cccDNA 除外） | 无法形成 cccDNA、病毒无法清除、易形成免疫耐受 |
| 高压尾静脉注射 | 注射病毒裸 DNA | √ | × | × | 急性感染免疫 | 研究病毒的清除及新的临床分离株的检测 | 病毒复制持续时间短，不能模拟慢性 HBV 感染 |
| 腺病毒载体转染 | 病毒包装的 HBV DNA 片段 | √ | × | × | 急性感染免疫 | 主要用于研究病毒急性感染的免疫清除 | 病毒复制持续时间短、不是自然感染 HBV |
| 人源肝嵌合鼠 | HBV | √ | √ | √ | 固有免疫 | 可研究特定的免疫细胞、使用于长期研究和临床分离株的研究 | 人源肝细胞不易获得、构建成本高 |

注：√. 适用；×. 不适用；cccDNA. 共价闭合环状 DNA；HBV. 人乙型肝炎病毒；WM-HBV. 狨猴肝炎病毒

表 20-3　常用人类获得性免疫缺陷病毒研究动物模型

| 模型动物 | | 感染介质 | 应用范围 | | | | | 优点 | 缺点 |
|---|---|---|---|---|---|---|---|---|---|
| | | | 病毒复制 | 疫苗 | 药物 | 免疫学 | AIDS | | |
| 黑猩猩 | | HIV-1 | √ | √ | √ | √ | √ | 与人类相似，可感染各型HIV病毒，出现与人类相似的病程 | 价格昂贵、物种稀少、伦理限制、慢性感染时间过长 |
| 猕猴 | 恒河猴<br>豚尾猴<br>食蟹猴 | SIV、SHIV | √ | √ | √ | √ | √ | 可模拟人类感染的全部过程，包括急性感染、慢性感染和 AIDS | 多为野生动物，背景不够详细及个体差异较大，感染的病毒种属也有较大差异 |
| 转基因大鼠 | | HIV-1 基因组片段 | × | √ | √ | × | × | 廉价、易得，可用于研究病毒的急性感染 | 非自然感染 HIV-1、病毒持续时间短，大多是病毒基因组的某一片段，易导致病毒快速清除和免疫耐受 |
| 嵌合鼠 | scid-hu-Thy/Liv 小鼠 | HIV-1 | × | √ | √ | √ | × | 主要用于抗病毒感染药物的筛选、病毒蛋白与 $CD4^{+}T$ 细胞作用机制的研究 | 非自然感染 HIV-1，宿主天然免疫容易导致移植失败，病毒需注射至移植的人组织内，人胸腺细胞和肝细胞难获得 |
| | scid-hu-PBL 小鼠 | HIV-1 | × | √ | √ | √ | × | 构建速度最快、过程最简单的人源化小鼠 | 感染仅发生在移植物附近的淋巴结和脾中，远离注射部位的淋巴结和外周血中无人外周血单个核细胞，不适合做病毒黏膜传播的研究，易发生移植物抗宿主反应 |
| | NOD scid 和 NOD scid $IL2rg^{-/-}$ 小鼠 | HIV-1 | √ | √ | √ | √ | × | 可用于抗病毒复制药物的研究、AIDS 相关的神经病理学研究 | 非自然感染 HIV-1，人胸腺细胞和肝细胞难获得，无法自然繁殖，构建成本高、饲养环境要求高，死亡率高 |
| | BLT 小鼠 | HIV-1 | √ | √ | √ | √ | × | 移植的 $CD34^{+}$ 干细胞可在移植的人胸腺中分化成熟，可模拟人类 T 细胞成熟的过程、可通过黏膜途径感染 HIV-1 | 人骨髓干细胞、胸腺细胞和肝细胞不易获得，无法自然繁殖，构建成本高，饲养环境要求高，死亡率高 |
| | $Rag2^{-/-}$ $IL2rg^{-/-}$ 小鼠 | HIV-1 | √ | √ | √ | √ | × | 可用于研究病毒的复制、新的免疫治疗方案、病毒蛋白与免疫系统的相互作用机制 | 不能自然感染 HIV-1，无法用于体液免疫和黏膜感染研究，人胸腺细胞和肝细胞难获得，无法自然繁殖，构建成本高、饲养环境要求高、死亡率高 |

注：√. 适用；×. 不适用；SIV. 猴免疫缺陷病毒；SHIV. 重组猴人免疫缺陷病毒

剂和药物作用后，优化潜伏和复发期的特点。③猴的结核模型组内个体化差异大，不便于进行研究分析。可以使用超大的感染剂量，制备尽量均一的猴活动性结核模型，而猴的潜伏感染模型，可以用中剂量的结核菌感染猴，之后用药物或免疫制剂干预，获得较为均一的潜伏模型，尽量保证复发的差异减小。另外，猴中仍然复制不出原发综合征及单个肉芽肿的病变，可以尝试低毒结核菌小剂量局部感染实验猴，获得单个肉芽肿病变。

**3. 多物种的系统化动物模型** 由于物种的免疫系统进化的特点，在疾病动物模型中的免疫反应会有差异，因此，可以根据模型的特点、免疫试剂的丰富程度及研究目的的不同，选择合适的疾病动物模型进行相关的免疫细胞功能研究。

如进行结核不同感染期的免疫反应，可以在小鼠、猴中进行。进行结核肉芽肿的免疫机制研究，可以在斑马鱼、豚鼠、兔和猴模型中进行。进行特定免疫细胞的特定基因的功能研究，可以在基因编辑的小鼠和大鼠结核模型中进行。条件允许，可以在患者中进行免疫细胞功能的研究，由于临床患者的不同感染期难以获得，而且患者的肉芽肿样本和组织样本难以获得，通过多模型的研究，形成对比，可以从多角度去研究结核的细胞免疫功能，结合患者中的研究发现，可以更加接近真实的还原宿主体内的感染性免疫机制。

**4. 基于影像学技术的可视化动物模型** 目前，结核模型的连续评价多应用多个时间点的动物解剖和检测实现，不仅增加了牺牲的动物数量、增大了生物安全风险，还可能因为同组内动物间的差异导致结果的准确性有偏差，动物的连续活体监测技术可解决该问题。可用$^{18}$F-FDG 介导的 PET/CT 进行感染性炎症的早期诊断，FDG 显影与宿主细胞的免疫反应强弱有关，宿主免疫低下时，显示不强或不显影，因此，需要改进 FDG，能灵敏地检测导致病变的细菌，进行免疫细胞胞内和肉芽肿内细菌定位和定量。荧光标记的结核菌可检测细菌在活体的定位和数量，然而目前检测灵敏度不能到 100CFU，对于潜伏感染无法诊断，因此检测的灵敏度和特异性有待提高。FDS 也有望替代 FDG 进行细菌的在体检测。

## （二）乙型肝炎病毒感染模型进展

全球有 1/3 的人正在或曾经历过乙型肝炎病毒（hepatitis B virus，HBV）感染，其中 2.4 亿人为慢性感染者。中国是乙型肝炎大国，虽然乙肝疫苗的计划接种大大减少了青少年人群 HBV 感染率，但仍有 9300 万慢性 HBV 感染者。因 HBV 具有严格的种属特异性，使得 HBV 感染动物模型的建立受到一定限制。通过几十年的探索，近 10 种支持 HBV 复制或感染的动物模型先后被建立，为研究慢性乙型肝炎发病机制、探索新的治疗方案提供了有力武器。

**1. HBV 感染的动物模型**

（1）黑猩猩模型：黑猩猩是现存和人类血缘关系最近的高级灵长类动物。黑猩猩接种 HBV 血清后可发展为急、慢性 HBV 感染，同时伴随肝炎及与 HBV 感染患者相似的细胞免疫应答，是目前能最准确模拟 HBV 自然感染的动物模型。黑猩猩模型对于 HBV 疫苗的安全性及效果评价是必需的，而该模型也被用于评价治疗性疫苗。最近的研究发现，TLR7 激动药有可能通过诱导 NK 细胞及病毒特异性 T 细胞应答而有效降低黑猩猩体内 HBV 滴度。黑猩猩模型在 HBV 感染的发病机制方面也得到应用，Chisari FV 团队发现强烈的多克隆的 $CD8^{+}$T 细胞应答是清除病毒的关键因素，$CD4^{+}$T 细胞的辅助在肝内感染早期也同样有效。同时也发现非细胞病变效应的抗病毒机制在 HBV 清除中起到重要作用。

其他灵长类动物是否可能替代黑猩猩模型的研究还在继续，Dupinay T 等发现毛里求斯岛的食蟹猴存在可能来自人类 HBV 病毒的持续感染，表达 HBV 受体的恒河猴肝细胞在体内外均支持 HBV 感染。

黑猩猩和人类亲缘关系最近，是目前唯一确诊可支持 HBV 感染的灵长类动物，但限于费用、动物数量及伦理学约束不能广泛使用，且存在个体差异大没有成熟的检测系统等缺点（表 20-2）。

（2）树鼩模型：树鼩属于树鼩目树鼩科树鼩属，体型小，似松鼠，多分布于东南亚各国，我国主要分布于广西、海南、贵州、四川等地。基于系统进化分析，相比于啮齿类动物，树鼩和人类亲缘关系更近，研究发现其生理功能、基因组等方面与人也更为相似。树鼩是目前已知除黑猩猩外唯一能实验性感染 HBV 的动物。与人原代肝细胞相比，树鼩原代肝细胞容易获得，已在 HBV 研究中应用了很多年，如 HBV 的受体钠离子-牛磺胆酸共转运蛋白（sodium taurocholate cotransporting polypeptide，NTCP）正是应用树鼩原代肝细胞系统被发现的。然而，尽管新生树鼩感染 HBV 可导致慢性化，并诱发包括纤维化病变在内的病理变化，其感染效率仍有待进一步提高。

值得一提的是，近年来我国学者在树鼩实验动物化方面做了大量的工作，包括建立了较大规模人工繁育树鼩种群，深入开展了遗传学和基因组学的系统研究等（表 20-2）。

（3）人嵌合小鼠模型：将人肝细胞移植至小鼠肝内建立的人肝细胞嵌合小鼠模型能支持 HBV 感染。将人肝细胞移植并重组至小鼠肝内有两个必要条件：①需在受体小鼠体内诱导肝细胞损伤，以便提供人肝细胞移植和重组的空间。②为了使移植的肝细胞在小鼠肝内存活，必须使用获得性免疫应答缺陷的小鼠作为受体。最早的人肝嵌合小鼠模型使用的是尿激酶型纤溶酶原激活物（urokinase plasminogen activator，uPA）转基因的免疫缺陷（$Rag2^{-/-}$，SCID、SCID/beige）小鼠，随着 uPA 基因的表达小鼠肝细胞坏死导致亚急性肝衰竭，从而使得人肝细胞移植成为可能。人肝细胞移植至 uPA-SCID 小鼠后可获得重建率较高的人源化肝模型。随后一种可诱导肝衰竭的延胡索酰乙酰乙酸水解酶（fumarylacetoacetate hydrolase，Fah）缺陷的小鼠模型（$Fah^{-/-}$/$Rag2^{-/-}$/$IL2rg^{-/-}$，FRG）被建立，在该模型中 NTBC 能阻止肝衰竭的发生，一旦停药即可诱导肝衰竭。同时通过增加移植细胞的数量可使 FRG 小鼠中人肝细胞达到 95%。上述人肝细胞嵌入型小鼠模型能支持包括 HBV、HCV、HDV 等在内的人肝细胞感染，然而通常存在基因上的免疫缺陷，因而不适合被用来研究适应性免疫及免疫治疗策略（表 20-2）。然而，该模型可以用于不同 HBV 基因型、自然产生的变异株或耐药株的功能分析；HBV 感染与代谢通路或天然免疫相互作用；cccDNA 相关研究及测试新的抗病毒药物。如应用该模型发现 HBV 与其受体的结合改变了肝细胞对胆汁盐的摄取及胆汁酸代谢相关基因的表达谱；可识别 HBsAg 独特的抗原表位的新型单克隆抗体可以产生对 HBV 的更久的抑制作用。

随后，研究者尝试建立人肝和人免疫细胞双嵌合的小鼠模型，2014 年 Bility MT 等在 A2/NSG 小鼠肝内注射人 $CD34^+$ 造血干细胞和人肝祖细胞后建立了 A2/NSG-hu HSC/Hep 转基因小鼠模型，HBV 感染实验显示 75% 的小鼠可以被感染。2015 年，Strick-Marchand H 等在 BRGS-uPA 小鼠体内建立了人免疫系统与肝细胞双嵌合小鼠模型。

**2. 其他嗜肝 DNA 病毒感染模型** HBV 是嗜肝 DNA 病毒家族的原型，这个家族包括一系列密切相关的具有嗜肝性的有包膜的小 DNA 病毒，包括 HBV、鸭乙型肝炎病毒（DHBV）、土拨鼠肝炎病毒（WHV）等。HBV 仅能感染人和黑猩猩，限于费用、动物数量及伦理学约束黑猩猩模型不能广泛使用。因此嗜肝 DNA 家族的其他成员如 WHV 和 DHBV 感染的动物模型被广泛用于 HBV 研究。

（1）DHBV 感染的鸭模型：1980 年，Mason WS 等在北京鸭血清中发现与人 HBV 相似的 DNA 病毒，将其命名为鸭乙型肝炎病毒（duck hepatitis B virus，DHBV），随后被归类为嗜肝 DNA 病毒（hepadnaviridae）中的禽类嗜肝 DNA 病毒（avihepadnavirus）。与 HBV 感染人类似，鸭的年龄和病毒接种量影响 DHBV 感染结局，垂直传播或幼年感染的雏鸭可发展为慢性 DHBV 感染，但是其肝病变轻微。因此使用出生 7 d 内的雏鸭接种高滴度的 DHBV 能够很容易地制备 DHBV 持续感染的鸭模型。郝友华等发现不同鸭种 DHBV 的自然感染率不同，通过腹腔和静脉注射雏鸭 DHBV 感染率不同。近年来，DHBV 持续感染的鸭模型被广泛用于评价抗 HBV 药物及联合治疗策略，如临床常用的核苷类似物 ETV、核衣壳组装抑制药等及抗病毒联合免疫的治疗策略。在发病机制研究方面，应用 DHBV 感染的鸭模型，发现早期天然免疫而不是获得性免疫的缺失是导致雏鸭 DHBV 持续感染的原因，通过比较抗病毒治疗及未经治疗的鸭肝内 cccDNA 含量发现 cccDNA 池并不会因 HBV-DNA 复制水平而改变，虽然持续的 DNA 疫苗联合 IL-2 和 IFN-γ 质粒注射能导致鸭肝内仅存微量 cccDNA，但接种新的雏鸭仍会导致高滴度的 DHBV 感染。

虽然鸭具备体型小、易饲养的优点，也在发病机制、药物筛选和评价等领域有较广的应用。但鸭和人亲缘关系较远，DHBV 与人 HBV 有一定差异，且病毒学和免疫学检测手段较为缺乏（表 20-2）。

（2）WHV 感染的土拨鼠和旱獭模型：土拨鼠属啮齿目松鼠科，主要分布在美国、加拿大等草原区域。1978 年，Summer 等在东方土拨鼠（eastern woodchuck）的血清中发现了土拨鼠肝炎病毒（woodchuck hepatitis virus，WHV）。Tyler 等对美国新泽西、宾夕法尼亚等地土拨鼠进行流行病学调查，发现土拨鼠 WHV 自然感染率为 59%，慢性感染率为 23%。Cote 等发现感染慢性化与感染年龄及感染的 WHV 亚型有关联。WHV 和 HBV 基因结构等比较相似，慢性 WHV 感染的土拨鼠也可以出现肝炎、肝癌。传播途径主要为血液传播和垂直传播，和人感染 HBV 途径相似。基于这些优点，土拨鼠模型是比较理想的研究 HBV 感染的模型，目前已经广泛地应用于发病机制、免疫应答、新型抗病毒药物筛选和评估等方面。Colonno 等给慢性感染 WHV 的土拨鼠饲喂恩替卡韦，发现恩替卡韦可以很好地抑制病毒复制，耐药率低，可以延缓进展为肝癌的时间。Menne 等利用土拨鼠模型评价替诺福韦的疗效和安全性，发现给药 4 周可以使病毒滴度明显下降，安全性良好，无明显毒副作用。Kosinska 等联合 DNA 疫苗和恩替卡韦治疗慢性 WHV 感染，发现该方案可以诱导持续的免疫应答，或许可以成为一项新的治疗策略。

土拨鼠，特别是 WHV 感染的土拨鼠，引入国内非常困难，且价格高昂，在我国广泛应用存在一定局限性。喜马拉雅旱獭和土拨鼠是同种同属，亲缘关系非常近，大量分布于我国西北的青海、新疆等地，是草原害畜。我们的研究发现喜马拉雅旱獭对 WHV 易感，且感染经过和土拨鼠 WHV 感染过程非常相似。已被用于评价核苷类似物的线粒体毒性及 HBV 暴露后预防的新策略。通过给喜马拉雅旱獭喂饲美他卡韦，发现相比于齐多夫定，美他卡韦线粒体毒性轻微，但长期服用仍然有一定线粒体损伤，为美他卡韦的临床应用提供参考。在传染病国家科技重大专项及国家科技支撑计划课题的支持下，近 10 年来我们先后在青海和新疆合作建立了中国喜马拉雅旱獭养殖基地及旱獭种群，并开展了实验动物化的相关研究。我们也将其用于评价联合应用恩替卡韦和 DNA 疫苗在 HBV 暴露后预防中的价值，结果发现 WHV 不仅很快被清除，不显示为病毒血症，且均可以产生保护性免疫应答，成功抵抗病毒的再次攻击，上述研究结果为 HBV 暴露后预防提供了一种新的策略。

作为唯一的支持嗜肝 DNA 病毒感染的免疫功能健全的小哺乳动物模型，土拨鼠和喜马拉雅旱獭在 HBV 研究中具有独特优势，然而需注意 WHV 与 HBV 仍存在一定的差异性，土拨鼠和喜马拉雅旱獭的检测系统仍不够完备。由于喜马拉雅旱獭在国内已经有规模化的养殖基地及种群，其在 HBV 研究领域应用前景广阔（表 20-2）。

**3. 支持 HBV 复制的小鼠模型**

（1）HBV 转基因小鼠模型：小鼠基因背景清晰且是极其方便的小实验动物，但它们不能被 HBV 感染。为了克服这些限制，人们构建了可表达病毒蛋白或整个 HBV 基因组的基因修饰小鼠。

在20世纪80年代，选择性表达HBV蛋白如HBsAg、HBeAg或HBx的第一只HBV转基因小鼠被用于研究这些HBV蛋白的功能。直到1995年，FV Chisari的研究小组构建了能产生完整HBV颗粒的HBV全基因组的转基因小鼠。该模型在HBV的发病机制研究中做出了重要贡献，包括：HBV转基因小鼠虽然能够产生HBV，但并没有观察到肝损伤，提示HBV本身不具备致细胞病变效应。HBV特异性CTL的过继传输将导致HBV转基因小鼠的肝损伤及HBsAg的一过性清除，募集至肝内的非特异性炎性细胞和抗原特异性CTL介导的细胞杀伤导致肝损伤，而HBV特异性的CTL同时通过IFN-γ和TNF-α介导的非细胞裂解机制抑制病毒复制。此外，HBV转基因小鼠还被用于抗病毒药物的筛选，如拉米夫定、阿德福韦酯、恩替卡韦、靶向HBV的siRNA等均在该模型中进行了疗效评估。此外HBV转基因小鼠的外周耐受状态在一定程度上类似于在慢性乙型肝炎患者中所观察到的HBV特异性的耐受状态，因此旨在打破对HBV耐受状态的治疗免疫策略可以在转基因小鼠上得到验证。

国内孔祥平教授课题组构建的HBV转基因小鼠已提供给国内多家单位进行HBV研究，如任红教授将该模型用于评价*GM-CSF*和*HBV-S*基因融合的DNA疫苗，田志刚教授也应用该模型进行了肝细胞和血清蛋白组学、NK细胞参与CCL4加速HBV转基因小鼠肝纤维化进程的相关研究。

（2）HBV转染小鼠模型：通过腺病毒或腺相关病毒载体，可以将HBV基因组有效地转导到免疫功能健全的小鼠肝细胞内。静脉注射高剂量的包含HBV基因组的腺病毒载体（Ad-HBV），HBV复制仅可以持续3个月，因为高剂量的腺病毒载体转导通常导致针对腺病毒的强烈免疫应答，可通过注射低剂量Ad-HBV解决上述问题。

通过尾静脉在短时间内将大量含有裸DNA的液体注入小鼠体内的方法称为高压尾静脉注射，能有效地将外源基因转运至肝细胞内。FV Chisari等首次通过高压水注射的方法将含有复制性HBV基因组的质粒转运到免疫功能正常的小鼠肝内，病毒血症在质粒注射后6 d达高峰，随后很快清除。需要注意的是，质粒骨架、小鼠品系、性别均可影响小鼠体内HBV的表达水平及复制持续时间。陈培哲团队使用pAAV/HBV1.2质粒和C57BL/6小鼠使HBV复制长达6个月，而使用pAAV/HBV1.2质粒和C3H/HeN小鼠将HBV复制的时间延长至46周。由于HBV未整合在基因组中，它可以被用来研究在急性感染中所产生的免疫应答。同时不同的HBV基因型、突变株、变异株可被注射到小鼠体内，并可在相对较短的时间在体内进行研究。当然该模型也可以用于评价抗病毒药物。

## （三）人类获得性免疫缺陷病毒（HIV）感染模型进展

**1. 黑猩猩** 黑猩猩在基因组序列上与人类的基因组序列相似度极高，在进化上亲缘关系极为亲近，且可以自然感染HIV，是研究HIV最好的动物模型。人们从进化的角度分析了SIV（猴免疫缺陷病毒）与人类HIV，发现人HIV病毒来源于SIV，从而确定了HIV的起源，但是黑猩猩感染HIV-1后，大多数不发展为AIDS，这个现象为研究HIV-1的入侵、黏附、复制及机体抗感染免疫提供了极大便利。如有研究利用黑猩猩和人类$CD4^+T$细胞基因表达差异发现黑猩猩$CD4^+T$表面的Siglec-5（唾液酸结合性免疫球蛋白样凝集素5）表达较高，而在人类外周血$CD4^+T$细胞Siglec-5极低，这可能是黑猩猩感染HIV-1后不发展为AIDS的重要因素之一。

**2. 猕猴** 亚洲猕猴感染SIV可出现与人感染HIV相似的过程，包括可通过黏膜传播、$CD4^+T$细胞减少、巨噬细胞计数降低、宿主免疫力的改变、感染后期出现概率感染等过程。猕猴属包括很多种猴子，其中有3种主要应用于HIV疫苗和致病机制的研究，分别是短尾猴、豚尾猴和恒河猴，其中恒河猴的应用范围最为广泛，尤其是印度恒河猴。有研究利用恒河猴模型研究了HIV感染者呼吸道感染高发的原因，发现可能是呼吸道黏膜细胞pIgR及其调节因子IL-7A的免疫活性及蛋白质表达降低可能是 HIV 感染者易发呼吸道感染的一个原因。

非人灵长类动物感染 SIV 的特性与人感染 HIV-1 非常相似，应用 SIV 感染的猴模型用于 HIV-1 抗病毒药物的毒性、药动学的研究亦证实有效；但用于 HIV-1/AIDS 的发病机制、疫苗制备等研究仍有不足之处，这主要是因为 SIV 与 HIV-1 基因组序列相似性仅 45%，遗传差异较大，从而使 SIV 不能直接代替 HIV-1 用于 HIV/AIDS 的研究。鉴于 SIV 在 HIV/AIDS 研究中的优势与不足，研究者分别以 SIV 或 HIV-1 为骨架，用分子克隆技术嵌合 *HIV-1* 或 *SIV* 基因构建猴-人免疫缺陷病毒（SHIV 或 HSIV）。整合的 SHIV 或 HSIV 在基因序列上，比 SIV 更接近 HIV-1；在遗传学上，既保持了 SIV 的生物学特性，又携带 HIV-1 部分抗原。有学者利用该模型对使用治疗性单克隆抗体的方案进行了优化，发现使用“鸡尾酒”治疗方案时，可以更加快速地降低血浆中的病毒载量和抑制病毒复制，且病毒不容易出现耐药性突变。

**3. 转基因鼠模型**　HIV-1 的转基因小鼠模型基本都是将获得的 *HIV-1* 基因组片段或包装有 *HIV-1* 基因组片段的质粒通过显微注射的方法，注射至小鼠卵母细胞或胚胎中，产生的后代通常会表现出相应或相似的 AIDS 症状，是研究 AIDS 相关症状及测试疫苗的良好模型。如有研究者利用该模型发现了可被宿主 MHC-Ⅱ和 HLA-DR 共同识别的病毒包膜抗原表位，为疫苗的研发提供了大量的数据支持。

**4. 嵌合体鼠模型**　常用的嵌合体鼠模型有 SCID-hu（Thy/Liv）嵌合小鼠模型、hu-PBL-SCID 嵌合小鼠模型、IL-4 转基因 hu-PBL-SCID 小鼠模型、人源化的 BLT 小鼠模型和脑炎联合重度免疫缺陷鼠模型，其基本原理均是将部分人的组织或细胞移植入免疫缺陷的小鼠体内构建的鼠模型。有研究者利用该模型对 NK 细胞的抗病毒效果及与 T 细胞的相互作用机制进行研究，发现 NK 细胞在 HIV-1 的感染和抗感染中发挥了双刃剑的效果，即 NK 细胞即可以通过溶细胞作用杀伤感染的 T 细胞，但 NK 细胞也是 HIV-1 病毒感染的目标之一。但是该模型的种属差异性及感染方式的不同也是其应用的缺点。

## 三、未来动物模型的发展方向

### （一）影像学技术进展对可视化模型的作用

利用新技术，提高检测的灵敏度和特异性，通过缩短实验周期提高模型应用的效率。由于对每只动物连续监测而非同组不同时间点解剖动物获得动态数据，减少同组动物间的误差保证结果的可靠性，并降低了生物安全风险保障人员的安全性。如开发结核菌的活体成像技术和动态病变监测的 PET-CT 技术，可以无创动态地监测模型表型指标的变化，用于指导免疫机制研究。

### （二）基于特异性基因编辑技术的动物模型

随着特异性基因编辑技术的发展，可以制备特定免疫细胞编辑的小鼠（包括 CC 小鼠）、大鼠、猴，在上述模型中建立疾病动物模型，可以研究特定细胞如单核巨噬细胞在结核发病中的免疫功能和致病机制研究。

### （三）系统化针对性使用的模型平台

每种传染病研究常需要多种动物模型，因此模型的系统化能保障多种研究的开展，而根据模型的疾病特性针对性地选择模型是保障研究获得可靠结果的必要条件。对于结核动物模型，如不同的疫苗和免疫方案，分别建立豚鼠的初免疫苗模型、初免-加强模型、治疗性疫苗模型；而快速评价化学药可以用强毒株、基因敲除小鼠来建模；而免疫制剂可以用标准株和弱毒株建模评价体内表型和免疫反应；而实验猴可以利用一整套的活体监测方法进行个性化的医学研究，对结核的早期诊断、治疗方案的选择、复发的评价进行系统的免疫学研究。

## （四）特色疾病动物模型

目前肺外结核的模型如骨结核、结核性脑膜炎、淋巴结核动物模型等缺乏或不完善，需要建立或完善上述模型，满足临床治疗研究。一些新的技术应用于上述模型，不仅提高诊断的敏感性和特异性，还可以快速评价新治疗方法的疗效。同时，还可以在新的模型中探索从诊断到治疗的新的免疫学标记物，完善模型评价体系。

## （五）利用组学技术研究疾病动物模型

随着免疫组学和免疫代谢组学技术的发展和成熟，模型分析的技术如虎添翼，组学扩宽视野，对于疾病的免疫学细胞全貌及免疫细胞之间的相互联系有了整体的了解。此外，有助于对免疫细胞功能相关的基因和通路进行系统深入的研究。

动物模型在比较医学和转化医学研究中发挥重要的支撑作用，对于结核动物模型，其研究应用涉及疾病的早期诊断、疫苗研发和评价、疗程缩短和优化、耐药结核和肺外结核的诊断和治疗、潜伏-复发感染的防控及个性化医疗。与此相对应，建立了一系列针对不同研究目的的模型。每个模型在应用中有其自身的优势和劣势。利用新的模型制备策略或新的模型分析技术，将已有的结核模型完善成更稳定、更准确、更高效（缩短实验周期）但低生物安全风险的模型，并根据实际的应用要求建立新的结核动物模型。另一方面，利用新的模型分析技术，对疾病模型进行准确的分析的同时，有助于对疾病的免疫学机制进行系统深入的研究。

（占玲俊　王宝菊　朱　彬　瞿少刚）

## 参考文献


[1] Kramnik I, Beamer G. Mouse models of human TB pathology: roles in the analysis of necrosis and the development of host-directed therapies. Seminars in immunopathology, 2016, 38: 221-237.

[2] Abubakar I, Lipman M, McHugh TD, et al. Uniting to end the TB epidemic: advances in disease control from prevention to better diagnosis and treatment. BMC medicine, 2016, 14: 47.

[3] Goletti D, Petruccioli E, Joosten SA, et al. Tuberculosis biomarkers: from diagnosis to protection. Infectious disease reports, 2016, 8: 6568.

[4] Ankrah AO, van der Werf TS, de Vries EF, et al. PET/CT imaging of Mycobacterium tuberculosis infection. Clinical and translational imaging, 2016, 4: 131-144.

[5] Phuah J, Wong EA, Gideon HP, et al. Effects of B cell depletion on early mycobacterium tuberculosis infection in cynomolgus macaques. Infect Immun, 2016, 84: 1301-1311.

[6] Zumla A, Rao M, Dodoo E, et al. Potential of immunomodulatory agents as adjunct host-directed therapies for multidrug-resistant tuberculosis. BMC Med, 2016, 14: 89.

[7] Kupz A, Zedler U, Staber M, et al. A mouse model of latent tuberculosis infection to study intervention strategies to prevent reactivation. PloS one, 2016, 11: e0158849.

[8] Nusbaum RJ, Calderon VE, Huante MB, et al. Pulmonary tuberculosis in humanized mice infected with HIV-1. Scientific reports, 2016, 6: 21522.

[9] Scanga CA, Mohan VP, Joseph H, et al. Reactivation of latent tuberculosis: variations on the Cornell murine model. Infect Immun, 1999, 67: 4531-4538.

[10] Zhan L, Tang J, Lin S, et al. Prophylactic use of

ganoderma lucidum extract may inhibit mycobacterium tuberculosis replication in a new mouse model of spontaneous latent tuberculosis infection. Frontiers in microbiology, 2015, 6: 1490.

[11] Zhan L, Ding H, Lin S, et al. Experimental mycobacterium tuberculosis infection in the Chinese tree shrew. FEMS microbiology letters, 2014, 360: 23-32.

[12] Kato A, Yamamoto H, Ikeda M, et al. A case of pulmonary mycobacterium avium infection in an immunocompetent patient who showed a huge consolidation with a high FDG uptake on PET/CT. Respiratory medicine case reports, 2016, 19: 49-52.

[13] Kong Y, Yang D, Cirillo SL, et al. Application of fluorescent protein expressing strains to evaluation of anti-tuberculosis therapeutic efficacy in vitro and in vivo. PLoS One, 2016, 11: e0149972.

[14] Ordonez AA, Weinstein EA, Bambarger LE, et al. A systematic approach for developing bacteria-specific imaging tracers. Journal of nuclear medicine: official publication, Society of Nuclear Medicine, 2016.

[15] Lin PL, Maiello P, Gideon HP, et al. PET-CT identifies reactivation risk in cynomolgus macaques with latent M. tuberculosis, 2016, 12: e1005739.

[16] Ma Y, Chen W, Zhang X, et al. Increasing the efficiency of CRISPR/Cas9-mediated precise genome editing in rats by inhibiting NHEJ and using Cas9 protein. Disease models & mechanisms, 2016, 13: 605-612.

[17] 张倩，刘江宁，秦川. 乙型病毒性肝炎动物模型的比较分析. 中国比较医学杂志，2017，27（6）：72-76.

[18] Dandri M, Petersen J. Animal models of HBV infection. Best Practice & Research Clinical Gastroenterology, 2017 (31): 273-279.

[19] Ulie Lucifora A S X M, Floriane Fusil A I M M, Massimo Levrero P C T F, et al. Detection of the hepatitis B virus (HBV) covalently-closed-circular DNA (cccDNA) in mice transduced with a recombinant AAV-HBV vector. Antiviral Research, 2017 (145): 14-19.

[20] Allweiss L, Dandri M. The Role of cccDNA in HBV Maintenance. Viruses, 2017, 9 (156): 1-12.

[21] 傅忠星，杨帆，王灵，等. 人鼠嵌合肝小鼠模型的建立及在 HBV 致病研究中的应用. 传染病信息，2017（02）：75-81.

[22] Yan Z, Zeng J, Yu Y, et al. HBV circle: a novel tool to investigate hepatitis B virus covalently closed circular DNA. Journal of Hepatology, 2017, 66 (6): 1149-1157.

[23] Verkoczy L. Humanized immunoglobulin mice: models for HIV vaccine testing and studying the broadly neutralizing antibody problem. Adv Immunol, 2017, 134: 235-352.

[24] Li D, Wang F J, Yu L, et al. Expression of pIgR in the tracheal mucosa of SHIV/SIV-infected rhesus macaques. Zool Res, 2017, 38 (1): 44-48.

[25] Liu H, Shen W, Shu J, et al. A novel polyepitope vaccine elicited HIV peptide specific $CD4^+$ T cell responses in HLA-A2/DRB1 transgenic mice. PLoS One, 2017, 12 (9): e184207.

[26] Xu L, Pegu A, Rao E, et al. Trispecific broadly neutralizing HIV antibodies mediate potent SHIV protection in macaques. Science, 2017, 358 (6359): 85-90.

[27] Del P G, Lifson J D, Keele B F. Nonhuman primate models for the evaluation of HIV-1 preventive vaccine strategies: model parameter considerations and consequences. Curr Opin HIV AIDS, 2016, 11 (6): 546-554.

[28] Vigorito M, Connaghan K P, Chang S L. The HIV-1 transgenic rat model of neuroHIV. Brain Behav Immun, 2015, 48: 336-349.

# 第四篇

# 免疫学新技术研究进展

CME TEXTBOOKS NATIONAL PROJECT

# HLA分型及HLA抗体筛选技术研究进展

# 第21章

## 一、概　　述

人类白细胞抗原（human leukocyte antigen，HLA）是人的组织相容性抗原（histocompatibility antigen），可介导人类器官移植排斥反应。但其主要免疫生物学功能是参与免疫应答和免疫调节。

HLA编码基因复合体位于人类第6号染色体（6p21.31），编码基因复合体长度3600 kb，占人类基因的1/3000，是人类最复杂的基因复合体，表现为多基因性和多态性。迄今，HLA复合体内已发现200多个基因座，其中功能性基因130个。这些基因按其产物的功能被分为三类。

**1. HLA-Ⅰ类基因**　根据其编码产物及功能特点，可分为经典HLA-Ⅰ类基因和非经典HLA-Ⅰ类基因。①经典HLA-Ⅰ类基因包括*HLA-A*、*HLA-B*、*HLA-C*基因，它们编码相应HLA-Ⅰ类分子的重连。其产物的组织分布极为广泛，具有高度多态性。②非经典HLA-Ⅰ类基因包括HLA-E、HLA-F、HLA-G等基因，其编码分子与免疫调节相关。

**2. HLA-Ⅱ类基因**　包括经典Ⅱ类基因和抗原加工相关基因。①经典HLA-Ⅱ类基因包括*HLA-DP*、*HLA-DQ*、*HLA-DR* 3个基因区，其编码产物为αβ二肽链分子，主要参与对外源性抗原的提呈和对免疫应答的调节。②抗原加工相关基因包括β型蛋白酶体（proteasome）亚单位基因，参与内源性抗原的加工；抗原加工相关转运体（transporter associated with antigen processing，TAP）基因，编码TAP 1和TAP 2分子，参与内源性抗原加工过程中抗原肽转运；还有*HLA-DM*和*HLA-DO*基因，参与外源抗原的加工、提呈与调节。

**3. HLA-Ⅲ类基因**　其位于HLA-Ⅰ和HLA-Ⅱ类基因之间，编码产物为某些补体成分、热休克蛋白和细胞因子。HLA基因复合体具有自身的遗传特点，具有高度多态性、单体型遗传和连锁不平衡的遗传特征。

HLA分子结构与组织分布如下。①HLA-Ⅰ类分子的结构与分布：HLA-Ⅰ类分子由α重链和$β_2$微球蛋白组成异二聚体，其中后者由人的15号染色体编码，其相对分子质量比α重链小，可分为胞外区、跨膜区和胞内区。HLA-Ⅰ类分子的功能主要参与对内源性抗原的提呈，机体所有有核细胞均表达HLA-Ⅰ类分子。②HLA-Ⅱ类分子结构与分布：HLA-Ⅱ类分子由α链和β链组成异源二聚体，两条肽链分别由HLA-Ⅱ类α和β基因编码，均具有多态性，可分为胞外区、跨膜区和胞内区。HLA-Ⅱ类分子的功能主要参与对外源性抗原的提呈，HLA-Ⅱ类分子分布相对局限，主要表达于抗原提呈细胞表面。

临床器官移植时，供者器官的HLA型别与受者匹配的程度越高，器官移植后的排斥反应越弱，则存活时间长。肾移植中，各 HLA 基因座匹配程度的重要性依次为 HLA-DR、HLA-B、HLA-A。为预防移植物抗宿主病，骨髓移植时一般选择 HLA 型别全相同者作为骨髓供者。因此，HLA 分型在器官移植中十分重要。目前所采用的 HLA 分型方法包括基因分型与血清学筛选方法（图 21-1）。

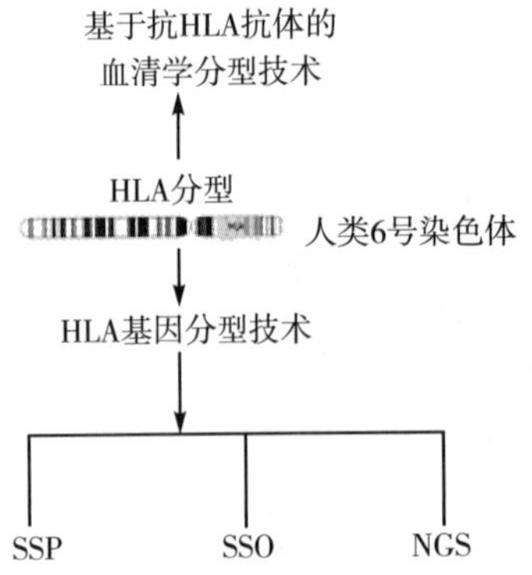


**图 21-1 HLA 分型技术方法**

注：SSP. sequence specific primer，序列特异性引物；SSO. sequence specific oligonucleotide，序列特异性寡核苷酸；NGS. next generation sequencing，下代测序技术

## 二、HLA 分型

### （一）HLA 基因分型技术

随着分子生物学技术的进步，尤其是基于体外基因扩增技术-聚合酶链式反应（polymerase chain reaction，PCR）极大地方便了从 DNA 水平对 HLA 基因复合体进行分型，尤其是对 HLA-Ⅱ类抗原的 DNA 分型，已在临床器官移植组织配型中应用。常用的 HLA 基因分型方法有如下几种：①DNA 序列测定（DNA sequencing）。②聚合酶链式反应-限制性片段长度多态性（polymerase chain reaction-restricted fragment length polymorphism，PCR-RFLP）分析。③聚合酶链式反应（PCR）-序列特异性引物（sequence specific primers，SSP）法：编码 HLA 的基因具有高度的多态性，每一个基因座位上有众多的复等位基因，而每一个等位基因都有其各自的 DNA 序列，因此可用相应的序列特异性引物进行扩增。通过控制 PCR 反应条件，特异性引物仅扩增与其相应的等位基因，而不扩增其他的等位基因。④聚合酶链式反应-序列特异性寡核苷探针杂交（polymerase chain reaction-sequence-specific oligo nucleotide probe，PCR-SSO）。⑤聚合酶链式反应-单构象多态性分析（PCR with single conformation polymorphism，PCR-SSCP）。

骨髓移植时，在 HLA 配型方面，主要进行 HLA-A、HLA-B 和 HLA-DR 三对位点的配型，只有两个个体的 HLA 配型完全相同才能进行造血干细胞移植，否则可能会发生两种情况：一种是患者体内的免疫细胞将植入的供体骨髓干细胞当作“异物”进行免疫反应加以攻击，称为“移植排斥反应（graft rejection）”，其结果是骨髓移植失败，被移植的造血干细胞不能在患者体内移植成活；另一种可能是供体的造血干细胞在患者体内植活，产生大量的免疫活性细胞，这些细胞“反客为主”将患者的组织和细胞当作“异物”进行免疫反应加以攻击，最容易受攻击的组织和器官是皮肤、肝和肠道，发生皮疹、黄疸、转氨酶水平升高和腹泻不止甚至血便，称为“移植物抗宿主病”

（graft versus host disease，GVHD），严重者可致命。

由于 HLA-Ⅰ类基因 *HLA-A*、*HLA-B* 的多样性最明显，一般对志愿者先做的 *HLA-A*、*HLA-B* 的分型，待检索供者和受者 *HLA-A*、*HLA-B* 基因相配后，再对供者做 HLA-DR 分型检测，如果供者和受者的 HLA 完全相配，同时供者健康检查合格，就可以着手准备骨髓移植手术。先用化学药物和放射治疗摧毁患者的病变造血细胞后再接受骨髓移殖。骨髓细胞移植方法如同输血，患者的造血干细胞在人体繁殖，重建造血和免疫系统，患者逐渐恢复健康。骨髓移植对白血病的有效治愈率可达到 65%~75%。

### （二）HLA-Ⅱ类抗原基因分型方法

传统的 HLA 分型方法有许多不足之处，近年来国内外已将 HLA 分型技术由经典的血清学和细胞学技术转向分子生物学技术，尤其是体外 DNA 扩增技术-聚合酶链反应（PCR）的创立及其在生物医学中的应用，使得 DNA 水平研究 HLA 成为可能。传统的血清学分型工作是研究 HLA 的基础，但血清学的表型相同，DNA 的核苷酸序列不一定完全相同。HLA 的个体遗传学差异的本质不是血清学方法所检测的基因产物，而是在编码基因产物的 DNA 水平上。因此，应用分子生物学技术，在 DNA 水平上进行 HLA 分型正逐步取代血清学和细胞学方法。目前常用的 DNA 分型方法有限制性片段长度多态性-聚合酶链反应（PCR-RFLP）、单链构象多态性-聚合酶链反应（PCR-SSCP）、序列特异性寡核苷酸-聚合酶链反应（PCR-SSO）及序列特异性引物-聚合酶链反应（PCR-SSP）等。以下重点介绍 PCR-SSP 方法。

基本原理编码各种（或各类）HLA 抗原表型的等位基因均可用相应的序列特异性引物进行扩增。通过控制 PCR 反应条件，特异性引物仅扩增与其相应的等位基因，而不扩增其他的等位基因。因此，PCR 扩增产物的有无是鉴定特异性等位基因的基础，这种特异性的 PCR 扩增产物可通过琼脂糖凝胶泳检出。该方法操作简单快速，实验结果容易判断，纯合子也很易于检出。不足之处在于，为检出所有的等位基因，必须用多个引物进行扩增。

## 三、HLA 抗体筛选技术

HLA 抗体筛选技术主要包括以下几项。

**1. 补体依赖的细胞毒（complement-dependent cytotoxicity，CDC）** 已建立的补体依赖的细胞毒及其修改方法仍然是广泛采用的方法。这种检测方法主要确定高浓度的抗 HLA 抗体。用受者的血清与已经知道 HLA 型别的一系列 T、B 淋巴细胞共培养，然后加免补体观察是否裂解细胞来确定抗 HLA 抗体型别与浓度高低。

**2. 酶联免疫吸附法（enzyme-linked immunosorbent assay，ELISA）** 首先做一般筛选，反应体系中包含各种 HLA-Ⅰ、HLA-Ⅱ类纯化抗原混合物，加入待检血清后，与细胞表面上的 HLA 抗原结合，再与酶标记的二抗反应，最后加底物显色。该方法可筛选患者是否有对 HLA 抗原反应的抗体，但无法得知 HLA 抗体的类型。当筛选到抗体存在时，可选择更精细的方法辨别 HLA-Ⅰ和 HLA-Ⅱ抗体。

**3. 流式细胞仪（flow cytometry）分析法** 用含有各种 HLA 纯化抗原的微粒与待检血清混合，如果血清中存在任何抗 HLA 的 IgG 抗体，就会与微粒结合，再与荧光标记的二抗结合，经由流式细胞仪分析。其敏感性明显优于 ELISA 法。

**4. 流式点阵仪（lattice flow instrument，Luminex）** 包被所有常见和稀有 HLA-Ⅰ、HLA-Ⅱ类抗原的几十个微颗粒免疫磁珠与待测血清中的相应抗体结合，采用荧光流式细胞仪和免疫标记相结合技术，可以分析检测血清样本中 HLA 和 MICA 抗体的强度和特异性。

## 四、HLA 与法医上的个体识别

由于 HLA 系统是目前所发现的具有高度多态性的多基因复合体，HLA 分型技术除用于筛选器官移植供者外，在法医学上用来个体识别，包括亲子鉴定。在有亲子异议的情况下，实验鉴定的目的是为了排除被诬告的人。目前除人类学特征鉴定外，遗传标志的确定包括 *HLA* 基因变异体、红细胞抗原和血清蛋白测定。

HLA 基因复合体是一个紧密连锁的基因群。遗传学上将紧密连锁在同一条染色体上的基因组合称为单体型（haplotype）。以 HLA 单体型作为基本单位进行遗传，而很少发生同源染色体交换。HLA 具有单体型遗传规律，亲代遗传信息传给子代时，子代携带的 2 个 HLA 单体型，分别来自父亲和母亲。基于 HLA 基因复合体的单体型遗传规律，亲子鉴定的基本原理是：亲代和子代之间一定有一条 HLA 基因复合体染色单体（位于人的第 6 号染色体上）相同。因此，只要分析亲代和子代 HLA 基因型别的异同加以比较分析，即可判断是否有亲缘关系。以上介绍的 HLA 分型技术（基因分型技术和血清学分型方法）可用来亲子鉴定，加上采用短串联重复序列（short tandem repeats，STRs）技术，三个 STR 系统（FGA、vWA 和 SE33）来检测 4 号染色体（FGA）、12 号染色体（vWA）及 6 号染色体（SE33 或 ACTBP2）的多态性帮助排除或确证怀疑对象。

随着分子生物学技术的发展，建立了一些新的 HLA 检测方法。中国学者 Mao 等将 PCR 技术结合寡核苷酸芯片（oligoneucleotide microarray）技术建立了针对 HLA-DRB1（DRB1）基因分型方法。通过对中国上海地区 1198 名健康人的 *HLA* 基因分型检测表明该方法非常适合用于医学与法医学（包括个体识别和亲子鉴定），以及追踪人群的迁移和遗传学诊断。

人的身份测试（human identity testing）是法医学、亲子鉴定及造血干细胞移植领域的关键技术。目前骨髓移植测试微卫星或短串联重复序列分析采用毛细管电泳技术。使用下代测序技术对 DNA 多态性进行超敏感的单核苷酸多态性分析，在理论上是很好的方案，但目前因其本身的高出错率，尚不能实际应用。有学者建立了紧密间隔的单核苷酸多态性块或单倍型（blocks of closely spaced SNPs or haplotypes）分析方法。通过对 HLA-A 类基因的测试，证实该测试方法可应用于造血干细胞移植患者复发监测或法医学等。

## 五、HLA 与疾病的相关研究

通过群体调查分析人群中不同型别 HLA 抗原的频率，发现某些疾病与特定型别 HLA 抗原为非随机分布，这种两个遗传性状在人群中同时出现呈非随机分布的形象称为关联（association）。特定疾病与某种 HLA 抗原型别的关联程度可用相对危险度（relative risk，RR）评价。如北美白种人强直性脊柱炎患者有 91% 以上携带 HLA-B27 抗原，其两种性状的相对危险度为 87.4，为高度相关。

**1. 慢性免疫介导的疾病（immune-mediated diseases，IMDs）** 是一类异质性的多因素疾病，包括强直性脊柱炎、类风湿关节炎、克罗恩病和溃疡性结肠炎、寻常型银屑病、1 型糖尿病、多发性硬化症、系统性红斑狼疮等。该类疾病是一类非常严重的卫生问题，除心血管疾病和肿瘤疾病外，占所费卫生经济负担的第三位。

寻常型银屑病是很普通的炎症性皮肤病，其病理特征为 T 细胞驱动的表皮增生。浸润型银屑病皮损的 T 细胞表型为 Th/Tc/T17 等细胞亚群，所分泌的炎症性细胞因子以 IL-17A、IL-22 及

IFN-γ为特征。银屑病是一种多病因疾病，具有复杂的遗传倾向性。最近研究发现，*HLA-C＊06：02*是银屑病主要危险相关*HLA*基因。该基因位点位于人类6号染色体*MHC*基因区（6p21.3），携带该基因型患银屑病的危险性为50%。其他与银屑病相关但危险比值较低的基因型有*HLA-C＊07：04*、*HLA-C＊12：03*、*HLA-B＊27*、*HLA-B＊57*等。因此，目前认为*HLA-C＊06：02*是银屑病典型危险基因型别。

*HLA-C＊06：02*与银屑病高度相关的可能机制是：该型别的HLA分子易于提呈自身抗原肽给病理性的$CD8^+$T细胞。实际上$CD8^+$T细胞在银屑病的发病中发挥突出作用。从银屑病的组织浸润T细胞中直接获得了*HLA-C＊06：02*限制性自身反应性Va3S1/Vb13S1-TCR $CD8^+$T细胞，为其提供了参与疾病发生的直接证据。

**2. 贝赫切特综合征（Behcet syndrome）**　是一种少见的慢性多系统的炎症性疾病，其特征为反复发作的口腔和生殖器溃疡，眼部受累，皮肤损害，以及关节炎和血管炎，通常在30~40岁发病，发病越早，疾病严重程度和死亡率越高。已知*HLA-B＊51*等位基因与疾病的发生相关，但是具体免疫分子机制尚不清楚。最近采用基因型填补（genotype imputation）研究方法，大样本病例对照研究分析HLA-Ⅰ类基因座与其抗原肽结合槽（peptide-binding groove）氨基酸序列。发现这里氨基酸残基对确定提呈的抗原肽的特异性起关键作用，也影响HLA-Ⅰ类分子与NK细胞上的免疫球蛋白样受体结合。表明*HLA-B＊51*结合的抗原肽，以及其与NK细胞杀伤免疫球蛋白样受体（killer immunoglobulin-like receptor receptors，KIR）结合而改变杀伤细胞的活性在贝赫切特综合征治病机制中发挥很重要作用，据此可制订新的治疗方法。

## 展　望

新的*HLA*基因分型与抗体检测技术为器官移植前和移植后的诊断与治疗开创了新时代。从移植免疫学的角度，基于*HLA*等位基因的匹配要求高分辨率*HLA*分型。相比传统测试技术，下代测序技术（the next-generation sequencing，NGS）可以提供快速而明确的*HLA*分型。然而，NGS应用于临床还有很多技术上的困难需要克服，如NGS产生的大量数据需要新的资料管理和处理系统。此外，NGS平台要用较长时间得到结果，还需要复杂的生物信息分析，目前尚不能满足尸体器官供者的HLA分型。此外，将建立新的更敏感的*HLA*基因分型技术可用于法医的个体识别和免疫遗传学方面。

银屑病是一个主要的慢性免疫介导的疾病，通过对致病TCR的无偏分析已明确确定其主要的*HLA*相关的危险基因型别。这一研究结果的意义在于提出了一个新概念：IMDs的遗传易感结合致病性*HLA*风险等位基因及许多修饰基因的叠加效应，最后导致疾病表现与疾病表型的调节。该研究模式可以帮助今后寻找到更多IMDs的疾病相关的*HLA*基因位点，使用同样的方法也可能明确其他IMDs的自身抗原。最终发现新的生物标记与病因治疗办法。

（方　敏　郑　芳）

### 参考文献


［1］陈实. 移植学. 北京：人民卫生出版社，2011.

［2］Picascia A，Grimaldi V，Napoli C. From HLA typing to anti-HLA antibody detection and beyond：The road ahead. Transplant Rev（Orlando），2016，30：187-194.

［3］Kereszturya L，Rajczya K，Lászikb A，et al. Combination of DNA-based and conventional methods to detect human leukocyte antigen polymorphism and its use for paternity testing. Am J Forensic Med Pathol，2002，23（1）：57-62.

[ 4 ] Jiang B, Li Y, Wu H, et al. Application of HLA-DRB1 genotyping by oligonucleotide micro-array technology in forensic medicine. Forensic Science International, 2006, 162: 66-73.

[ 5 ] Debeljak M, Freed DN, Welch JA, et al. Haplotype counting by next-generation sequencing for ultrasensitive human DNA detection. J. Mol. Diagn, 2014, 16 (5): 495-503.

[ 6 ] Prinz JC. Autoimmune aspects of psoriasis: hevritablity and autoantigens. Autoimmun Rev, 2017, 16: 970-979.

[ 7 ] Marson A, Housley WJ, Hafler DA. Genetic basis of autoimmunity. J Clin Invest, 2015, 125: 2234-2241.

[ 8 ] Ombrello MJ, Kirino Y, de Bakker PI, et al. Behçet disease-associated MHC class Ⅰ residues implicate antigen binding and regulation of cell-mediated cytotoxicity. Proc Natl Acad Sci USA, 2014, 111 (24): 8867-8872.

CME TEXTBOOKS NATIONAL PROJECT

# 免疫检查点研究进展

第 22 章

免疫细胞受到物理、化学、生物等各种刺激后，启动免疫应答，阻止外来异物入侵，清除病原体及自身衰老、死亡和突变的细胞，同时维持对自身成分的耐受。共抑制分子（co-inhibitory molecules），是表达在不同免疫细胞表面的受体分子，通过负向调节免疫细胞的活化和效应机制，保证免疫应答在适当的强度和时限，维持机体免疫稳态，因此又称为免疫检查点（immune checkpoints）。免疫检查点分子主要表达于T细胞，其配位体表达于APC、非造血细胞及肿瘤细胞表面（PD-L1、PD-L2、B7-H3、VISTA、CD155、CD112）。一些受体也表达于NK细胞中，如LAG-3、PD-1、TIM-3、TIGIT等（图22-1）。

近年来，经典免疫检查点分子（CTLA-4、PD-1等）在慢性感染性疾病和肿瘤发生中的作用研究及其相应阻断性抗体在疾病治疗中的应用在生命科学和医学领域备受关注，同时新型免疫检查点分子也陆续被成功鉴定。本章将介绍目前已被证实的主要免疫检查点分子的结构特征、表达模式、信号转导通路、主要功能及其在疾病中的作用和应用研究进展。

## 一、CTLA-4

### （一）分子结构、表达和信号转导

细胞毒性T淋巴细胞相关抗原4（cytotoxic T lymphocyte antigen 4，CTLA-4）又称CD152，与CD28同属免疫球蛋白超家族成员，两者DNA水平有70%的同源性，氨基酸水平有31%的同源性，均能与共刺激分子B7-1（CD80）、B7-2（CD86）结合。

CTLA-4蛋白在体内存在两种形式：膜型蛋白和可溶性单体蛋白质。膜型CTLA-4蛋白结构包含胞外区（V区）、跨膜区和胞内区，通常以胞外域二硫键连接形成的同源二聚体形式存在，部分以单体形式存在，主要表达于活化的$CD4^{+}/CD8^{+}$T细胞及活化的B淋巴细胞表面。胞质尾区有一个短的36个氨基酸序列，称为免疫受体酪氨酸抑制基序（immunoreceptor tyrosine-based inhibitory motif，ITIM）。CTLA-4蛋白与配体B7结合后，ITIM结构域磷酸化，将蛋白酪氨酸磷酸酶SHP2、丝/苏氨酸蛋白磷酸酶2A（PP2A）招募至TCR附近，抑制TCR/CD3胞内段周围蛋白激酶活性，降低下游蛋白ZAP-70的磷酸化及其向膜区域的聚集，从而阻断TCR/CD3信号转导。另外，CTLA-4蛋白能够与PKCη互作，招募GIT2-aPIX-PAK复合物，提高细胞运动能力。

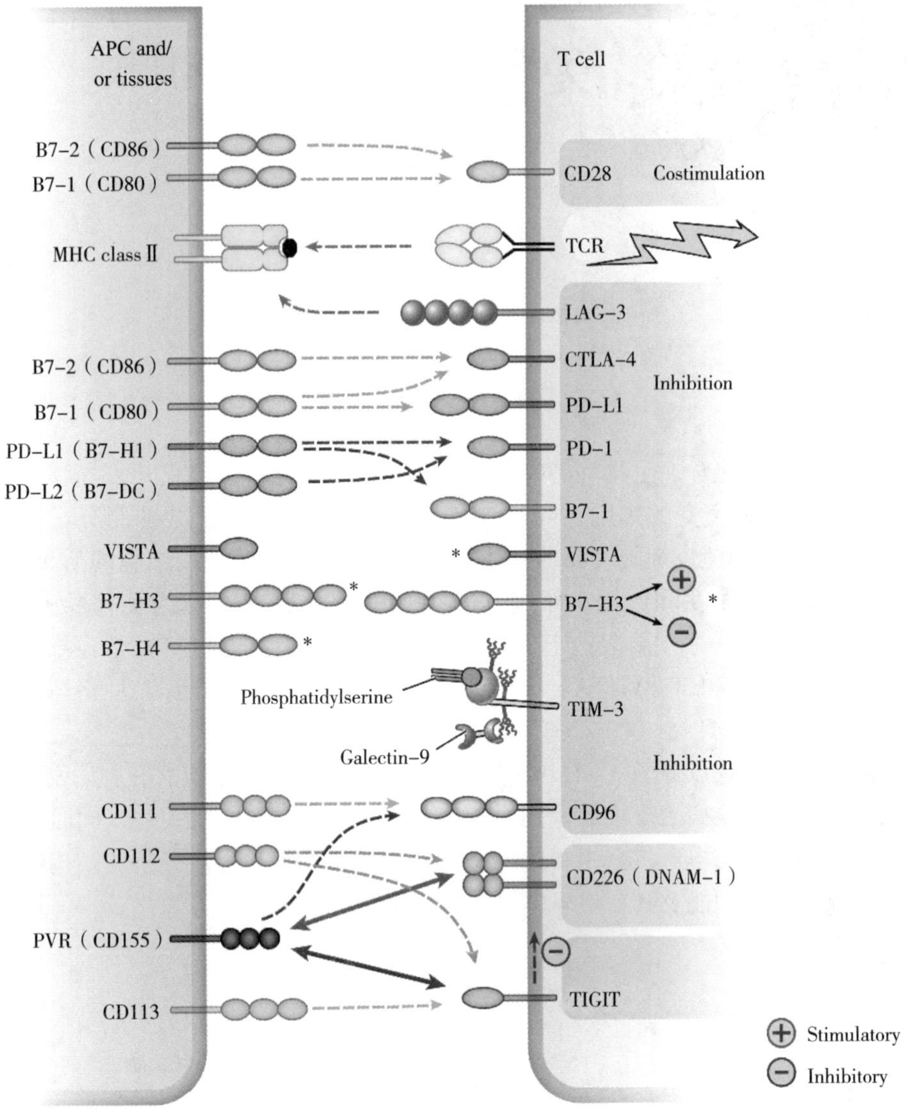


图 22-1 免疫检查点分子图

注：APC and /or tissue，抗原提呈细胞和（或）组织；T cell，T 细胞；MHC class Ⅱ，MHC-Ⅱ类分子；Costimulation，共刺激；TCR，T 细胞受体；*LAG-3*，淋巴细胞活性基因-3；CTLA-4，细胞毒淋巴抗原-4；PD-1，程序性死亡分子 1；PD-L1，程序性死亡受体-配体 1；PD-L2，程序性死亡受体-配体 2；Inhibition，抑制；TIM-3，T 细胞免疫球蛋白黏蛋白-3；Phosphatidylserine，磷脂酰丝氨酸；Galectin-9，半乳糖凝集素-9；PVR，骨髓灰质病毒受体；TIGIT，含免疫球蛋白结构域和 ITIM 结构域的 T 细胞的免疫受体；VISTA，含 V 型免疫球蛋白结构域的 T 细胞活化抑制因子；* 表示目前不确定；引自 Susanne H. Baumeister，Gordon J. Freeman，Glenn Dranoff，et al. Coinhibitory pathways in immunotherapy for cancer. Annu Rev Immunol，2016，34：539-573

## （二）生物学功能

**1. CTLA-4 诱导 T 细胞无能** CTLA-4、CD28 是 T 细胞表面的协同刺激受体，两者结构相似，均可与 APC 细胞表面配体 CD86（B7-2）和 CD80（B7-1）结合，但 CTLA-4 具有更高的亲和力，可以与 CD28 竞争结合 B7 家族分子，阻断 CD28 的信号传导通路，防止 T 细胞过度激活，诱导 T

细胞失能，在维持机体内环境的稳定、诱导和维持免疫耐受中具有重要的作用。CTLA-4 与 B7 结合后，促进 T 细胞运动，减少 T 细胞与 APC 的接触时间，阻断 T 细胞和 APC 稳定的偶联信号，从而抑制 T 细胞的活化。抗体阻断 CTLA-4，显著降低 $CD8^+$T 细胞活性。此外，CTLA-4 能够下调 APC 表面的 CD80、CD86 的表达，负向调控其抗原提呈及活化 T 细胞功能。CTLA-4 缺失小鼠表现出 T 细胞过度活化，伴随严重的自身免疫病。

**2. CTLA-4 参与 Treg 的产生和免疫抑制功能** *CTLA-4* 基因缺陷与 *TGF-β* 基因缺陷小鼠具有相似的表型变化，如小鼠淋巴细胞增生紊乱、器官衰竭等。进一步实验证实，CTLA-4 能够诱导 TGF-β 表达，从而上调 Foxp3 表达，诱导适应性 Treg 产生。活化的 Treg 细胞表面高表达 CTLA-4，在其免疫抑制功能中发挥重要作用。阻断 CTLA-4 后，Treg 功能丧失。体内研究发现，促进 CTLA-4 表达能够增加 Treg 的百分比，而 CTLA-4 中和抗体可阻断 Treg 的抑制功能。

**3. CTLA-4 与 T 细胞增殖和凋亡** CTLA-4 通过抑制核蛋白 NFAT-1、RE/AP 在核内聚集，下调 CD3/CD28 诱导的 IL-2 的转录，抑制 T 细胞从 G 期进入 S 期，从而抑制 T 细胞增殖。另外，CTLA-4 能够抑制 cyclin D3、cdk4、cdk6 等分子的表达，使细胞周期停滞在 G0 期，从而抑制 T 细胞的增殖。另有研究表明，CTLA-4 尚可介导不依赖 Fas 途径的活化 T 细胞凋亡。CTLA-4 与 CD80/CD86 相结合，导致 IDO 上调，减少局部组织中色氨酸的供给，抑制 T 细胞增殖，促进代谢产物犬尿氨酸增加，诱导 T 细胞凋亡。色氨酸缺乏及犬尿氨酸增加还可诱导天然 $CD4^+CD25^-$T 细胞转化成为 $CD4^+CD25^+Foxp3^+$调节 T 细胞。

**4. CTLA-4 调控 Th1/Th2 的分化** 干扰 CTLA-4 后，$CD4^+$T 细胞向 Th2 亚群极化，尽管 IFN-γ、IL-2 分泌增加，IL-4 分泌水平显著升高。$CTLA4^{-/-}$T 细胞接受抗原刺激后产生大量 IL-4，分化成 Th2 亚群。上述研究表明 CTLA-4 可抑制 Th2 细胞分化，利于 Th1 亚型分化。但亦有研究发现，体内用 CTLA-4 阻断性抗体，诱发了 Th1 介导的自身免疫性疾病。

## （三）CTLA-4 在疾病进程中的作用及临床应用

**1. CTLA-4 与肿瘤** CTLA-4 介导的 T 细胞功能耗竭被认为是肿瘤免疫逃逸的重要机制。目前，CTLA-4 阻断性抗体已广泛用于肿瘤免疫治疗，其中最具前景的抗体是 Ipilimumab。Ipilimumab 为重组的人 IgG1κ 单抗，可选择性封闭 CTLA-4，正在开发应用于多种不同类型的肿瘤，如黑色素瘤、前列腺癌、肺癌、转移性肾癌、淋巴瘤、胰腺癌和膀胱癌等，提高 25% 患者的生存时间。Ipilimumab 应用于转移性黑色素瘤患者显示，Ipilimumab 显著增强患者的总体存活率。表达 4-1BBL（CD137 配体）的肿瘤细胞疫苗联合 CTLA-4 抑制性抗体，较单独使用组，联合组明显降低小鼠前列腺癌 RM-1 生长，显著增加荷瘤小鼠存活率，联合治疗组诱导产生更高水平的 CTL，并促进细胞因子 IFN-γ、TNF-α 和 IL-2 的分泌增加。CTLA-4 抗体对于弱免疫原性的肿瘤效果不明显，但与表达 GM-CSF 的肿瘤疫苗或其他抗体联合则可明显增强疗效，CTLA-4 抗体与冷冻消融术联合则明显减缓或防止了大量继发性肿瘤的生长，联合治疗后 $CD4^+$和 $CD8^+$效应 T 细胞增殖显著增强，同时效应 T 细胞与 Treg 的比值上升。

目前认为，CTLA-4 抗体介导的抗肿瘤反应主要通过以下机制：一是促进肿瘤特异性 $CD8^+$T 细胞增殖；二是通过降低 Treg 细胞的比例，促进肿瘤免疫应答。此外，CTLA-4 抗体可促进 Th17 细胞增殖，产生特异性细胞因子 IL-17 及 IL-22，发挥抗肿瘤作用。

目前报道的与 CTLA-4 抗体治疗预后相关的标志物包括：①绝对淋巴细胞计数（ALC），≥1000/ml 代表预后较好。②诱导性表达共刺激分子（ICOS）。T 细胞免疫球蛋白基因家族成员，与 CTLA-4 抗体调节的适度抗肿瘤反应相关。③$CD8^+$T 细胞的改变率及 $CD4^+$T 细胞对 Treg 抑制作用的抵抗能力。④IL-17 分泌的水平。⑤Foxp3 和 IDO 的表达量，以及肿瘤浸润淋巴细胞（tumor infiltrating lymphocytes，TILs）的含量。

**2. CTLA-4与病原体感染** CTLA-4抑制宿主免疫反应，有利于多种病原体在体内存活，而使用抗体阻断CTLA-4则有利于宿主清除病原，如CTLA-4在锥虫和利什曼原虫感染后表达显著增加，通过抗体阻断治疗后小鼠死亡率显著降低，脾和肝中IFN-γ、IL-4含量显著升高，导致Th2型免疫反应极化，虫荷显著下降。该反应也见于其他寄生虫如巴西钩虫、疟原虫等感染。

除了寄生虫感染，CTLA-4在细菌感染中也具有重要的作用。幽门螺杆菌感染引起的胃炎以Th1型免疫反应为主，感染幽门螺杆菌后1周使用CTLA-4抗体，结果表明抑制了胃部炎症并伴有幽门螺杆菌特异性IgG1/IgG 2a比值增加，免疫反应向Th2型偏移。

CTLA-4在乙型肝炎病毒（HBV）、丙型肝炎病毒（HCV）、人类免疫缺陷病毒（HIV）等持续性病毒感染中也发挥关键的免疫调控作用。慢性病毒感染过程中T细胞表面CTLA-4表达增加，IL-2、IFN-γ表达减少，$CD4^+$T细胞对HIV敏感性增加。体外阻断CTLA-4，HIV特异性$CD4^+$T细胞增殖能力增强，细胞因子分泌增多。此外，慢性病毒感染导致Treg比例升高，同时其表面CTLA-4表达增加，协同抑制T细胞功能。

**3. CTLA-4与自身免疫病** CTLA-4蛋白表达水平与自身免疫性疾病的易感性具有相关性。已有报道表明，*CTLA-4*基因多态性和表达水平的高低与弥漫性毒性甲状腺肿、1型糖尿病、重症肌无力、类风湿关节炎、系统性红斑狼疮等有关。但是CTLA-4在这些疾病中的作用与种族、国家、地区等因素有关。

**4. CTLA-4与器官移植排斥** 肝移植试验中，补充CTLA-4能够增加IL-10的表达，肝细胞凋亡指数降低。肾移植试验中，对受体大鼠输入少量供体脾细胞和骨髓细胞后，发生了急性排斥反应，联合使用可溶性CTLA-4处理后缓解了排斥反应，显著延长了移植肾的存活时间。有研究将可溶性CTLA-4加入外周血淋巴细胞和供体骨髓细胞中共同培养，发现受体T细胞对抗原的识别能力降低，形成免疫耐受。

## 二、PD-1

### （一）表达、结构和信号转导

程序性死亡分子（programmed cell death protein-1，PD-1）为CD28超家族成员，与CTLA-4具有23%的氨基酸同源性。人*PD-1*基因位于染色体的2q37.35，编码分子量为55 kDa的跨膜糖蛋白，与小鼠PD-1蛋白在氨基酸组成上有60%的同源性。PD-1（CD279）蛋白属于Ⅰ型跨膜受体，其胞外区只有一个IgV样区，其胞质区含有2个酪氨酸残基（小鼠Y225及Y248，人Y223及Y248），靠近N端的酪氨酸与邻近的氨基酸残基组成ITIM样基序，靠近C端的酪氨酸组成免疫受体酪氨酸转化基序（ITSM）。

PD-1最早在凋亡的T细胞肿瘤中被发现，经诱导后可表达于多种细胞，如T淋巴细胞、B淋巴细胞、NK细胞、髓系细胞、胸腺细胞和巨噬细胞表面，但这些细胞在静止期表达较少或不表达。

PD-1通过与其配体结合发挥作用。PD-1主要有两个配体：PD-L1（CD274或B7-H1）、PD-L2（CD273或B7-DC）。两者均为Ⅰ型跨膜糖蛋白，属于B7家族成员。PD-L1表达更为广谱，主要表达在造血（T细胞、B细胞、树突状细胞、巨噬细胞、单核细胞）和非造血细胞（角质细胞、内皮细胞、成肌细胞表面）。此外，PD-L1也低表达于非淋巴器官，如心、肝、肺等器官。在肿瘤微环境中，多种炎性细胞因子如Ⅰ型和Ⅱ型IFN-γ、TNF及VEGF等可促进PD-L1的表达。PD-L2表达局限于造血系统来源的细胞如树突状细胞、巨噬细胞等细胞表面。当PD-1与其配体结合后，胞质区 ITIM 结构域中的酪氨酸发生磷酸化，募集 SHP-2 磷酸酶，使下游的 PI3K 及丝氨酸/苏氨酸蛋白激酶 Akt 发生去磷酸化，抑制葡萄糖的转运及 T 细胞代谢，或是通过促进 ZAP70 及 CD3 下游信号分子 PKC 去磷酸化，从而抑制 T 细胞增殖及相关因子的释放（图 22-2）。此外，PD-L1-Ig 能够通过减弱 Akt-mTOR 信号，上调 PTEN 信号诱导初始 T 细胞向诱导型 Treg（iTreg）转化。

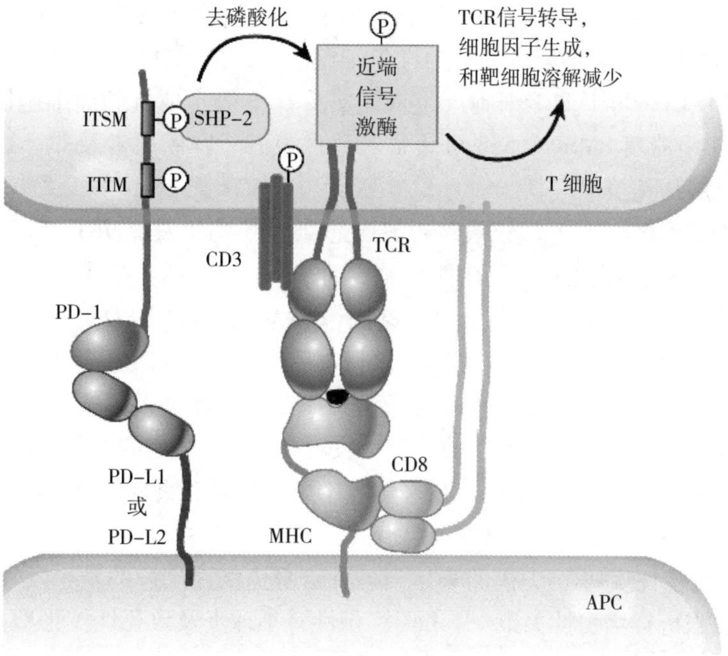


图 22-2　PD-1 及其信号通路

注：ITSM，免疫受体酪氨酸转换基序；ITIM，免疫受体酪氨酸抑制基序；SHP-2，蛋白酪氨酸磷酸酶 SHP2；PD-1，程序性死亡分子 1；PD-L1，程序性死亡受体-配体 1；PD-L2，程序性死亡受体-配体 2；TCR，T 细胞受体；MHC，主要组织相容性复合体；APC，抗原提呈细胞；引自 SH Baumeister，GJ Freeman，G Dranoff，et al. Coinhibitory pathways in immunotherapy for cancer. Annu Rev Immunol，2016，34：539-573

## （二）生物学功能

PD-L1 与 PD-1 的结合可产生多种生物学作用。PD-1 与其配体相互作用抑制 IL-2 分泌，使细胞周期停留在 G0/G1 期，抑制 $CD4^+$T 细胞和 $CD8^+$T 细胞的增殖。PD-1/PD-L1 相互作用抑制细胞因子 IFN-γ 的释放，上调 IL-10 的表达，进而发挥免疫负调控的作用，维持自身耐受，从而防止自身免疫性疾病的发生。在肿瘤的发生发展中，肿瘤细胞表达的 PD-L1 与 PD-1 结合后能够抑制淋巴细胞功能及肿瘤杀伤作用，诱导淋巴细胞凋亡。

此外，PD-L1/PD-1 在 Treg 细胞分化中也发挥重要作用。研究发现，PD-L1 激动性抗体能够促进 Foxp3 的表达，促进 $CD4^+$T 细胞向 $CD4^+Foxp3^+$T 细胞转化，增强 iTreg 的免疫抑制功能。

近期有研究发现，阻断 PD-L1 可增加滤泡状辅助细胞的产生，促进生发中心 B 细胞的生存和长寿型浆细胞的发育。

## （三）在疾病中的应用

**1. PD-1 与肿瘤**　PD-L 表达于各种肿瘤组织如甲状腺乳头状癌、子宫内膜癌、乳腺癌、黑色素瘤、胶质瘤等，与淋巴细胞表面的 PD-1 结合后减弱机体的抗肿瘤免疫应答，导致肿瘤免疫逃逸。在小鼠肿瘤模型中，小鼠预先移植 $PD\text{-}L1^+/PD\text{-}L1^-$ 肿瘤细胞后过继输注 CTL，发现 $PD\text{-}L1^+$ 组肿瘤 CTL 细胞数量减少，提示 PD-L1 可影响 CTL 的增殖。相反地，应用 PD-1 及 PD-L1 的阻断性抗体可增强 T 细胞应答，增强 IFN-γ 表达而降低 IL-10 含量抑制肿瘤增长。小鼠荷瘤模型发现，PD-L1 中和性抗体结合 T 细胞过继治疗可使 60%的小鼠成活，表明阻断 PD-L1 可有效辅助 T 细胞过继治疗。

研究显示，部分肝癌患者肿瘤细胞中高表达 PD-L1，并且高表达 PD-L1 的患者预后更差。在体内外阻断 PD-L1 或 PD-1 显著增强肿瘤特异性 T 细胞应答，抑制肿瘤细胞增殖。在人恶性神经胶质瘤细胞中高表达 PD-L1，可下调 T 细胞产生 IFN-γ 及 IL-2 等主要抗肿瘤细胞因子，进而促进肿瘤的免疫逃逸。PD-1 阻滞药 BMS-936558 可缓解转移癌患者、肾癌患者及非小细胞肺癌患者的免疫抑制状态，诱导抗肿瘤免疫反应。

**2. PD-1 与病原体感染** PD-1 信号通路也参与感染性疾病进程。*HCV* 基因能够诱导 PD-1 表达，抑制 T 细胞信号传导，导致 T 细胞功能耗竭，且 PD-1 的表达与病毒载量呈正相关，而阻断 PD-1 信号则可逆转 CTL 的“功能耗竭”状态，利于清除病毒，表明 PD-1 可作为 HIV 等慢性感染性疾病的治疗靶标。结核杆菌感染小鼠模型中，NK 细胞表达 PD-1/PD-L1/PD-L2 增加，阻断 PD-1 导致 NK 细胞穿孔素释放，IFN-γ 分泌增加。阻断 PD-1 信号可促进人源化小鼠对 HIV 病毒产生特异性的细胞及体液免疫。此外，在恒河猴的模型中发现，阻断 PD-1 信号可促进针对 SIV 病毒特异性的细胞免疫及抗体的产生。PD-1/PD-L1 在寄生虫感染中也具有重要意义，在弥散性皮肤利什曼病研究中发现，$CD8^+$T 细胞上 PD-1 表达与细胞免疫功能耗竭有关。

**3. PD-1 与自身免疫性疾病** PD-1 的表达与各种自身免疫性疾病的发生及发展相关。PD-1 表达缺失会导致鼠类似狼疮样增殖性关节炎、IgG 沉积性肾小球炎及致死性扩张型心脏病。实验性自身免疫脑脊髓炎（EAE）的研究显示，采用髓磷脂少突细胞糖蛋白免疫 EAE 小鼠后，小胶质细胞中上调表达 PD-1 及其配体 PD-L1，PD-1 阻断性抗体可导致抗原特异性的 T 细胞和 B 细胞增殖、活化及炎症细胞因子的产生而加重疾病进程。PD-1/PD-L1 相互作用在自身免疫性糖尿病的进程和诱导中起重要作用，阻断 PD-1/PD-L1 信号途径后胰岛炎症反应加重，IFN-γ 产生增加，加速小鼠非肥胖型糖尿病（NOD）的发生。

**4. PD-1 与器官移植排斥** 胰岛移植模型中，组织居留 $CD8^+$T 细胞高表达 PD-1 和 PD-L1，阻断或中和 PD-1、PD-L1 加强移植排斥反应。PD-L1 过表达可显著降低腹腔注射链脲霉素诱导小鼠糖尿病模型中血糖水平，且移植物存活时间显著延长。多数正常的组织及心脏同基因移植极少表达 PD-1、PD-L1 或 PD-L2，但在心脏同种异体移植后高表达。体内实验显示，单独的 PD-L1-Ig 或 PD-L2-Ig 都不能调节同种移植排斥，但 PD-L1-Ig 可抑制 $CD28^{-/-}$ 受者的排斥反应，降低了 IFN-γ 和 TNF-α 的表达，显著延长心脏移植的存活。

## 三、Tim-3

### （一）表达、结构和信号转导

T 细胞免疫球蛋白黏蛋白分子 3（T-cell immunoglobulin and mucin-domain containing-3，Tim-3），又称甲型肝炎病毒细胞受体 2（hepatitis A virus cellular receptor 2，HAVCR-2），是由位于染色体 5q33.2 上的 Tim 基因编码的 Ⅰ 型跨膜糖蛋白，属于免疫球蛋白超家族。小鼠 Tim-3 分子由 281 个氨基酸组成，人类 Tim-3 分子由 302 个氨基酸组成，两者的同源性高达 63%。Tim-3 蛋白包含膜远端可变免疫球蛋白区域（IgV）、膜近端黏蛋白结构域（黏蛋白区富含苏氨酸、丝氨酸和脯氨酸）、跨膜区和胞质区。IgV 是 Tim-3 发挥免疫抑制功能的关键结构域，由 2 个二硫键连接的反平行 β 折叠及 4 个半胱氨酸组成的二硫键组成。这些二硫键的存在可稳定 Tim-3 的 IgV 区域，调整 CC 环靠近 FG 环，从而形成高度保守的、不同于其他免疫球蛋白超家族成员的独特裂隙，可以与磷脂酰丝氨酸（phosphatidylserine，PS）结合。

Tim-3 蛋白存在两种形式：一种是全长胞膜锚定形式（flTim-3），一种是可溶性形式（sTim-3）。和其他免疫检查点分子不同的是，flTim-3 并非在所有 T 细胞表达，仅在 Th1 和产生 IFN-γ 的 $CD8^+$细胞毒性 T 细胞中激活后表达，参与协同抑制作用。flTim-3 还在其他多种免疫细胞表达，包括 Th17、DC、单核细胞、肥大细胞、肿瘤浸润性淋巴细胞（tumor infiltrating lymphocytes，TILs）等。在肿瘤细胞上亦可检测到 Tim-3 表达，如黑色素瘤、胃癌、B 细胞淋巴瘤等。sTim-3 的产生和功能尚不清楚。

Tim-3 有多种配体，如半乳凝素 9（galectin-9，Gal-9）、磷脂酰丝氨酸（PS）、高迁移率族蛋白 1（high mobility group box 1，HMGB1）和 CEACAM-1。与配体结合后 Tim-3 调控细胞内多种信号传导通路/分子的活化，包括 TLR4/MyD88/NF-κB、JNK 和 Akt 通路的激活，进而参与调节多种免疫细胞的生物学功能（图 22-3）。

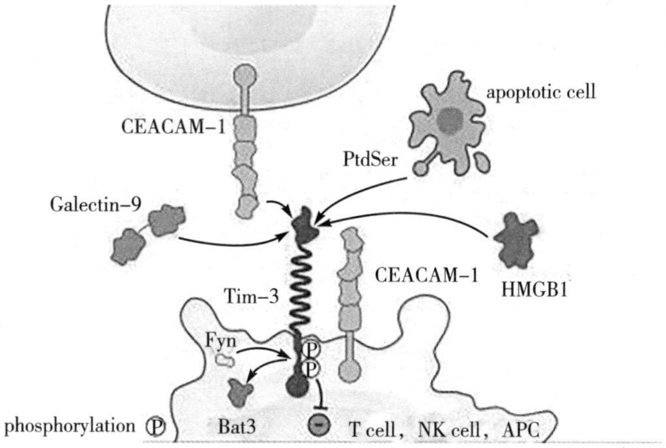


**图 22-3　Tim-3 及其配体**

注：apoptotic cell，凋亡细胞；CEACAM-1，癌胚抗原相关的胞黏附因子-1；Ptd Ser，磷脂酰丝氨酸；HMGB1，高迁移率族蛋白 1；Galectin-9，半乳糖凝集素-9；phosphorylation，磷酸化；T cell，NK cell，APC：T 细胞，NK 细胞，抗原提呈细胞；引自 AC Anderson，N Joller，UK Kuchroo. Lag-3，Tim-3，and TIGIT：co-inhibitory receptors with specialized functions in immune regulation. Immunity，2016，44：989-1004

## （二）生物学功能

**1. Tim-3 介导 T 细胞凋亡和耗竭**　Tim-3 特异性表达于活化的 Th1 细胞，与配体 Gal-9 结合后，可诱导细胞的聚集、黏附及趋化和凋亡等。HMGB1 是存在于真核细胞内的非组蛋白染色体结合蛋白，与 Tim-3 结合后可与模式识别受体结合，抑制免疫细胞活化，诱导细胞凋亡。$CD8^+$T 细胞中 Tim-3 的表达，介导 STAT5 和 p38 信号通路失活，降低 IFN-γ、TNF-α 分泌水平，诱导 $CD8^+$T

细胞耗竭，表现为受到抗原刺激后不能大量增殖，细胞因子产生减少。阻断 Tim-3 可增强肿瘤特异性 $CD8^+T$ 细胞的活性，恢复细胞增殖能力。在肿瘤浸润 T 细胞中，Tim-3 通过下调 GATA-3、IFN-γ，上调 T-bet 表达，使 TILs 中 Th1/Tc1 功能失调。

**2. Tim-3 介导 Treg 细胞的免疫抑制功能** 肿瘤浸润 $Tim-3^+Treg$ 通过分泌大量 IL-10 抑制 $CD8^+$ T 细胞产生 IFN-γ，诱导机体的肿瘤免疫耐受。在体内共阻断 Tim-3 和 PD-1 信号通路可以下调 Treg 的免疫抑制功能，降低 Treg 活性，上调干扰素调节因子的表达。

**3. Tim-3 与 NK 细胞** Tim-3 可表达在几乎所有成熟的 $CD56^-CD16^+NK$ 细胞中，是 NK 细胞成熟的标志之一。Tim-3 通过激活 JNK 和 Akt 信号通路调控，抑制 NK 细胞分泌 IFN-γ，减弱 NK 细胞的细胞毒作用，并介导 IDO1 产生，导致 NK 细胞功能受损，是肿瘤发生发展的关键分子之一。妊娠初期，外周 NK 细胞亦高表达 Tim-3，可能与母胎耐受相关。

**4. Tim-3 调控单核巨噬细胞功能** 单核巨噬细胞表达的 Tim-3 与磷脂酰丝氨酸相互作用，促进凋亡细胞的吞噬。在 IBD 模型小鼠中，阻断 Tim-3 导致肠道炎症反应的加重及巨噬细胞向 M1 极化的增加，而 TLR-4 基因敲除可逆转该效应，提示 TLR-4 参与了 Tim-3 对单核巨噬细胞调控机制。

**5. Tim-3 与 DC 抗原提呈** 肿瘤浸润 DC 表达的 Tim-3 与 HMGB1 配体结合后，抑制核酸正确转运，从而抑制核酸免疫反应，参与免疫逃避。

### （三）Tim-3 在疾病进程中的作用和临床应用

**1. Tim-3 与肿瘤** Tim-3 在肿瘤免疫逃逸中发挥重要作用。肿瘤浸润 DC 中高表达 Tim-3，与配体高迁移率组蛋白（HMGB1）结合后，能够阻断 HMGB1 与核酸结合，从而阻断 DC 的内吞作用，介导免疫逃逸。肿瘤相关巨噬细胞在肿瘤微环境的刺激下高表达 Tim-3，诱导 M2 型极化，促进肿瘤细胞增殖和转移。在乙型肝炎病毒相关的肝细胞肝癌中，肿瘤局部库普弗细胞、DC 细胞等抗原提呈细胞上 Gal-9 表达增加，同时 $CD4^+T$ 细胞和 $CD8^+T$ 细胞上 Tim-3 表达增加，阻断 Tim-3/Gal-9 信号后，T 细胞增殖能力和产生细胞因子的能力增强。肾透明细胞癌/肝癌体外实验发现，利用单克隆抗体阻断 Tim-3/Gal-9 信号，肿瘤生长受到显著抑制。在动物卵巢癌模型中，阻断 Tim-3 信号可激活共刺激分子 CD137 表达，促进 T 细胞增殖及 IFN-γ 的分泌，降低 Treg 和 MDSC 的比例，增强抗肿瘤免疫。

**2. Tim-3 与病原体感染** Tim-3 在抗感染免疫调节中发挥重要作用。Tim-3 引起的 T 细胞免疫功能下降和耗竭被认为是导致病毒感染慢性化的原因之一。HBV 感染后，$CD8^+T$ 细胞和 NK 细胞表面 Tim-3 表达显著升高，且与 IFN-γ 分泌降低、杀伤功能受抑制密切相关。HIV 感染后，$CD8^+T$ 细胞高表达 Tim-3，与病毒负荷量成正比。但最新的研究表明，HIV 感染患者中，Tim-3/Gal-9 信号可减少 $CD4^+T$ 细胞中 CXCR4 和 CCR5 的表达，降低 $CD4^+T$ 细胞对于 HIV 的易感性。在慢性 HCV 感染中，巨噬细胞中 Tim-3 表达增高，IL-23 分泌增加而 IL-12 产生减少，进而抑制 Th17 细胞的分化，同时 HCV 感染中 $CD8^+T$ 细胞 Tim-3 表达升高，IFN-γ 分泌能力明显降低。阻断 Tim-3 信号通路能够有效恢复 $CD8^+T$ 细胞的增殖能力和细胞毒性功能、控制 HIV、HCV 感染疾病进程。与上述报道不同，结核杆菌感染后，Tim-3 高表达于 $CD4^+$、$CD8^+$ T 细胞，并介导 p38、STAT3、STAT5 及 ERK1/2 磷酸化水平升高，促进产生 Th1/Th22 型细胞因子及 CTL 效应因子，提示 Tim-3 在细菌感染与慢性病毒性感染中的不同的免疫调节作用。进一步研究证实，结核杆菌感染个体中 $Tim-3^+T$ 细胞表现为效应型记忆性表型（表达 CD127），产生 IFN-γ、TNF-α 等抗微生物的细胞因子，干扰 Tim-3 信号后结核杆菌感染介导细胞因子产生能力下降。

**3. Tim-3 与自身免疫病** 研究表明，实验性变应性脑脊髓膜炎（EAE）模型中，初期淋巴结及脊髓中 $CD4^+/CD8^+T$ 细胞表面 Tim-3 高表达。阻断 Tim-3 后脑脊髓中巨噬细胞数量增加，活化增强，IFN-γ 明显增加，加速 EAE 疾病的发作，导致病情恶化，死亡率升高。除 EAE 外，Tim-3 在其他自身免疫性疾病中也具重要调控作用。在红斑狼疮患者中，外周血单核细胞中 Tim-3 表达显著降低，与狼疮性肾病的疾病活动指数密切相关。相反，在类风湿关节炎（RA）患者关节滑液 $CD4^+T$ 细胞和 $CD8^+T$ 细胞中 Tim-3 的表达水平均明显升高，但与病情的严重程度呈负相关。阻断 Tim-3 可促进 $CD4^+T$ 细胞和 $CD8^+T$ 细胞增殖，并引起促炎细胞因子 IFN-γ 和 TNF-α 分泌增加，提示 Tim-3 在 RA 发病过程中可通过抑制 $CD4^+T$ 细胞和 $CD8^+T$ 细胞的增殖及细胞因子的分泌发挥抑炎作用。此外，Tim-3 信号通路尚参与 1 型糖尿病和自身免疫性肝炎（AIH）的发展进程。以上研究均提示，Tim-3 介导的信号通路在自身免疫性疾病中的重要调节作用，并有望为自身免疫性疾病的治疗提出新的靶点。

**4. Tim-3 与器官移植**　在骨髓、肺和心脏移植嵌合体模型中，$CD8^+T$ 细胞 Tim-3 表达明显增加，$CD8^+T$ 细胞毒性降低，有利于维持移植免疫耐受状态。阻断 Tim-3/Gal-9 后，移植排斥反应加重。但是，急性排斥反应的肾移植患者和慢性肾移植功能不全的患者尿液及血液中 sTim-3 的含量较移植物存活良好的患者显著升高，与预后有关，可作为肾移植成功与否的一个重要检测指标。在急性移植物抗宿主病（GVHD）中，活化的 T 细胞上 Tim-3 表达增高，干扰 Tim-3/Gal-9 信号后，T 细胞大量增殖，GVHD 恶化；而激活 Tim-3/Gal-9 信号，降低了 GVHD 的致死率，且该作用依赖于供者 Treg 细胞的存在。

**5. Tim-3 与妊娠**　Tim-3 在妊娠期先天性免疫防御与系统免疫应答中均发挥关键的调节作用。妊娠期外周血单核细胞 Tim-3 表达显著上调，$Tim\text{-}3^+CD8^+T$ 细胞及外周 NK 细胞分泌 IL-10、IL-4 增加，IFN-γ 减少。在妊娠期阻断 Tim-3 信号，可诱导中性粒细胞、巨噬细胞等在母胎界面分泌细胞因子增多，抑制 Mφ 的吞噬凋亡细胞的能力，引起炎症反应，不利于妊娠的维持。

## 四、TIGIT

### （一）表达、结构和信号转导

TIGIT（T-cell immunoglobulin and ITIM domain），又称 Vsig9、Vstm3 或 WUCAM，属于免疫球蛋白超家族成员，是近年来发现的一种具有免疫抑制作用的协同刺激分子。TIGIT 编码基因位于人类第 16 号染色体，编码由 244 个氨基酸组成的 I 型跨膜蛋白，由 IgV 样结构域、跨膜区及胞质区组成，其中胞质尾区较短，仅有 30 个氨基酸，其中含有 1 个 PDZ 结合结构域、1 个 Ig 样酪氨酸活化基序（ITT）和 1 个 ITIM 基序。人和小鼠的 TIGIT 同源性为 58%。

TIGIT 分子主要表达于活化的 T 细胞、Treg、记忆 T 细胞和 NK 细胞表面。TIGIT 的配体包括 2 种：CD155（PVR，NECL5）和 CD112，主要表达在 APC、肿瘤细胞表面。TIGIT 与 CD226（DNAM-1）竞争结合配体 CD155 后，其 ITT 样结构域第 225 位酪氨酸被 Src 酪氨酸激酶家族成员 Fyn、Lck 磷酸化，结合细胞质接头蛋白 Grb2，招募 SHIP1，终止 PI3K 和 MAPK 信号。ITIM 是 TIGIT 胞质尾区抑制基序，该结构域第 231 位酪氨酸发生磷酸化，促进了 TIGIT 对接头分子 β-arrestin 2 的招募，进而招募磷酸酶 SHP1/2，结合到 TRAF6 分子上，从而阻断 TRAF6 的自泛素化，抑制下游 NF-κB 活化抑制 NK 细胞 IFN-γ 的产生。

### （二）生物学功能

**1. TIGIT 调控 T 细胞功能**　TIGIT 广泛表达于多种 T 细胞亚群。激动性 TIGIT 单克隆抗体可抑制 T 细胞应答，而 TIGIT siRNA 可导致 T 细胞产生 IFN-γ 的增加，IL-10 分泌减少，表明 TIGIT

能够抑制T细胞活化。T细胞表面的TIGIT受刺激后，其TCR/CD28活化相关的信号分子下调，细胞周期运行受抑制，表明T细胞内部确实存在TIGIT介导的免疫负调控机制。但亦有研究发现，TIGIT对T细胞并无直接作用，可能是通过结合DC表面CD155配体，活化其胞内ERK分子信号通路，引起IL-10分泌并致耐受性DC形成而间接抑制T细胞。TIGIT/CD155介导Tfh与滤泡树突状细胞（FDC）间黏附，引导Tfh细胞进入淋巴滤泡，并延长记忆性Tfh细胞在淋巴结中的停留时间。

**2. TIGIT抑制NK细胞功能** 与T细胞一样，NK细胞表面也表达TIGIT分子，作为共抑制分子调节NK细胞的活化状态。当TIGIT与配体CD155、CD112结合后可通过其胞内的ITIM基序传递抑制性信号，抑制NK细胞活化和杀伤功能。

### （三）TIGIT在疾病进程中的作用和临床应用

**1. TIGIT与肿瘤** 研究发现，TIGIT在肺癌、结肠癌、黑素瘤等肿瘤浸润淋巴细胞中高表达，在急性髓性白血病的外周血单核细胞中TIGIT表达量也显著升高，被认作血液肿瘤干细胞表面标志物。TIGIT敲除或干扰后，$CD8^+$TILs细胞毒性增强，细胞增殖增加。此外，研究表明，协同阻断TIGIT和PD-1可增强小鼠结肠癌细胞内$CD8^+$TILs细胞产生IFN-γ和TNF-α的能力。阻断TIGIT可提高黑素瘤患者外周血细胞中$CD8^+$T细胞脱颗粒能力。

**2. TIGIT与病原体感染** TIGIT信号通路也参与感染性疾病的进程，在慢性病毒感染中诱导$CD8^+$T细胞耗竭。LCMV急性感染小鼠体内效应$CD8^+$T细胞高表达TIGIT，抗体阻断TIGIT后病毒载量下降，IFN-γ分泌增加，揭示TIGIT能够在慢性病毒感染过程中增强T细胞免疫反应。在HIV、SIV感染的$CD8^+$T细胞高表达TIGIT，诱导T细胞耗竭，体外利用TIGIT抗体恢复病毒特异性$CD8^+$T细胞效应。

**3. TIGIT与自身免疫病** 研究发现，TIGIT缺失的小鼠T细胞增殖活化增强，进而诱发自身免疫性疾病。类风湿关节炎患者滑膜液中$CD4^+$T细胞表面TIGIT表达减少，过表达TIGIT显著抑制T细胞增殖，下调IFN-γ、IL-17的表达，增加血清中IL-10的含量，缓解炎性反应。系统性红斑狼疮患者NK细胞、$CD4^+$T细胞表面TIGIT表达增加，与疾病严重程度密切相关。

## 五、LAG-3

### （一）结构和表达

淋巴细胞激活蛋白3（lymphocyte activating 3，LAG-3）又称CD223，其编码基因位于第12号染色体，包含8个外显子。LAG-3蛋白属于免疫球蛋白超家族成员，为Ⅰ型跨膜蛋白，胞外段包含4个IgV样结构域及8个半胱氨酸残基和4个N-糖基化位点。LAG-3和CD4分子间存在很高的同源性，研究表明两者的染色体定位、基因结构都非常的相近，且具有共同的配体MHC-Ⅱ类分子，但LAG-3与MHC-Ⅱ类分子的亲和力更高。研究发现，ADAM10和ADAM17可将LAG-3分子裂解为两个片段：一个为细胞外结构域，片段大小为54 kDa，即可溶性LAG-3；另一个是包含了跨膜区和胞质区的结构域，为16 kDa，在免疫调节中发挥不同的生物学作用。

LAG-3高表达于活化的T细胞、NK细胞及浆细胞样树突状细胞，在B细胞、树突状细胞、肿瘤浸润淋巴细胞和Tregs的表面也有表达，调控免疫系统内环境稳态。然而，目前对LAG-3介导的胞内信号转导机制尚不明确。

### （二）生物学功能

LAG-3 最为人熟知的特征和功能是作为免疫抑制分子而负调控 T 细胞应答。LAG-3 选择性地上调 Treg 表面的 CD4 表达，从而参与 Treg 的免疫调节功能。阻断 LAG-3，Treg 功能被抑制，进而促进 T 细胞分泌 IL-2、IL-4、IFN-γ 和 TNF-α 等细胞因子。除 MHC-Ⅱ类分子外，LSECtin，DC-SIGN 家族分子也可作为 LAG-3 配体。LSECtin 是 C 型凝集素受体超家族的一员，高表达于肝细胞和黑素瘤细胞中。在黑素瘤中 LSECtin 通过 LAG-3$^+$T 细胞对 INF-γ 分泌的抑制作用负调控肿瘤特异性免疫应答。有研究表明，LAG-3 被抑制后可以明显增强 CD4$^+$T 细胞的增殖和功能，而这在一定程度上依赖于 IL-2 对转录因子 STAT-5 的激活作用。LAG-3 尚参与调控不同亚群 CD4$^+$T 细胞的分化，促进其向 Th1 亚型的分化同时抑制 Treg 的分化。

### （三）LAG-3 在疾病中的作用及应用

**1. LAG-3 与肿瘤** LAG-3 表达已经被证实与多种肿瘤的发展有关，在慢性淋巴细胞白血病中（chronic lymphocytic leukemia，CLL）LAG-3 高表达，并且与患者的治疗效果相关。在多发性骨髓瘤中发现，LAG-3 的单核苷酸多态性会增强多发性骨髓瘤的易感性。在 MHC-Ⅱ$^+$的黑素瘤细胞中，LAG-3 与 MHC-Ⅱ的相互作用可能通过肿瘤细胞和免疫细胞两种逃逸机制躲避免疫监视，提示在 MHC-Ⅱ$^+$的黑素瘤的治疗中，LAG-3 可以作为新的靶点。同样，肝细胞肝癌 TIL 中 LAG-3 表达升高。研究发现，可溶性 LAG-3 分子的重组二聚体能增强肿瘤疫苗的免疫原性。新近的临床试验也发现，可溶性 LAG-3 的二聚体可以和化疗联合用于肿瘤的临床治疗。

**2. LAG-3 与自身免疫病** 研究发现，在非肥胖型糖尿病（NOD）小鼠体内，LAG-3 通过对胰腺中抗原特异性 T 细胞增殖的选择性抑制，发挥重要的免疫调节作用。非肥胖型糖尿病患者 LAG-3 表达缺失与胰岛 CD4$^+$T 细胞和 CD8$^+$T 细胞的增殖有关，加速糖尿病进程。LAG-3 分子单核苷酸的多样性与多发性硬化症的发生之间存在相关性，在这方面可以进行更加深入的研究。

**3. LAG-3 与病毒感染** 在慢性病毒（如 LCMV）感染时，LAG-3 的表达与 T 细胞功能耗竭具有相关性。同时阻断 PD-1 和 LAG-3，可协同加强 T 细胞的反应，大大降低了体内的病毒载量。

## 六、VISTA

### （一）结构和表达

V 型免疫球蛋白结构域 T 细胞活化抑制因子（V-type immunoglobulin domain-containing suppressor of T-cell activation，VISTA），是一种新发现的共抑制分子，又称 PD-1H（programmed death-1 homolog），其编码基因位于小鼠第 10 号染色体。VISTA 蛋白属于 B7 超家族的成员之一，是一种跨膜蛋白，由胞外 IgV 结构域、跨膜结构域及胞内结构域组成，分子量为 55~65 kDa。小鼠 VISTA 的细胞外 IgV 结构域与 PD-L1 和 PD-L2 之间存在很大程度的同源性。

VISTA 蛋白主要表达于胎盘等造血组织及周围浸润的白细胞中，在单核细胞，中性淋巴细胞、T 细胞中高表达。另外在 Foxp3$^+$CD4$^+$调节 T 细胞中也有表达。然而，目前对 VISTA 介导的胞内信号转导机制尚不明确。

### （二）生物学功能

与大多数的抑制性受体不同，VISTA 在初始 T 细胞中即有很高的表达，这表明 VISTA 可能在

T 细胞活化早期即可发挥抑制作用。VISTA 可作为抑制性受体参与 T 细胞对肿瘤抗原的应答，而且其在 T 细胞和 APCs 上呈现共表达模式，增强其对 T 细胞活化的抑制作用。VISTA 可抑制 T 细胞中 IL-2 的产生，低浓度 VISTA-Ig 的抑制作用可被 IL-2、IL-7 和 IL-15 拮抗。VISTA 缺失的小鼠 $CD4^+T$ 细胞对抗原刺激的应答能力显著增强。

### （三）VISTA 在相关疾病中的作用及应用

研究发现，在肿瘤微环境和局部淋巴结的 T 细胞中 VISTA 的表达升高，阻断 VISTA 可抑制肿瘤的生长。当 VISTA mAb 与肿瘤疫苗联用时，治疗效果更加明显。在小鼠黑素瘤模型中，VISTA 封闭可通过增加效应 T 细胞的比例，降低 MDSC 细胞数量，逆转抑制性肿瘤微环境。用 VISTA 的单克隆抗体 13F3 处理黑素瘤，发现肿瘤特异性 T 细胞的数量增多，并且其浸润能力、增殖能力及效应的发挥都有所增强。

## 七、SIRPα

### （一）结构、表达及信号转导

SIRPα（signal-regulatory protein alpha）又名 CD172a，其编码基因位于第 20 号染色体，是由一个基因簇编码的多基因产物。SIRP 是一个免疫受体的多基因家族，这个家族包含 5 个成员，成员之间在氨基酸序列上存在不同程度的同源性，包括 SIRPα、SIRPβ1、SIRPγ、SIRPβ2 和 SIRPδ。其中 SIRPα 属于糖蛋白类，又名 CD172a、SHPS-1、BIT（兔族）、p84（鼠族）、MFR、MYD-1 或 PTPNS1。SIRPα 是最早发现也是家族中最保守的分子，主要表达于巨噬细胞和树突状细胞中。在结构上，SIRPα 蛋白包含 3 个 IgV 样结构域组成的胞外段，其中 N 端的 IgV 结构域负责与配体 CD47 结合，跨膜区为单层跨模结构，起连接作用，胞内区负责向细胞内传递信号。与配体 CD47 结合后，CD47 分子胞内 ITIM 结构域的酪氨酸残基磷酸化，并募集活化蛋白酪氨酸磷酸酶 SHP1 和 SHP2，进而导致邻近通路分子的去磷酸化，抑制固有免疫细胞功能。因此被认为是固有免疫细胞中的免疫检查点分子。

### （二）生物学功能

CD47 作为 SIRPα 的重要配体之一，可以表达在包括红细胞在内的几乎所有机体正常的细胞中。SIRPα 与 CD47 相互作用后，可以导致肌凝蛋白 myosin ⅡA 失活，进而抑制吞噬细胞的吞噬功能，因此又将 CD47/SIRPα 通路称为“don't eat me”信号。通过上述机制，CD47/SIRPα 尚可抑制抗体和补体介导的巨噬细胞调理作用。此外，SIRPα 可以作为外接蛋白介导 PTPN6、PTPN11 和其他蛋白从细胞质转位到细胞膜上，亦与免疫突触的形成及功能发挥有很大的关系。

### （三）SIRPα 在相关疾病中的作用及应用

已有研究发现，在多种肿瘤组织中 CD47 高表达。肿瘤细胞利用 CD47/SIRPα 逃逸吞噬细胞的吞噬作用。体外研究发现，封闭 CD47/SIRPα 信号轴，可促进人和鼠巨噬细胞吞噬肿瘤细胞。体内利用阻断性抗体封闭 CD47/SIRPα 可显著抑制肿瘤生长、延长荷瘤小鼠生存期。联合阻断 CD47 和 PD-L1 可同时刺激体内固有免疫和适应性免疫应答，显著改善肿瘤治疗效果。

# 展 望

免疫检查点是维持免疫稳定的重要机制，其异常表达或活化参与多种疾病发生。多种免疫检查点抑制药已经成功用于肿瘤治疗，并取得了良好效果，这一突破性进展使肿瘤免疫治疗焕发了新生命。然而，目前免疫检测点抑制药仍然存在有效人群少、疗效预测指标缺乏、不良反应大及抑瘤效果不够持久等诸多问题。深入研究肿瘤微环境的免疫抑制机制，探讨免疫共抑制受体的协同作用及分子通路，阐明免疫检查点阻断对记忆 T 细胞亚群影响，将为更多的肿瘤患者提供更为有效的治疗手段。而通过大规模临床研究，结合多手段组学检测、开发能够预测免疫检查点治疗效果及预后的生物标志物，将有助于开展分层治疗和精准治疗。此外，发现新的免疫检测点，制备多种抑制药，探索免疫检查点阻断治疗与多种治疗手段联合的综合治疗同样具有重要意义。

（马春红 梁晓红）

## 参考文献


[ 1 ] Walker LSK, Sansom DM. Confusing signals: recent progress in CTLA-4 biology. Trends in Immunology, 2015, 36 (2): 63.

[ 2 ] Topalian SL, Drake CG, Pardoll DM. Immune checkpoint blockade: a common denominator approach to cancer therapy. Cancer Cell, 2015, 27 (4): 450.

[ 3 ] Young JS, Khiew SH, Yang J, et al. Successful treatment of T cell-mediated acute rejection with delayed CTLA4-Ig in mice. Frontiers in Immunology, 2017, 8: 1169.

[ 4 ] Gibbons RJ, Dong H. Functional expression of programmed death-ligand 1 (B7-H1) by immune cells and tumor cells. Frontiers in Immunology, 2017, 8: 961.

[ 5 ] Sabatos CA, Chakravarti S, Cha E, et al. Interaction of Tim-3 and Tim-3 ligand regulates T helper type 1 responses and induction of peripheral tolerance. Nature Immunology, 2003, 4 (11): 1102.

[ 6 ] Yan W, Liu X, Ma H, et al. Tim-3 fosters HCC development by enhancing TGF-β-mediated alternative activation of macrophages. Gut, 2015, 64 (10): 1593-1604.

[ 7 ] Sarhan D, Cichocki F, Zhang B, et al. Adaptive NK cells with low TIGIT expression are inherently resistant to myeloid-derived suppressor cells. Cancer Research, 2016, 76 (19).

[ 8 ] Ni L, Dong C. New checkpoints in cancer immunotherapy. Immunological Reviews, 2017, 276 (1): 52.

[ 9 ] Wang L, Rubinstein R, Lines JL, et al. VISTA, a novel mouse Ig superfamily ligand that negatively regulates T cell responses. Journal of Experimental Medicine, 2011, 208 (3): 577-592.

[10] AN Barclay, TKUD Breg. The interaction between signal regulatory protein alpha (SIRPalpha) and CD47: structure, function, and therapeutic target. Annu Rev Immunol, 2014, 32: 25-50.

CME TEXTBOOKS NATIONAL PROJECT

# 流式细胞术研究进展

# 第 23 章

流式细胞术（flow cytometry，FCM）是 20 世纪 70 年代发展起来的一项技术，其集计算机技术、激光技术、流体力学、细胞化学、细胞免疫学于一体，同时具有分析和分选细胞功能。它不仅可测量细胞大小、内部颗粒的性状，还可检测细胞表面和细胞质抗原、细胞内 DNA 和 RNA 含量等，在血液学、免疫学、肿瘤学、药物学、分子生物学等学科广泛应用。

## 一、流式细胞仪结构及工作原理

流式细胞仪主要由以下 5 部分构成：流动室及液流驱动系统，激光光源及光束形成系统，光学系统，信号检测与存储、显示、分析系统和细胞分选系统。

### （一）流动室及液流驱动系统

流动室是流式细胞仪的核心部件，被测样品在此与激光相交。流动室由石英玻璃制成，并在石英玻璃中央开一个长方形孔，供细胞单个流过检测区在该孔的中心。流动室内充满了鞘液，鞘液的作用是将样品流环包。鞘液流是一种稳定流动，操作人员无法随意改变其流动的速度。样品流在鞘流的环包下，形成流体动力学聚焦，使样品流不会脱离液流的轴线方向，并且保证每个细胞通过激光照射区的时间相等，从而得到准确的细胞荧光信息。

### （二）激光光源及光束形成系统

流式细胞仪可配备一根或多根激光管，常用的激光管是氩离子气体激光管，它的发射光波长 488 nm，此外可配备氦氖离子气体激光管（波长 633 nm）和（或）紫外激光管。流式细胞仪的主要测定信号荧光是由激光激发的，荧光信号的强弱与激光的强度和照射时间相关，激光是一种相干光源，它能提供单波长、高强度、高稳定性的光照，正是能达到这一要求的理想的激光光源。在激光光源和流动室之间有 2 个圆柱形透镜，将激光光源发出的横截面为圆形的激光光束聚焦成横截面较小的椭圆形激光光束（22 μm×66 μm），在这种椭圆形激光光斑内激光能量成正态分布，使通过激光检测区的细胞受照强度一致。

### （三）光学系统

流式细胞仪的光学系统由若干组透镜、小孔、滤光片组成，可分为流动室前和流动室后两组。流动室前的光学系统由透镜和小孔组成，主要作用是将激光光源发出的横截面为圆形的激光光束聚焦成横截面较小的椭圆形激光光束，使激光能量成正态分布，并使通过激光检测区的细胞受照强度一致，最大限度减少杂散光的干扰；流动室后的光学系统主要由多组滤光片组成，滤光片的主要作用是将不同波长的荧光信号送到不同的光电倍增管。滤光片主要分成4类：长通滤片、短通滤片、带通滤片和二向色性滤片。

长通滤片（long pass filter，LP）：只允许特定波长以上的光通过，特定波长以下的光不能通过。

短通滤片（short pass filter，SP）：与长通滤片相反，特定波长以下的光可以通过，而特定波长以上的光将被吸收或返回。

带通滤片（band pass filter，BP）：允许相当窄的一段波长范围内的光通过，一般滤片上有2个数，一个为允许通过波长的中心值，另一个为允许通过光的波段范围。如BP500表示其允许通过光的波长为475~525 nm。

二向色性滤片（dichroic filter）：当以45°放置滤片时，该滤片可以通过一定波长的光，同时也可以阻断并折射该波长以下的光。

### （四）信号存储、显示、分析系统

当细胞携带荧光素标记物通过激光照射区时，受激光激发产生代表细胞内不同物质、不同波长的荧光信号，这些信号以细胞为中心，向空间360°立体发射，产生散射光和荧光信号。

散射光信号散射光分为前向角散射（forward scatter，FSC）和侧向角散射（side scatter，SSC），散射光不依赖任何细胞样品的制备技术（如染色），被称为细胞的物理参数或固有参数。前向角散射与被测细胞的大小有关，确切地说，它与细胞直径的平方值密切相关；侧向角散射是指与激光束正交90°方向的散射光信号，侧向散射光对细胞膜、胞质、核膜的折射率更为敏感，可提供有关细胞内精细结构和颗粒性质的信息。

荧光信号当激光光束与细胞正交时，一般会产生两种荧光信号。一种是细胞自身在激光照射下，发出微弱荧光信号，称为细胞自发荧光；另一种是经过特异荧光素标记细胞后，受激光照射得到的荧光信号，通过对这类荧光信号的检测和定量分析，就能对所研究细胞进行定性与定量测定。通过设阴性对照样本，可以摒除自发荧光对结果的干扰。

存储在流式细胞仪的计算机硬盘或软盘内的数据一般是以列表排队（list mode）方式存入的。数据的显示和分析一般采用一维直方图、二维点阵图、等高线图和密度图。

单参数直方图细胞每一个单参数的测量数据可整理成统计分布。以直方图（distribution histogram）显示（图23-1）。横坐标表示荧光信号或散射光信号相对强度的值，其单位是道数。横坐标可以是线性的，也可以是对数的。纵坐标一般是细胞数。

双参数数据的显示用于表达来自同一细胞两个参数与细胞数量间的关系，常用的表示方法有二维点图（dot plot）、等高线图（contour plot）、二维密度图（density plot）（图23-2）。在二维图中，X坐标为该细胞一个参数的相对含量，而Y坐标为该细胞另一个参数的含量，从双参数图形中可以将各细胞亚群区分开，同时可获得细胞相关的重要信息。

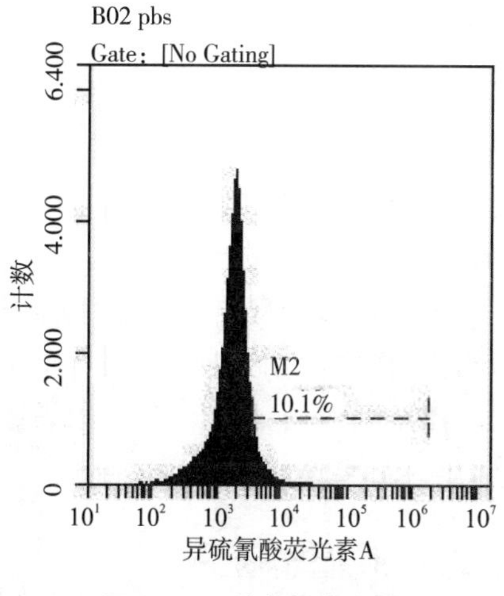


图23-1 单参数直方图

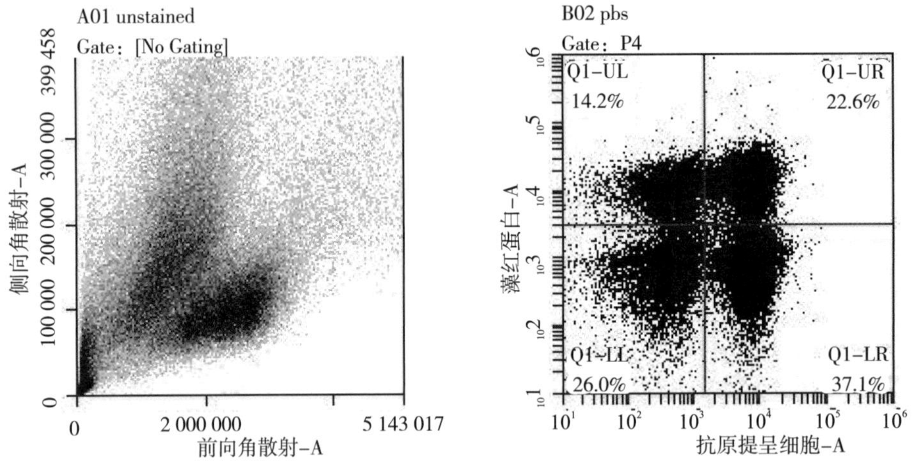


图 23-2　双参数数据显示

## （五）细胞分选系统

细胞分选是指从多种类型混合细胞群中将某一种类型细胞分离出来。当经荧光染色或标记的单细胞悬液放入样品管中，被高压压入流动室内，流动室内充满鞘液，在鞘液的包裹和推动下，细胞被排成单列，以一定速度从流动室喷口喷出。在流动室的喷口上配有一个超高频的压电晶体，充电后振动，使喷出的液流断裂为均匀的液滴，待测细胞就分散在这些液滴中。将液滴充以正负电荷，当液滴流经过带有几千伏的偏转板时，在高压电厂的作用下偏转，落入各自的收集容器中，没有充电的液滴落入中间的废液容器，从而实验细胞分离。

# 二、流式细胞仪的应用范围

流式细胞仪（FCM）是集单克隆抗体、荧光化学、激光、计算机等高技术发展起来的一种先进仪器，已广泛应用于免疫学、生物化学、生物学、肿瘤学及血液学等方面的研究和临床常规工作。

## （一）细胞生物学研究

细胞凋亡研究。细胞凋亡发生过程中细胞 DNA 合成、蛋白质表达、细胞结构均可出现一系列变化，目前利用流式细胞术检测细胞凋亡的方法有很多，如以细胞凋亡信号通路中的蛋白作为标志物的半胱氨酸蛋白酶 3 检测法；利用细胞早期凋亡时细胞膜表面结构及成分的变化的 Annexin V-FITC/PI 法；利用早期细胞凋亡时线粒体功能紊乱的特征性标记物 Apo2.7 的检测法；分子生物学与形态学相结合的晚期凋亡检测法（TUNEL 法）和晚期凋亡的 DNA 含量分析法。分析生物大分子如 DNA、RNA、抗原、癌基因表达产物等物质与细胞增殖周期的关系，进行染色体核型分析，并可纯化 X 染色体或 Y 染色体。

## （二）肿瘤学研究

发现癌前病变，协助肿瘤早期诊断，指导肿瘤的诊断、预后判断和治疗，这是 FCM 在临床医学中应用最早的一个领域。如将实体瘤组织解聚、分散制备成单细胞悬液，用荧光染料（碘化吡啶PI）染色后对细胞的DNA含量进行分析，将不易区分的群体细胞分成3个亚群（G1期、S期和G2期），DNA含量直接代表细胞的倍体状态，DNA倍体含量测定是鉴别良、恶性肿瘤的特异指标，近年来已应用DNA倍体测定技术，对白血病、淋巴瘤及肺癌、膀胱癌、前列腺癌等多种实体瘤细胞进行探测。

### （三）免疫学研究

FCM通过检测淋巴细胞表面抗原，可以将不同的淋巴细胞亚群区分开，计算它们之间的比例，甚至可以绝对计数。经常测定的淋巴细胞亚群包括T淋巴细胞（$CD3^+$）、T辅助细胞（$CD3^+$、$CD4^+$、$CD8^-$）、T抑制细胞（$CD3^+$、$CD4^-$、$CD8^+$）、B淋巴细胞（$CD19^+$或$CD20^+$）、NK细胞（$CD3^-$、$CD16^+$、$CD56^+$）等。通过检测淋巴细胞表面标志，可了解在不同情况下机体的免疫功能状态，辅助诊断疾病，指导临床治疗。Fumihito Yoshii等对18例吉兰-巴雷综合征（GBS）患者发病初期血液进行检测则发现，$CD3^+$、$CD4^+$和$CD4^+$、CD45、$RA^+$T细胞较健康对照组增加，经过血浆置换治疗后，这种淋巴细胞亚群的改变趋于正常。正常状态下$CD4^+/CD8^+$一般为2/1，但是当患有类风湿关节炎等自身免疫性疾病时，使用FCM检测两者的比值就会升高；当患有艾滋病或者其他肿瘤时，使用FCM检测两者的比值就会下降。淋巴细胞亚群的绝对计数可用于疾病的诊断和治疗中，如艾滋病患者的血液中$CD4^+$T细胞<200个/μl，而仅有HIV感染而未发病者，则$CD4^+$T细胞>200个/μl，淋巴细胞亚群的绝对计数是实验室检测发展的趋势。FCM与传统的免疫荧光抗体染色后再用荧光显微镜观察，或用细胞免疫组化方法染色后用普通显微镜观察100~200个细胞相比，其结果更为真实和客观，更具有指导意义。

淋巴细胞表面抗原的检测不能完全了解淋巴细胞的功能，需要对细胞内细胞因子或体外培养细胞后进行相关指标测定。检测细胞因子的方法有酶联免疫斑点法、有限稀释分析法、RT-PCR法、原位免疫组化法、ELISA法等。每种方法都有自己的特点，但相比较，FCM更有优势。FCM不仅可检测细胞群中单个细胞分泌的特有或共表达的不同因子，确定产生细胞因子的阳性细胞的百分率，而且可同时确定阳性细胞的表型，是一种可以在单细胞水平研究细胞因子的有效方法。FCM可在同一细胞内同时检测两种不同的细胞因子，也可用多参数流式细胞术对胞内多种细胞因子进行测定。目前，在临床上利用FCM检测细胞内细胞因子（intracellular cytokine，ICK）反映淋巴细胞的免疫功能，尤其是T细胞的功能，如HIV选择性地作用于宿主的$CD4^+$T细胞，使之大量耗竭，用FCM检测$CD4^+$T细胞产生的细胞因子可间接反映$CD4^+$T细胞的免疫功能。传统的形态法、氚标胸腺嘧啶核苷（$^3$H-TDR）掺入法、MTT比色法等均不能反映不同T细胞亚群的增殖状态，而用活细胞染料羧基荧光素乙酰乙酸琥珀酰亚胺酯（CFSE）标记淋巴细胞，结合流式细胞术可有效检测出不同T细胞亚群对不同刺激剂的增殖反应及增殖动力学变化。范艳莹等用CFSE标记结合流式细胞术研究人外周血NK细胞分裂、增殖和杀伤功能。金齐力等用流式细胞术检测人γδT细胞对MTB感染THP-1细胞的细胞毒活性，并观察IL-15对人T细胞杀伤MTB感染THP-1细胞的细胞毒活性的影响。

### （四）血液学研究

白血病长期以来主要通过骨髓细胞形态学和细胞组织化学进行诊断，在很大程度上依赖于检验者的经验，主观性明显。FCM免疫分型是从造血细胞克隆进化过程中分化抗原表达的角度来认识白血病细胞克隆的特点及分化阶段，多参数分析白血病细胞的细胞膜、细胞质或细胞核的抗原表达。各种血细胞系统都有其独特的标志，当形态学检查难以区别时，免疫分型参数对各种白血病的诊断和鉴别诊断有决定作用。如干细胞表达 CD34，髓系表达 CD13 及 MPO，B 细胞系表达 CD10、CD19、CD20 等，T 细胞系表达 CD2、CD3、CD5、CD7。采用 CD45/侧散射（SSC）双参数散点图设门方法进行三色或四色流式细胞术，可以很好地鉴别各系列，为白血病的诊断、治疗及预后判断提供了重要的实验室依据。

### （五）药物学研究

检测药物在细胞中的分布，研究药的作用机制，亦可用于筛选新药，如化疗药物对肿瘤的凋亡机制，可通过测 DNA 凋亡峰、Bcl-2 凋亡调节蛋白等。

## 三、流式细胞术分析的发展方向和趋势

流式细胞分析（flow cytometry，FCM）是以高能量激光照射高速流动状态下被荧光色素染色的单细胞或微粒，测量其产生的散射光和发射荧光的强度，从而对细胞（或微粒）的物理、生理、生化、免疫、遗传、分子生物学性状及功能状态等进行定性或定量检测的一种现代细胞分析技术。它具有如下几个特点：①标本只要是单细胞即可用于分析，如血液、骨髓、体液中的细胞、培养细胞等，实体组织只要经处理后制成单细胞悬液也能分析。因此，实际上所有组织细胞均可用于分析。②极短时间内可分析大量细胞，只要标本中的细胞数量足够，流式细胞仪（flow cytometer）可以每秒钟数十、数百、数千个细胞的速率进行测量，测量的细胞总数可达数千、数万乃至数百万个。③可同时分析单个细胞的多种特征，当同时用多种分子探针，如用不同荧光素标记的不同单克隆抗体进行多色荧光染色，通过流式细胞分析，即可获得单细胞的多种信息，使细胞亚群的识别、计数更为准确。④定性或定量分析细胞。通过荧光染色对单细胞的某些成分如 DNA 含量、抗原或受体表达量、$Ca^{2+}$浓度、酶活性、细胞的功能等均可进行单细胞水平的定性与定量分析。

由上述几个主要特点可知，FCM 是一种在医学基础、临床及科学研究中有着广泛的应用前景的细胞分析技术，尤其是随着人类基因组计划完成后，流式细胞分析在单细胞水平研究基因的表达、调控及功能等也将有着更广泛的应用。近年来，随着流式细胞仪性能的不断改进和测定方法与技术的迅速发展，流式细胞仪迅速进入临床实验室，临床流式细胞分析（clinical flow cytometry）在临床检验医学中的应用范围不断拓宽，一些检验项目已成为临床疾病诊断、治疗方案选择、预后判断等不可缺少的内容。

当前，临床流式细胞分析已成为检验医学发展的一个热点，其发展趋势主要体现在以下几个方面。

### （一）从科研到临床

随着单克隆抗体制备技术的广泛应用，越来越多的血细胞分化决定簇（cluster of differentiation，CD）被发现。在研究这些 CD 在细胞分化和调控机制中的作用时，流式细胞仪起到了重要作用，从而促成了相关科研成果向医学领域的快速转化。目前，通过流式细胞仪对淋巴细胞亚群（如 T 细胞、B 细胞、NK 细胞）分析已成为临床上评估免疫功能的主要方法，在免疫缺陷病、移植排斥反应、感染性疾病、自身免疫病、肿瘤、间质性肺疾病等的诊断、治疗和疗效预测中都发挥着越来越重要的作用；以流式免疫分型为主体的 MICM 分型方法取代了以形态学为依据的 FAB 分型，使白血病分型更趋细致和精确；流式 CD34 细胞计数法取代了体外集落形成单位计数法，为评估干细胞采集效果提供了简单、快速的方法；通过流式细胞仪研究 Th1/Th2、Treg、Th17 等重要免疫细胞，为阐明某些疾病的发病机制提供更多证据。随着时间的推移，流式细胞仪

将在临床医学领域扮演着越来越重要的角色。

### （二）从相对计数到绝对计数

流式细胞分析最大的优点是对混合细胞群体中亚群细胞的计数，如淋巴细胞可依其表面标志的不同分为 T 淋巴细胞（$CD3^+$）、B 淋巴细胞（$CD19^+$）、NK 细胞（$CD16^+56^+/CD3^-$），T 淋巴细胞又可进一步分为辅助/诱导 T 淋巴细胞（$CD3^+CD4^+CD8^-$）和抑制/细胞毒 T 淋巴细胞（$CD3^+CD4^-CD8^+$）等。这些亚群细胞计数过去多以相对百分比表达结果，由于百分比只能代表每种细胞在混合细胞群体中所占的比例，并不能体现在单位体积血液中的绝对数量，而现在临床一些疾病的诊断需要考虑细胞的绝对数量，如艾滋病患者的血液中辅助/诱导 T 细胞（$CD3^+CD4^+CD8^-$）<200 个/μl，而仅有 HIV 感染而未发病者的>200 个/μl。

流式细胞绝对计数在临床可开展的项目包括：①淋巴细胞亚群，尤其是 T 淋巴细胞亚群的绝对计数。②外周血或骨髓中造血干/祖细胞的绝对计数。③血液中网织红细胞的绝对计数。④血液中血小板数量，尤其是血小板减少症患者血小板的绝对计数，此种计数优于血细胞分析仪法，已成为血小板计数的国际推荐参考方法。此外，可能出现在血液中的其他一些稀少细胞（如内皮细胞、转移的肿瘤细胞等）的计数，也将发展为流式细胞绝对计数。流式细胞绝对计数的开展对临床疾病的诊断、治疗等有重要意义。

### （三）从相对定量到绝对定量分析

近年来，为了通过 FCM 精确定量分析细胞的某些成分，定量流式细胞术（quantitative flow cytometry，QFCM）逐渐得到发展，其定量分析原理主要有以下两种。

**1. 定量抗体微球法**　在特制的微球上包被已知分子数的羊抗鼠 IgG 分子，再将包被不同分子数的微球混合，形成含不同羊抗鼠 IgG 分子数的混合微球，此微球与待测标本在相同条件下与荧光素标记的单克隆抗体（McAb）反应后在流式细胞仪上测定其荧光强度，根据微球上所包被的羊抗鼠 IgG 分子数和与之对应的对数荧光强度计算回归方程，再将待测样本中阳性细胞的对数荧光强度代入方程，即可求得其每个细胞上的平均抗原分子数（抗原结合位点数）。

**2. 定量荧光素分子微球法**　在特制的微球上直接包被荧光素分子，再将包被不同分子数的微球混合，形成含不同数量荧光素分子的混合微球。在流式细胞仪仪器设置相同的条件下测定此微球及待测细胞的荧光强度，根据微球上所包被的荧光素分子数和与之对应的对数荧光强度计算回归方程，再将待测样本阳性细胞的对数荧光强度代入方程，可求得每个细胞上的平均荧光素分子数，根据所用于样本测定的单克隆抗体（McAb）与荧光素结合的分子比例，计算每个细胞上的平均抗原分子数。单细胞的抗原或受体定量是流式细胞分析的重要进展，为研究细胞的生物学、生物化学及免疫学等性质提供了更精确的方法。如白血病性原始细胞的膜 CD45 分子表达量低于正常淋巴细胞，活化血小板膜 CD62P、CD41 分子数显著高于静止血小板，活化淋巴细胞的 CD69 分子数显著增高，活化中性粒细胞膜 CD64 分子数显著高于静止中性粒细胞，强直性脊柱炎患者 T 淋巴细胞膜 HLA-B27 分子数明显增高。$CD8^+$T 淋巴细胞膜 CD38 分子数增高是慢性 HIV 感染者病情发展或死亡的更有力的预后指标；AIDS 治疗有效后，$CD8^+$T 淋巴细胞 CD38 分子数降低。

### （四）从单色到多色荧光分析

流式细胞分析从最初的间接免疫荧光染色、单色或双色直接荧光染色，一般只能分析单细胞的一种或两种信息。随着新的荧光色素分子的不断发现，荧光标记技术的进步和流式细胞仪的多激光激发等技术的进展，多色荧光分析得到迅速发展，其对细胞亚群的识别、细胞功能评价等更为精确。BD 公司 2013 年的最新产品 BD LSRFortessa™ X-20 流式细胞仪可以同时装配 5 根激光器，同时检测 20 个参数。选配激光器包括最流行的蓝、红、紫、黄绿色和紫外在内的 34 种激光器。每种激发光源都配有新型多角形检测阵列，并且每个多角形检测阵列都可以提供最多 8 个检测器。

### （五）从细胞膜成分到细胞内成分分析

流式细胞膜免疫表型分析是最重要的分析内容之一，很多细胞亚群的检测均是以膜免疫表型为主，如 T、B 淋巴细胞和 NK 细胞分析，白血病免疫分型等。然而，仅有膜免疫表型的分析是不够的，尤其对一些细胞的系列鉴定和功能状态分析常较为困难，而细胞质或细胞核内成分则更能反映某些细胞的系列特征和功能变化。近年来随着细胞内成分检测技术的不断完善，细胞内成分检测已成为流式细胞分析的又一个热点。如检测 T 淋巴细胞胞质内细胞因子合成的种类及含量和膜 CD69 分子表达，是判断 T 淋巴细胞活化及其功能的重要手段，而且还能将辅助/诱导 T 淋巴细胞（Th）进一步分成 Th1 和 Th2 亚类，在 Th1 和 Th2 细胞质中可分别合成 γ-干扰素（IFN-γ）、白细胞介素-1（IL-1）和 IL-4、IL-5、IL-10。通过细胞内成分检测技术与多色免疫荧光分析方法结合，可检测不同细胞亚群合成的不同细胞因子（cytokine）。

### （六）液体中可溶性成分的流式细胞分析

从传统意义上讲，流式细胞技术只能分析细胞及其成分，液体中的可溶性成分则不能进行分析。然而，如果将液体中的可溶性成分结合在一种类似于细胞大小的颗粒（如乳胶颗粒）上，流式细胞仪便可以对其进行分析，这就是近年来发展起来的流式微球分析（cytometric bead assay，CBA）技术。CBA 的原理是将包被某种抗原或抗体的不同大小的微球与待测液体中的相应成分反应形成抗原与抗体的复合物，再加入荧光素标记的第二抗体，微球上结合的待测抗原或抗体分子数量与其荧光强度呈线性关系，由此可对待测液体中与微球上包被抗原或抗体分子相对应的成分进行定性或定量分析，如同时测定血清或细胞培养液中的多种细胞因子，同时测定血清中多种自身抗体。CBA 发展的时间虽很短，目前所能检测的项目还不多，但极具发展潜力。CBA 的灵敏度极高，可达 2 pg/ml，而且能同时测定单个标本中的多种细胞因子。

### （七）流式分子表型分析

流式分子表型分析（molecular phenotyping）是指用流式细胞技术检测细胞中特异性核酸序列或特异性基因异常。流式分子表型分析与免疫表型分析技术相结合，对于检测所选择细胞亚群的特异性核酸序列（如癌基因、病毒核酸等）检测，提供了一种非常有用的工具，具有广阔的应用前景。流式分子表型与免疫表型结合分析的基本技术路线是：①待测细胞首先与特异性细胞亚群的单克隆抗体反应。②固定并渗透细胞。③通过 PCR 进行引物特异的核酸序列扩增。④应用对扩增产物的特异性寡核苷酸荧光素标记探针进行荧光原位杂交（FISH）。⑤加入针对细胞亚群单抗的荧光素标记的第二抗体。⑥流式细胞仪检测及数据分析。

### （八）从传统到质谱

随着多激光多色流式细胞仪的发展，荧光素发光光谱间的泄漏和补偿成为多色流式细胞仪应用的一个约束。质谱流式细胞仪是在通过流式细胞仪分析的过程中结合了质谱仪的测量方法，采用金属元素标记物偶联特异性抗体，然后利用流式细胞术原理分离单个细胞，再使用感应耦合等离子质谱测量单个细胞的原子质量谱，将原子质量谱数据转换为细胞表面和内部抗原分子的数据。与传统流式细胞术相比，金属元素质谱峰非常窄小，利用质谱流式细胞技术完全可以克服荧光素发光光谱的相互泄漏问题，即使几十个甚至上百个测试通道也互不干扰，这在传统流式细胞仪上是无法想象的。

# 展　　望

综上所述，流式细胞术的发展日新月异，在临床和科研中应用越来越广泛，新的临床检测和科研项目在不断开发，技术不断有新的突破，新型仪器不断涌现，在临床和科研领域发挥了非常重要的作用。

（罗凤玲　潘　勤）

## 参考文献

[1] 刘涛，张巍，王凤阳，等. 流式细胞仪在免疫学研究中的应用. 动物医学进展，2008，29（3）：102-105.

[2] 范宁娟，项萍，段敏. 应用流式细胞仪检测细胞凋亡的 4 种方法的比较. 安徽农业科学，2014，42（32）：11240-11242.

[3] 魏熙胤，牛瑞芳. 流式细胞仪的发展历史及其原理和应用进展. 现代仪器，2006，12（4）：8-11.

[4] 赵书涛，晓东，王策，等. 流式细胞仪的原理、应用及最新进展. 现代生物医学进展，2011，11（22）：4378-4381.

[5] 耿慧霞，王来，王强. 流式细胞仪在生物学中的应用. 生物学杂志，2005，22（4）：44-45.

ME TEXTBOOKS NATIONAL PROJECT

# CAR-T 免疫治疗研究进展

# 第 24 章

嵌合抗原受体 T 细胞（chimeric antigen receptor T cells，CAR-T）是通过基因工程技术，使能够识别特定抗原的受体表达在其表面的效应 T 细胞。这种在 T 细胞表面嵌合抗原受体（CAR）的技术使得 T 细胞绕开了抗原提呈与 MHC 的限制性，直接特异性地定向于靶细胞并清除。在靶向 CD19 针对血液肿瘤治疗的成功使得这项技术被广泛关注并应用于其他肿瘤及病毒感染疾病。本章节将从以下 4 个方面介绍 CAR-T 技术目前研究的进展。

## （一）CAR-T 简介

嵌合抗原受体（CAR）由细胞外抗原识别结构域与细胞内信号结构域组成（图 24-1）。抗原识别结构域通常是靶向肿瘤相关抗原的单克隆抗体的单链可变区片段（scFv），细胞内信号结构域根据不同时期的组成不同截至目前分为三代（图 24-1）。在“第一代”CAR 中，T 细胞信号结构域包含 T 细胞受体（TCR）CD3x 链 T 细胞活化结构域。第一代 CAR-T 细胞在临床试验中疗效有限，可能是由于缺乏持久性扩增能力及对靶向细胞的杀伤活性。在“第二代”CAR 中，T 细胞信号结构域包含了 CD3x 链及 CD28 或 4-1BB 共激活结构域（CD28/CD3x 或 4-1BB/CD3x）。对靶向 CD19 特异性 CAR-T 用于非霍奇金淋巴瘤（non-Hodgkin lymphoma，NHL）患者的临床试验中，与第一代 CAR-T（单独通过 CD3x 信号传导）相比，第二代的 CAR-T（CD28/CD3x）显示出更强的持久性与扩增能力。第三代 CAR 中，T 细胞信号结构域包含了 CD3x 链，以及 CD28 和 4-1BB 或 OX40（CD134）共激活结构域。与第二代 CAR-T 相比，第三代 CAR-T 在临床前试验中展现更强的癌细胞杀伤能力。目前第三代 CAR-T 的临床试验正在进行中，其结果将对是否需要两个共刺激信号域的第三代 CAR-T 提供临床依据。CAR 的细胞外抗原识别结构域允许通过 T 细胞识别特异性抗原，随后，胞内信号结构域刺激 T 细胞增殖，细胞溶解和细胞因子分泌以消除靶细胞。在这个过程中，患者自身的 T 细胞（或来自同种异体供体的 T 细胞）首先被分离，人工改造成为 CAR-T 细胞，经过体外大量培养以后回输入患者体内攻击靶细胞。

## （二）CAR-T 的抗肿瘤治疗

**1. 靶向 CD19 的 CAR-T 的临床研究进展** 靶向 CD19 的 CAR-T 细胞在人体中的抗癌活性的第一篇成功的报道来自于 2010 年美国国家癌症研究所（US National Cancer Institute，USNCI）对复发性 FL 患者的治疗。患者先接受环磷酰胺和氟达拉滨的调理化疗方案，随后输注自体 T 细胞转导以表达含有 CD28 共刺激结构域的靶向 CD19 的 CAR-T 细胞，该 CAR 根据单克隆抗体株名和共刺激结构域名被命名为 FMC63-28Z。CAR-T 细胞输注之后接下来输入大剂量 IL-2。这种治疗实现持续 7

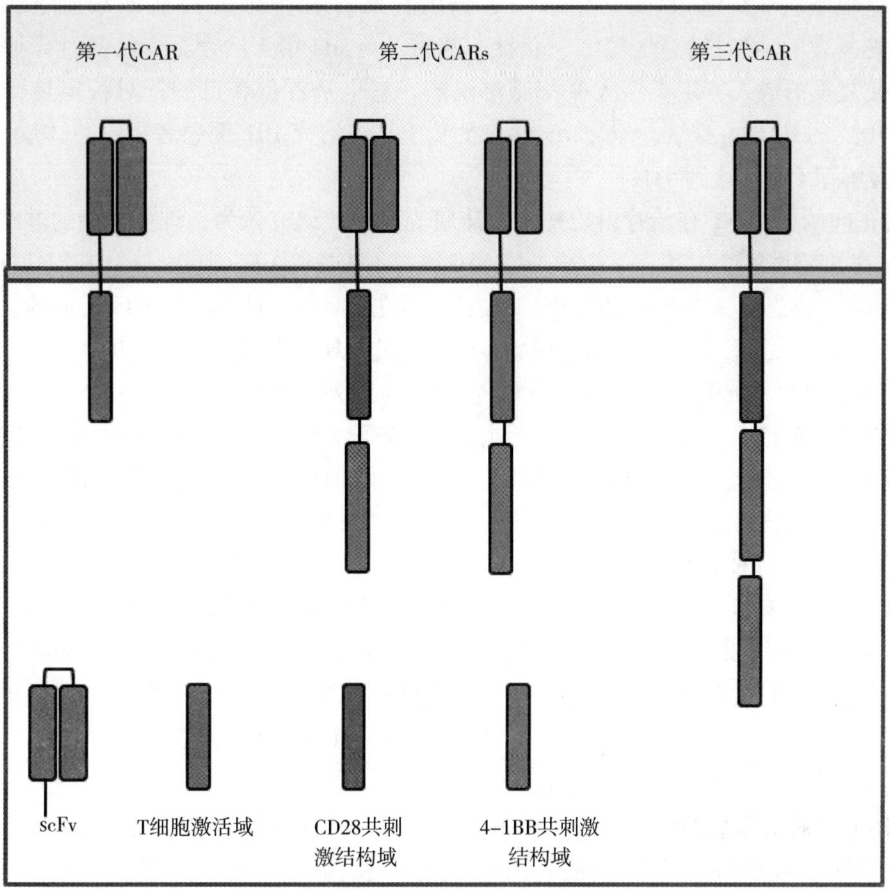


**图 24-1 嵌合抗原受体结构及设计进化图**

注：与第一代 CAR 相比，第二代 CARs 增添了共激活结构域，如 CD28 或 4-1BB 共刺激结构域；与第二代 CARs 相比，第三代设计为 2 个共刺激域，如 CD28 和 4-1BB 共刺激结构域

个月的部分缓解（partial response，PR），在病情进展后，2010 年 3 月第二次 CAR-T 细胞输注以相同的方式治疗，达到第二次部分缓解。自此 CAR-T 治疗以后患者在接下来的 7 年里未接受任何治疗，并且其肿瘤未见进展。对于此治疗的毒性，虽然由于 CAR-T 细胞介导的根除携带 CD19 抗原的所有细胞，患者确实经历可预见的 B 细胞发育不全，在此期间患者也未见任何慢性毒性。

靶向 CD19 的 CAR-T 治疗在此之后开始扩展于其他 CD19 阳性非霍奇金淋巴瘤患者中进行，其亚型如 B 细胞型急性淋巴细胞白血病（B-cell acute lymphoblastic leukemia，B-ALL）、慢性淋巴细胞白血病（chronic lymphocytic leukemia，CLL）、滤泡淋巴瘤（follicular lymphoma，FL）、弥漫性大 B 细胞淋巴瘤（diffuse large B cell lymphoma，DLBCL）和套细胞淋巴瘤（mantle cell lymphoma，MCL）。

截至目前，2017 年美国食品药品监督管理局（FDA）首次通过批准了两种 CAR-T 新药，Tisagenlecleucel（商品名 Kymriah，诺华公司）与 Axicabtageneciloleucel（商品名 Yescarta，加州吉利德科学公司）。两种新药均为靶向 CD19 的 CAR-T 疗法，其中 Kymriah 为第一个批准的 CAR-T 疗法，用于治疗儿童或年龄小于 25 岁、难治或复发性、B 细胞急性淋巴细胞白血病（ALL）的患者。此次的批准基于诺华公司资助的 2 期 ELIANA 临床试验结果（NCT02435849）。该试验评估了

63 名难治和复发性急性 B 细胞淋巴细胞白血病的患者。3 个月治疗后 83%的患者评为完全缓解（CR）或骨髓缓解（CRi）。无证据显示患者体内仍然存在少量的白血病细胞（微小残留病，MRD，有可能复发的预测指标）。第二个获批的药物 Yescarta 用于治疗至少接受过 2 种其他治疗方案后无缓解或复发的成人特定类型大 B 细胞淋巴瘤，它也是首款获批的针对特定类型的非霍奇金淋巴瘤（NHL）的 CAR-T 疗法。Yescarta 的获批基于其在治疗 101 例患者中，总体反应率 ORR 为 72%，完全缓解率 CR 可达到 51%。

**2. 其他靶向的 CAR-T 在治疗淋巴瘤中临床研究进展** 研究认为，许多类型的淋巴瘤，包括霍奇金淋巴瘤、T 细胞淋巴瘤，甚至一些 B 细胞 NHL，都不表达 CD19。其次，CD19 阳性淋巴瘤并不一定代表治疗前所有淋巴瘤细胞上都有 CD19 的表达，或在 CAR-T 治疗期间 CD19 抗原的丢失会使得靶向 CD19 的临床治疗失败。针对这类临床现象，研究人员发现并尝试了一系列其他靶向应用于 CAR-T 治疗，包括 CD20（以抗 CD20 单克隆抗体利妥昔单抗为胞外骨架）（NCT00621452）、B 细胞表面抗原 CD22（NCT02315612）、无活性酪氨酸-蛋白激酶跨膜受体 ROR1（NCT02194374）、免疫球蛋白 κB（NCT00881920）、B 细胞成熟抗原（BCMA）（NCT02215967）、CD138（NCT01886976）、CD33（NCT01864902）、CD123（NCT02159495）和 Lewis Y 抗原（LeY）（NCT01716364）等。

其中最著名的靶向 CD20 的 CAR 基础于著名的单克隆抗体药物利妥昔（Rituximab）而设计。之前的临床数据显示利妥昔在治疗 B 细胞 NHL 时出现肿瘤细胞 CD20 转阴的现象，而且这种现象出现率高到 60%。这种 CD20 转阴的现象对靶向 CD20 的 CAR-T 治疗是一个不小的挑战。在一项临床试验中，参与临床试验的患者首先被筛选以确保淋巴瘤细胞的 CD20 表达。两名 DLBCL 患者接受了使用自身自体造血干细胞移植（HSCT）后使用第一代靶向 CD20 CAR-T“辅助”治疗。其中一名患者在迄今有 9 年的持续性完全缓解（CR），而另一名患者达到 CR 持续 19 个月。

**3. CAR-T 针对实体瘤的临床治疗** CAR-T 在实体瘤中的表现相对于血液肿瘤有些不尽如人意。其靶向设计基础于每种实体瘤的特异性抗原。在前列腺癌中广泛关注的谷氨酸羧肽酶 2（通常称为前列腺特异性膜抗原，PSMA）在大多数前列腺癌细胞及许多实体瘤类型的肿瘤相关新血管系统中高度表达。鉴于 PSMA 的在癌细胞中的功能，针对该抗原的 CAR-T 细胞可能具有抗血管生成作用及直接的抗肿瘤作用。针对 PSMA 的第二代 CAR（CD28/CD3ζ）已经在美国纽约纪念斯通-凯特琳癌症中心（Memorial Sloan-Kettering Cancer Center，MSKCC）中设计用于治疗前列腺癌（NCT01140373）。其早期报道描述了 3 例进展期前列腺癌患者中有 2 例在用该药物治疗后 6 个月内出现病情稳定（stable disease，SD）。另一项在美国罗德岛罗杰威廉姆斯医疗中心研究了第二代（CD28/CD3ζ）PSMA 特异性 CAR-T 细胞（NCT00664196）。早期报道提到 5 例患者中有 2 例前列腺特异抗原（PSA）水平降低，5 例患者中有 4 例患者的疾病进展延迟（progression delay）。

除了 PSMA，研究者针对不同的癌症鉴定了不同的靶向蛋白应用于 CAR-T 治疗的靶标，如间皮素是恶性胸膜间皮瘤及卵巢癌、胰腺癌和一些肺癌的癌相关抗原（TAA），脯氨酰内肽酶 FAP（通常称为成纤维细胞激活蛋白，FAP）也在间皮瘤中被尝试应用于 CAR-T 的治疗靶标（NCT01722149），EGFR 和 EGFR 变体受体特异性 CAR 在胶质瘤患者中进行临床评估（NCT01454596），癌胚抗原（CEA）被靶向用于 CAR-T 细胞治疗腺瘤肝转移（NCT02416466），靶向 CD171 的 CAR-T 被用于治疗神经母细胞瘤的临床试验（NCT02311621），靶向 HER2 的 CAR-T 试验于转移癌症（NCT00924287），靶向 GPC3 的 CAR-T 试验于晚期肝癌（NCT02395250）等。

## （三）CAR-T 的不良反应与毒性管理

细胞因子释放综合征（CRS）和 CAR-T 细胞相关性脑病综合征（CRES）的神经毒性是观察

到的最常见的毒性。

CRS 的严重程度从低级别的持续症状到与危及生命的多器官功能障碍相关的高级综合征。其原因为大量活化的 CAR-T 细胞与靶细胞结合产生的炎性细胞因子的释放。活化的 T 细胞释放细胞因子和趋化因子（包括 IL-2、可溶性 IL-2Rα、IFN-γ、IL-6，可溶性 IL-6R 和 GM-CSF 等）。CRS 毒性通常发生在 CAR-T 细胞治疗后的第 1 周内，并且通常在细胞施用 1~2 周达到峰值。建议在输注 CAR-T 细胞后至少 7 d 进行密切监测的患者住院治疗。大多数 CRS 毒性都可以通过高剂量类固醇、血管加压药、通气支持和支持治疗来控制。研究发现 IL-6 水平升高与严重的 CRS 相关，抗 IL-6R 单克隆抗体 Tocilizumab（商品名 Acternra，罗氏公司）已被用于临床上，以抑制许多患者 CRS 的不良反应。

另一种最常见的不良反应是 CAR-T 细胞相关性脑病综合征（CRES）的神经毒性，可与 CRS 同时发生。最早的症状是注意力减弱，语言障碍和手写受损；其他症状和体征包括混乱、定向障碍、激动、失语、嗜睡和震颤。CRES 的病理生理机制尚待完善。目前的研究认为，由 CAR-T 细胞治疗患者的高血清 IL-6 和 IL-15 水平与严重神经毒性相关的发现支持细胞因子向脑的被动扩散。另有研究通过检测来自具有神经毒性的患者的脑脊髓液（CSF）中的 CAR-T 细胞所表明的 T 细胞进入中枢神经系统（CNS）。

两种最常见毒性的管理都是基于毒性等级，对于毒性等级的评估是整个毒性管理的重中之重，本文在此不加详述。除了对毒性的评估与相对应的治疗手段，与毒性管理相关的 CAR-T 细胞的设计也在不断创新。在一项靶向间皮素特异性 CAR-T 细胞临床试验（NCT01355965）中，为了测试此 CAR-T 细胞的毒性反应，*CAR* 基因通过瞬时转导后测试 CAR-T 的脱靶毒性。由于正常细胞（腹膜、胸膜和心包间皮层表面）也表达低量的间皮素，该测试并未发现此 CAR-T 攻击低表达间皮素的正常细胞，说明在今后的临床治疗（使用稳定表达 CAR 的 CAR-T 细胞）中，靶向间皮素是一种安全的方法。另一种策略是消除基因的引入，包括可诱导的 *caspase-9* 基因的引入和一种截短的 EGFR 在 CAR-T 细胞上的表达。前者凋亡基因 *caspase-9* 可在需要 CAR-T 细胞凋亡控制接受同种异体移植患者的 T 细胞毒性；后者与西妥昔单克隆抗体联用可以激活抗体依赖性细胞毒性和补体级联来消除 CAR-T 细胞。

## （四）CAR-T 的设计与制备

在抗肿瘤临床应用中，尤其是针对实体瘤，CAR-T 的设计常根据复杂的肿瘤微环境给予不同的策略，这些策略包括设计分泌白介素 12（IL-12）的“装甲 CAR-T 细胞”；与靶向免疫检查点联合治疗，与靶向 B 细胞的 CAR-T 联用，靶向血管生成因子受体 2（VEGFR-2）的特异 CAR-T 的临床试验等。肿瘤微环境中存在调节性 T 细胞（Treg）和骨髓来源的抑制性细胞（myeloid-derived suppressor cells，MDSCs）是肿瘤逃避细胞免疫的机制之一。针对这种肿瘤微环境，在临床试验中表达分泌 IL-12 的 CAR-T（装甲 CAR-T 细胞）比常规 CAR-T 具有更强的抗肿瘤疗效。另外，肿瘤微环境中存在的抑制性免疫检查点信号，如来自程序性细胞死亡蛋白 1（PD-1）配体或细胞毒性 T 淋巴细胞相关抗原-4（CTLA-4）配体。这些抑制性受体-配体相互作用可以通过消除 T 细胞抑制的单克隆抗体阻断。某些 CAR-T 临床试验失败提示 CAR 衍生的外来肽的免疫识别和随后的免疫介导的修饰的 T 细胞破坏造成 CAR-T 细胞的持久性降低。在一项美国宾夕法尼亚大学进行的临床试验中，研究人员计划用表达间皮素特异性 CAR-T 细胞和表达 CD19 特异性 CAR-T（NCT02465983）治疗胰腺癌患者。使用这种方法，CD19 特异性 CAR-T 细胞将根除 B 细胞并阻止对间皮素特异性 CAR 抗体的生成，使 CAR-T 细胞持续时间更长。另外，在治疗转移癌症的过程中，血管生成因子（VEGF）与其受体 VEGFR2 被广泛关注并应用到多项靶向治疗的临床试验之中。一项利用靶向

VEGFR2 的 CAR-T 治疗转移性黑素瘤和肾癌的 CAR-T 临床试验（NCT01218867）正在美国国家癌症研究所主导下进行。CAR-T 的制备步骤为分离、活化、*CAR* 基因的导入与扩增。

产生自体 CAR-T 细胞的第一步是从患者的外周血通过白细胞分离术收集外周单核细胞（PBMC）。T 细胞被分离后接下来进行激活，传统方法将人造 APC（抗原提呈细胞），如慢性骨髓性白血病细胞系 K562，用作饲养细胞，通过修饰以表达进一步帮助 T 细胞刺激的共刺激分子（如 CD40、CD80 和 CD86）。然而，目前一种更加简便的方案，将 CD3 和 CD28 单克隆抗体包被的悬浮珠或磁珠刺激 T 细胞活化。

下一步是 *CAR* 基因的导入，通常采用的方法是慢性病毒或 γ-反转录病毒介导的转导。值得一提的是，慢性病毒载体可以将基因构建体转运到非分裂细胞中，而不像 γ-反转录病毒只会感染分裂细胞。另外两种载体导致随机基因组整合，理论上存在致癌转化的可能，尽管迄今尚未有此报道。另一种替代方案是通过用质粒电穿孔输送到 T 细胞中的转座子/转座酶系统和 *CRISPR-Cas9* 基因编辑平台，后者针对特定的 DNA 位点，减少了随机基因组整合的风险。这些系统具有更低的成本，更简单的制造程序，但转导效率较低，且可能需要长时间的 CAR-T 细胞扩增。另外在先前提到的瞬时转染的靶向间皮素特异性 CAR-T 细胞是通过编码 CAR 的 mRNA 的电穿孔方法，该方法不存在外源基因的整合，减轻了对遗传毒性的担忧。

转导后的 CAR-T 细胞在培养物中扩增数天或数周，以产生足够的细胞注射到患者体内产生足够的抗肿瘤作用。在扩增过程中，T 细胞暴露于细胞因子的组合，促进其生长的同时防止其完全分化，从而改善其注射回患者时的持续性和反应性。对于细胞因子的组合，不同的机构使用不同细胞因子如 IL-2，IL-7 和 IL-15，IL-15 和 IL-21 的组合，但是任何特定的组合是否具有优于其他的组合正在研究之中。用于临床试验的 CAR-T 细胞生产主要依靠生物反应器培养系统，其能够容纳大量的培养基。例如，WAVE Bioreactors 反应器（GE Healthcare Life Sciences，USA）或更近期的 G-Rex 反应器（Wilson Wolf，USA）已被用于几种形式的 CAR-T 细胞的临床试验。前者由一次性使用的细胞培养袋组成，放置在摇动基座的顶部，保持恒温，并能进行气体转移和混合；后者使用在其底部具有透气膜的高烧瓶，其允许通过对流进行气体交换，允许最快的细胞生长并且不间断地加入营养物质。这两个系统都可以快速扩展，并具有扩展能力。随着近期的改进，CAR-T 扩张通常需要 7~14 d，直到达到足够数量的细胞。

一旦这些步骤完成，则进行释放测定，以确保输注产品的安全性、纯度和效力。如果输注产品通过质量控制，则最终通常在基于氟达拉滨和环磷酰胺的淋巴细胞化疗后施用于患者。两种化疗药物的使用造成淋巴细胞清除（lymphodepletion），其目的是促进 CAR-T 细胞的体内扩增和持久性。除了淋巴细胞清除，CD4/CD8 的 CAR-T 的比例也是影响其抗肿瘤活性的关键。尽管纯 CD8 阳性 CAR-T 细胞预计具有更好的细胞毒活性，但使用 1∶1 比例的 $CD4^+$/CD8 的 CAR-T 细胞在临床前模型中具有改善的抗肿瘤作用，并且在一组急性淋巴细胞白血病患者中表现出令人印象深刻的抗肿瘤活性。

尽管 CAR-T 在治疗恶性血液肿瘤的方面取得了令人振奋的结果，其在实体瘤的治疗中仍然表现不佳。在实体瘤中应用 CAR-T 面临着复杂的肿瘤微环境，对肿瘤微环境的基础研究还将进一步解释临床问题。另外，CAR 设计的进一步优化，改进的毒性管理和组合疗法的开发将使 CAR-T 细胞在越来越多的患者中安全有效地使用。

（隗　唯　章晓联）

## 参考文献


[1] LA Johnson，C H June. Driving gene-engineered T cell immunotherapy of cancer. Cell Res，2017，27（1）：38-58.

[2] Jackson H. J，S. Rafiq，R. J. Brentjens. Driving CAR T-cells forward. Nat Rev Clin Oncol，2016，13（6）：370-383.

[3] Sadelain M，Rivière L，Riddell S. Therapeutic T cell engineering. Nature，2017，545（7655）：423-431.

[4] Savoldo B，Ramos CA，Liu E，et al. CD28 costimulation improves expansion and persistence of chimeric antigen receptor-modified T cells in lymphoma patients. J Clin Invest，2011，121（5）：1822-1826.

[5] Carpenito C，Milone MC，Hassan R，et al. Control of large，established tumor xenografts with genetically retargeted human T cells containing CD28 and CD137 domains. Proc Natl Acad Sci U S A，2009，106（9）：3360-3365.

[6] Kochenderfer JN，Wilson WH，Janik JE，et al. Eradication of B-lineage cells and regression of lymphoma in a patient treated with autologous T cells genetically engineered to recognize CD19. Blood，2010，116（20）：4099-4102.

[7] Kochenderfer JN，Dudley ME，Feldman SA，et al. B-cell depletion and remissions of malignancy along with cytokine-associated toxicity in a clinical trial of anti-CD19 chimeric-antigen-receptor-transduced T cells. Blood，2012，119（12）：2709-2720.

[8] Bach PB，Giralt SA，Saltz LB. FDA approval of Tisagenlecleucel：promise and complexities of a $475 000 cancer drug. JAMA，2017.

[9] Roberts ZJ，Better M，Bot A，et al. Axicabtagene ciloleucel，a first-in-class CAR T cell therapy for aggressive NHL. Leuk Lymphoma，2017：1-12.

[10] Brudno JN，Kochenderfer JN. Chimeric antigen receptor T-cell therapies for lymphoma. Nat Rev Clin Oncol，2017.

[11] Maude SL，Freye N，Shaw PA，et al. Chimeric antigen receptor T cells for sustained remissions in leukemia. N Engl J Med，2014，371（16）：1507-1517.

[12] Lee D W，Kochenderfer JN，Stetler-Stevenson M，et al. T cells expressing CD19 chimeric antigen receptors for acute lymphoblastic leukaemia in children and young adults：a phase 1 dose-escalation trial. Lancet，2015，385（9967）：517-528.

[13] Kennedy GA，Tey SK，Cobcroft R，et al. Incidence and nature of CD20-negative relapses following rituximab therapy in aggressive B-cell non-Hodgkin's lymphoma：a retrospective review. Br J Haematol，2002，119（2）：412-416.

[14] Hiraga J，Tomita A，Sugimoto T，et al. Down-regulation of CD20 expression in B-cell lymphoma cells after treatment with rituximab-containing combination chemotherapies：its prevalence and clinical significance. Blood，2009，113（20）：4885-4893.

[15] Jensen MC，Popplewell L，Cooper LJ，et al. Antitransgene rejection responses contribute to attenuated persistence of adoptively transferred CD20/CD19-specific chimeric antigen receptor redirected T cells in humans. Biol Blood Marrow Transplant，2010，16（9）：1245-1756.

[16] Haffner MC，Kronberger IE，Ross JS，et al. Prostate-specific membrane antigen expression in the neovasculature of gastric and colorectal cancers. Hum Pathol，2009，40（12）：1754-1761.

[17] Maher J，Brentjens RJ，Gunset G，et al. Human T-lymphocyte cytotoxicity and proliferation directed by a single chimeric TCRzeta/CD28 receptor. Nat Biotechnol，2002，20（1）：70-75.

[18] Hassan R，Ho M. Mesothelin targeted cancer immunotherapy. Eur J Cancer，2008，44（1）：46-53.

[19] Neelapu SS，Tummala S，Kebriaei P，et al. Chimeric antigen receptor T-cell therapy-assessment and management of toxicities. Nat Rev Clin Oncol，2017.

[20] Locke F L，Neelapu SS，Bartlett NL，et al. Phase 1 results of ZUMA-1：a multicenter study of KTE-C19 anti-CD19 CAR T cell therapy in refractory aggressive lymphoma. Mol Ther，2017，25（1）：285-295.

[21] Brudno JN, Kochenderfer JN. Toxicities of chimeric antigen receptor T cells: recognition and management. Blood, 2016, 127 (26): 3321-3330.

[22] Davila ML, Riviere I, Wang X, et al. Efficacy and toxicity management of 19-28z CAR T cell therapy in B cell acute lymphoblastic leukemia. Sci Transl Med, 2014, 6 (224): 224-225.

[23] Turtle CJ, Hanafi LA, Berger C, et al. Immunotherapy of non-Hodgkin's lymphoma with a defined ratio of CD8+ and CD4+ CD19-specific chimeric antigen receptor-modified T cells. Sci Transl Med, 2016, 8 (355): 355ra116.

[24] Lee DW, Gardner R, Porter DL, et al. Current concepts in the diagnosis and management of cytokine release syndrome. Blood, 2014, 124 (2): 188-195.

[25] Kochenderfer JN, Dudley ME, Kassim SH, et al. Chemotherapy-refractory diffuse large B-cell lymphoma and indolent B-cell malignancies can be effectively treated with autologous T cells expressing an anti-CD19 chimeric antigen receptor. J Clin Oncol, 2015, 33 (6): 540-549.

[26] Turtle CJ, Hanafi LA, Berger C, et al. CD19 CAR-T cells of defined CD4+: CD8+ composition in adult B cell all patients. J Clin Invest, 2016, 126 (6): 2123-2138.

[27] Hu Y, Sun J, Wu Z, et al. Predominant cerebral cytokine release syndrome in CD19-directed chimeric antigen receptor-modified T cell therapy. J Hematol Oncol, 2016, 9 (1): 70.

[28] Di Stasi A, Tey SK, Dotti G, et al. Inducible apoptosis as a safety switch for adoptive cell therapy. N Engl J Med, 2011, 365 (18): 1673-1683.

[29] Wang X, Chang WC, Wong CW, et al. A transgene-encoded cell surface polypeptide for selection, in vivo tracking, and ablation of engineered cells. Blood, 2011, 118 (5): 1255-1263.

[30] Chmielewski M, Kopecky C, Hombach AA, et al. IL-12 release by engineered T cells expressing chimeric antigen receptors can effectively Muster an antigen-independent macrophage response on tumor cells that have shut down tumor antigen expression. Cancer Res, 2011, 71 (17): 5697-5706.

[31] Kerkar SP, Goldszmid RS, Muranski P, et al. IL-12 triggers a programmatic change in dysfunctional myeloid-derived cells within mouse tumors. J Clin Invest, 2011, 121 (12): 4746-4757.

[32] Pegram HJ, LEE JC, Hayman EG, et al. Tumor-targeted T cells modified to secrete IL-12 eradicate systemic tumors without need for prior conditioning. Blood, 2012, 119 (18): 4133-4141.

[33] Rizvi NA, Hellmann MD, Snyder A, et al. Cancer immunology. Mutational landscape determines sensitivity to PD-1 blockade in non-small cell lung cancer. Science, 2015, 348 (6230): 124-128.

[34] Robert C, Schachter J, Long GV, et al. Pembrolizumab versus ipilimumab in advanced melanoma. N Engl J Med, 2015, 372 (26): 2521-2532.

[35] Van Allen EM, Miao D, Schilling B, et al. Genomic correlates of response to CTLA-4 blockade in metastatic melanoma. Science, 2015, 350 (6257): 207-211.

[36] Fukumura D, Xavier R, T Sugiura, et al. Tumor induction of VEGF promoter activity in stromal cells. Cell, 1998, 94 (6): 715-725.

[37] Chinnasamy D, Yu Z, Theoret MR, et al. Gene therapy using genetically modified lymphocytes targeting VEGFR-2 inhibits the growth of vascularized syngenic tumors in mice. J Clin Invest, 2010, 120 (11): 3953-3968.

[38] Maus MV, Thomas AK, Leonard DG, et al. Ex vivo expansion of polyclonal and antigen-specific cytotoxic T lymphocytes by artificial APCs expressing ligands for the T-cell receptor, CD28 and 4-1BB. Nat Biotechnol, 2002, 20 (2): 143-148.

[39] Orchard PJ, Blazar BR, Berger S, et al. Clinical-scale selection of anti-CD3/CD28-activated T cells after transduction with a retroviral vector expressing herpes simplex virus thymidine kinase and truncated nerve growth factor receptor. Hum Gene Ther, 2002, 13 (8): 979-988.

[40] Scholler J, Brady TL, Binder-Scholl G, et al. Decade-long safety and function of retroviral-modified chimeric antigen receptor T cells. Sci Transl Med, 2012, 4 (132): 132-153.

[41] Kebriaei P, Singh H, Huls MH, et al. Phase I trials using Sleeping Beauty to generate CD19-

specific CAR T cells. J Clin Invest, 2016, 126 (9): 3363-3376.

[42] Eyquem J, Mansilla-Solo J, Giavridis T, et al. Targeting a CAR to the TRAC locus with CRISPR/Cas9 enhances tumour rejection. Nature, 2017, 543 (7643): 113-117.

[43] Kebriaei P, Huls H, Jena B, et al. Infusing CD19-directed T cells to augment disease control in patients undergoing autologous hematopoietic stem-cell transplantation for advanced B-lymphoid malignancies. Hum Gene Ther, 2012, 23 (5): 444-450.

[44] Markley JC, Sadelain M. IL-7 and IL-21 are superior to IL-2 and IL-15 in promoting human T cell-mediated rejection of systemic lymphoma in immunodeficient mice. Blood, 2010, 115 (17): 3508-3519.

[45] Somerville RP, Dudley ME. Bioreactors get personal. Oncoimmunology, 2012, 1 (8): 1435-1437.

[46] Vera JF, Brenner LJ, Gerdemann U, et al. Accelerated production of antigen-specific T cells for preclinical and clinical applications using gas-permeable rapid expansion cultureware (G-Rex). J Immunother, 2010, 33 (3): 305-315.

[47] Gattinoni L, Finkelstein SE, Klebanoff CA, et al. Removal of homeostatic cytokine sinks by lymphodepletion enhances the efficacy of adoptively transferred tumor-specific $CD8^+$T cells. J Exp Med, 2005, 202 (7): 907-912.

[48] Sommermeyer D, Hudecek M, Kosasih PL, et al. Chimeric antigen receptor-modified T cells derived from defined $CD8^+$ and $CD4^+$ subsets confer superior antitumor reactivity in vivo. Leukemia, 2016, 30 (2): 492-500.

# 糖免疫学研究进展

## 第 25 章

糖基化是蛋白质翻译中或翻译后的一种重要的加工过程，在肽链合成的同时或合成后，在酶的催化下糖链被接到肽链上的特定糖基化位点，称为蛋白质糖基化。蛋白质糖基化的种类主要有N-聚糖（N-glycan）、O-聚糖（O-glycan）、糖基磷脂酰肌醇（phophatidylinositolglycan，GPI），以及O-连接的N-乙酰葡糖胺糖基化修饰（O-GlcNAcylation）等。

哺乳动物中，蛋白N-糖基化是指N-聚糖与脂连接的寡糖前体再与新合成的多肽链上Asn-X-Ser/Thr（其中X代表任意一个氨基酸）中天冬酰胺（Asn）的N-相连；蛋白O-糖基化是指GalNAc（来自UDP-GalNAc）单糖与多肽链上Ser、Thr上的羟基相连（即O-相连），并延伸为O-聚糖长链的称为O-糖蛋白（图25-1）。

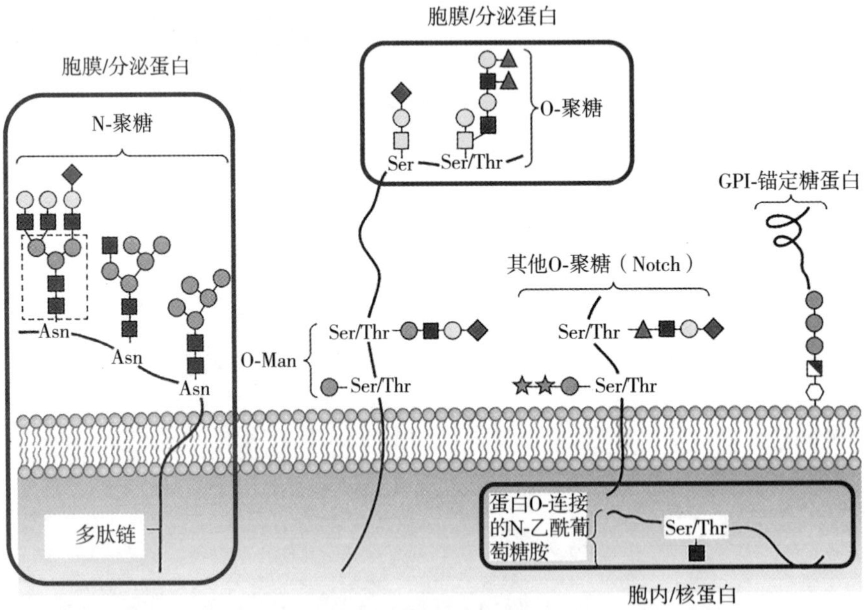


**图 25-1　蛋白糖基化分类**

注：N-聚糖、O-聚糖糖基化修饰的主要对象为胞膜或分泌型蛋白，O-GlcNAc 糖基化修饰的主要对象为胞内或胞核蛋白；引自：Pinho SS，Reis CA. Glycosylation in cancer：mechanisms and clinical implications. Nat Rev Cancer，2015，15（9）：540-555

细胞中还有许多蛋白是 O-GlcNAcylation，是指单个 N-乙酰葡糖胺（GlcNAc）以 O-糖苷键与多肽链上的丝氨酸或苏氨酸的羟基相连接，被 O-GlcNAc 修饰的对象为胞质蛋白或核蛋白，只加单个的 GlcNAc 到蛋白质上，不会形成寡糖链（图 25-2）。另外酵母通常是甘露糖连接到 Ser 糖基化的，而脊椎动物既能产生 O-连接的岩藻糖，也能产生 O-连接甘露糖。

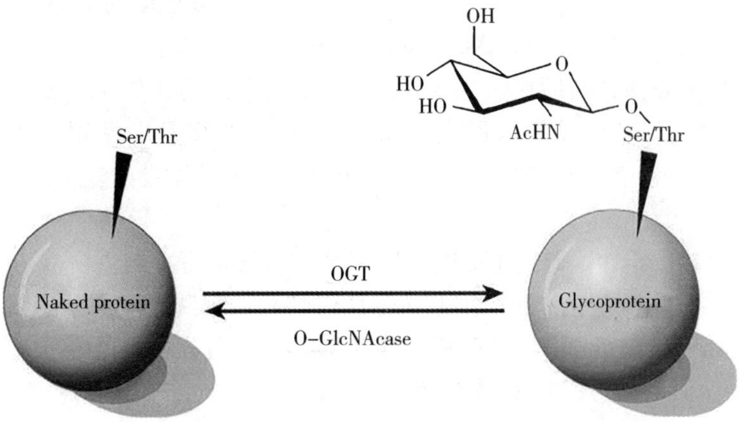


图 25-2　O-GlcNAcylation 修饰方式

注：Naked protein，裸蛋白；Glycoprotein，糖蛋白；O-GlcNAcase，氧连接的 N-乙酰葡萄糖水解酶；O-GlcNAcylation，氧连接的 N-乙酰氨基葡萄糖基化修饰；O-GlcNAcylation 是通过 OGT 催化 N-乙酰葡糖胺（GlcNAc）连接到目标蛋白丝氨酸（Ser）或苏氨酸（Thr）的羟基上，然后通过 OGA 将 GlcNAc 从蛋白质羟基上去除；引自 Hart GW，Housley MP，Slawson C. Cycling of O-linked beta-N-acetylglucosamine on nucleocytoplasmic proteins. Nature，2007，446（7139）：1017-1022

机体大多数糖蛋白为具有 N-糖苷的 N-糖蛋白。几乎所有参与机体固有免疫和适应性免疫的关键分子（包括免疫球蛋白，CD 分子和黏附分子，可溶性和膜型凝集素受体，细胞因子及其受体，补体，T、B 细胞受体和 MHC 等）均是糖蛋白。机体对抗原刺激的免疫应答最终均由免疫分子所介导，几乎所有参与天然免疫和获得性免疫中的免疫分子，如免疫球蛋白、细胞因子、补体、分化抗原、黏附分子和 MHC 分子均属糖蛋白，与免疫分子合成相关的转录分子也都属糖蛋白。蛋白质糖基化与病原微生物感染及免疫相关，蛋白质糖链结构异常与肿瘤和遗传性疾病也密切相关。以下就蛋白糖基化修饰或聚糖与免疫的相关功能及其研究手段综述如下。

## 一、聚糖影响免疫分子的折叠、成熟、包装、抗原提呈和稳定

聚糖在大多数细胞表面构成物理屏障，具有识别、保护和稳定作用，如可保护多肽链免受蛋白酶或抗体的识别。聚糖也参与内质网中新合成的多肽链的适当折叠，以及蛋白质的可溶性和空间构象的维持。如果糖蛋白不能正确的糖基化，则不能正确折叠。如糖基化作用和 MHC：多肽复合体的装配及折叠密切相关。在内质网中，未组装的 MHC 重链（H）上的 N-聚糖上的寡糖，首先需与内质网分子伴侣钙联素（calnexin，Clx）或钙网素（calreticulin，CRT）相互作用。如人类 HLA 分子在合成组装过程中，HLA 肽链上天冬酰胺（asn68）位点连接的寡糖 GlcMan9GlcNAc2 与 Clx 相结合后，二巯基氧化酶（ERp57）才能通过 Clx，帮助 MHC 重链链内二硫键的形成。通过糖基、钙联素或钙网素及 TAP 和 Tapasin 帮助形成成熟的 MHC 多肽复合体，起到质量控制作用，帮助 MHC 多肽复合体在内质网中装配折叠成熟并转运至高尔基体，装配成熟的 MHC 多肽转运至抗

原提呈细胞表面，供 $CD4^{+}T$ 和 $CD8^{+}T$ 的识别。由此可见，糖及与糖相互作用的分子伴侣在蛋白的折叠中起着重要作用。

聚糖在抗原提呈中也起着重要作用。糖基化结构在改变蛋白质或肽的三维结构的同时，还可通过改变肽表位 MHC-Ⅰ类分子的结合及与 TCR 交互作用影响细胞免疫。如 Apostolopoulos 等报道利用合成的 GalNAc 修饰 MUC1 糖肽，研究发现此糖肽与 MHC-Ⅰ结合，比未用糖修饰的多肽与 MHC-Ⅰ结合力强 100 多倍，其中 GalNAc 起着重要作用。又如 B 细胞的 HLA-DR 链上第 96 位氨基酸从脯氨酸突变为丝氨酸（Pro96 →Ser96），从而使第 94 位的天冬氨酸（Asp）产生了一个新的 N-糖基化位点，会使 B 细胞的抗原提呈功能消失，可影响 B 细胞 T 细胞的相互作用。Backlund 等报道利用合成 N 的糖基化Ⅱ型胶原蛋白多肽和未修饰的多肽，发现在严重类风湿关节炎（rheumatoid arthritis，RA）患者中 T 细胞仅识别糖基化的Ⅱ型胶原蛋白多肽，表明糖基化也影响 T 细胞抗原表位。

糖基化影响蛋白的稳定性。研究还报道一些 N-糖基化修饰可抑制蛋白酶对糖蛋白的降解，延长免疫分子的寿命，如 N-糖基化作用可抑制天冬酰胺特异的半胱氨酸内肽酶（asparagines-specific cysteine endopeptidase）对糖蛋白分子的降解，从而保护糖蛋白分子或免疫分子。在内质网中，葡萄糖苷酶（glucosidase Ⅰ/Ⅱ）、甘露糖苷酶Ⅰ（mannosidase Ⅰ）及葡萄糖基转移酶（glucosyl trasnferase）帮助未折叠的糖蛋白进一步折叠，而错误折叠的糖蛋白将在内质网中降解。

## 二、聚糖与凝集素的相互识别调控固有免疫与适应性免疫

许多不同的病原体，包括细菌、病毒、真菌等表面的聚糖均被固有免疫系统凝集素受体所识别。聚糖通常是微生物和病原体识别的靶分子，也是免疫系统识别自己与非己等的重要靶分子，机体通过固有免疫识别受体分子（pattern receptor，PRR）的模式识别作用，通过识别糖介导一些重要的固有免疫功能，从而进一步调控适应性免疫应答。

聚糖对免疫系统和免疫应答的影响还表现在以下几个方面。

1. 在补体凝集素活化途径中，甘露糖结合的凝集素（mannan binding lectin，MBL）或胶原纤维凝集素（ficolin）分别直接识别多种病原微生物表面甘露糖或 N-乙酰葡糖胺，进而依次活化和激活补体级联酶促反应的活化途径。

2. 糖基化作用与补体介导的细胞裂解相关。在补体经典途径、旁路途径和补体凝集素途径中，最终均形成膜攻击复合物（membrane attack complex，MAC），攻击细菌等病原体使其裂解。在宿主细胞表面通常具备补体抑制物，如通过 GPⅠ定位的糖蛋白（CD55、衰变加速因子，DAF、CD59）均能结合 C8/C9 以阻止膜攻击复合物 MAC 的形成，如果补体过量的刺激，如在类风湿关节炎患者，饱和了患者组织液中 CD55/DAF，导致了不适当的细胞裂解和炎症症状。

3. B 细胞识别天然抗原的受体 B 细胞受体（B cell receptor，BCR）复合物由 mIg 与 Igα/Igβ 组成，糖基化影响 CR 复合物的结构与识别功能，mIg 糖基化程度低下，会使 mIg 立体构象改变而失去刚性，而糖基化过度，又会遮住 mIg 的抗原结合位点，影响与抗原的结合。X 线衍射研究 Ig 的三维结构，发现人 IgG Fc 的空间构象是靠连接于第 297 位天冬氨酸上的 N-聚糖链，靠多肽与糖链及糖链-糖链间的相互作用维系。

## 三、聚糖/糖基化影响 T 细胞功能

糖基化作用对 T 细胞功能有多种影响。如：①CD4 分子有 4 个 N-糖基化位点，只有它们全部

糖基化，CD4 分子才能正确折叠，表达于胞膜。②在 TCR-CD3 复合物中，CD3 链中 2 个 N-糖链中的一个为高甘露糖型，另一个为复杂型；而在 TCR-CD3 复合物中，CD3 链中的 2 个 N-糖链则均为复杂型，这些差异可能导致在 TCR 对抗原识别中、TCR 与 TCR 的信号转导不同。③T 细胞表面若缺乏 1,6-GlcNAc 的 N-糖苷，TCR 则更有效地聚集，导致更敏感的受体信号产生，因而负责 1,6-GlcNAc 分支糖合成的酶：乙酰葡萄糖苷转移酶Ⅴ（GlcNAc-transferase Ⅴ）可调节 T 细胞的功能。④许多 T 细胞表面糖蛋白为 O-糖苷，如 IL-2 受体、人类 GCSF（granulocyte colon-stimulating factor）等均是 O-糖基化，O-糖基化的缺少可导致重组 IL-2 受体等的识别功能；糖脂和 GPI 类抗原是通过 CD1 分子而提呈抗原信号给 $CD4^-CD8^-$双阴性特异 T 细胞等识别。

凝集素与免疫细胞表面不同糖基化状态的蛋白结合而参与调节免疫细胞功能。许多研究已表明，内源性的凝集素 galectin 结合 T 细胞表面糖基化的 CD45、CD43 或 TIM-3 而抑制效应性 T 细胞，并诱导 T 细胞凋亡；C-型凝集素通过与聚糖的相互作用发生于耐受型 APCs 上 MGL 与效应性 T 细胞的 CD45。C-型凝集素、Galectin 和 Siglec 能识别不同 N-糖基化状态下的 CD43、CD45 和 MUC-1。Galectin-3、DC-SIGN 和 ICAM-3 可调节在 APC 与 T 细胞间形成的突触（synapse）。凝集素 Galectin-1、Galectin-9 可改变 APC 和 B 细胞的功能，并影响 BCR 的信号传导，可诱导 IL-10 的产生，从而促进调节性 T 细胞的扩增，通过识别 N-聚糖诱导 Th1 和 Th17 的凋亡，并有利于 Th2 型反应。除了 N-聚糖外，近年研究表明，O-聚糖在免疫自稳中也起着重要作用。在 O-糖基化过程中，α-（2,3）唾液酸转移酶Ⅰ［α-（2,3）Sialytransferase Ⅰ］催化唾液酸加到 Core-1 O-聚糖上，α-（2,3）唾液酸转移酶Ⅰ缺失（ST3Gal-Ⅰ）后，会组成性暴露未唾液酸化的 Core-1 O-聚糖，从而导致 $CD8^+$T 细胞凋亡，微生物感染后 $CD8^+$T 细胞抗感染功能消失。因而，细胞表面 O-聚糖的不同唾液酸化可作为开关，控制免疫反应、炎症反应或免疫耐受。

N-糖基化被认为可以提高抗原的免疫原性，主要存在以下 2 个原因：其一是糖附着于免疫细胞受体，如甘露糖受体（mannose receptor，MR）是一种内吞受体，MR 是 C 型凝集素受体家族的一员，表达于多种树突状细胞、巨噬细胞和内皮细胞；其二是外源性糖会被当作免疫刺激而诱导树突状细胞（DC）的活化。MR 能够诱导强烈的 T 细胞反应，在抗病毒或肿瘤疫苗研究中已受到关注。

## 四、聚糖/糖基化影响 B 细胞功能和体液免疫

人体免疫球蛋白（Ig）均为糖蛋白，与其肽链相连的寡糖链对维持空间构象，稳定糖蛋白的结构，保护其免受某些蛋白酶裂解等有重要作用，而且寡糖结构的变化能影响并导致自身免疫性疾病。类风湿关节炎中免疫球蛋白 G（IgG）分子糖基化的变化是导致类风湿病的病因。在所有人的 IgG 重链 Fc 区发现有一个保守的 N-糖基化位点，X 线晶体分析确定 IgG 上带有二天线的复杂型 N-聚糖。类风湿关节炎患者的 IgG 糖链中的半乳糖含量低于正常人的含量，表现为类风湿关节炎症状的患者，IgG 铰链区的聚糖常缺少其中一个或两个末端半乳糖残基。这种由于缺乏半乳糖的 IgG 引起构象的变化，使人体将它认为异物，在血管、关节等处发生免疫复合物的沉积，从而引发类风湿病。

糖基化在维系 mIg 立体构象中起重要作用。糖基化程度低下，会使 mIg 肽链缺乏刚性。MBL 直接识别多种病原微生物表面的 N-氨基半乳糖或甘露糖，活化 MBL 补体活化途径；糖基化过度，会遮住 mIg 的抗原结合位点，影响与 Ag 的结合。IgG 的 Fc 片段与 FcR 结合时，若去糖基化或去寡糖链中的半乳糖，则使 IgG 与 FcR 结合的能力消失。

# 五、聚糖/糖基化影响体液免疫和细胞免疫应答的强弱

糖基化的缺失，如 N-糖基化位点的突变，可增强或降低细胞免疫及体液免疫，如①HCV E1 糖蛋白中 N-糖基化位点（N-4）突变可显著增强 HCV E1 糖蛋白对 BALB/C 小鼠的抗体水平。②HIV 病毒中，若改变 gp140 可增强体液免疫，不影响细胞免疫。③IL-2 上的 N-糖基化位点的突变，可增强 CTL（细胞毒性 T 淋巴细胞）反应。若突变 IL-2 的 p40 上 N-糖基化位点 N222 糖基的位点，减少 P40 分泌，改变 P70/P40 的比例，与 HCV E2 同时免疫时，可显著增强 E2 特异的 $CD8^{+}T$ 反应，增强长效细胞免疫功能。

糖基化也影响 B 细胞与 T 细胞间相互作用，如 B 细胞的 HLA-DRa 链上第 96 位氨基酸从脯氨酸突变为丝氨酸（Pro96→Ser96），从而使第 94 位的天冬氨酸产生了一个新的 N-糖基化位点，会使 B 细胞的抗原提呈功能消失。

# 六、异常糖基化与免疫相关疾病

N-聚糖和 O-聚糖的异常表达与多种免疫相关疾病密切相关（表 25-1）。

表 25-1 异常糖基化与免疫相关疾病

| 异常糖基化 | 免疫相关疾病 |
|---|---|
| **异常 N-聚糖** | |
| 异常表达水平 N-聚糖 | RA 和 SLE |
| 降低水平的 N 糖蛋白 DAF 和 CD59 | 炎症反应和 RA |
| 在 N-糖蛋白合成中 Mgat5 水平下降 | 自身免疫性疾病 |
| 多天线 N-糖链末端出现多聚唾液酸 | Wilms 瘤、小细胞肺癌、淋巴瘤 |
| 在 N-糖蛋白合成中 Mgat5 水平增加 | 胰腺癌、胆管癌、白血病等 |
| **异常 O-聚糖** | |
| T 细胞上 CD43 表达低唾液酸化的 Core2 O-聚糖 | 艾滋病（AIDS） |
| Core2 O-聚糖的异常表达 | T 淋巴细胞白血病 |
| T 细胞的 Core2 O-聚糖的异常表达 | WAS |
| 在人结肠癌细胞中表达高水平的 Core2 O-聚糖 | 结肠癌 |
| IgA 异常 O-聚糖 | IgA 肾病 |
| Ⅱ型胶原蛋白的 T 细胞表位是 O 糖基化修饰的 | RA |
| Tn 抗原异常表达，Core1 O-聚糖下调 | Tn 综合征 |
| 黏蛋白 O-糖基化 | 胰腺癌 |

注：RA. rheumatoid arthritis，类风湿关节炎；SLE. systemic lupus erythrematosus，系统性红斑狼疮；Mgat5. GlcNAcT-V，糖基转移酶；WAS. Wiskott-Aldrich syndrome，Wiskott-Aldrich 综合征；Tn. O-linked N-acetylgalactosamine，GalNAc-a-Ser/Thr

## （一）聚糖与炎症反应及自身免疫疾病

在一些炎症性自身免疫疾病，如系统性红斑狼疮患者中，效应 T 细胞与正常健康人的 T 细胞的糖基化状态是不同的，患者的 T 细胞表面具有暴露的末端 GalNAc 和 Gal-（1-4）-GlcNAc 结构，

并且这种异常糖基化水平在患者中显著上调，凝集素 MGL 和 galectins 与这些糖结构相互作用，下调 TCR 介导的信号转导，并影响 T 细胞的 CD45 的磷酸酶功能；已有多个研究表明 galectin-1 在几种自身免疫疾病模型中均能抑制慢性炎症，并驱动 Th2 细胞因子的产生。galectin-1 专门结合 Th1 和 Th17 效应 T 细胞表面聚糖，从而导致 T 细胞死亡，而 Th2 细胞表面表达 2,6-唾液酸的糖蛋白，因而不能与 galectin-1 结合。与 galectin-1 相似，galectin-2 也诱导活化 T 细胞凋亡，从而改善炎性肠病。另外 galectin-9 特异结合 Th1 的受体 TIM-3，在自身免疫神经炎症性体内模型中选择性地减弱 Th1 反应。近来研究表明，galectin-1 与 TIM-3 的相互作用同时也与 DC 的 TLR 作用而刺激组织炎症反应。另外 galectin-4 还能导致 $CD4^+T$ 的活化，刺激 IL-6 分泌而加剧炎症反应。而 galectin-1 通过提高 IL-10 诱导免疫耐受，抑制炎症性反应和自身免疫疾病。galectin-1 和 IL-10 在 $CD4^+CD25^+$ 调节性 T 细胞中过度表达，从而起到免疫抑制作用。

C-型凝集素在自身免疫性疾病中也发挥重要作用。靶向结合未成熟 DC 上的 MR 的糖肽能抑制自身免疫性脑脊髓炎（experimental autoimmune encephalomyelitis，EAE）的发生，而无糖基化的肽却诱导严重的 EAE。又如 Siglec-1（唾液酸黏附蛋白）在炎症性巨噬细胞中上调，并且在唾液酸黏附素缺失的小鼠中由于减少巨噬细胞和 T 细胞向炎症部位的流动而减弱炎症反应的发生。

## （二）异常糖基化与肿瘤

大量研究表明糖基化改变与肿瘤免疫逃逸、肿瘤发生与转移密切相关。肿瘤细胞的聚糖或肿瘤细胞分泌的糖蛋白表达的改变导致了肿瘤细胞与正常细胞不同的糖基化水平。糖基化的改变可使细胞黏附能力的丧失，导致肿瘤细胞侵袭到远处的能力增强。

癌变细胞表达唾液酸水平常出现增高的趋势，还可出现多聚唾液酸及多聚唾液酸的内酯化，并常发生唾液酸的 9-O-乙酰化。而与唾液酸结合的凝集素 selectins 介导细胞黏附和侵袭增强。如 Tn（GalNAc-a-Ser/Thr，CD175）、sialy Tn（N-acetylneuraminic acid-a6-GalNAc-a-Ser/Thr，CD175s）、Thomsen-Friedenreichdisaccharide［Gal-（1-3）-GalNAc，CD176］及唾液酸化的 Lewis 抗原（CD15s）均在恶性肿瘤细胞中高表达，并常作为肿瘤的诊断和预后的标记分子。这些糖抗原的单抗常用于诊断肿瘤的生长和恶性程度，检测疾病状态和治疗的效果。Cohen 等发现唾液酸的识别受体，包括募集 H 因子或启动抑制类受体 Siglec 家族，通过传递抑制信号从而调控免疫激活。Navarro 等研究发现人类黑素瘤细胞表面超唾液酸化，可通过削弱 DC 细胞从单核细胞中分化进而诱导 DC 细胞发生凋亡。唾液酸化的增加是由于复杂型 N-聚糖分支的增加造成的，而分支结构的增加是由于 GlcNAc 转移酶 V 活性的提高，该酶可将 1,6-连接的 GlcNAc 添加的典型的二天线结构，形成三天线结构。在额外的多天线分支添加上的唾液酸，有助于说明这些细胞表面唾液酸化的增加。利用苦马豆素（swainsonine），N-连接聚糖加工的抑制药，能降低细胞表面唾液酸化复杂型 N-连接聚糖的水平，该抑制药还可以使肿瘤细胞在体内外生长和转移性能逆转。相关研究发现采用特异抑制 GlcNAc 转移酶 V 的小分子发夹 RNA 能抑制乳腺癌细胞表面的 1,6-连接的三天线 N-聚糖结构，能在体内外明显抑制乳腺癌细胞的生长，并还能刺激 $CD4^+T$ 细胞的活性，这些研究表明肿瘤细胞表面的复杂型 N-连接聚糖介导了肿瘤的免疫逃逸。

整合素为细胞黏附分子家族的重要成员之一，主要介导细胞与细胞、细胞与细胞外基质（extracellular matrixc，ECM）之间的相互黏附，并介导细胞与 ECM 之间的双向信号传导。事实上整合素为主要的糖携带蛋白，且其功能依赖于它复杂的 N-糖基化修饰。N-糖基化是一种常见的发生在天冬酰胺中天冬酰胺-X-丝氨酸/苏氨酸结构域间蛋白质转录后修饰，其中 X 可以是除了脯氨酸以外的任何氨基酸。整合素 α6 和 β4 在每个胞外区域中分别有 9 个（Asn78，Asn223，Asn284，Asn370，Asn731，Asn748，Asn891，Asn927，Asn958）和 5 个（Asn327，Asn491，Asn579，

Asn617，Asn695）潜在的N-糖基化位点。整合素6a4b首次被发现为肿瘤特异性抗原。随后的研究表明，整合素α6β4表达水平的增加与皮肤、肺、头颈部和子宫颈等鳞状细胞癌（squamous cell carcinoma，SCC）的恶性进展和低生存率相关。整合素α6β4与层黏连蛋白基质的关系，是通过活化Rac1、PKC、PI3K和ERK信号通路促进癌细胞黏附、迁移、侵袭、增殖和肿瘤发生。

肿瘤细胞的异常糖基化与癌症患者的生存率密切相关。并且肿瘤相关糖类抗原可通过与B细胞受体结合，诱导免疫球蛋白交叉反应，从而激活B细胞和生成IgM抗体，使机体打破免疫耐受并且获得更强的免疫应答。

很多糖抗原常作为癌症及预后诊断标志物，例如，AFP：肝癌早期诊断指标，AFP的岩藻糖基化将肝癌与肝硬化及慢性活动性肝炎鉴别；PSA：前列腺癌的诊断指标；CA-125：卵巢癌的诊断与检测指标；CEA：检测结肠癌、乳腺癌及肺腺癌的复发；hCG：O-连接糖链的四糖与二糖的比例可鉴别良性葡萄胎与恶性葡萄胎及绒毛膜上皮癌；GD3：黑色素瘤中含量高，存活期短。

## 七、聚糖与病毒及细菌感染

细菌和病毒表面具有丰富聚糖，能被固有免疫系统PRR识别，从而调节适应性免疫应答。如人类免疫缺陷病毒（human immunodeficiency virus，HIV）和丙型肝炎病毒（hepatitis C virus，HCV）的表面均具有丰富的N-聚糖，能被宿主DC表面的DC-SIGN识别，活化或抑制DC细胞，或被游离的凝集素MBL/ficolin所识别，启动补体凝集素途径的活化，进一步调节适应性免疫，如国际上一些报道包括本课题组研究发现改变HCV病毒包膜糖蛋白E1/E2的N-糖基化，均能刺激或抑制B细胞和T细胞介导的免疫应答；又如Shan等报道HIV-1病毒的gp120的甘露糖在诱导DC细胞产生免疫抑制反应，HIV-1的gp120的甘露糖与DC的DC-SIGN结合诱导DC细胞产生IL-10为主的免疫抑制细胞因子，去除甘露糖的gp120不增加IL-10的产生，并可增强其免疫原性。

另一方面，细菌和病毒表面还具有凝集素，介导与宿主细胞表面糖结合。许多细菌毒素是凝集素，如引发霍乱的霍乱毒素（cholera toxin）、引发多种食物中毒的大肠埃希菌毒素（escherichia coli entertoxin）、百日咳病因的百日咳毒素（pertussis toxin）、痢疾病因的志贺毒素（shiga toxin）、致病性大肠埃希菌的纤毛或称菌毛（pilus）、引发伤寒肠热症的伤寒沙门菌的纤毛和来源于大肠埃希菌的志贺样Vero细胞毒素（verotoxin）等，如致病性大肠埃希菌的菌毛与细胞表面含甘露糖的结构结合。细菌利用凝集素与宿主细胞表面聚糖结合，同时黏附在宿主细胞表面含糖的结构上。这种黏附作用可能是导致细菌感染的病因。许多病毒表面糖蛋白也是凝集素，如流感病毒和多瘤肿瘤病毒表面的凝集素与含有唾液酸配体结合。流感病毒颗粒表面有2个糖蛋白，一个称为血凝素（haemagglutinin），其主要与细胞表面带有半乳糖连接的末端唾液酸配体结合；另一个表面糖蛋白称为神经氨酸酶（NA），是负责释放在被侵袭细胞中新生成的病毒毒粒。研究发现人A型流感病毒A/PR/8/43株特异结合末端序列为唾液酸2,3半乳糖，而B型流感病毒B/Lee/40株特异结合末端序列为唾液酸2,6半乳糖；而C型流感病毒不与上述两种糖结合。糖链在流感病毒感染中的作用与结合特异性的特点，对于流感病毒的诊断、预防与治疗具有重大意义。

## 八、糖抗原与器官移植

目前大量研究表明，引起异种器官移植超急性排斥反应的物质，是由人体内天然存在的抗体与糖抗原分子结合引起的。这种糖抗原分子存在于猪血管内皮细胞表面，主要为Gala-（1-3）-Gal和Gal-α-（1-3）-Gal-β（1-4）-GlcNAc-R。

人体内不存在 Gala-（1-3）-Gal 糖分子，但是人很容易感染含有这种糖分子的微生物，这样人体内就产生了识别这种糖的天然抗体。人体内这种天然抗体与糖分子结合是人-猪异种器官移植的主要障碍。

改造猪血管内皮细胞表面糖分子的结构，如移植 α-（1,3）-半乳糖基转移酶，以求抑制和消除 Gala-（1-3）-Gal 糖分子生成，进一步抑制天然抗体与糖分子的结合。当转基因猪体内 Gala-（1-3）-Gal 的生成停止或被抑制时，转基因猪的器官就没有了 Gala-（1-3）-Gal 糖抗原分子，再将转基因猪的器官移植入人体就可避免超急性排斥。

## 九、研究糖链、糖基化修饰的常用方法

进一步解析糖基化修饰与糖链结构，发掘聚糖与凝集素的免疫功能，对于解决人类众多疑难疾病，对于生命科学中这一最前沿学科的发展均具有重大和深远的意义。目前用于研究糖蛋白寡糖链、糖基化修饰功能的方法主要有下列几种。

（1）用糖苷酶切下糖链，研究糖链中糖基的生物学功能；或应用糖链合成或加工抑制药，在细胞水平研究整个糖链的生物学功能。

（2）用基因工程技术将有肽链的糖基化位点 Asn-X-Ser/Thr 中的 Asn 或 Ser/Thr 定点突变，使这些位点不能被糖基化，再研究相应蛋白质的功能。

（3）利用缺失或过度表达某一糖基化酶的细胞株进行研究，或用转基因技术或基因敲除技术将某一糖基化酶基因转入细胞或动物，或抑制某一糖基化酶在细胞中的表达，或从动物敲除某一糖基化酶的基因，以研究该基因的作用。

（4）通过化学反应和蛋白质代谢的同位素标记、层析、质谱和 NMR 方法进行糖苷的结构组成和序列分析。

（5）以单糖为材料进行糖苷的化学和酶学合成。哺乳动物糖苷通常仅由十几种单糖组成，构成糖苷的基本骨架，这些单糖是 D-Glc、D-Gal、D-Man、D-Xyl、L-Fuc、D-GlcNAc、D-GlcA、L-IdoA 和 Neu5Ac。另外糖结构的多样性还通过乙酰化、硫酸化和磷酸化及 a 或 b 位构型而形成。

（6）应用标记寡糖探针检测组织细胞表面凝集素样结合物，主要是应用人工合成的标记（核素、生物素、荧光素）寡糖抗原为探针，检测细胞表面其特意结合的凝集素样物质。如以生物素标记的 LeY 寡糖为探针，通过酶标抗生物素蛋白放大，结合增强化学发光法检测组织提取液中可能存在的与 LeY 寡糖抗原结合的微量凝集素样物质。

（7）糖配体与蛋白质受体相互作用的毛细管亲和色谱，由于分子间识别存在于免疫反应、胚胎反应、细胞迁移、微生物感染等过程中，因此研究糖配体与相应蛋白质受体相互作用意义重大。毛细管亲和色谱是近年发展起来的一种新的研究方法，利用该方法可研究受体和配体的结合特性及各种受体与配体在电泳中的分子识别过程，同时为寻找蛋白质受体提供了一种简便的分析方法。

（8）用多种方法检测疾病 Ig 中异常糖链。常用于检测 Ig 糖链的方法有以下 5 种。

1）IgG 中糖型 G（0）的检测：由于免疫球蛋白 G（IgG）的重链各含有一条 N-连接的糖链，依据该 N-糖链末端糖基组成不同，有 3 种糖型：即 G（2）糖型（两条糖链的末端都具有 Gal）；G（1）糖型（两条糖链末端缺失一个 Gal）；G（0）糖型（两条糖链末端均缺失 Gal，暴露出次末端的 GlcNAc 糖基）。如类风湿关节炎患者 IgG 分子中的寡糖链没有半乳糖，这种称为 IgG0 的糖型能凝聚，从而激活补体的甘露糖凝集素（MBL）途径，引发并加重炎症反应。故根据凝集素能与特定的末端寡糖特异结合的原理，即可采用仅能与末端 N-乙酰葡糖胺特异反应的加纳子凝集素-Ⅱ（GSⅡ），也可采用能与末端 Manb 1→2 GlcNAc 特异反应的小脆柄茹属白蜡凝集素（PVL），识别

N-糖链末端暴露出 GlcNAc 的糖型 G（0）。通过 ELISA 夹心法，检测 G（0）糖型；此外，也可应用生物素-凝集素反应体系，通过蛋白质印迹法进行检测。另有文献报道，还可以通过质谱法检测血清样本 IgG 的末端半乳糖基化变化（Gal 比）。

2）免疫球蛋白 A1 中异常糖链的检测：由于 IgA 有 IgA1 和 IgA2 两种亚型，且以 IgA1 亚型为主。IgA1 是高度糖基化的，在铰链区有 4～5 个 O-糖基化位点，形成 O-糖链具有如下结构：NeuNAc-Gal-GalNAc-O-Ser（Thr），而缺失末端 Gal、暴露出次末端的 GalNAc 的异常 O-糖链，与 IgA 肾病的病理症状密切相关。故根据凝集素能与特定的末端寡糖特异结合的原理，采用能特异与末端 GalNAc 反应的 HAA 凝集素，识别该 O-糖链末端暴露出 GlcNAc 的异常 IgA1 糖型，通过 ELISA 夹心法对其进行检测。此外，也可应用生物素-凝集素反应体系，通过蛋白质印迹法进行检测。

3）应用糖特异性单克隆抗体检测糖蛋白抗原：由于细胞表面寡糖抗原与细胞识别、信息传递、细胞黏附密切相关，因此，在寡糖的生物学功能及细胞发育和分化等研究中，对细胞表面寡糖抗原的性质和表达变化进行检测和分析至关重要。如以 Lewis X 寡糖特异性单克隆抗体通过蛋白质印迹的方法检测组织细胞中寡糖抗原。

# 展　望

目前有关糖的研究还比较少，研究不够深入，并且许多糖结构和聚糖的生物学功能还不清楚，特别是与免疫相关的糖结构与功能需做进一步探究。如果解析清楚了糖结构，无论是蛋白还是细胞表面，并且对于其结构和功能关系做进一步研究，这都将对于疾病诊治和相关药物研发产生巨大的价值。近几年随着越来越多新技术的出现，如聚糖芯片技术、新型亲和层析技术等，都加速了糖结构的研究进展。阐明宿主细胞中聚糖与凝集素相互作用机制，及其对固有免疫和适应性免疫、免疫耐受和自稳等的影响，确定凝集素和其特异性糖配体，将能更加有效诊治慢性炎症、病毒性感染、自身免疫疾病和肿瘤等。有关糖基化抑制药已经应用于一些疾病的治疗，如作为消炎药，阻断炎症反应和抵抗 HIV 感染；还可以作为抗肿瘤药、抗凝血药及抗免疫排斥药，用于器官移植排斥反应的抑制；还可作为抗糖尿病及治疗由于聚糖导致的自身免疫性疾病等；还可以研发相关疫苗，用于阻断糖基化的产生。

综上所述，进一步研究糖链结构，探索其免疫相关功能，对于诊断和治疗各种疾病，对于生命科学的进一步发展，都将产生重大而深远的意义。

（章晓联）

## 参考文献

[1] Pinho SS, Reis CA. Glycosylation in cancer: mechanisms and clinical implications. Nat Rev Cancer, 2015, 15 (9): 540-555.

[2] Hart GW, Housley MP, Slawson C. Cycling of O-linked beta-N-acetylglucosamine on nucleocytoplasmic proteins. Nature, 2007, 446 (7139): 1017-1022.

[3] Helenius A, Aebi M. Intracellular function of N-linked Glycans. Science, 2001, 291: 2364-2369.

[4] 章晓联. 糖基化与免疫. 生命科学，2011，23 (7)：685-694.

[5] Apostolopoulos V, Yuriev E, Ramsland PA, et al. A glycopeptide in complex with MHC class I uses theGalNAc residues as an anchor. Proc Natl Acad Sci USA, 2003, 100: 15029-15034.

[6] Backlund J, Carlsen S, Hoger T, et al. Predominant selection of T cells specific for the glycosylated collagen type Ⅱ epitope (263-270) in humanized transgenic mice and in rheumatoid

arthritis. Proc Natl Acad Sci USA, 2002, 99: 9960-9965.

[7] Rudd PM, Elliott T, Cresswell P, et al. Glycosylation and the immune system. Science, 2001, 291: 2370-2376.

[8] Richie GE, Moffatt BE, Sim RB, et al. Glycosylation and the complement system. Chem Rev, 2002, 102: 305-320.

[9] Varki A, Cummings RD, Esko JD, et al. Essentials of Glycobiology. 2nd Edition. Cold Spring Harbor, NY: Cold Spring Harbor Laboratory Press, 2009.

[10] Sperandio M, Gleissner CA, Ley K. Glycosylation in immune cell trafficking. Immune Rev, 2009, 230: 97-113.

[11] Martinez- Pomares L. The mannose receptor. J Leukoc Biol, 2012, 92: 1177-1186.

[12] He LZ, Crocker A, Lee J, et al. Antigenic targeting of the human mannose receptor induces tumor immunity. J Immunol, 2007, 178: 6259-6267.

[13] Kretz-Rommel A, Qin F, Dakappagari N, et al. In vivo targeting of antigens to human dendritic cells through DC-SIGN elicits stimulatory immune responses and inhibits tumor growth in grafted mouse models. J Immunother, 2007, 30 (7): 715-726.

[14] Rauen J, Kreer C, Paillard A, et al. Enhanced cross-presentation and improved $CD8^+$ T cell responses after mannosylation of synthetic long peptides in mice. PLoS One, 2014, 9 (8): e103755.

[15] Van Kooyk Y, Rabinovich GA. Protein-glycan interactions in the control of innate and adaptive immune responses. Nat Immunol, 2008, 9 (6): 593-601.

[16] Rabinovich GA, Toscano MA. Turning 'sweet' on immunity: galectin-glycan interactions in immune tolerance and inflammation. Nat Rev Immunol, 2009, 9 (5): 338-352.

[17] Cohen M, Elkabets M, Perlmutter M. et al. Sialylation of 3-methylcholanthrene-induced fibrosarcoma determines antitumor immune responses during immunoediting. J Immunol, 2010, 185 (10): 5869-5878.

[18] Peguet-Navarro J, Sportouch M, Popa I, et al. Gangliosides from human melanoma tumors impair dendritic cell differentiation from monocytes and induce their apoptosis. J Immunol, 2003, 170 (7): 3488-3494.

[19] Li DQ, Li Y, Wu X, et al. Knockdown of Mgat5 inhibits breast cancer cell growth with activation of $CD4^+$T cells and macrophages. J Immunol, 2008, 180 (5): 3158-3165.

[20] Gu J, Taniguchi N. Regulation of integrin functions by N-glycans. Glycoconj J, 2004, 21 (1-2): 9-15.

[21] Kariya Y, Gu J. N-glycosylation of β4 integrin controls the adhesion and motility of keratinocytes. PLoS One, 2011, 6: e27084.

[22] Adams DC, Garoia EO. Laminins: structure, biological activity and role in disease//Kariya Y, Gu J. Laminin-332 and integrins: signaling platform for cell adhesion and migration and its regulation by N-glycosylation. Hauppauge: Nova Science, 2013: 29-51.

[23] Alan J. Russell, Edgar F. Fincher, Linda Millman, et al. α6β4 integrin regulates keratinocyte chemotaxis through differential GTPase activation and antagonism of α3β1 integrin. J Cell Sci, 2003, 116: 3543-3556.

[24] Stewart RL, O'Connor KL. Clinical significance of the integrin α6β4 in human malignancies. Lab Invest, 2015, 95 (9): 976-986.

[25] Kariya Y, Miyazaki K. The basement membrane protein laminin-5 acts as a soluble cell motility factor. Exp Cell Res, 2004, 297 (2): 508-520.

[26] Nikolopoulos SN, Blaikie P, Yoshioka T, et al. Targeted deletion of the integrin b4 signaling domain suppresses laminin-5-dependent nuclear entry of mitogen-activated protein kinases and NF-κB, causing defects in epidermal growth and migration. Mol Cell Biol, 2005, 25 (14): 6090-6102.

[27] Kariya Y, Gu J. Roles of laminin-332 and α6β4 integrin in tumor progression. Mini Rev Med Chem, 2009, 9 (11): 1284-1291.

[28] Fengling Luo, Qin Pan, Xiao-Lian Zhang, et al. Tumor carbohydrate antigens and strategies to develop cancer vaccines and drugs. Wuhan University Journal of Natural Sciences, 2013, 1: 1-8.

[29] Cole KS, Steckbeck JD, Rowles JL, et al. Removal of N-linked glycosylation sites in the V1

region of simian immunodeficiency virus gp120 results in redirection of B-cell responses to V3. J Virol, 2004, 78 (3): 1525-1539.

[30] Vigerust DJ, Shepherd VL. Virus glycosylation: role in virulence and immune interactions. Trends Microbiol, 2007, 15 (5): 211-218.

[31] Liu M, Chen H, Luo F, et al. Deletion of N-glycosylation of hepatitis C virus envelope protein E1 enhances specific cellular and humoral immune responses. Vaccine, 2007, 25 (36): 6572-6580.

[32] Li PF, Wan Q, Feng Y, et al. Engineering of N-glycosylation of hepatitis C virus envelope protein E2 enhances T cell responses for DNA immunization. Vaccine, 2007, 25 (8): 1544-1551.

[33] Shan M, Klasse PJ, Banerjee K, et al. HIV-1 gp120 mannose induces immune-suppressive responses from dendritic cells. PloS Pathog, 2007, 3: e169.

[34] 章晓联. 蛋白糖基化与免疫. 中国免疫学杂志, 2004, 20 (4): 290-293.

[35] Ren S, Zhang Z, Xu C, et al. Distribution of IgG galactosylation as a promising biomarker for cancer screening in multiple cancer types. Cell Res, 2016, 26 (8): 963-966.

[36] Zhang XL. Roles of glycans and glycopeptides in Immune system and immune-related diseases. Curr Med Chem, 2006, 13 (10): 1141-1147.

# O-GlcNAc 蛋白糖基化修饰与免疫

# 第 26 章

生命体的生命活动主要是由各种各样的蛋白质承担，为了正确执行各种功能，蛋白质在生物体内会不断发生动态变化，而这些变化则主要由多种翻译后修饰介导。这些翻译后修饰类型主要包括磷酸化、泛素化、乙酰化、甲基化和糖基化等，其中蛋白 O-GlcNAc（O-linked-N-acetylglucosamine，氧连接的 N-乙酰氨基葡萄糖）糖基化是一种重要蛋白翻译后修饰方式，主要由 OGT（O-linked β-N-acetylglucosamine transferase）和 OGA（O-GlcNAcase）添加或去除。蛋白 O-GlcNAc 糖基化对蛋白的定位与分选、蛋白稳定性、蛋白磷酸化修饰调控、炎症应答及免疫都有重要的作用。

## 一、O-GlcNAc 糖基化和去糖基化所需的两种酶

### （一）OGT

OGT 蛋白主要由 N 端 TRP 重复序列（tetratricopeptide repeats，TRPs）区域、连接区域和 C 端催化结构域组成。其中 N 端的氨基酸信号肽决定了其细胞定位，C 端是具有高度保守性的催化结构域。TRPs 结构域是由 34 个氨基酸基序组成的重复序列，主要作用是将 OGT 靶定到相应的蛋白上，促进蛋白质和 OGT 之间的相互结合，进而形成复杂的蛋白复合体对靶蛋白进行糖基化修饰，参与细胞中的各种生命活动，调节机体的生理功能。OGT 是生物体内唯一的能够催化蛋白 O-GlcNAc 修饰的酶，作用于细胞内上千种蛋白质。OGT 的糖基化活性也受多种方式的调控，如 OGT 能够将自我的 O-GlcNAc 糖基化修饰，OGT 在细胞内存在 3 种不同剪切体，OGT 通过和多种不同结构域的结合实现底物识别，并能够感受营养环境的变化。

在很多生物体内 OGT 编码的基因序列具有高度的保守性，其中人类与大鼠的同源率为 99%，线虫与大鼠的同源率为 61%。研究发现 OGT 在很多组织和器官细胞中都能广泛表达，如胰腺、神经系统、T 细胞、B 细胞及巨噬细胞等。根据哺乳细胞中定位和功能不同，OGT 分为 3 种：ncOGT（nucleocytoplasmic OGT）、mOGT（mitochondrial OGT）、sOGT（shortest isoform）（图 26-1）。3 种结构形式的 OGT 蛋白具有相同的催化结构域，不同的是其 N 末端的重复序列。其中 ncOGT 是 3 种结构形式中最长的一种结构类型，具有 13 个 TRPs 结构域，编码约 116kD 蛋白，位于细胞质和细胞核中，主要参与细胞中的转录与翻译、细胞对外界压力的应激及调控蛋白酶体对蛋白的降解等。mOGT 在 N 端有一段非典型信号肽序列，这决定了其在线粒体中的定位，研究表明，其在细胞凋亡过程中发挥着重要作用。sOGT 具有 3 个 TRPs 结构域，编码 70kD 蛋白，主要位于细胞质和细胞

核中，也与细胞凋亡相关。

### （二）OGA

OGA 又名 MGEA5，能够去除 O-GlcNAc 修饰作用，在体内各个组织中均有表达，尤其在脑组织中表达最高。目前研究发现，OGA 在细胞中至少存在 2 种剪切形式，其中较长的剪切体主要存在于细胞质和细胞核中，发挥糖苷酶的作用。而较短的剪切体存在于细胞核中，主要与细胞凋亡有关。研究还发现，OGA 能够被糖基化修饰并与 OGT 蛋白共同存在于蛋白质复合物中。

## 二、O-GlcNAc 蛋白糖基化的基本生物学功能

作为一种细胞内动态的蛋白质翻译后修饰方式，O-GlcNAc 糖基化能够调控相关蛋白的功能和稳定性，并能够作为细胞代谢状态的感受器，在调控生物体生理活动中均扮演重要的作用。

### （一）O-GlcNAc 糖基化修饰对底物蛋白的调控

细胞内蛋白质会发生多种翻译后修饰，如磷酸化、泛素化等，进而影响蛋白质的功能及稳定性。目前研究表明，很多 O-GlcNAc 糖基化修饰的底物同时也是蛋白磷酸化修饰的底物。O-GlcNAc 糖基化修饰可通过直接或间接影响磷酸化作用，调节蛋白的功能。O-GlcNAc 糖基化修饰主要通过 4 种不同的动态作用影响蛋白质的磷酸化修饰：①竞争性修饰邻近位点。②竞争性修饰同一位点。③共同修饰同一蛋白。④共同修饰与竞争性修饰共存。此外，O-GlcNAc 修饰也会调控细胞内的泛素化蛋白酶体降解途径，进而影响蛋白质的稳定性及细胞的生理活动。

研究表明，O-GlcNAc 糖基化修饰直接参与调节酶的活性。O-GlcNAc 糖基化能够修饰 OGT 本身并对其酶活性进行调节。在受到外界热激压力时，细胞中总的 O-GlcNAc 糖基化修饰水平增高，从而使蛋白酶体的活性受到抑制，蛋白的稳定性增强。体内实验发现，O-GlcNAc 糖基化修饰能够影响拓扑异构酶的活性，从而影响 DNA 的复制、转录及修复等。

此外，O-GlcNAc 糖基化修饰也会影响蛋白质的分选与定位。研究表明，O-GlcNAc 糖基化修饰在两个层面上影响蛋白质的细胞定位，一个是核孔复合物的 O-GlcNAc 糖基化修饰。另一个是蛋白质本身的 O-GlcNAc 糖基化修饰，蛋白质在高尔基体发生糖基化修饰后会进一步被复杂加工，进而影响蛋白质转运。

表观遗传学修饰是另外一个 O-GlcNAc 糖基化修饰的调控对象。表观遗传学修饰包括组蛋白修饰、DNA 修饰、染色质重塑等方面。在组蛋白修饰方面，OGT 能够直接糖基化 H2A、H2B 和 H4 等组蛋白，这些组蛋白的糖基化修饰能够影响 H3K9 乙酰化、H3S10 磷酸化及 H3R17/R27 甲基化等表观遗传学修饰，说明 O-GlcNAc 糖基化能够直接或通过影响其他组蛋白修饰改变染色质的结构，调控基因表达。OGT 对 H2BS112 位的糖基化能够通过募集泛素连接酶 BRE1A/B 促进 H2BK120 位的泛素化调控基因表达。在 DNA 修饰方面，OGT 能够通过直接和 DNA 甲基化修饰和组蛋白修饰相关的酶蛋白直接结合的方式调控表观遗传学修饰和基因表达。我们最近的研究结果表明，O-GlcNAc 蛋白糖基化能够和 DNA 去甲基化过程联系起来，OGT 能够和 DNA 去甲基化酶 TET2 相结合，形成蛋白二聚体，并促进组蛋白 H2BS112 位的 O-GlcNAc 糖基化修饰，调控基因表达。此外，OGT 还能够和 PRC（polycomb repressive complexes）复合体中的多个蛋白直接结合，如 RNF2、BAP1、EZH2 等，通过 PRC 复合体调控 H3K927 甲基化和 H2AK119 泛素化修饰，并调控基因表达。OGT 还能够与 HCF1 结合并促进 HCF1 的成熟，HCF1 能够募集 MLL5 到染色质上并通过 H3K4 甲基化促进基因表达，HCF1 还能够和多种其他的组蛋白修饰酶相互结合，如 H3K9 去甲

基化酶 LSD1、组蛋白乙酰化酶和去乙酰化酶等，改变染色质的表观遗传修饰调控基因表达。总之，OGT 及其介导的 O-GlcNAc 糖基化修饰能够通过从多方面调控表观遗传学修饰水平，改变染色质结构并调控基因表达。

## （二）O-GlcNAc 修饰对细胞代谢水平的影响

OGT 利用 UDP-GlcNAc 作为底物催化蛋白的 O-GlcNAc 糖基化修饰，UDP-GlcNAc 己糖胺合成途径（hexosamine biosynthetic pathway，HBP）的产物。在细胞中，2%～5%的葡萄糖进入 HBP 途径。葡萄糖在激酶的作用下生成葡萄糖-6-磷酸，接着在变位酶的催化下生成果糖-6-磷酸。果糖-6-磷酸既可以进入糖酵解途径，也可以进入 HBP 途径。在 HBP 途径中，葡萄糖胺在葡萄糖胺-6-磷酸合成酶（GFAT1）的催化下，将其氨基转移给果糖-6-磷酸形成葡萄糖胺-6-磷酸，再经过一系列的反应最终生成 UDP-GlcNAc 高能化合物（图 26-1）。除了葡萄糖代谢，生物体中的其他代谢途径如蛋白质代谢、核酸代谢、脂质代谢等也能通过在不同的节点参与 HBP 途径，影响 UDP-GlcNAc 的浓度。UDP-GlcNAc 是 O-GlcNAc 糖基化修饰的重要底物，参与细胞内很多蛋白质的糖基

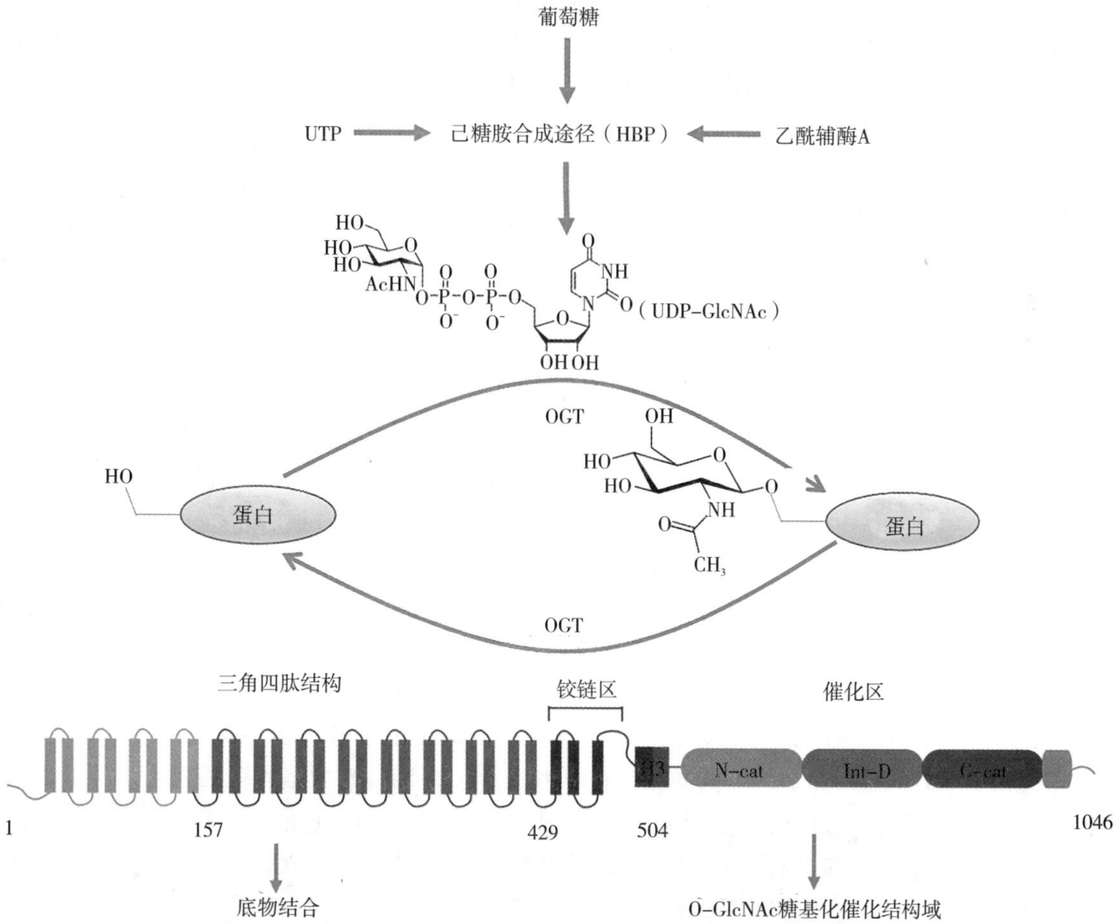


**图 26-1　OGT 催化机制**

注：O-GlcNAc 蛋白糖基化过程由 OGT 催化，OGT 将 HBP 代谢途径的产物 UDP-GlcNAc 中的 GlcNAc 基团连接到底物蛋白的丝氨酸或苏氨酸的羟基上，因此，O-GlcNAc 蛋白糖基化过程能够将核苷酸代谢、糖代谢、脂类代谢等代谢过程和蛋白翻译后修饰联系起来。OGA 负责将蛋白的 O-GlcNAc 糖基化修饰去除。OGT 蛋白由 1046 个氨基酸组成，分为 N 末端的 TPR 重复结构域和 C 末端的催化结构域，其中 TPR 重复结构域负责和底物的结合

化修饰。因此，多种代谢途径组合成一个有机网络，彼此相互协调、相互制约，通过影响 UDP-GlcNAc 的浓度并调节 OGT 介导的 O-GlcNAc 蛋白糖基化，共同调节生命体的有机活动。从 HBP 代谢途径来看，细胞外界营养水平的变化直接影响到 UDP-GlcNAc 底物的浓度，进而影响蛋白质的 O-GlcNAc 糖基化修饰水平。OGT 对 UDP-GlcNAc 底物的浓度很敏感，实验表明，纯化的 OGT 蛋白对 UDP-GlcNAc 的 Km 达到 545 nM。因此，在生命体中，UDP-GlcNAc 底物浓度的改变能够直接反映蛋白 O-GlcNAc 糖基化修饰水平。

## 三、O-GlcNAc 糖基化与免疫

### （一）O-GlcNAc 糖基化对 NF-κB 信号通路的复合调控

转录因子 NF-κB 涉及非常多的细胞功能，包括细胞凋亡、细胞存活及细胞分化，并且是免疫反应和炎症的关键。NF-κB 家族包括 5 个蛋白，分别是 p65（RelA）、RelB、c-Rel、p105/p50（NF-κB1）和 p100/52（NF-κB2），它们相互作用形成同源及异源二聚体。在无刺激的细胞中，NF-κB 被其抑制药（IκB）抑制而失活并保留在细胞质中，在受到 LPS 或生长因子等促炎症因子刺激后，IκB 被其激酶（IKK）磷酸化进而被泛素化降解，自由的 NF-κB 进而进入核内激活目标基因。由于 NF-κB 的激活参与了代谢疾病及糖尿病的发生，高水平的血糖激活 NF-κB 与其目标基因，而 NF-κB 能够被转录后修饰所调节，暗示对糖代谢敏感的蛋白 O-GlcNAc 糖基化对 NF-κB 激活有潜在作用。

在最早对这个问题的研究中发现，肾小球膜细胞被葡萄糖胺或高浓度葡萄糖处理后，p65 发生 O-GlcNAc 糖基化修饰，使受 NF-κB 调控的启动子活化，促进下游基因的表达，这样的现象表明 NF-κB 的 O-GlcNAc 糖基化在炎症进程中起到一定作用。现有的研究表明，O-GlcNAc 糖基化对 NF-κB 通路的激活存在不同的机制，一方面，O-GlcNAc 糖基化可以调节 NF-κB 与其抑制药 IκB 之间的相互作用，如在猪的血管平滑肌细胞中，过表达 OGA 导致的 O-GlcNAc 糖基化水平下调能够抑制高血糖导致的 NF-κB 激活；过表达 OGT 导致的 O-GlcNAc 糖基化水平提高可以促进 NF-κB 的活性。这些反应都是由于发生在 RelA 第 352 位苏氨酸上的 O-GlcNAc 糖基化能够使其与抑制药 IκB 的亲和力下降，进而使 RelA 出现更多的核内转运，促进下游的基因表达。另一方面，O-GlcNAc 糖基化可以通过促进 NF-κB 的乙酰化而增加其转录活性。通过染色质免疫共沉淀分析显示，细胞经肿瘤坏死因子-α（TNF-α）诱导后，OGT 定位于 NF-κB 调节的启动子上，并通过对 RelA 第 305 位苏氨酸的 O-GlcNAc 糖基化，促进乙酰转移酶 p300 对其第 310 位赖氨酸的乙酰化修饰，进而提高 NF-κB 对基因转录的调控。

NF-κB 的 O-GlcNAc 糖基化修饰在免疫及 T 细胞产生促炎因子等方面也起到非常重要的作用。Golks 等报道，OGT 对 p65 的 O-GlcNAc 糖基化及由此引起的 NF-κB 依赖的转录激活，对于 T 细胞抗原受体（TCR）激活 T 细胞的过程非常重要。细胞中 OGT 对 NF-κB 的 c-Rel 亚基第 350 位丝氨酸的 O-GlcNAc 糖基化修饰，增加了 c-Rel 的转录活性；在 T 细胞响应 TCR 激活时，这个糖基化修饰将促进 c-Rel 介导 IL-2、IFNGA、CSF2 的表达。而 IKK 的 O-GlcNAc 糖基化会增加其激酶活性，进而导致下游底物磷酸化水平的提高，最终使 IκB 降解并激活 NF-κB 活性。

尽管 O-GlcNAc 糖基化大多与增加 NF-κB 活性有关，但在某些情况下，O-GlcNAc 糖基化修饰也能够降低 NF-κB 促炎活性。在鼠的创伤性失血模型中，葡萄糖胺或 OGA 抑制药 PUGNAc 能够使 O-GlcNAc 糖基化水平增高，降低促炎症因子 TNF-α 和 IL-6 的水平。科学家们发现，出现创伤性失血的小鼠体内心脏组织中 O-GlcNAc 蛋白糖基化水平的增高能减少了 IκB 的磷酸化及 NF-κB 的转录

活性。有研究表明，在严重的血管损伤发生后，O-GlcNAc 糖基化水平的增高能够拮抗炎症反应并保护血管。这些功能可能是由于在小鼠平滑肌细胞中，PUGNAc 或葡糖胺能够提高的 p65 的 O-GlcNAc 糖基化水平，并使 TNF-α 引起的 p65 第 536 位丝氨酸的磷酸化水平降低，最终导致 NF-κB 和 IκB 结合的增强，从而抑制 NF-κB 活性及促炎因子的产生。由此可以看出，在不同的细胞及生理条件下，O-GlcNAc 糖基化修饰可能对 NF-κB 信号通路存在不同的影响，进而促进炎症或抑制炎症的发生。

### （二）O-GlcNAc 蛋白糖基化与淋巴细胞活化

多项研究表明，T 细胞活化过程中，细胞内多种蛋白 O-GlcNAc 糖基化水平明显升高，如果将小鼠 T 细胞内 OGT 蛋白突变，将极大影响 T 细胞的正常发育，导致 T 细胞凋亡。由此说明 T 细胞的活化、分化过程和蛋白 O-GlcNAc 糖基化有密切的联系。

T 淋巴细胞接受各种信号刺激后激活、增殖和分化成不同的细胞亚型。T 细胞活化后，葡萄糖等营养物质的摄取增加，为 T 细胞的增殖、分化提供必需的能量，如初始 T 细胞被通过 T 细胞受体（TCR）被活化后，葡萄糖和谷氨酰胺的转运体表达量增加，伴随葡萄糖和谷氨酰胺的摄入量的增加。虽然大部分葡萄糖进入糖酵解代谢途径，产生腺苷三磷酸（ATP），仍有 2%～5%的葡萄糖进入另一重要的代谢途径——HBP 代谢途径，这一途径的最终产物是 UDP-GlcNAc。研究表明，T 细胞活化后，细胞内 UDP-GlcNAc 的含量明显升高，如在效应细胞毒性 T 细胞（effector cytotoxic T cell）中，每个细胞大约含有 $7×10^8$ 分子，相比初始 T 细胞有巨大的提高，而 CD4 阳性的效应 T 细胞中，大约有 $3×10^8$ 个 UDP-GlcNAc 分子，是初始 T 细胞的 10 倍。

由于 UDP-GlcNAc 是 OGT 催化的 O-GlcNAc 蛋白糖基化的底物，研究发现，活化的 T 细胞中，蛋白 O-GlcNAc 糖基化水平也明显增高。使用 O-GlcNAc 糖基化抗体（RL2）对初始 T 细胞和活化的 CD4 或 CD8 阳性 T 细胞裂解液进行标记，发现活化的 T 细胞中蛋白 O-GlcNAc 糖基化水平明显升高。而且，活化 T 细胞中蛋白 O-GlcNAc 糖基化水平受到 OGT 或 OGA 抑制药的调控，如使用 OGT 抑制药处理 24 h 几乎能够使细胞内蛋白 O-GlcNAc 糖基化完全消失，长时间使用 OGA 抑制药能使蛋白 O-GlcNAc 糖基化水平有大约 1. 5 倍的提升。说明，活化的 T 细胞蛋白 O-GlcNAc 糖基化水平明显提升。

进一步的研究发现，活化 T 细胞的蛋白 O-GlcNAc 糖基化水平受到 Notch 信号通路的调控。在 T 细胞的进一步发育分化过程中，Notch 信号通路的激活能够提高前-T 细胞葡萄糖摄取，Notch 信号通路也对一些分化步骤非常关键，如双阴性 T 淋巴细胞（DN）到 CD4 和 CD8 双阳性 T 淋巴细胞（DP）期的分化步骤；而这些过程中，同样也伴随着蛋白 O-GlcNAc 糖基化水平的升高，研究表明，这种糖基化水平的升高和 Notch 信号通路的活化密切相关。这进一步说明，T 细胞激活、分化过程中，通过对细胞内 UDP-GlcNAc 水平的改变，调控蛋白 O-GlcNAc 糖基化水平。

OGT 能够糖基化多种蛋白，在 T 细胞增殖、激活、分化过程中，OGT 对 c-Myc 的糖基化发挥了重要作用。在 T 细胞活化过程中，伴随着 TCR 与 Notch 受体的活化，c-Myc 的 Thr58 被 OGT 糖基化，拮抗 c-Myc 在 Thr58 位的磷酸化。c-Myc 第 58 位 Thr 的磷酸化能够促进 c-Myc 的降解，而 c-Myc 在 Thr58 的糖基化可以稳定 c-Myc 蛋白。而 c-Myc 的表达又能够促进细胞对葡萄糖的摄取，从而提高细胞内 UDP-GlcNAc 水平，提高 c-Myc 糖基化水平并促进其稳定，形成正反馈回路。在 T 细胞活化的过程中，除了 c-Myc，还有多种蛋白被发现有强烈的糖基化修饰发生。蛋白质组学研究发现，在 T 细胞活化过程中，有>200 个蛋白发生明显的 O-GlcNAc 蛋白糖基化，其中包括 NFAT、NF-κB1 等重要的信号通路蛋白。由此说明蛋白 O-GlcNAc 糖基化是 T 细胞增殖、激活、分化过程中的重要蛋白翻译后修饰。在 B 细胞受体依赖的 B 细胞活化过程中，OGT 能够通过糖基化 NFAT

和 NF-κB 参与其中。

### （三）O-GlcNAc 糖基化与免疫相关疾病

癌基因或抑癌基因的异常可能导致 T 细胞前体（pro-T cell）癌变，产生 T 细胞白血病或淋巴瘤。由于癌变细胞中葡萄糖摄入量增加，导致细胞中 O-GlcNAc 蛋白糖基化水平增高。研究发现，在由抑癌基因 PTEN 缺失引起的 T 细胞急性淋巴细胞白血病（T-ALL）小鼠模型中，OGT 缺失能够抑制肿瘤的发生，说明 O-GlcNAc 蛋白糖基化在 T 细胞急性淋巴细胞白血病发生过程中有重要作用。在慢性淋巴细胞白血病（CLL）细胞中，OGT 表达水平、蛋白 O-GlcNAc 糖基化水平均处于较高水平，研究发现，在 CLL 细胞中，p53、c-Myc 和 Akt 等重要蛋白的 O-GlcNAc 糖基化水平也处于较高水平，说明 OGT 可能通过调控 p53 等蛋白参与 CLL 的发生过程。

## 展　望

蛋白翻译后修饰在调控免疫相关生命活动中发挥了重要作用，OGT 介导的 O-GlcNAc 蛋白糖基化修饰也和免疫密切相关。最新的研究表明，多于 1000 种的蛋白能够被 O-GlcNAc 蛋白糖基化修饰，其中有 100 余种蛋白在 T 淋巴细胞活化过程中发生 O-GlcNAc 糖基化修饰变化，研究这些免疫相关蛋白上的 O-GlcNAc 糖基化修饰在免疫中的作用将有助于深入了解 O-GlcNAc 糖基化修饰与免疫的关系。由于 UDP-GlcNAc 浓度受葡萄糖代谢和 HBP 途径的调控，因此 O-GlcNAc 蛋白糖基化与免疫关系的研究也能将细胞代谢和免疫调控联系起来。综合来说，O-GlcNAc 蛋白糖基化与免疫相关的研究还有很多工作要做，如 O-GlcNAc 蛋白糖基化修饰在抗病毒天然免疫信号通路中的作用仍不是很清楚。

（陈　强）

## 参考文献

[1] Allison DF, Wamsley JJ, Kumar M, et al. Modification of RelA by O-linked N-acetylglucosamine links glucose metabolism to NF-kappa B acetylation and transcription. Proceedings of the National Academy of Sciences of the United States of America, 2012, 109: 16888-16893.

[2] Beverly LJ, Capobianco AJ. Perturbation of Ikaros isoform selection by MLV integration is a cooperative event in Notch (IC)-induced T cell leukemogenesis. Cancer cell, 2003, 3: 551-564.

[3] Cai D, Yuan M, Frantz DF, et al. Local and systemic insulin resistance resulting from hepatic activation of IKK-beta and NF-kappa B. Nature medicine, 2005, 11: 183-190.

[4] Chen J, Torcia S, Xie F, et al. Somatic cells regulate maternal mRNA translation and developmental competence of mouse oocytes. Nature cell biology, 2013, 15: 1415-1423.

[5] Chou TY, Hart GW, Dang CV. c-Myc is glycosylated at threonine 58, a known phosphorylation site and a mutational hot spot in lymphomas. The Journal of biological chemistry, 1995, 270: 18961-18965.

[6] Ciofani M, Zuniga-Pflucker JC. Notch promotes survival of pre-T cells at the beta-selection checkpoint by regulating cellular metabolism. Nature immunology, 2005, 6: 881-888.

[7] Dandona P, Aljada A, Chaudhuri A, et al. Metabolic syndrome: a comprehensive perspective based on interactions between obesity, diabetes, and inflammation. Circulation, 2005, 111: 1448-1454.

[8] Fujiki R, Hashiba W, Sekine H, et al. GlcNAcylation of histone H2B facilitates its monoubiquitination. Nature, 2011, 480: 557-560.

[9] Golks A, Tran TT, Goetschy JF, et al. Requirement for O-linked N-acetylglucosaminyltr-

ansferase in lymphocytes activation. The EMBO journal, 2007, 26: 4368–4379.

[10] Hagenbeek TJ, Naspetti M, Malergue F, et al. The loss of PTEN allows TCR alphabeta lineage thymocytes to bypass IL-7 and Pre-TCR-mediated signaling. The Journal of experimental medicine, 2004, 200: 883–894.

[11] Haltiwanger RS, Blomberg MA, Hart GW. Glycosylation of nuclear and cytoplasmic proteins. Purification and characterization of a uridine diphospho-N-acetylglucosamine: polypeptide beta-N-acetylglucosaminyltransferase. The Journal of biological chemistry, 1992, 267: 9005–9013.

[12] Hart GW, Slawson C, Ramirez-Correa G, et al. Cross talk between O-GlcNAcylation and phosphorylation: roles in signaling, transcription, and chronic disease. Annual review of biochemistry, 2011, 80: 825–858.

[13] Hilgers RH, Xing D, Gong K, et al. Acute O-GlcNAcylation prevents inflammation-induced vascular dysfunction. American journal of physiology heart and circulatory physiology, 2012, 303: H513–522.

[14] Holt GD, Snow CM, Senior A, et al. Nuclear pore complex glycoproteins contain cytoplasmically disposed O-linked N-acetylglucosamine. The Journal of cell biology, 1987, 104: 1157–1164.

[15] James LR, Tang D, Ingram A, et al. Flux through the hexosamine pathway is a determinant of nuclear factor kappa B-dependent promoter activation. Diabetes, 2002, 51: 1146–1156.

[16] Kawauchi K, Araki K, Tobiume K, et al. Loss of p53 enhances catalytic activity of IKKbeta through O-linked beta-N-acetyl glucosamine modification. Proceedings of the National Academy of Sciences of the United States of America, 2009, 106: 3431–3436.

[17] Kreppel LK, Blomberg MA, Hart GW. Dynamic glycosylation of nuclear and cytosolic proteins. Cloning and characterization of a unique O-GlcNAc transferase with multiple tetratricopeptide repeats. The Journal of biological chemistry, 1997, 272: 9308–9315.

[18] Lazarus BD, Love DC, Hanover JA. Recombinant O-GlcNAc transferase isoforms: identification of O-GlcNAcase, yes tyrosine kinase, and tau as isoform-specific substrates. Glycobiology, 2006, 16: 415–421.

[19] Lazarus MB, Nam Y, Jiang J, et al. Structure of human O-GlcNAc transferase and its complex with a peptide substrate. Nature, 2011, 469: 564–567.

[20] Lazarus MB, Jiang J, Kapuria V, et al. HCF-1 is cleaved in the active site of O-GlcNAc transferase. Science, 2013, 342: 1235–1239.

[21] Lubas WA, Frank DW, Krause M, et al. O-Linked GlcNAc transferase is a conserved nucleocytoplasmic protein containing tetratricopeptide repeats. The Journal of biological chemistry, 1997, 272: 9316–9324.

[22] Lund PJ, Elias JE, Davis MM. Global analysis of O-GlcNAc glycoproteins in activated human T Cells. Journal of immunology, 2016, 197: 3086–3098.

[23] Ma J, Hart GW. O-GlcNAc profiling: from proteins to proteomes. Clinical proteomics, 2014, 11: 8.

[24] Marshall S, Bacote V, Traxinger RR. Discovery of a metabolic pathway mediating glucose-induced desensitization of the glucose transport system. Role of hexosamine biosynthesis in the induction of insulin resistance. The Journal of biological chemistry, 1991, 266: 4706–4712.

[25] Nakaya M, Xiao Y, Zhou X, et al. Inflammatory T cell responses rely on amino acid transporter ASCT2 facilitation of glutamine uptake and mTORC1 kinase activation. Immunity 2014, 40: 692–705.

[26] Nolte D, Muller U. Human O-GlcNAc transferase (OGT): genomic structure, analysis of splice variants, fine mapping in Xq13.1. Mammalian genome: official journal of the International Mammalian Genome Society, 2002, 13: 62–64.

[27] O'Donnell N, Zachara NE, Hart GW, et al. Ogt-dependent X-chromosome-linked protein glycosylation is a requisite modification in somatic cell function and embryo viability. Molecular and cellular biology, 2004, 24: 1680–1690.

[28] Oeckinghaus A, Ghosh S. The NF-kappa B family of transcription factors and its regulation. Cold Spring Harbor perspectives in biology, 2009, 1: a000034.

[29] Preston GC, Sinclair LV, Kaskar A, et al. Single cell tuning of Myc expression by antigen receptor signal strength and interleukin-2 in T lymphocytes. The EMBO journal, 2015, 34: 2008–2024.

[30] Ramakrishnan P, Clark PM, Mason DE, et al. Activation of the transcriptional function of the NF-kappa B protein c-Rel by O-GlcNAc glycosylation. Science signaling, 2013, 6: ra75.

[31] Shi Y, Tomic J, Wen F, et al. Aberrant O-GlcNAcylation characterizes chronic lymphocytic leukemia. Leukemia, 2010, 24: 1588-1598.

[32] Singh JP, Zhang K, Wu J, et al. O-GlcNAc signaling in cancer metabolism and epigenetics. Cancer letters, 2015, 356: 244-250.

[33] Swamy M, Pathak S, Grzes KM, et al. Glucose and glutamine fuel protein O-GlcNAcylation to control T cell self-renewal and malignancy. Nature immunology, 2016, 17: 712-720.

[34] Wang R, Dillon CP, Shi LZ, et al. The transcription factor Myc controls metabolic reprogramming upon T lymphocyte activation. Immunity, 2011, 35: 871-882.

[35] Xing D, Feng W, Not LG, et al. Increased protein O-GlcNAc modification inhibits inflammatory and neointimal responses to acute endoluminal arterial injury. American journal of physiology Heart and circulatory physiology, 2008, 295: H335-342.

[36] Xing D, Gong K, Feng W, et al. O-GlcNAc modification of NF-kappa B p65 inhibits TNF-alpha-induced inflammatory mediator expression in rat aortic smooth muscle cells. PloS one, 2011, 6: e24021.

[37] Yang WH, Park SY, Nam HW, et al. NF-kappa B activation is associated with its O-GlcNAcylation state under hyperglycemic conditions. Proceedings of the National Academy of Sciences of the United States of America, 2008, 105: 17345-17350.

[38] Yang X, Qian K. Protein O-GlcNAcylation: emerging mechanisms and functions. Nature reviews Molecular cell biology, 2017, 18: 452-465.

[39] Yuan M, Konstantopoulos N, Lee J, et al. Reversal of obesity-and diet-induced insulin resistance with salicylates or targeted disruption of Ikkbeta. Science, 2001, 293: 1673-1677.

[40] Zhu Q, Zhou L, Yang Z, et al. O-GlcNAcylation plays a role in tumor recurrence of hepatocellular carcinoma following liver transplantation. Medical oncology, 2012, 29: 985-993.

[41] Zhu Y, Liu TW, Madden Z, et al. Post-translational O-GlcNAcylation is essential for nuclear pore integrity and maintenance of the pore selectivity filter. Journal of molecular cell biology, 2016, 8: 2-16.

[42] Zou L, Yang S, Hu S, et al. The protective effects of PUGNAc on cardiac function after trauma-hemorrhage are mediated via increased protein O-GlcNAc levels. Shock, 2007, 27: 402-408.

# 假病毒技术在免疫学研究中的应用

## 第 27 章

由于新发烈性传染病病原体的研究对实验室生物安全等级要求很高，或缺乏稳定可操作的活病毒模型，导致其体内外的评价技术和手段并不完善，因此限制了其免疫学、病原学的研究和防治药物的研究与评价。为了降低生物安全等级，提供一种代替活病毒的病原体模型，应运而生了一种新的免疫学技术——假病毒技术。假病毒含有目的病原体的包膜蛋白，其表面蛋白具有天然结构，能够模拟病毒的受体结合、细胞进入、抗体识别等过程；易于体外培养，且病毒滴度较高，稳定性好，可实现高通量快速检测，使其广泛应用于病毒的病原学、细胞嗜性、受体识别、抗病毒抑制药筛选、抗体血清学试验、疫苗和抗体的体内效力评价等研究领域，而且由于假病毒失去了复制力，可以降低生物安全等级。基于假病毒技术，在细胞水平可建立抗体中和活性和抗体依赖性细胞介导的细胞毒作用（ADCC）活性检测方法，在小鼠体内水平可建立假病毒感染模型和疫苗、单抗等效力评价方法。

## 一、假病毒构建技术

### （一）假病毒简介

假病毒是指病毒的一个或多个结构蛋白不由病毒颗粒内部遗传物质调控的一种“假”病毒。其颗粒外部的包膜病毒膜糖蛋白或无包膜病毒的衣壳蛋白，通常来自一种病毒，而其遗传物质来自另一种病毒。假病毒内部核酸为缺陷型基因组，不能表达假病毒颗粒表面蛋白，因此病毒表面蛋白需要通过额外的质粒转染或细胞系稳定表达来实现。通常情况下，假病毒只进行一轮感染，不具备复制增殖能力。假病毒通常携带有报告基因，以方便其定性定量研究。常用的报告基因包括绿色荧光蛋白（GFP）、红色荧光蛋白（RFP）、β-半乳糖苷酶（Lac Z）、萤火虫荧光素酶（Fluc）、海肾荧光素酶（Gluc）和分泌型碱性磷酸酯酶（SEAP）等。

### （二）假病毒构建体系

目前，研究人员最常用的包膜病毒假病毒包装体系有 3 种：慢病毒载体包装体系、水疱性口炎病毒包装体系（VSV 体系）和鼠白血病病毒包装体系（MLV 体系），详细构建过程见图 27-1。其中常用的慢病毒载体包装体系包括人类免疫缺陷病毒-1 包装体系（HIV-1 体系）、猴免疫缺陷病毒包装体系（SIV 体系）、猫免疫缺陷病毒包装体系（FIV 体系）等。另外，采用上述包装体系仍然无法构建假病毒时，可使用反向遗传学技术构建自组装假病毒。

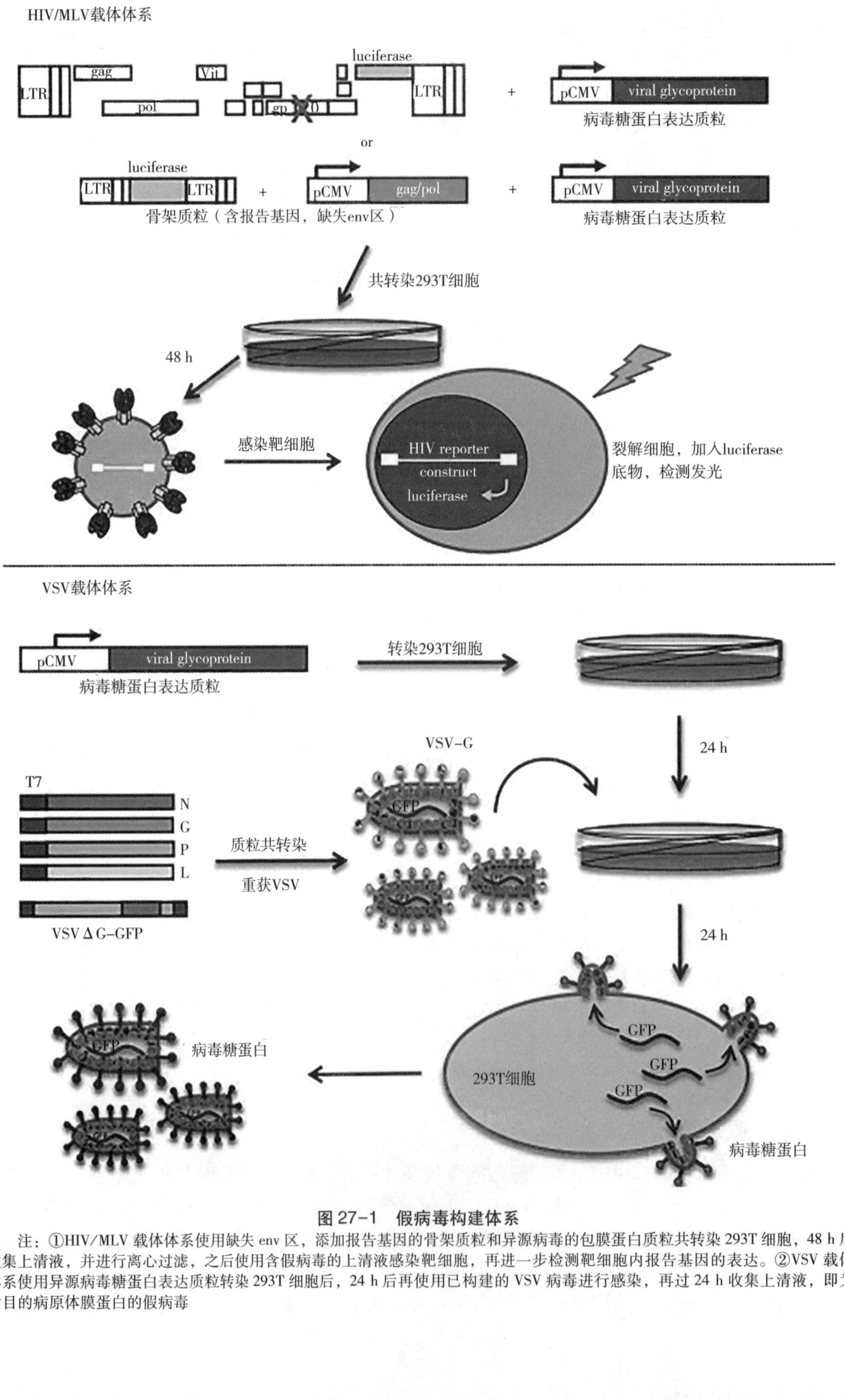


**图 27-1　假病毒构建体系**

注：①HIV/MLV 载体体系使用缺失 env 区，添加报告基因的骨架质粒和异源病毒的包膜蛋白质粒共转染 293T 细胞，48 h 后收集上清液，并进行离心过滤，之后使用含假病毒的上清液感染靶细胞，再进一步检测靶细胞内报告基因的表达。②VSV 载体体系使用异源病毒糖蛋白表达质粒转染 293T 细胞后，24 h 后再使用已构建的 VSV 病毒进行感染，再过 24 h 收集上清液，即为含目的病原体膜蛋白的假病毒

**1. 慢病毒包装载体体系** 慢病毒载体是目前应用最广的假病毒包装体系，由于其包装效率高、商业化进程快，常被用作包膜病毒假病毒包装的首选体系。慢病毒包装体系包括以各种慢病毒为基础构建的载体系统，如 HIV-1、SIV、FIV 等，其中最常使用的是 HIV-1 载体系统。慢病毒载体包装体系包含了病毒转录、包装、整合等的全部基因序列，为假病毒提供除膜蛋白外的所有蛋白，以 HIV-1 病毒为基础不断发展。HIV 包装体系将 HIV 基因组克隆到载体上，然后利用 DNA 转染技术构建病毒颗粒。为了降低假病毒恢复成野生型病毒的可能性，科研人员将 HIV-1 的 *vpu*、*vif*、*vpr*、*nef*、*tat* 基因逐步去除，随之研发出双质粒转染系统、三质粒转染系统、四质粒转染系统等，其重组的可能性逐步降低，安全性更好。

**2. VSV 体系** 最初，Stillman 等通过将 VSV 基因组构建在质粒上的方法，构建了可进一步复制和扩增的 VSV 病毒。之后，研究人员用此系统和异源糖蛋白表达质粒一起构建了含异源糖蛋白的假病毒，并陆续加入不同的报告基因，以方便假病毒的可视化定量研究。VSV 包装体系制备假病毒过程如下。①VSV 重组病毒构建：pVSV-ΔG * 与 pBS-N-Tϕ、pBS-P-Tϕ、pBS-L-Tϕ、pBS-G 按一定比例共转染已用牛痘病毒感染的 BHK21 细胞，转染一定时间后收获上清，并用收获的上清感染已转染 pBS-G 的 BHK21 细胞，之后收获的上清即为 rVSV-ΔG。②异源假病毒制备：使用异源膜蛋白质粒转染 BHK21 细胞（或 293T 细胞、Huh 7 细胞），转染后使用 rVSV-ΔG 感染，感染 1 h 后用 PBS 清洗细胞 2～3 次，再过 24～48 h 收获的上清，即含异源假病毒颗粒，需进一步验证和滴定。

**3. MLV 体系** MLV 包装体系也被称为反转录病毒体系，是常用的假病毒包装体系之一。Witte 等于 1977 年用 VSV 病毒感染正在包装 MLV 病毒的细胞，得到了含 VSV 假病毒的混合病毒液。之后，研究人员将 MLV 基因组拆分为 2 个基因组：gag-pol 基因组和去除 gag-pol-env 并加入报告基因的基因组，进一步将其构建在载体上，得到高效的 MLV 包装体系。另外，研究人员进一步使用 MLV 相关质粒，构建可以稳定转染表达的细胞系 Anjou65-LacZ 细胞、TELCeB6 细胞、FLY-GFP 细胞、GP2-293luc 细胞等，使得 MLV 包装体系的应用更加方便和高效。

### （三）假病毒的构建实例

随着烈性传染病的不断暴发，科研人员成功构建了多种包膜假病毒，并广泛应用于现有免疫学研究中。Simmons 在其综述中总结了新发病毒假病毒，包含了甲病毒属病毒（基孔肯尼亚病毒 CHIKV/罗斯河病毒 RRV）、冠状病毒属病毒［中东冠状病毒呼吸综合征病毒（MERS）、严重急性呼吸系统综合征（SARS）］、丝状病毒科病毒［埃博拉假病毒（EBOV）］、黄病毒属病毒［丙型肝炎病毒（HCV）］、正黏病毒（A 型流感病毒）、布尼亚科病毒（克里米亚-刚果出血热）、弹状病毒（Bas-Congo virus）、副黏病毒［尼帕病毒（NiV）］等。英国梅德韦药学院在其网站 www.viralpseudotypeunit.info 上列举了该单位现有的假病毒库，包含了流感病毒库、冠状病毒属病毒库（MERS）、丝状病毒科病毒库（Ebolavirus/Marburgvirus/Cuevavirus）、狂犬病毒属病毒库（rabies virus）等。我国研究人员对 HIV-1 体系的 SG3 载体进行改造后，成功构建了狂犬病毒（RV）、丝状病毒科病毒［EBOV/马尔堡病毒（MARV）］、流感病毒（H7N9/H5N1）、拉沙热病毒（LASV）、基孔肯尼亚病毒（CHIKV）、尼帕病毒、布尼亚病毒科病毒（汉坦出血热病毒）等较完善的假病毒库。目前常见的包膜病毒的假病毒大多已成功构建，研究人员在实验室生物等级未能满足烈性传染病病毒的操作时，可使用假病毒技术，完成后续的研究工作。

## 二、假病毒技术在细胞水平的研究和应用

随着假病毒构建体系的不断完善和推广，其在病原体的细胞水平研究中得到广泛应用。下面介绍假病毒在细胞水平免疫学应用的 4 个主要方向：病毒感染机制研究、抗体中和活性检测、抗体 ADCC 活性检测、疫苗和基因治疗载体。

### （一）病毒感染机制

假病毒可用于研究病毒感染的趋向性、细胞嗜性、受体识别、病毒进入细胞的机制等。尽管常见病原体可在体外培养，但是传统检测试验如噬斑试验所需时间长，而假病毒不需要多轮复制，只依赖于报告基因的表达，更方便于实验室研究。使用假病毒感染人细胞系、哺乳动物细胞系、昆虫细胞系、原代细胞系等，可初步提示新发病原体的细胞嗜性、组织嗜性，揭示其宿主和受体。如果假病毒能够感染昆虫细胞，可推测其潜在的蚊虫传播途径等。难以被假病毒感染的细胞系，可能是缺少病毒的受体，使用 cDNA 库转染难以被假病毒感染的细胞系，然后再次使用假病毒感染，如果体外转染的蛋白表达后，可增加假病毒的感染，揭示该蛋白可能是该新发病原体的受体之一。虽然包膜蛋白极少是唯一的决定病原体嗜性的因素，但该方法可用于筛选部分病原体的功能性受体。

### （二）抗体中和活性检测

中和抗体是 B 淋巴细胞产生的某些抗体，能够与病原微生物表面的抗原结合，从而阻止该病原微生物黏附靶细胞受体，防止侵入细胞。现有体外的抗原-抗体检测方法（常称为血清学试验）有凝集反应、沉淀反应、ELISA 免疫标记技术等。假病毒技术作为血清学试验的新方法，检测过程中所用的样品量少，可实现高通量检测；假病毒含有报告基因，可定量直观地进行检测。另外与其他抗体检测方法相比，假病毒检测技术不具有种属特异性，可检测包括蝙蝠、鸟类等宿主在内的多种动物血清中是否存在病毒特异性中和抗体。假病毒中和活性检测方法建立快速，假病毒膜蛋白基因可通过扩增或基因合成，其中基因合成适合于疫情暴发时快速获得流行毒株序列，构建流行株假病毒，便于快速监测疫情情况。假病毒比活病毒的稳定性好，在运输和反复冻融的过程中，能够保持较好的稳定性，滴度下降慢，能够更好地运用于一些基础设施不完善的国家或地区。

假病毒检测抗体中和活性的原理如图 27-2 所示，血清中不含中和抗体或存在的是非中和抗体时，假病毒可感染靶细胞，然后可检测出报告基因的表达；但当血清或溶液中存在特异性中和抗体时，假病毒和特异性中和抗体结合，导致假病毒无法感染靶细胞，从而可根据假病毒报告基因的表达量判断抗体的中和活性，这种方法可定量准确地检测出抗体的中和活性。通常情况下，研究人员在检测血清或抗体是否存在中和抗体时，会将假病毒中和检测方法的试验结果与活毒试验或金标准方法相比较，如果两者的结果一致，相关性很好，就可考虑进一步的替代；如果两者结果一致性差，可对假病毒检测方法进行优化，然后再做相关性分析；如果最终结果还不一致，则考虑该假病毒并不适用于该病毒的抗体中和活性检测。2017 年研究人员建立的基于高滴度狂犬假病毒的中和检测试验（PBNA），与目前常用的快速荧光灶抑制试验（RFFIT）的检测结果相比较，结果表明 PBNA 和 RFFIT 具有很好的相关性，并且 PBNA 的重复性更好，可作为 RFFIT 的替代方法。

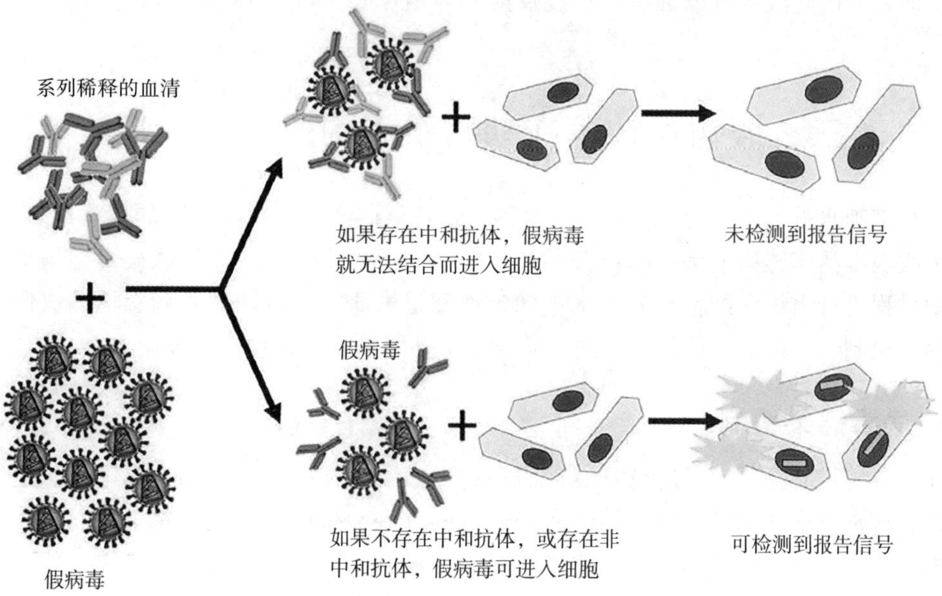


图 27-2　假病毒技术应用于抗体中和活性检测

## （三）抗体 ADCC 活性检测

ADCC 指具有杀伤活性的细胞通过其表面表达的 Fc 受体（FcR）识别包被于靶抗原上的 Fc 段，直接杀伤靶细胞的效应。NK 细胞是发挥 ADCC 作用的主要细胞，在抗体介导的 ADCC 作用的发生过程中，抗体只能与靶细胞上的相应抗原表位特异性结合，而 NK 细胞等效应细胞可杀伤任何已与抗体结合的靶细胞，故抗体与靶细胞上的抗原结合是特异性的，NK 细胞等对靶细胞的杀伤作用是非特异性的。抗体的 ADCC 活性检测常用的靶细胞为外源转染的质粒表达的抗原，然后加入梯度稀释的抗体进行识别，效应细胞常用的是外周血单个核细胞（PBMC），PBMC 细胞对抗体结合的靶细胞进行杀伤。而假病毒检测抗体 ADCC 的原理：假病毒感染靶细胞后，其表面膜蛋白可进一步提呈在靶细胞表面，这样被假病毒感染的靶细胞可模拟活毒感染后抗原的天然形式，因此可使用假病毒感染的细胞作为 ADCC 检测试验中的靶细胞。效应细胞可使用 Jurkat 细胞，从而实现抗体 ADCC 活性的检测。最近，研究人员将假病毒技术应用于抗体 ADCC 活性检测实验中，成功建立了 EBOV 单抗 ADCC 活性评价方法，并首次使用该方法发现了具有 ADCC 活性的 EBOV 单抗。此外，HIV 抗体的 ADCC 活性也可使用假病毒检测技术进行检测。使用假病毒检测抗体的 ADCC 效应尚处于最新研究中，有待科研人员的进一步研究和应用。

## （四）疫苗和基因治疗载体

由于病原体具有细胞广嗜性或具有特异的细胞嗜性，所以假病毒也可作为基因治疗的载体。利用其广谱的转导基因特点或特异性定位于某些细胞和组织的特点，可用于预防和治疗不同的疾病。载体的预存免疫是疫苗和基因治疗载体选择的重要考虑因素，有可能会影响预防和治疗效果。因此，使用假病毒作为治疗性疫苗和转基因治疗的载体时，应避免体内的预存抗体干扰。常用的载体有慢病毒载体和腺相关病毒载体等，已经用于人类免疫缺陷病毒（HIV）、EB 病毒感染引起的鼻咽癌等治疗研究中。另外，假病毒表面含有异源病毒的包膜糖蛋白，而病毒的抗原表位通常情况下位于该处，因此假病毒也可诱导免疫反应和体内保护，可作为重组载体疫苗应用于疫苗研发过程。

## 三、假病毒技术在动物水平的研究和应用

假病毒在细胞水平上的应用已经有较多经验，最近科研人员使用高滴度的假病毒感染小动物，成功建立了假病毒活体感染模型，结合多种最新的动物活体成像技术，对假病毒感染后活体动物体内的生物过程进行组织、细胞和分子水平的定性和定量研究。目前，假病毒活体成像技术已应用于病毒感染机制，疫苗效力评价，血清、单抗的被动保护效力评价等研究中。

### （一）病毒感染机制

复制性病毒感染动物后，可进行复制，而假病毒感染动物后，只在感染部位进行报告基因的表达，因此假病毒感染动物模型只能用于研究病毒的进入和嗜性。假病毒感染在动物体内可视化重要的前提是获得高滴度的假病毒，往往需要对假病毒制备过程中的影响因素进行优化。另外需要有合适的动物模型，需要对动物品系进行选择，对缺乏病原体感染受体的动物进行基因修饰选择合适的模式动物。已有研究人员构建高滴度狂犬病毒假病毒，利用假病毒携带报告基因的特点，建立了小鼠活体成像模型，用来观察病毒组织嗜性和动态变化，使得狂犬病毒的感染过程更加直观，同时也避免了活毒的使用。2017 年研究人员构建了埃博拉病毒（Ebola virus，EBOV）假病毒感染小鼠模型，假病毒感染后组织解剖发现，假病毒感染的主要部位为胸腺和脾，与 EBOV 活毒感染后的组织嗜性相同。另外，单纯疱疹病毒 1（herpesvirus simplex virus，HSV-1）、绿猴病病毒（Marburg virus，MARV）、中东呼吸道综合征冠状病毒（Middle East respiratory coronavirus，MERS-CoV）等均已建立假病毒感染小动物活体成像模型，用于研究病毒的感染。

### （二）疫苗效力评价

疫苗免疫后可产生细胞免疫应答和体液免疫应答，目前疫苗效力传统评价方法多采用体外检测特异的细胞免疫应答、结合抗体或中和抗体等，使用假病毒可以体内评价疫苗效力，可更直接地反映疫苗效力。疫苗免疫后如果产生保护效果，假病毒会被中和抗体中和，阻止假病毒感染小鼠组织。使用活体成像系统可直观地表示病毒感染的强弱变化，从而对疫苗效力进行直观、可定量的评价。研究人员使用拉沙病毒（Lassa virus，LASV）假病毒成功构建了小鼠感染模型，然后应用于疫苗体内效力的评价（图 27-3），DNA 疫苗组、LASVpp 疫苗组、DNA 和 LASVpp 联合疫苗组的动物发光情况远低于对照组，说明疫苗具有体内保护效力。由于人乳头瘤病毒（HPV）不能在体外培养，且其致病致瘤的动物模型尚难建立，限制了疫苗的动物体内主动免疫保护效果评价。研究人员建立了 HPV 假病毒小鼠感染模型，可用于疫苗的主动免疫评价，很好地解决了病毒难培养的问题。使用假病毒活体成像模型进行疫苗体内效力评价，可避免活毒的使用，不仅降低了对实验条件的要求，也降低了实验人员所承担的安全风险。这种可视化的活体成像模型，已被广泛应用于多种烈性传染病的疫苗研究过程中，如 EBOV、MARV、MERS-CoV 等。

### （三）单抗、血清被动保护效力评价

单抗和血清的体内被动保护，常用的方法是用活毒感染后的动物生命体征、发病率、病死率等衡量。这种方法危险性高，观察指标具有主观性。使用假病毒活体成像技术，可连续、定量、

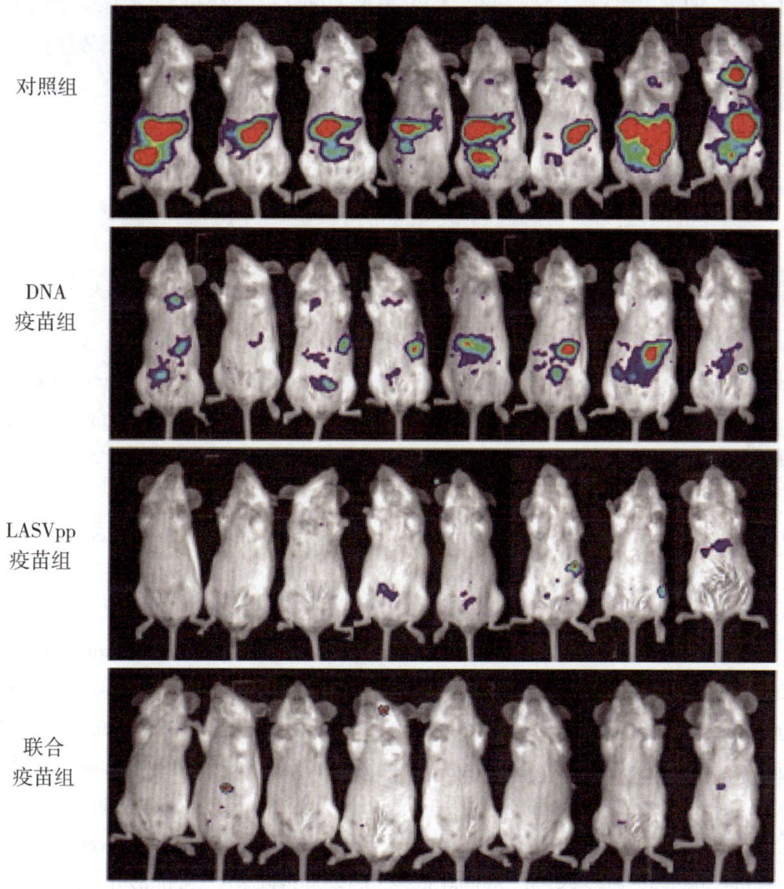


**图 27-3　假病毒应用于 LASV 疫苗体内效力评价**

注：小鼠发光强弱等同于病毒感染强弱

客观地观察病毒在单抗或血清的被动保护下的感染变化，从而对单抗、血清的保护效力进行评价。目前，研究人员已使用 EBOV 假病毒、MERS-CoV 假病毒、RV 假病毒等研究单抗和阳性血清的体内保护效果，与疫苗的体内保护效力相似，可直观定量地研究单抗和血清体内被动保护效力。假病毒动物活体成像模型有着广泛的应用，亟待建立更多病毒的假病毒活体成像模型，目前研究的局限主要是假病毒滴度太低，无法满足动物感染的需求，因此需要科研人员进一步提高假病毒滴度。

# 展　　望

使用假病毒技术可降低烈性传染病操作所需的实验室生物安全等级，另外，假病毒易于基因改造构建变异株，并且可解决某些病毒无法体外培养等问题，因此其应用越来越广泛。但是，假病毒只含有目的病毒的包膜蛋白，只能用于研究病毒的进入过程，无法用于研究病毒进入后的过程。另外，在某些情况下，病毒受体识别与进入过程不完全由病毒的包膜蛋白决定，病毒其他蛋白也起着一定的作用。因此，假病毒无法完全替代活毒试验，在研究过程中，要将建立的假病毒技术与活毒试验对比后，再行替代使用。

目前，假病毒广泛应用于新发突发传染病和烈性传染病病毒的研究过程中，绝大多数的包膜病毒均可构建假病毒，但是仍有部分病毒尚未构建假病毒，需要科研人员对现有包装体系进一步改进，或继续探索出新的假病毒包装体系，以解决部分病毒的包装难题。另外，假病毒的应用领域也亟待科研人员的进一步挖掘。总之，假病毒作为免疫学研究的有用工具之一，发挥着必不可少的作用。

（王佑春）

## 参考文献


[1] Sehr P，Rubio I，Seitz H，et al. High-throughput pseudovirion-based neutralization assay for analysis of natural and vaccine-induced antibodies against human papillomaviruses. PloS one，2013，8：e75677.

[2] Wang J，Cheng H，Ratia K，et al. A comparative high-throughput screening protocol to identify entry inhibitors of enveloped viruses. Journal of biomolecular screening，2014，19：100-107.

[3] Robinson JE，Hastie KM，Cross RW，et al. Most neutralizing human monoclonal antibodies target novel epitopes requiring both Lassa virus glycoprotein subunits. Nature communications，2016，7：11544.

[4] Nie J，Wu X，Ma J，et al. Development of in vitro and in vivo rabies virus neutralization assays based on a high-titer pseudovirus system. Scientific reports，2017，7：42769.

[5] Sanders DA. No false start for novel pseudotyped vectors. Current opinion in biotechnology，2002，13：437-342.

[6] Mattia K，Puffer BA，Williams KL，et al. Dengue reporter virus particles for measuring neutralizing antibodies against each of the four dengue serotypes. PloS one，2011，6：e27252.

[7] Steffen I，Simmons G. Pseudotyping viral vectors with emerging virus envelope proteins. Current gene therapy，2016，16：47-55.

[8] Tani H. Analyses of entry mechanisms of novel emerging viruses using pseudotype VSV system. Tropical medicine and health，2014，42：71-82.

[9] Bentley EM，Mather ST，Temperton NJ. The use of pseudotypes to study viruses，virus sero-epidemiology and vaccination. Vaccine，2015，33：2955-2962.

[10] Liu Q，Fan C，Li Q，et al. Antibody-dependent-cellular-cytotoxicity-inducing antibodies significantly affect the post-exposure treatment of Ebola virus infection. Scientific reports，2017，7：45552.

[11] Hutchens M，Luker GD. Applications of bioluminescence imaging to the study of infectious diseases. Cellular microbiology，2007，9：2315-2322.

[12] Luker KE，Schultz T，Romine J，et al. Transgenic reporter mouse for bioluminescence imaging of herpes simplex virus 1 infection in living mice. Virology，2006，347：286-295.

[13] Zhang L，Li Q，Liu Q，et al. A bioluminescent imaging mouse model for Marburg virus based on a pseudovirus system. Human vaccines & immunotherapeutics，2017，13：1811-1817.

[14] Li Q，Liu Q，Huang W，et al. An LASV GPC pseudotyped virus based reporter system enables evaluation of vaccines in mice under non-BSL-4 conditions. Vaccine，2017，35：5172-5178.

# 第 28 章 非编码 RNA 与免疫相关实验研究进展

人类基因组中 80%的序列可以被转录出来，但只有 2%编码蛋白质，而 98%的转录产物为非编码 RNA（non-coding RNA）。物种间的主要差别存在于非编码区，大量疾病相关的突变也发生在非编码区，非编码 RNA 已成为生命科学、医学研究新的前沿热点。一大批非编码 RNA 的发现、鉴定和功能研究，揭示了非编码 RNA 广泛参与细胞增殖、分化、凋亡、转化、迁移、发育、生物应激、免疫应答等生命活动，在基因表达和调控中起了重要作用。随着生物复杂程度的提高，基因组中非编码 RNA 的比例也相应增大，提示非编码 RNA 在生物多样性和进化过程中起到了重要作用。

根据结构与功能进行分类，非编码 RNA 包括 tRNA（transfer RNA）、rRNA（ribosomal RNA）、snRNA（small nuclear RNA）、snoRNA（small nucleolar RNA）、siRNA（small interfering RNA）、miRNA（microRNA）、piRNA（piwi-interactiing RNA）、lncRNA（long non-coding RNA）和 circRNA（circular RNAs）等。本章节将介绍目前研究较多的几类非编码 RNA。

## 一、miRNA 与免疫相关实验研究进展

自 1993 年首次报道在线虫中发现首条微小 RNA（microRNA，miRNA）以来，miRNA 作为非编码 RNA 的代表，获得了大量的关注和研究，取得了极大的进展。miRNA 是一类大约 22 nt 的非编码 RNA，具有转录后调控基因表达的功能。哺乳动物细胞中的 miRNA 基因首先经转录得到较长的 miRNA 初级转录本（pri-miRNA），而后被 Drosha 酶（需 DGCR8 参与）切割成为 60~70 nt 具发夹环结构的 miRNA 前体（pre-miRNA），pre-miRNA 经转移出细胞核后，被 Dicer 酶切割成为约 22 nt 的 RNA 双链（RNA duplex），Ago 蛋白选择其中一条 RNA 装配进入 RISC（RNA），该链被称为成熟的 miRNA（mature miRNA），而另一条 RNA 则被降解，称为 miRNA *。pri-miRNA 的发夹环结构（图 28-1）、特别是环（loop）的大小，以及 Drosha 酶切位点的部分序列，决定了 Drosha 酶对该 pri-miRNA 转录本的切割效率，也决定了哪些 RNA 转录本可被 Drosha 酶经经典 miRNA 生成途径加工成为 miRNA。经 Drosha/DGCR8 处理后的 pre-miRNA 发夹环，则几乎都能被 Dicer 酶高效处理成 RNA duplex。成熟的 miRNA 装配进入 RNA 介导沉默复合物（RNA-induced silencing complex，RISC），通过部分互补配对，下调靶基因的表达（图 28-1）。

沉默复合物 RISC 中的 miRNA 与其靶基因的 3′UTR 结合，可导致靶基因 mRNA 的降解或翻译的抑制。siRNA 与靶基因完全互补，而 miRNA 与其靶基因的 3′UTR 结合只需要 7~8 个碱基的部分互补即可，这造成了一个 miRNA 可以靶向抑制若干个靶基因，而每个基因根据其 3′UTR 的长度，

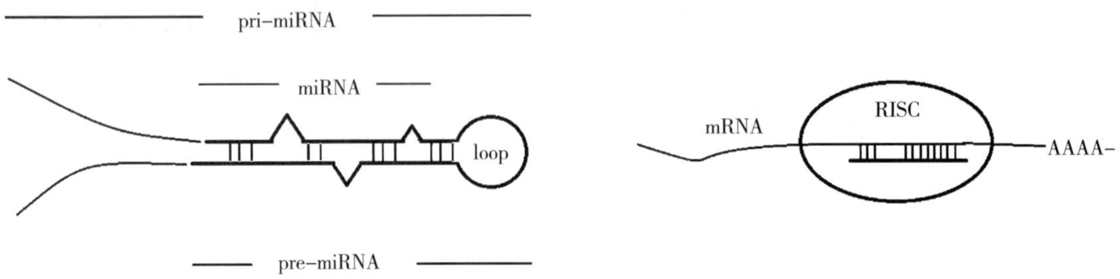


图 28-1 miRNA 及其前体与沉默复合体作用

可结合若干个 miRNA，这样就形成了 miRNA 广泛参与几乎所有的生命活动的巨大调节网络，往往牵一发而动全身。

## （一）miRNA 靶基因的预测

miRNA 主要通过靶向基因 3′UTR（非编码区）行使 mRNA 降解或翻译抑制的功能，达到下调基因表达的效应，而 miRNA 靶向 3′UTR 采取的是部分互补形式，而非 siRNA 的全互补模式。miRNA 中与靶基因互补的部分，称为种子序列（seed sequence）。

预测 miRNA 靶基因的最常用方法是依赖计算机算法，如 TargetScan、MiRanda、miRWalk 和 PicTar 等。它们预测 miRNA 种子区的结合。种子序列是 miRNA 上进化最为保守的片段，从第 2 个到第 8 个核苷酸，通常与 mRNA 3′-UTR 上的靶位点完全互补。每种算法都有自己独特的一套规则，但主要遵循以下几个基本原则：miRNA 与其靶位点的互补性，miRNA 靶位点在不同物种之间的保守性，miRNA-mRNA 双链之间的热稳定性，miRNA 靶位点处不应有复杂的二级结构等。具体允许有多少个错配，哪里有错配，这就因算法而异了，因此不同预测软件所得结果大部分相同，但也稍有区别。基于生物信息学的 miRNA 靶基因预测，需要经过实验验证方可确定靶向关系。

常用的如 TargetScan，由美国麻省理工学院的 Benjamin Lewis 等在 2003 年开发，它通过搜索与每个 miRNA 的种子区匹配的保守位点而预测 miRNA 的靶基因。作为一个选项，非保守位点也可预测。与其他的目标预测工具不同，TargetScan 提供每个 miRNA 预测靶点的准确排名。这些排名是基于进化上保守的靶定概率（PCT 得分）或抑制的预测效果（背景+得分）。TargetScan 目前包括 TargetScan Human、TargetScan Mouse、TargetScan Fish、TargetScan Fly 和 TargetScan Worm 等，分别围绕人、小鼠、斑马鱼、果蝇和线虫的基因提供在线预测，即可以输入单个 miRNA 进行其靶基因的预测，也可以输入单个基因进行 miRNA 预测。目前最新版本是 TargetScan7. 1（http://www.targetscan.org/vert_71/）。

## （二）miRNA 表达的检测

miRNA 的表达常用 RNA 印迹、RT-qPCR 和深度测序等方式进行检测。作为经典方法，RNA 印迹（Northern blot，NB）通过特异性探针捕获 miRNA 进行显色，既可以定性，也可以定量检测 miRNA 的表达。但由于国内核素使用的不便，NB 的方法使用较少，近年来生物素标记的检测敏感性大幅提高，一定程度上改善了 NB 方法的使用局限。深度测序（deep sequence）可以通过较少样品获取全部 miRNA 的表达谱，以及每个 miRNA 的相对表达量（miRNA reed）。

RT-qPCR 的方法定量 miRNA 的表达，检测成本较低，操作性好，特异性也获得广泛认同。目前大多采取 TaqMan 探针法（采用加 A 法进行 miRNA 的反转录）或茎环法（针对某个 miRNA 的特异茎环引物进行 miRNA 的发转录）检测 miRNA 表达量。

### （三）miRNA 的功能验证

miRNA 的功能验证，也依照 gain of function 或 loss of function 策略进行验证。而 miRNA 的功能验证之前，必须进行靶基因的抑制验证，即 miRNA 靶向基因 3′UTR 的关系验证。除常用的 3′UTR 报告基因检测实验外，miRNA 与靶基因是否被装配到 RISC 中，更能体现 miRNA 与靶基因的直接相互作用。

近年来不断有报道发现深度并广泛参与免疫调节的 miRNA，如 miR-29、miR-30、miR-125b、miR-146a、miR-155 等。如 miR-146a 可靶向抑制 IRAK1 和 TRAF6，因而参与了炎症因子负反馈调控，并参与造血、菌血症等致病机制调节。单个 miRNA 参与免疫调节已不是目前研究的主要策略，而 miRNA 与其他类型非编码 RNA 的相互作用在免疫相关研究中受到了越来越多的重视。

## 二、lncRNA 与免疫相关实验研究进展

### （一）lncRNA 的类型

随着高通量测序技术的发展和应用，在人类等高等哺乳动物中已发现超过 5 万种 lncRNA 转录本（人为设定为>200 nt 的长链非编码 RNA，long non-coding RNA），预测非编码 RNA 数量超过 10 万种，大大超过编码蛋白质的基因数。依据染色体上与编码基因的相对位置，lncRNA 可分为基因间型（intergenic lncRNAs）、内含子型（intronic lncRNAs）、正义型（sense lncRNAs）、反义型（antisense lncRNAs）、反向型（divergent lncRNAs）、启动子上游型（promoter upstream lncRNAs）、启动子型（promoter-associatedlncRNAs）、转录起始位点型（transcription start site-associated lncRNAs）等。

### （二）lncRNA 的作用模式

lncRNA 可从染色质重塑、转录调控和转录后加工等多层面调控基因表达，既可能激活某基因的表达，也可能产生抑制效应。如 lncRNA 可介导染色体间相互作用，连接并形成核内复合体结构，吸引或引导转录因子或作为连接分子形成染色质修饰复合物，类似海绵一样吸收和结合 miRNA（与环状 RNA 相似），转录后水平调节 mRNA 的降解，调节 DNA 和 RNA 结合蛋白的细胞定位等（图 28-2）。

### （三）lncRNA 的功能研究

医学免疫学国家重点实验室主任曹雪涛等，从基因组中表达量很高但却功能未知的非编码 RNA 入手，筛选到其中一个 lncRNA——lncRNA-ACOD1，在体内外均能显著地促进多种病毒的复制。深入研究发现 lncRNA-ACOD1 通过不依赖干扰素的一条新作用模式促进病毒感染，表达谱检测显示代谢通路受到 lncRNA-ACOD1 的明显调控。分子机制上，lncRNA-ACOD1 在细胞质中结合代谢中重要的氨基转移酶 GOT2，在分子构象上靠近酶底物结合位点，有利于其催化反应。体外酶活性实验和体内 LC-MS 质谱代谢物检测证实 lncRNA-ACOD1 能够促进 GOT2 的代谢活性，且 GOT2 缺失则 lncRNA-ACOD1 促进病毒复制的功能丧失，补充 GOT2 或其催化底物能够逆转 lncRNA-

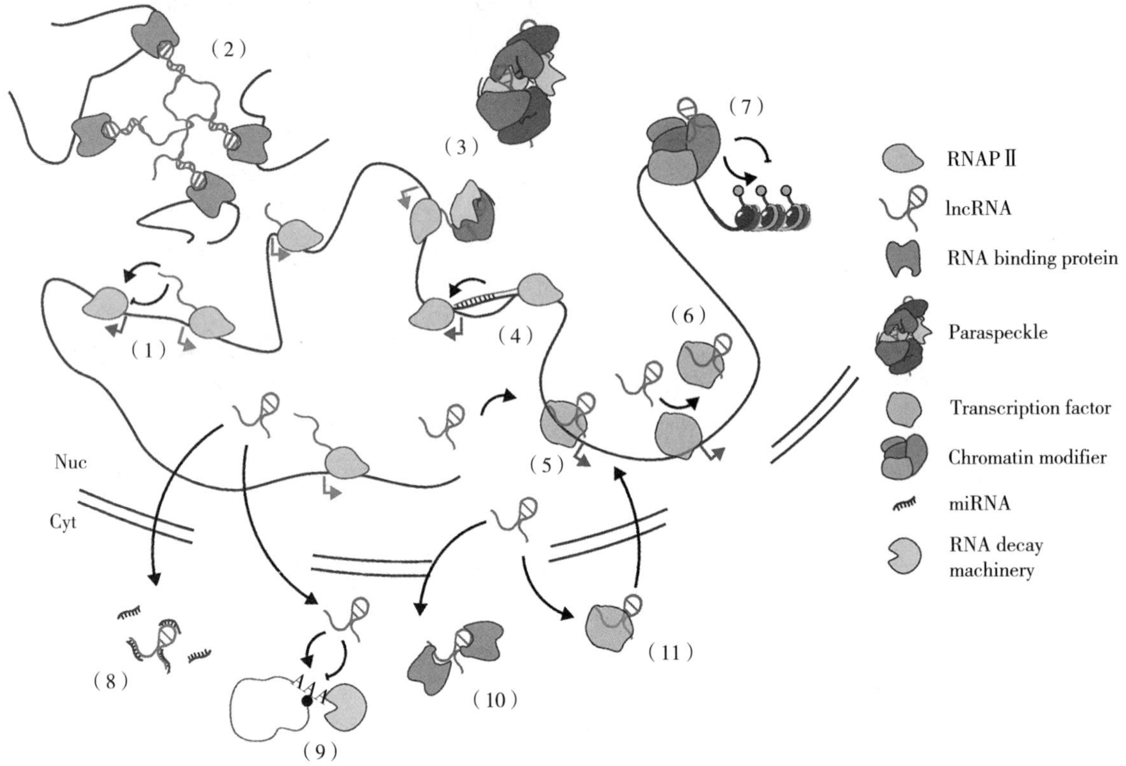


图 28-2 lncRNA 的作用

注：RNAPⅡ，RNA 聚合酶Ⅱ；lncRNA，长链非编码 RNA；RNA binding protein，RNA 结合蛋白；Paraspeckle，旁斑；Transcription factor，转录因子；Chromatin modifier，染色质调节剂；RNA decay machinery，RNA 衰减机制；引自 Marchese，FP，Raimondi Ⅰ，Huarte M. The multidimensional mechanisms of long noncoding RNA function. Genome Biology. 2017，18（1）：206

ACOD1 缺失造成的病毒复制减弱。这证实 lncRNA-ACOD1 通过促进 GOT3 酶活性影响代谢，促进了病毒复制的作用模式。lncRNA 作用模式如下（图 28-2）。

（1）lncRNA 转录依赖活化或抑制相邻基因表达。

（2）lncRNA 介导的染色体间相互作用。

（3）lncRNA 参与形成核结构。

（4）参与形成 R-环。

（5）lncRNA 引导转录因子参与染色质修饰。

（6）吸引转录因子参与染色质修饰。

（7）作为形成染色质修饰复合物的支架。

（8）类似 miRNA 海绵体功能。

（9）mRNA 转录后衰变的调节。

（10）调节 RNA 结合蛋白的细胞定位。

（11）调节 DNA 结合蛋白的细胞定位。

LncRNA 相关研究近年来呈现井喷态势，无论发表的相关研究论文，还是国家自然科学基金获批项目都出现了显著的增幅，是目前非编码 RNA 领域的研究热点之一。

## 三、piRNA 与免疫相关实验研究进展

piRNA（piwi-interacting RNA）是一类与 PIWI 蛋白相互作用的 RNA。它们主要存在于动物生殖细胞中，是一种长度在 24~35 nt 的非编码小分子 RNA。piRNA 起源于基因组中的反转座子、重复序列及一些被称为 piRNA 簇的区域，piRNA 与 PIWI 蛋白相互结合形成 PIWI/piRNA“机器”，可以通过在表观遗传水平和转录后水平沉默转座子、反转座子等移动元件，维持生殖细胞自身基因组的稳定性和完整性，在配子形成过程中发挥重要作用。piRNA 能够指导 PIWI 蛋白调控基因表达，其作用目标之一便是转座子（transposon）RNA，piRNA 与其靶标转座子 RNA 碱基互补配对，随后靶标 RNA 可以被 PIWI 蛋白切割而无法合成蛋白，从而以维持基因组的稳定性。除此之外，PIWI 蛋白还可以通过表观遗传调控基因表达。尽管目前有很多研究集中在果蝇、小鼠中的 piRNA，但在鸡中的 piRNA 研究基本处于空白。

来自中国科学院生化与细胞所的刘默芳研究组发现了 PIWI 蛋白突变致男性不育，并深入揭示了相关的致病机制，还发现了在精子变形过程中引发组蛋白-鱼精蛋白转换的新机制，为相关男性不育症的精准医疗提供了理论基础和方法策略。

近期，美国罗彻斯特大学李鑫博士对鸡的精巢中的 piRNA 进行了系统研究。通过多核糖体图谱分析（polysome profiling）发现鸡精巢中很多转座子 RNA 正在被翻译，从而证明它们是十分活跃的。通过 RNA 和小 RNA 高通量测序，研究进一步阐明了表达量高的 piRNA 所调控的转座子 RNA 水平也较高，并且有显著的 piRNA 乒乓循环（ping-pong cycle）。研究证实了 piRNA 调控精巢中高度活跃的转座子，从而将其对基因组的危害控制在一定范围内。同时，该研究还比较了家养鸡 White Leghorn 和其野生祖先 Red Jungle Fowl。White Leghorn 是著名的产蛋鸡，它们由其野生祖先经过几千年驯化而来。在比较两种鸡精巢中的 piRNA 时，研究者发现驯养鸡能够产生与鸡白血病毒（avian leukosis virus，ALV）RNA 反向互补的 piRNA，但其野生祖先则不能。鸡白血病毒（ALV）有多种变异，其中 E 型病毒整合到基因组中成为了内源性反转录病毒（endogenous retrovirus，ERV）。J 型病毒仍具有感染活性，特别是在中国其肆虐尤为严重。利用高通量测序得到的小 RNA 数据，结合基因组序列，定义了家养鸡中的 1633 个 piRNA 簇及其祖先的 1637 个 piRNA 簇。这两个品系大部分的 piRNA 簇（1168 个）是相同的，但剩余约 30%的 piRNA 簇是两个品系所特有的。进一步的研究确认了家养鸡产生这些 piRNA 的位点是一段名为 ALVE6 的 piRNA 簇，而这一段序列存在于其祖先的基因组中却并不能产生 piRNA。尽管我们已经知道这些与病毒同源的序列来源于插入基因组的病毒片段，但这一发现首次证明它们可以被激活成为 piRNA 簇从而抵御病毒的入侵。

总的来说，这一发现首次阐明了 piRNA 参与病毒免疫过程，也说明了在高密度饲养、易于被病毒感染的环境中生活的家养鸡可能通过这一机制得以生存。特别值得一提的是，早在 1981 年，Robinson 等就猜测 ALVE6 可能与病毒免疫有关，而如今这项研究从分子层面阐述了 piRNA 直接参与了这一免疫过程。

## 四、circRNA 与免疫相关实验研究进展

### （一）circRNA 的形成机制

目前关于环状 RNA（circRNA）形成机制的报道不是特别多，内含子的反向互补序列与

circRNA 的形成有重要的对应关系，但究竟是什么因子介导了这一过程，目前还没有形成系统的共识。基于这一状态，*Molecular Cell*（杂志）同步在线发表了陈玲玲教授和杨力教授作为共同通讯作者的 circRNA 研究论文。该论文作者设计了一套报告系统，用于筛选与 circRNA 形成有关的因子，其中便发现了 NF90/NF110。

在该报告系统中，作者构建了 Dox 诱导表达的含 IRES 的反向拼接报告系统，该系统可基于荧光检测实现高通量快速筛选目标蛋白。作者在该系统中基于全基因的 RNA 感染文库（ON-TARGETplus）筛选与 circRNA 形成有关的因子。基于该报告系统的高通量 RNAi 筛选分析，作者共鉴定到 787 个基因干扰后导致 mCherry 的信号强度减少 1.5 倍以上，其中 103 个为 RNA 结合蛋白，其中 30 种参与了 RNA 剪切调控作用，16 种与免疫效应通路有关，11 种具有核酸螺旋酶功能，7 种具有核酸酶功能。利用 GFP 进行归一化（normalization），进一步通过 shRNA 验证后表明，这些蛋白大部分会影响 circRNA 的形成过程。令人诧异的是，一些免疫信号的分子也影响了 circRNA 的形成，其中包括来源于 *ILF3* 基因的 NF90/NF110。

当细胞遇到感染物质（如病毒）刺激后，NF90/NF110 会由细胞核转移至细胞质，并结合病毒因子，抑制其复制。当细胞经 Poly（I：C）处理后，NF90/NF110 会明显地出核。Nascent RIP 实验也表明 NF90/NF110 结合的 RNA 量会有所下降，进而导致 circRNA 表达下降。Poly（I：C）处理后下降的 circRNA 与 NF90/NF110 敲降后的高度吻合。在 Poly（I：C）处理条件下如果过表达 NF90 则可逆转 Poly（I：C）处理的作用。

## （二）验证 miRNA sponge 功能的利器：circRIP

曹雪涛院士于 2017 年 5 月 18 日在 *Hepatology* 杂志在线发表的研究论文，其中用到了一种专门钓取目标环状 RNA 竞争性结合的 miRNA 的技术，称为 circRNAS IN VIVO PRECIPITATION（circRIP）。miRNA Sponge 模型是报道最多的环状 RNA 的功能模型，但大部分的文献报道仅停留在生物信息学预测的水平，实验验证的相对较少，随着环状 RNA 研究的不断推进，仅通过信息学预测已不能满足同行审议的要求了，还需要补充相关的实验证据，circRIP 实验就是一种比较有效的实验技术。

通过在培养细胞中转染带标记的探针分子，然后通过甲醛交联将探针和靶标 RNA 分子及有相互作用的 miRNA 分子通过磁珠富集，再利用定量 PCR 或芯片分析等技术对有结合的 miRNA 分子进行筛选和鉴定。而探针是特异性针对目标 circRNA 的，故称之为 circRIP 技术。

## （三）circRNA 的功能研究

环状 RNA 的分子功能是环状 RNA 研究的焦点问题。已报道的环状 RNA 功能模型包括（图 28-3）：作为内源性竞争 RNA（ceRNA）竞争性结合 microRNA 的 miRNA 海绵（miRNA Sponge）模型；携带内含子的 ciRNA 和 EIciRNA 促进基因转录作用的模型；与蛋白相互作用调控其他分子的相互作用；通过影响 RNA 拼接作用影响 RNA 拼接的终产物，从而导致 RNA 终产物因缺少起始密码子而不能正常翻译，作为“mRNA Trap”的模型等。

作为一类结构特殊的 RNA 分子，环状 RNA 在生命活动中的分子细胞生物学机制令人着迷。已发现的人类环状 RNA 的总数量具有惊人的 10 万多种，不太可能仅用一两个简单的模型概括其功能。环状 RNA 的功能必然对应于本身的序列和结构特征，以及由此决定的相互作用分子，细胞和体内定位等基本特征。环状 RNA 的分子功能是一个与环状 RNA 分子本身对应的“个性化”的问题，不同的环状 RNA 分子功能可能完全不同。因此关于环状 RNA 的分子功能这一基本问题的研究必须基于特定分子。

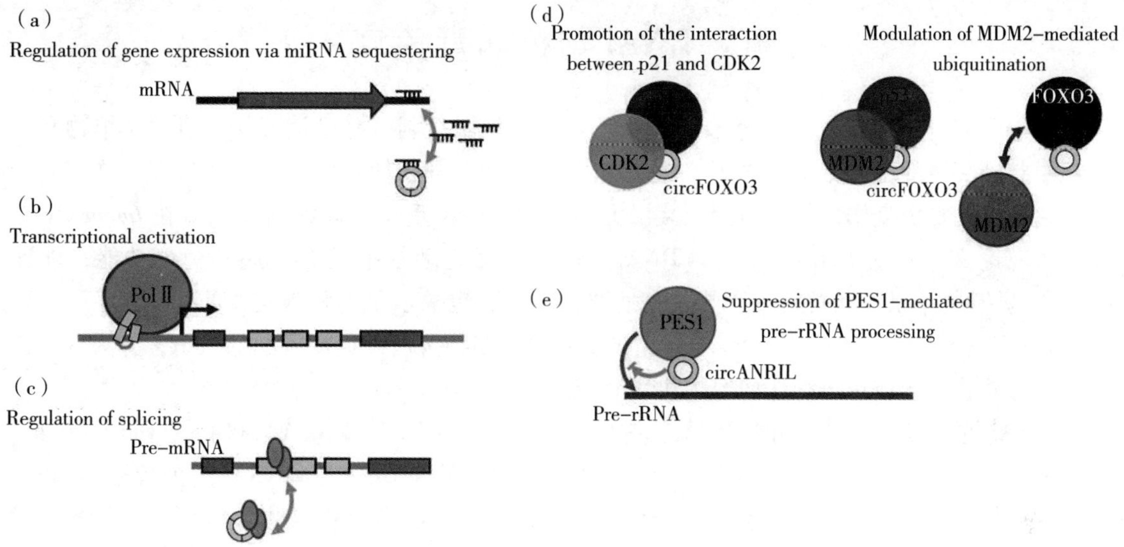


**图 28-3　环状 RNA 的作用模式（Kuei-Yang Hsiao 等作图）**

注：（a）环状 RNA 类似分子海绵作用保护 mRNA 3′UTR 免受 miRNA 攻击；（b）环状 RNA 通过与亲本基因染色质或启动子相互作用激活亲本基因转录；（c）环状 RNA 通过竞争剪切因子调节亲本基因的表达；（d）环状 RNA-FOXO3 将 CDK2 和 p21 连在一起抑制 together to CDK2 活性（左侧），类似的环状 RNA-FOXO3 促进 p53 和 MDM2 相互作用，导致 p53 泛素化降解，并且环状 RNA-FOXO3 与 FOXO3 蛋白亦有较弱结合，阻碍 MDM2 介导的 FOXO3 泛素化降解（右侧）；（e）circANRIL 具有与 pre-rRNA 相似的二级结构，结合 PES1 并抑制外切核酸酶介导的 pre-rRNA 加工和成熟；引自 Hsiao K Y，Sun H S，Tsai S J. Circular RNA-New member of noncoding RNA with novel functions. Exp Biol Med（Maywood），2017，242（11）：1136-1141

2015 年复旦大学黄胜林教授首次报道发现外泌体中存在环状 RNA，这一发现为环状 RNA 研究开辟了全新的方向。总体而言，环状 RNA 更容易定位于胞质中，外泌体中的环状 RNA 种类与胞质的有所差别，这意味着环状 RNA 进入外泌体是一个有选择的过程，具体的机制还不清楚。环状 RNA 进入外泌体的生理和病理意义也是一个非常重要的科学问题。目前关于外泌体中环状 RNA 功能的假设有两个：一是外泌体中的物质方便远端细胞间的物质和信息交流，是一种细胞间通讯的途径；二是外泌体中的环状 RNA 是细胞清除细胞中积累的环状 RNA 的一种机制。目前关于这两个假设的研究还有待进一步深入。

安徽医科大学叶冬青教授在 *Experimental Cell Research* 发表综述，讨论了环状 RNA 与系统性红斑狼疮的关系。文中叶教授认为作为 miRNA Sponge 的环状 RNA 或许与系统性红斑狼疮的发病过程存在密切联系，但目前尚缺乏直接证据。武汉大学基础医学院何春江教授团队在生物信息学杂志 *Briefings in Bioinformatics* 发表了一项环状 RNA 的重要工作，系统分析了人类和小鼠组织特异性环状 RNA 的表达情况。

## （四）circRNA 的数据库：circBase

数据库 circBase（http://www.circbase.org/）收集包括以下 6 个物种的 circRNA 信息：人（hg19）、小鼠（mm9）、秀丽线虫（ce6）、黑腹果蝇（dm3）、矛尾鱼（latCha1）、腔棘鱼（latCha1）。这个数据库主要的功能：①基于序列的搜索。②通过标识符、基因描述、基因组位置等搜索数据库。③使用 table browser 通过设定一组条件来检索一组数据集（用法类似 UCSC）。

④以多种形式导出表格。⑤导出含基因组序列的 FASTA 文件。

## 五、RNAi 与抗病毒免疫

RNAi 是一种在真核生物中高度保守的转录后基因沉默机制，并已被公认在真菌、植物和无脊椎动物中起到关键的抗病毒免疫作用，然而在过去相当长一段时间里人们对 RNAi 是否在哺乳动物中同样起到抗病毒免疫作用仍不清楚。武汉大学病毒学国家重点实验室周溪团队在 *Immunity* 杂志上发表研究论文，揭示了 RNA 干扰（RNAi）通路在哺乳动物中具有抗病毒免疫功能，确证了 RNAi 在哺乳动物中是一条抗病毒天然免疫通路；同时，也揭示了一种人类病毒（既 EV71）在逃逸 RNAi 天然免疫中的具体机制。该工作完善了对哺乳动物抗病毒免疫机制的认识，并为针对该通路的抗病毒药物设计或免疫疗法研究提供了新思路。

在 RNAi 抗病毒过程中，病毒 RNA 复制所产生的双链 RNA（dsRNA）被宿主 Dicer 蛋白识别并切割成 21~23 nt 小干扰 RNA（siRNA）。这些病毒衍生的 siRNAs（vsiRNAs）被转移到 RNA 诱导沉默复合体 RISC 上，并介导同源病毒 RNA 的降解，从而达到抗病毒的目的（美国加州大学河滨分校的丁守伟教授在此领域做出了一系列研究成果）。RNAi 在哺乳动物中也保守存在，并被广泛用于生物学研究。但是，过去利用多种病毒进行的研究并未在分化的体细胞和动物水平检测到哺乳动物病毒来源的 vsiRNA。而尽管在某些体外实验条件下发现了 vsiRNA，也无法证明其具有抗病毒功能。此外，之前的一些研究还表明，在哺乳动物成体细胞中敲除 siRNA 产生途径中的关键蛋白 Dicer 或 AGO2 并不能增强体内病毒的复制。因此，对于 RNAi 是否在哺乳动物中能起到抗病毒作用一直存在较大争议。

这项研究利用导致婴幼儿手足口病的人肠道病毒 71 型为模型，发现 EV71 非结构蛋白 3A 具有抑制 RNAi 的功能，能够通过与病毒 dsRNA 结合阻止 Dicer 对其剪切，抑制 vsiRNAs 的产生。当 3A 的 RNAi 抑制活性缺失，突变的 EV71 病毒能在细胞与小鼠中激发强烈的 RNAi 抗病毒反应，并产生大量 vsiRNAs。这些 vsiRNA 通过 Dicer 剪切病毒 dsRNA 所产生、装配进 RISC 并高效介导同源病毒 RNA 的降解，意味着这些 vsiRNA 具有抗病毒功能。同时还证明了 RNAi 在哺乳动物中所发挥的抗病毒作用不依赖于干扰素反应。

总的来说，上述工作在人类体细胞及动物水平发现了病毒感染可以产生具抗病毒功能的 vsiRNA，确证了 RNAi 在哺乳动物中是一条抗病毒天然免疫通路；同时，也揭示了一种人类病毒（即 EV71）在逃逸 RNAi 天然免疫中的具体机制。该工作完善了对哺乳动物抗病毒免疫机制的认识，为针对该抗病毒通路的后续研究奠定了基础。

## 六、ceRNA 调控网络与循环 miRNAs

### （一）ceRNA 调控网络

细胞内各种非编码 RNA 之间存在相互作用，如 circRNA 能吸附 miRNA 而展现的类似 miRNA sponge 功能。2011 年，Pier Paolo Pandolfi 等提出了“ceRNA 假说”，认为 ceRNA 转录组中各 RNA 分子相互作用的一门“新语言”，该假说的理论核心为：细胞内存在竞争性内源 RNA（competitive endogenous RNA，ceRNA），这些 ceRNA 分子（mRNA、lncRNA、假基因等）能够通过 miRNA 应答元件（microrna response element，MRE）竞争结合相同的 miRNA 以达到调节彼此表达水平。

根据 Pandolfi 教授的 ceRNA 假说，细胞内除 mRNA 之外，还存在另外一些 RNA 分子，如长链非编码 RNA（lncRNA）也存在 miRNA 应答元件（MRE），当 lncRNA 与 mRNA 存在相同的 MRE 时，它们之间构成了竞争相同种类 miRNA 的关系，换句话说，细胞内 lncRNA 表达水平的高低，直接影响了可被相应 mRNA 结合的 miRNA 数量的多少，也就是说，lncRNA 通过 MRE 这个桥梁，间接地调控了 mRNA 的表达水平，从而调控细胞功能。2015 年 Pandolfi 又在 *CELL* 上发表论文，证实 Braf 假基因可作为原癌基因 Braf 的 ceRNA，其过表达可在体内诱导淋巴瘤的产生。2017 年8 月，中国医科大学附属第一医院的王振宁教授同样证实了胃癌中 LncRNA-miRNA-Claudin-4 的 ceRNA 调控网络。目前国内有关 ceRNA 模式直接参与免疫调控的报道不多。

## （二）循环 miRNAs

最近在人体液中观察到了循环 miRNA（circulating miRNAs）。miRNA 位于外膜细胞外的外泌体（exosome）中，提示这些外源的 miRNA 可作为细胞间通讯的新型递质，但这个研究领域还刚开始。免疫细胞释放可被受体细胞摄取的含有 miRNA 的外泌体。因此，外泌体可以通过在细胞间直接交换遗传物质作为细胞间通讯的递质。在 T 细胞和抗原提呈细胞（APC）之间的外泌体介导的 miRNA 的转移可以远距离进行。一些细胞类型，如肿瘤和免疫细胞，将外泌体组成性地释放到细胞外基质，如为响应特异性刺激，TCR 触发 T 细胞可以增强其外泌体的释放。

南京大学医学院的吴稚伟教授证实 EV71 感染导致外泌体分泌的上调和病毒基因组 RNA 和 miR-146a 在外泌体中的差异包装。研究显示 miR-146a 优先富集在外泌体中，而病毒 RNA 不在感染细胞中。此外，外泌体中具有复制能力的 EV71 RNA 与 miR-146a、Ago2 和 GW182 形成复合物，可以导致 EV71 的扩散不依赖于病毒特异性受体的介导。外泌体携带病毒 RNA 可以转移到新的靶细胞中并复制，而外泌体中的 miR-146a 抑制靶细胞中的 I 型干扰素应答，从而有助于病毒复制。

## （三）外泌体中非编码 RNA 库

复旦大学黄胜林等建立了收录外泌体中各种非编码 RNA 的数据库 exoRBase，共收录了 92 份血清外泌体 RNA-seq 的测序样本，包含 58 330 种 circRNA、15 501 种 lncRNA、18 333 种 mRNA，为外泌体研究提供了非常有价值的信息平台。

数据库网址：http://www.exoRBase.org

（冯　勇）

### 参考文献

[1] Bartel D P. MicroRNAs: genomics, biogenesis, mechanism, and function. Cell, 2004, 116 (2): 281-297.

[2] Feng Y, Zhang X, Song Q, et al. Drosha processing controls the specificity and efficiency of global microRNA expression. Biochim Biophys Acta, 2011, 1809 (11-12): 700-707.

[3] Feng Y, Zhang X, Graves P, et al. A comprehensive analysis of precursor microRNA cleavage by human Dicer. RNA, 2012, 18 (11): 2083-2092.

[4] Qiu Y, Xu Y, Zhang Y, et al. Human virus-derived small RNAs can confer antiviral immunity in mammals. Immunity, 2017, 46 (6): 992-1004 e5.

[5] Marchese FP, Raimondi I, Huarte M. The multidimensional mechanisms of long noncoding RNA function. Genome Biology, 2017: 18.

[6] Wang P, Xu J, Wang Y, et al. An interferon-independent lncRNA promotes viral replication by modulating cellular metabolism. Science, 2017, 358: 1051-1055.

[7] Gou LT, Kang JY, Dai P, et al. Ubiquitination-deficient mutations in human piwi

cause male infertility by impairing histone-to-protamine exchange during spermiogenesis. Cell, 2017, 169 (6): 1090-1104.

[8] Sun YH, Xie LH, Zhuo X, et al. Domestic chickens activate a piRNA defense against avian leukosis virus. Elife, 2017, 6.

[9] Li X, Liu CX, Xue W, et al. Coordinated circRNA biogenesis and function with NF90/NF110 in viral infection. Mol Cell, 2017, 67 (2): 214-227.

[10] Han D, Li J, Wang H, et al. Circular RNA circMTO1 acts as the sponge of microRNA-9 to suppress hepatocellular carcinoma progression. Hepatology, 2017, 66 (4): 1151-1164.

[11] Hsiao KY, Sun HS, Tsai SJ. Circular RNA-new member of noncoding RNA with novel functions. Exp Biol Med (Maywood), 2017, 242 (11): 1136-1141.

[12] Li Y, Zheng Q, Bao C, et al. Circular RNA is enriched and stable in exosomes: a promising biomarker for cancer diagnosis. Cell Res, 2015, 25 (8): 981-984.

[13] Li LJ, Huang Q, Pan HF, et al. Circular RNAs and systemic lupus erythematosus. Exp Cell Res, 2016, 346 (2): 248-254.

[14] Xia S, Feng J, Lei L, et al. Comprehensive characterization of tissue-specific circular RNAs in the human and mouse genomes. Brief Bioinform, 2017, 18 (6): 984-992.

[15] Salmena L, Poliseno L, Tay Y, et al. A ceRNA hypothesis: the Rosetta Stone of a hidden RNA language? Cell, 2011, 146 (3): 353-358.

[16] Karreth FA, Reschke M, Ruocco A, et al. The BRAF pseudogene functions as a competitive endogenous RNA and induces lymphoma in vivo. Cell, 2015, 161 (2): 319-332.

[17] Song YX, Sun JX, Zhao JH, et al. Non-coding RNAs participate in the regulatory network of CLDN4 via ceRNA mediated miRNA evasion. Nat Commun, 2017, 8 (1): 289.

[18] Fu Y, Zhang L, Zhang F, et al. Exosome-mediated miR-146a transfer suppresses type I interferon response and facilitates EV71 infection. PLoS Pathog, 2017, 13 (9): e1006611.

# 免疫信息学研究进展

# 第 29 章

免疫学非常复杂，同时伴随着分子生物学技术、生物化学、细胞生物学、结构生物学和生物信息学等研究的迅速发展也日新月异。尤其在当今 DNA 大规模深度测序的普及，神经网络深度学习的突破等的催生下，产生了非常多的相关研究成果，相应也催生了各种数据库和服务器作为免疫研究的重要组成部分，并很好促进了免疫学研究的发展。1970 年第一个免疫信息学数据库 Kabat 出现，提供许多物种的免疫球蛋白，T 细胞受体（TCR）和主要组织相容性复合体（MHC）的序列信息等。之后大量专一并丰富的免疫学数据库和服务器不断出现，目前围绕复杂的抗原表位免疫识别的免疫信息学数据库和服务器较多，本章主要从抗原表位的 T 细胞识别和抗原表位的抗体识别进行介绍。

## 一、T 细胞识别信息学研究

T 细胞能调动其他免疫细胞一起协同对抗疾病细胞，免疫功能强大，以 T 细胞为主的免疫疗法也正不断在临床治疗上取得重要突破。T 细胞能通过其表面受体识别抗原表位，区分自我和非我，被正确激活后精确杀伤疾病细胞，这是免疫反应过程中极为重要的一环。其中抗原（主要指多肽）先结合在细胞表面 MHC 分子的表面口袋区，形成 MHC 多肽复合体后一起被特定的 TCR 直接结合，然后综合其他信号一起激活相应 T 细胞，其中激活的杀伤性 T 细胞能对表面带有此抗原和 MHC 复合体的疾病细胞发挥特异性杀伤作用。T 细胞受体主要是由 α 链和 β 链形成的异源二聚体。其编码的基因位点由许多基因片段构成，包括可变段（V）、连接段（J）及之间可能存在的多样段（D）。α 链由 VJ 重组产生，β 链则由 VDJ 重组产生。不同基因片段之间的随机重组和重组过程中核苷酸随机的删除与插入及 α 链与 β 链的随机组合高度丰富了 T 细胞受体的多样性。每个 α 链和 β 链都有 3 个高度易变的互补决定区（complementarity determining regions，CDR）。这些高度多样化的互补决定区赋予了 TCR 对众多 MHC-抗原的复合物的识别能力（图 29-1），并决定和影响了很多疾病的发生发展，因而一直受到关注。其临床重要性和复杂多样性催生了很多的免疫信息学的研究，出现了很多免疫学数据库和服务器，常用并更新较好的介绍如下。

### （一）IMGT 数据库

IMGT 是一个集成了人类和其他脊椎动物物种的免疫球蛋白（Ig）或抗体、T 细胞受体（TCR）、主要组织相容性复合体（MHC）、免疫球蛋白超家族（IgSF）、MH 超家族（MHSF）和脊椎动物与无脊椎动物免疫相关蛋白（RPI）的整合数据库。其全称是国际免疫遗传学数据库（the

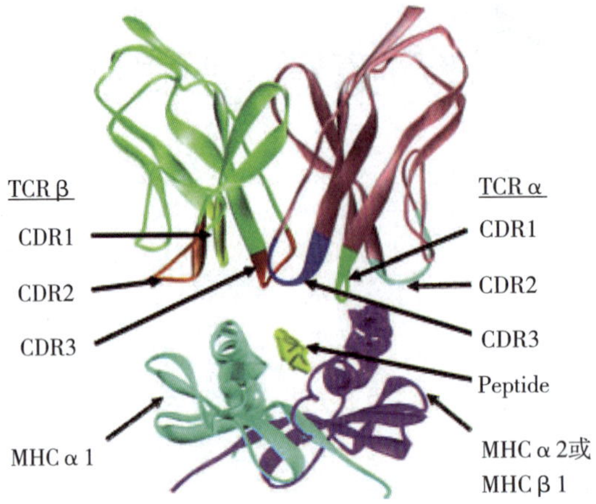


图 29-1 T 细胞受体识别 MHC 多肽复合物的基本结构

注：TCR，T 细胞受体；MHC，主要组织相容性复合体；CDR，互补决定区；Peptide，肽；引自 Yin L，Scott-Browne J，Kappler JW，et al. T cell and their eons-old obsession with MHC. Immunol Rev，2012，250（1）：49-60

International ImMunoGeneTics Database），1989 年由 Marie Paule Lefranc（蒙彼利埃大学和法国国家科学研究中心）建造并一直在不断更新维护。其主要由序列数据库、基因组数据库、结构数据库、单克隆抗体数据库、网络资源和互动工具等多个部分组成。最终目标是成为一个通用的涵盖免疫遗传学方方面面的数据库，包括序列、寡核苷酸引物、基因图谱、免疫球蛋白、TCR 和 MHC 分子的遗传学数据，并提供了一个界面友好的图形化服务器。现在 IMGT 的使用非常普及，其在疾病机制（在自身免疫性疾病、白血病、淋巴瘤和艾滋病等）、治疗方法（抗体工程学等）、基因组多样性和基因组进化等的研究上发挥着重要的作用并可以在 http://www.imgt.org 进行访问。

## （二）HLA-ADR 数据库

该数据库是一个公开的数据库，列出目前已知的与人类白细胞抗原（HLA）等位基因相关的药物不良反应。HLA-ADR 已经在更广泛的等位基因频率网络数据库中得到应用，它储存了大量与等位基因和单倍频率相关的健康的全球人群的数据，并且还提供了探索免疫遗传关联疾病的模块。HLA-ADR 不仅可以促进 Meta 分析，还允许用户使用主要的 AFND 资源来进一步调查，如 HLA 等位基因/单体在全球健康人群的发生率。其服务器站点为 http://www.allelefrequencies.net/hla-adr/。

## （三）ATLAS 数据库

ATLAS（Altered TCR Ligand Affinities and Structures）数据库是一个手动策划的包括野生型和突变型的 T 细胞受体和抗原及 MHC 提呈多肽的结合亲和力的库。数据库可以连接实验测得的结合亲和力和相应的 TCR-pMHC 复合物的三维结构。

用户可以浏览和搜索 TCRs 的亲和力，结构和实验细节，多肽和 MHCs 的参与，ATLAS 旨在促进靶向于 TCR-pMHC 相互作用的下一代蛋白设计法则。基于这种考虑，ATLAS 设计的目的是使用建模软件轻松解析，构建用于训练和测试的蛋白结构。所有结构，亲和力和统计的集合可以在 ATLAS 下载。其服务器站点 https://zlab.umassmed.edu/atlas/web/。

## （四）AntiJen 数据库

AntiJen v2.0 数据库包含多肽结合 MHC 的定量结合数据、TCR-MHC 复合物、T 细胞表位、TAP、B 细胞表位分子和免疫蛋白-蛋白的相互作用等多个方面内容。目前，AntiJen 包括了多肽文库，拷贝数和扩散系数的数据。这个数据库现在超过 24 000 个词条，但是，在 AntiJen 没有数据是从实验预测得到的。

AntiJen v2.0 与以前的版本相比，已经取得很大的进步。AntiJen v2.0 不仅包括更广泛的数据，而且拥有高级搜索功能。目前，扩大和更新的 AntiJen 可以为以下提供数据和查找访问：MHC 配体分子和 MHC 配体动力学、T 细胞表位、TAP、B 细胞表位分子、蛋白-蛋白相互作用和蛋白复合物、多肽文库、扩散系数和拷贝数数据。

目前发展了复杂的搜索机制，包含了从单一界面进行非常详细的搜索或广泛搜索的灵活性。如搜索引擎可以接受的表位字符串包含可变氨基酸的位置，可以要求在任何表位字符串替换特定的氨基酸，一个可选的滤器可用于把感兴趣的实验数据作为目标，通过表位长度和数据大小界定窗口可以用来进一步缩小搜索范围。其他新的搜索功能还包括快速搜索和关键字搜索，它提供了即时的跨范畴数据库访问和通过关键字输入进行搜索。其服务器站点为 http://www.ddg-pharmfac.net/antijen/AntiJen/antijenhomepage.htm。以 HLA-B *5701 为例搜索的结果见图 29-2 和图 29-3。

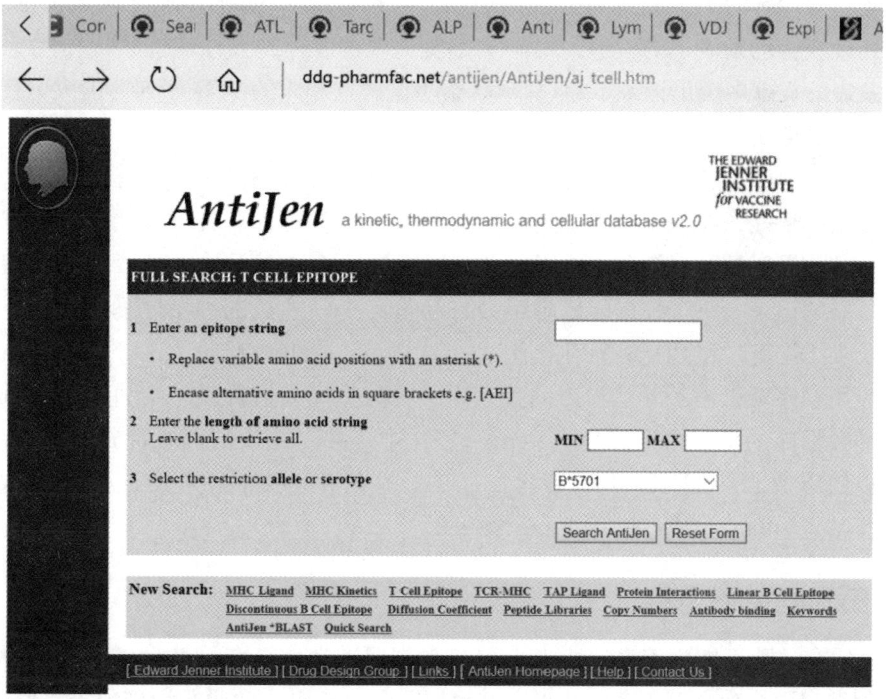


图 29-2　AntiJen 的网站输入界面

注：文本框中可输入表位序列（epitope string）、氨基酸序列长度（length of amino acid string）和等位基因（allele）

## （五）VDJdb 数据库

VDJdb 数据库是将稀缺的 TCR 特异性信息集合，并建立了一个策划库储存这些信息。它的首

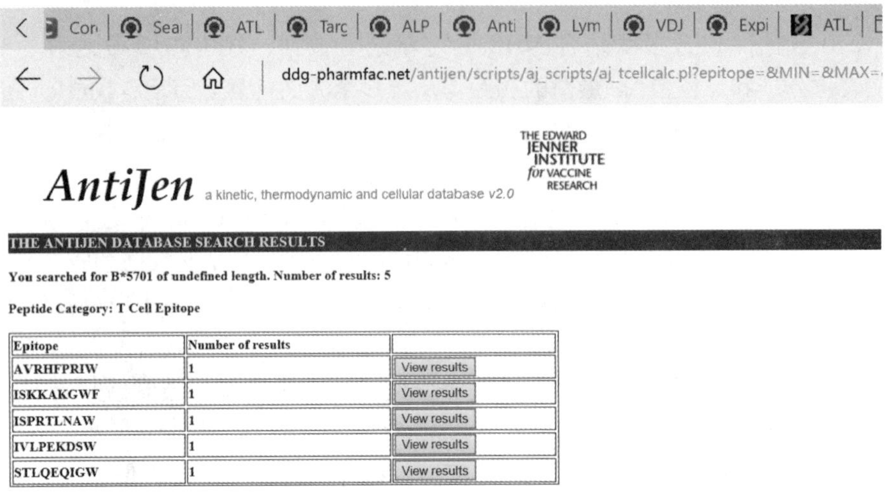


图 29-3 AntiJen 的网站输出界面

注：只选择等位基因为 HLA-B＊5701，其他不选，获得 5 条已知的 T 细胞表位（T cell epitope）

要目标是方便获取现有的 TCR 抗原特异性的信息，即在确定 MHC 的情况下确定识别表位的能力。它通过人工处理获得已发表了的报道，明确 T 细胞克隆的配体特异性的抗原特异性 TCR 序列。该数据库从已发表的文献中突出记录了超过 5000 条小鼠，猴和人的 TCR 序列，能大力促进现有 TCR 抗原特异性信息的访问。

除了常规的数据库更新之外，还可以利用 TCR 特异性实验来源的数据提供最新发布的信息，其尽力确保数据一致性，在 TCR 特异性报告中使用复杂的数据库验证方案纠正异常情况。该数据库考虑了所有实验设置的可用信息，用于识别抗原特异性 TCR 序列，并赋予置信值突出在数据库生成阶段最可靠的记录。每个数据库记录也会自动地对 V/J 片段的种系序列的数据进行检查，以确保标准化及 V-J 铰链区和 CDR3 序列报道的一致性界定 T 细胞克隆。

其网页应用程序可以用于浏览和查询数据库，为数据库导航提供一个直观的界面。此外，它还可用于查询数据库的免疫组库测序（RepSeq）样本，并生成检测抗原特异性的样品水平总结。该数据库可以使用 TCR、抗原和 MHC 搜索，过滤后的表格可以导出为 XLS 或 TAB 限制的文本文件。其服务器站点为 https://vdjdb.cdr3.net/search。

## （六）Expitope 数据库

T 细胞表位在过继 T 细胞免疫疗法中占据非常重要的地位。在设计新的主要靶标时，大家希望在蛋白质数据库中找到全面的命中结果，并可以预先判断潜在的脱靶识别位点。Expitope 网页的服务器把所有的搜索和评估功能放在一起，甚至在所有重要的人类组织中报告相关的转录本的表达，以促进 TCR 的选择。这个框架是一个很实用的工具，可以在设计过继 T 细胞免疫疗法的早期 TCR 选择中，排除可能存在的交叉反应。它使我们能够搜索 T 细胞治疗靶标存在的潜在交叉反应。在提交一个抗原表位和可允许的一定数量错配后，将能获得所有包含特定肽或变异体的蛋白。各个组织中相应的转录本的表达式值将被返还。此外，Expitope 将为我们提供多肽由蛋白酶体裂解产生的概率，它结合到 TAP 上，以及它对 MHC-Ⅰ类分子亲和力的的概率。其服务器站点为：http://webclu.bio.wzw.tum.de/expitope/。

## （七）McPAS-TCR 数据库

McPAS-TCR 数据库提供与各种病理和抗原相关的 T 细胞受体序列。McPAS-TCR 旨在通过从已发表的文献中提取信息来收集与病理相关的 TCR 序列的信息。它提供了超过 5100 条与各种病理条件及与每个人相关的抗原的 TCRs 序列。该数据库是人工筛选的，由 T 细胞亚型、组织、表位、原始有机体、主要组织相容性复合体（MHC）限制性、分析类型和其他标准来咨询参考的。McPAS-TCR 是一种人工整理的 T 细胞受体（TCR）序列的目录，这些序列在 T 细胞中被发现与人类和小鼠的各种病理条件相关。该数据库把 TCR 序列和它们的抗原靶标或与之相关联的病理和器官联系起来。数据库可以通过疾病条件、T 细胞亚型、组织、表位、原始有机体、MHC 限制性、分析类型和其他标准来查询。其服务器站点为：http://friedmanlab.weizmann.ac.il/McPAS-TCR/。

## （八）IEDB 数据库

IEDB 是一种免费的在线资源，由美国国家过敏和传染病研究所签约资助。它可以对科学界表位相关数据进行分类和访问。该数据库可获得的数据来自于过敏性疾病、传染病、自体免疫疾病和与移植相关的疾病，或同种异体抗原。它提供了简单的实验数据，描述了在人类、非人类的灵长类动物和其他动物身上研究的抗体和 T 细胞的抗原表位和这些抗原表位参与传染性疾病、过敏、自体免疫和移植的相关信息。IEDB 还提供了一些工具，帮助对 B 细胞和 T 细胞的表位进行预测和分析。总体上，该数据库提供了在人类，非人类的灵长类动物和其他动物物种中研究的实验数据，描述了抗体和 T 细胞抗原表位的可能性。其服务器站点为：http://www.iedb.org/。

## （九）TANTIGEN 数据库

TANTIGEN 是一个全面的肿瘤 T 细胞抗原数据库，它提供了以前已发表的著作的目录，并为交叉引用的新发现的多肽提供了一个有效的抗原表库。预测 HLA 结合的训练数据集是自然加工的，此外，该数据库还可以建立模型预测 T 细胞对 HLA 结合的应答。该数据库包括一组用于数据分析的生物信息工具。肿瘤 T 细胞抗原数据库是一个主要针对含有 HLA 配体和 T 细胞表位的，发现肿瘤疫苗靶标的数据库和分析平台。它从 292 种不同的蛋白质中分类出超过 1000 种肿瘤多肽。数据库还提供了关于 T 细胞抗原表位和 HLA 配体的完整的引用信息、基因表达文件、抗原亚型和突变。数据库还包含了 15 种 HLA-Ⅰ类和 HLA-Ⅱ类等位基因的预测结合多肽。其服务器站点为 http://cvc.dfci.harvard.edu/tadb/index.php。以 melanoma 为例搜索的结果见图 29-4 和图 29-5。

## （十）HPVdb 数据库

HPV 的 T 细胞抗原数据库是一个通过聚焦含有 HLA 配体和 T 细胞表位的 HPV 抗原来发现 HPV 免疫靶标的数据源和分析平台。该数据库通过用户关键字更容易搜索病毒序列词条、HLA 配体和 T 细胞表位。对数据库 BLAST，可以进行 T 细胞的表位序列可变性分析的多重序列比对，实时监测 HLA 结合多肽（通过个人记录），通过同源分析验证 T 细胞表位和 HLA 配体，还可以分析验证 T 细胞表位与预测的 HLA 结合和分类等。数据库网站地址为 http://projects.met-hilab.org/hpv/HTML/tools.php。

## （十一）ProPepper 服务器

ProPepper™包含目前可用的醇溶蛋白序列的全部规模和在光系统吸收的多肽条目的特异性，与参考数据库（Uniprot，NCBI & IEDB）交叉连接。该接口允许全球先进的参数搜索功能连同下

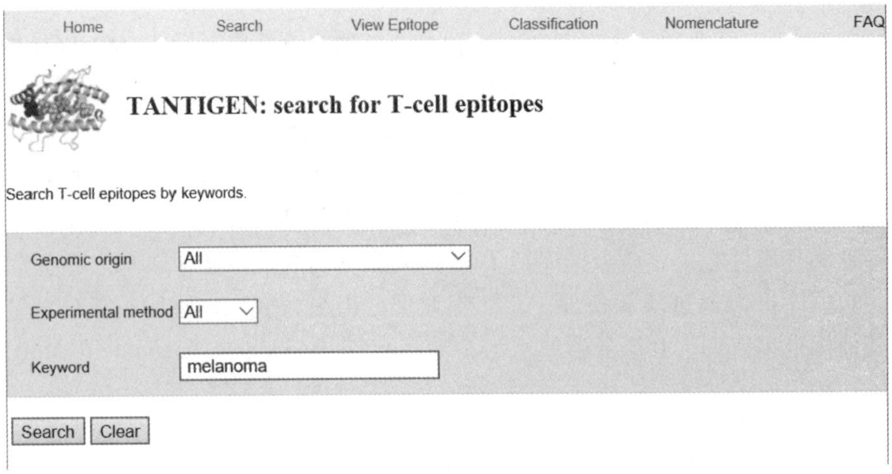


图 29-4 TANTIGEN 的网站输入界面

注：文本框中可输入基因组来源（genomic origin）、来源的实验方法（experimental method）和关键词（keyword）

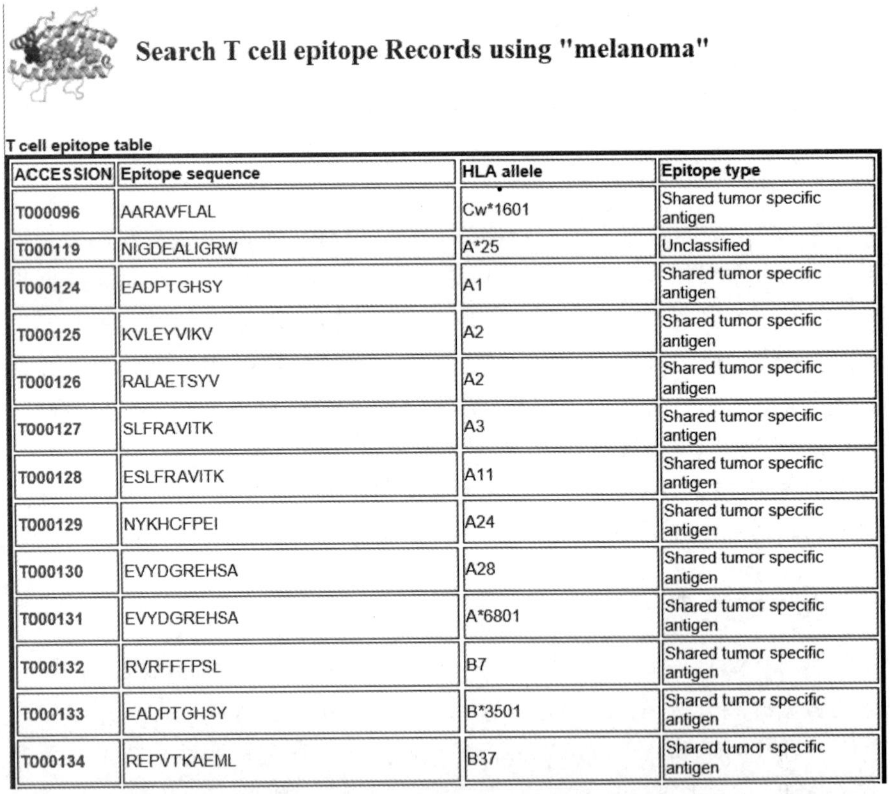


| ACCESSION | Epitope sequence | HLA allele | Epitope type |
|---|---|---|---|
| T000096 | AARAVFLAL | Cw*1601 | Shared tumor specific antigen |
| T000119 | NIGDEALIGRW | A*25 | Unclassified |
| T000124 | EADPTGHSY | A1 | Shared tumor specific antigen |
| T000125 | KVLEYVIKV | A2 | Shared tumor specific antigen |
| T000126 | RALAETSYV | A2 | Shared tumor specific antigen |
| T000127 | SLFRAVITK | A3 | Shared tumor specific antigen |
| T000128 | ESLFRAVITK | A11 | Shared tumor specific antigen |
| T000129 | NYKHCFPEI | A24 | Shared tumor specific antigen |
| T000130 | EVYDGREHSA | A28 | Shared tumor specific antigen |
| T000131 | EVYDGREHSA | A*6801 | Shared tumor specific antigen |
| T000132 | RVRFFFPSL | B7 | Shared tumor specific antigen |
| T000133 | EADPTGHSY | B*3501 | Shared tumor specific antigen |
| T000134 | REPVTKAEML | B37 | Shared tumor specific antigen |

图 29-5 TANTIGEN 的网站输出界面

注：只选择关键词为黑素瘤，其他不选，获得多条 T 细胞表位信息

载选项与相关的公共数据库直接连接。总体上 ProPepper™是一个专业用户用于处理蛋白质化学、蛋白质组学和质谱分析、食品科学、农业育种或医学研究等方面应用的谷物醇溶蛋白表位、多肽和蛋白的数据库。其服务器站点为 https：//propepper. net/。

## （十二）EPIMHC 数据库

该服务器能在确定蛋白中确认 MHC 结合多肽和 T 细胞表位的相关数据，其可以通过网页搜索访问。目前，该数据库主要被设计用来促进计算疫苗学的研究，其包含来自不同来源的 4867 种不同的多肽序列，包括 84 种肿瘤相关抗原。重要的是，查询产生的多肽可以选择源于特异的基序-矩阵。随后，这些基序-矩阵可与动态算法结合使用，用于预测用户提供的蛋白质查询的 MHC 结合多肽。其服务器站点为 http://imed.med.ucm.es/epimhc/。以 HLA-A＊0201 为例搜索的结果见图 29-6 和图 29-7。

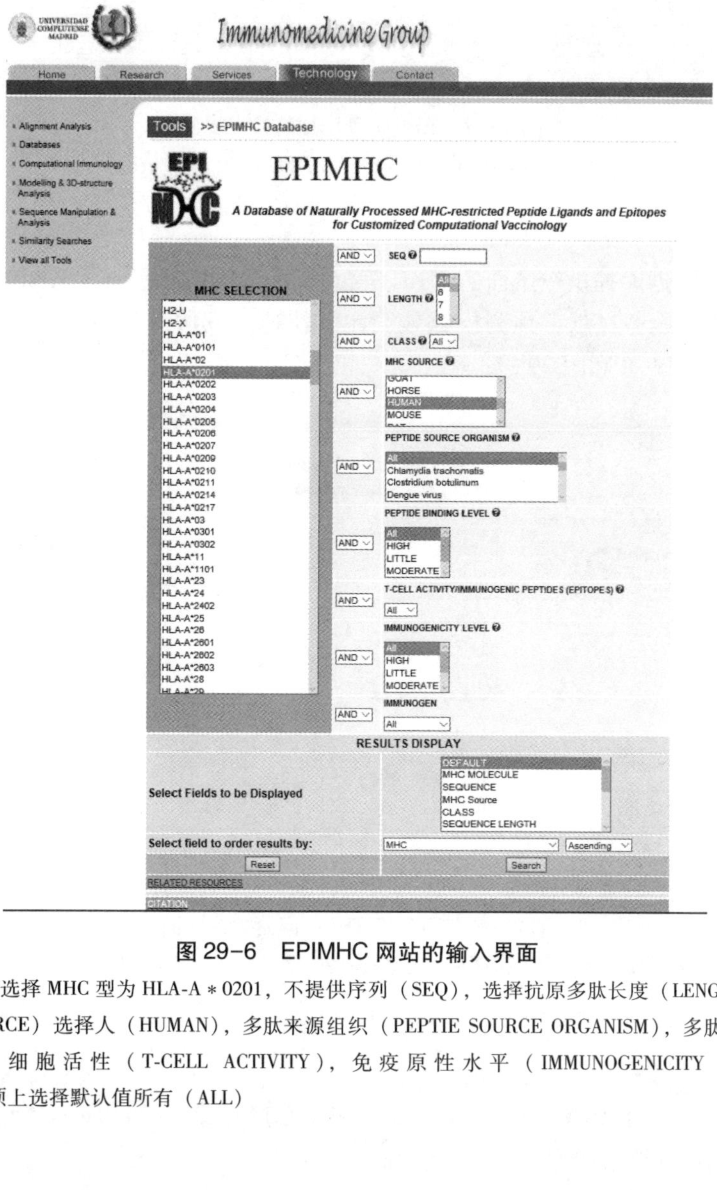


图 29-6　EPIMHC 网站的输入界面

注：下拉框中我们选择 MHC 型为 HLA-A＊0201，不提供序列（SEQ），选择抗原多肽长度（LENGTH）为所有（ALL），MHC 来源（MHC SOURCE）选择人（HUMAN），多肽来源组织（PEPTIE SOURCE ORGANISM），多肽结合水平（PEPTIDE BINDING LEVEL），T 细胞活性（T-CELL ACTIVITY），免疫原性水平（IMMUNOGENICITY LEVEL）和免疫原（IMMUNOGEN）等选项上选择默认值所有（ALL）

## （十三）SYFPEITHI 服务器

SYFPEITHI 是一个包含超过 7000 个能结合 MHC-Ⅰ类和 MHC-Ⅱ类分子多肽序列，并能预测多肽和 MHC 结合能力的数据库。其数据库名称来源于第一个直接测序的 MHC 天然配体，即

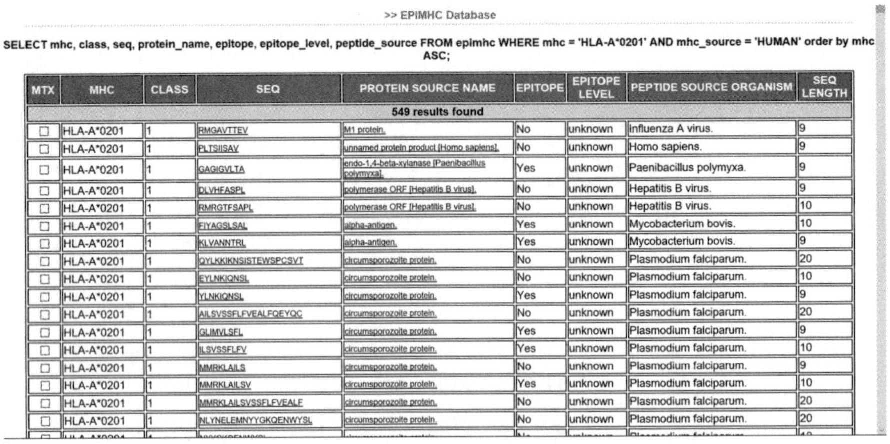

>> EPIMHC Database

SELECT mhc, class, seq, protein_name, epitope, epitope_level, peptide_source FROM epimhc WHERE mhc = 'HLA-A*0201' AND mhc_source = 'HUMAN' order by mhc ASC;

| MTX | MHC | CLASS | SEQ | PROTEIN SOURCE NAME | EPITOPE | EPITOPE LEVEL | PEPTIDE SOURCE ORGANISM | SEQ LENGTH |
|---|---|---|---|---|---|---|---|---|
| 549 results found | | | | | | | | |
| ☐ | HLA-A*0201 | 1 | RMGAVTTEV | M1 protein. | No | unknown | Influenza A virus. | 9 |
| ☐ | HLA-A*0201 | 1 | PLTSIISAV | unnamed protein product [Homo sapiens]. | No | unknown | Homo sapiens. | 9 |
| ☐ | HLA-A*0201 | 1 | GAGIGVLTA | endo-1,4-beta-xylanase [Paenibacillus polymyxa]. | Yes | unknown | Paenibacillus polymyxa. | 9 |
| ☐ | HLA-A*0201 | 1 | DLVHFASPL | polymerase ORF [Hepatitis B virus]. | No | unknown | Hepatitis B virus. | 9 |
| ☐ | HLA-A*0201 | 1 | RMRGTFSAPL | polymerase ORF [Hepatitis B virus]. | No | unknown | Hepatitis B virus. | 10 |
| ☐ | HLA-A*0201 | 1 | FIYAGSLSAL | alpha-antigen. | Yes | unknown | Mycobacterium bovis. | 10 |
| ☐ | HLA-A*0201 | 1 | KLVANNTRL | alpha-antigen. | Yes | unknown | Mycobacterium bovis. | 9 |
| ☐ | HLA-A*0201 | 1 | QYLKKIKNSISTEWSPCSVT | circumsporozoite protein. | No | unknown | Plasmodium falciparum. | 20 |
| ☐ | HLA-A*0201 | 1 | EYLNKIQNSL | circumsporozoite protein. | No | unknown | Plasmodium falciparum. | 10 |
| ☐ | HLA-A*0201 | 1 | YLNKIQNSL | circumsporozoite protein. | Yes | unknown | Plasmodium falciparum. | 9 |
| ☐ | HLA-A*0201 | 1 | AILSVSSFLFVEALFQEYQC | circumsporozoite protein. | No | unknown | Plasmodium falciparum. | 20 |
| ☐ | HLA-A*0201 | 1 | GLIMVLSFL | circumsporozoite protein. | Yes | unknown | Plasmodium falciparum. | 9 |
| ☐ | HLA-A*0201 | 1 | ILSVSSFLFV | circumsporozoite protein. | Yes | unknown | Plasmodium falciparum. | 10 |
| ☐ | HLA-A*0201 | 1 | MMRKLAILS | circumsporozoite protein. | No | unknown | Plasmodium falciparum. | 9 |
| ☐ | HLA-A*0201 | 1 | MMRKLAILSV | circumsporozoite protein. | Yes | unknown | Plasmodium falciparum. | 10 |
| ☐ | HLA-A*0201 | 1 | MMRKLAILSVSSFLFVEALF | circumsporozoite protein. | No | unknown | Plasmodium falciparum. | 20 |
| ☐ | HLA-A*0201 | 1 | NLYNELEMNYYGKQENWYSL | circumsporozoite protein. | No | unknown | Plasmodium falciparum. | 20 |

图 29-7　EPIMHC 网站的输出界面

注：人群中 HLA-A＊0201 提呈的 T 细胞表位相关信息

SYFPEITHI 9 肽。该数据库提供较全面的 MHC 等位基因、MHC 基序、天然配体、T 细胞表位、原始蛋白/有机体和相关参考文献，预测模式较简单、快速。其服务器站点为 http://www.syfpeithi.de/0-Home.htm，见图 29-8 和图 29-9。

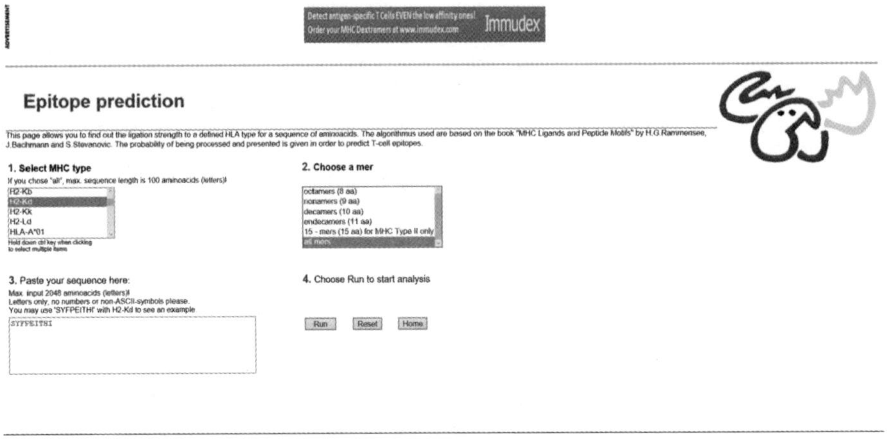


图 29-8　SYFPEITHI 的网站输入界面

注：下拉框中我们选择 MHC 型为 H2-Kd，选择抗原多肽长度类型为所有类型（all mers）并粘贴序列信息“SYFPEITHI”

如图 29-8 所示，选择 MHC 分型为 H2-Kd，表位长度任意，多肽序列信息为“SYFPEITHI”，点击“Run”，得到预测结果如下。

## （十四）NetMHC 数据库

NetMHC 数据库用于预测多肽和 MHC-I类分子结合的亲和力。NetMHC 是基于人工神经网络设计的，并允许在比对中插入和删除。它能了解不同 MHC 分子的长度特征，以在其他多肽数据库里，以

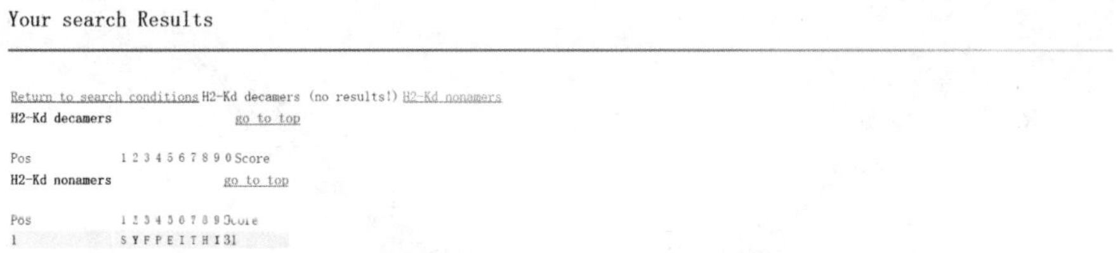


图 29-9　SYFPEITHI 的网站输出界面

注：结果显示多肽“SYFPEITHI”中表位长度为 8 肽（decamers）的表位没有，表位长度为 9 肽的表位（nonamers）为其自身，并且与 H2-Kd 结合能力的打分值为 31

线性部分为特征，用于鉴定结合基序。ANNs 该工具可以量化用于识别潜在的表位，减少实验工作。它还可以预测 81 种不同的人的 MHC 等位基因，包括 HLA-A、HLA-B、HLA-C 和 HLA-E。此外，对 41 种动物（猴、牛、猪和老鼠）等位基因的预测是有效的。如果感兴趣的分子没有在列表中找到，还可以使用 NetMHCpan，它能预测多肽 MHC-I 类分子结合的已知序列的任意等位基因，可以对任何长度的多肽进行预测。同时值得注意的是，大多数 HLA 分子都强烈倾向于结合 9 肽。对多肽长度超过 11 个氨基酸的预测应该谨慎。其服务器站点为 http://www.cbs.dtu.dk/services/NetMHC/。

### （十五）NetMHCⅡpan3.1 数据库

NetMHCⅡpan3.1 是一个全面且具有特异性的方法，能预测 HLA-Ⅱ类分子和确定蛋白序列的结合。该方法采用了一种对 HLA-DR、HLA-DP 和 HLA-DQ 分子常见的策略界定依据伪序列的多肽结合 MHC 环境。这一策略甚至允许包括其他物种在内的新分子。目前，NetMHCⅡpan 3.1 服务器能预测 3 种人 MHC-Ⅱ类分子（HLA-DR、HLA-DP 和 HLA-DQ）及小鼠 H-2 分子与多肽的结合。实施预测时，多肽或蛋白质序列可以以 FASTA 格式提交。MHC 分子的综合的列表对预测和置换是有效的，用户可以在网上下载 MHC 蛋白序列。预测值以 $IC_{50}$的值（在 nanoMolars 中）和作为百分比等级给出。多肽的百分比是通过比较它的分数和相同长度的查询肽的 20 万个随机自然肽的分数来生成。如多肽被赋值为 1%，这意味着它预测的亲和力是在特定分子最高的 1%中。强结合和弱结合多肽基于等级百分比和与可定制的阈值鉴定。用户可以基于预测结合亲和力的结果进行分类，并筛出不结合的多肽。其服务器站点为 http://www.cbs.dtu.dk/services/NetMHCⅡpan/。

## 二、抗体识别信息学研究

机体受到外部因子入侵或机体自身发生异常病变时，机体的一个重要防御途径就是通过生成大量的抗体（或免疫球蛋白）与致病原（称为抗原）结合而阻断其危害作用，并帮助机体启动其他防御系统。抗体的分子结构呈“Y”字形，其顶端分叉位置具有结合抗原的位点，称为互补位或抗原结合位（图 29-10）。天然产生的每一个抗体分子，都只与一种特定的抗原结合，具有高度的特异性。抗原和抗体之间的相互作用为非共价键，包括氢键、范德华力、静电作用和疏水作用等。

抗体的单体由 4 条多肽链组成，其中包括 2 条相同的重链和 2 条相同的轻链，重链和轻链之间通过二硫键共价连接。抗体的每一条链均由多个大致包含 110 个氨基酸残基的结构域（称为免疫球蛋白结构域）组成，单体分子量约 150 kDa。

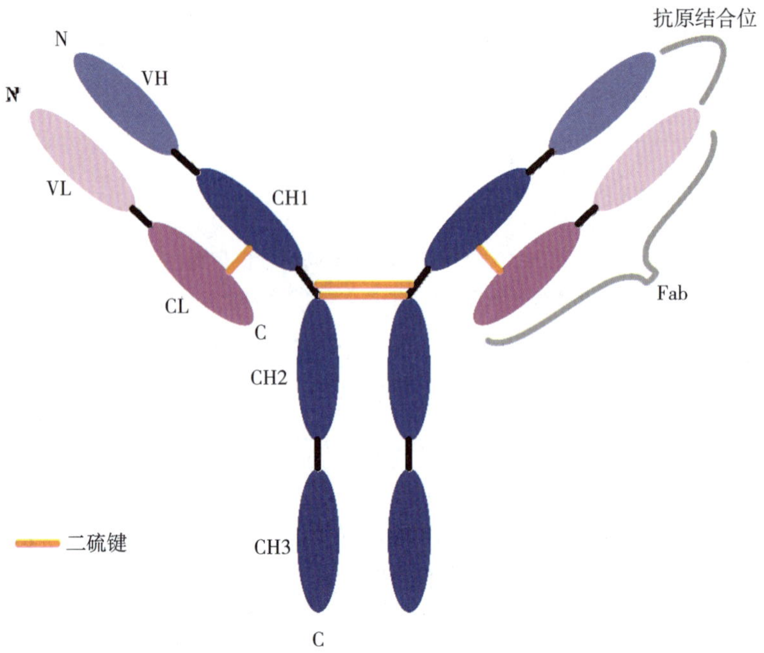


**图 29-10 抗体的基本结构**

注：蓝色标记为重链，红色标记为轻链，其中颜色较浅的为可变区，较深的为恒定区。重链和轻链氨基酸序列的N端和C端分别标记为N和C。抗原结合位点通常由重链可变区和轻链可变区组成。由重链VH、CH1和轻链VL和CL组成的结构称为抗原结合区段（Fab）

据估算，人体可以产生100亿种不同的抗体。虽然数量如此庞大，抗体的Y形结构却很保守。更为重要的是，不同抗体在蛋白序列上也有很大程度的相似性。这种保守性和多样性的统一，是通过抗体的独特结构特点实现的。在每一条抗体重链中，其N端的第一个结构域的序列在不同抗体中变化很大，称为可变区（variable region，V），而后面的其他几个结构域的序列变化相对稳定，称为恒定区（constant region，C）。类似的，在轻链中，N端的第一个结构域也是可变区，C端的结构域是恒定区。重链和轻链的可变区分别称为VH和VL，恒定区分别称为CH和CL。抗体中CH的不同决定抗体种型的不同，使抗体分为IgA、IgD、IgE、IgG、IgM等类型，但在同一类抗体中，CH部分基本不变。因此，真正决定抗体多样性的区域，是VH和VL区域。在抗体可变区的产生过程中，体细胞会发生免疫球蛋白重组，又称为V（D）J重组，该过程通过“串联组装”不同的基因片段，实现抗体可变区的差异化生产。

在抗体可变区VH和VL中，均存在3个关键的区域（图29-11），被称为超变区（HV-1、HV-2及HV-3），又称为互补决定区（CDR1、CDR2及CDR3）。这3个区域在不同抗体中高度不同，并且在抗原识别的特异性和亲和力上发挥主导作用。而每个可变区中被超变区间隔开的其他4个区域，序列和结构都相对固定，称为framework region（FR，抗体骨架区）。

## （一）IGPred 服务器

随着基因组学和蛋白质组学的快速发展，研究人员利用高通量手段和理论预测技术得到了大量的蛋白质序列。受限于实验验证所需的大量投入，大多数蛋白质的结构和功能都属于未知状态。从这些未知功能的大量蛋白质中发掘潜在的抗体，将有助于我们对抗体的研究。因此，科研人员

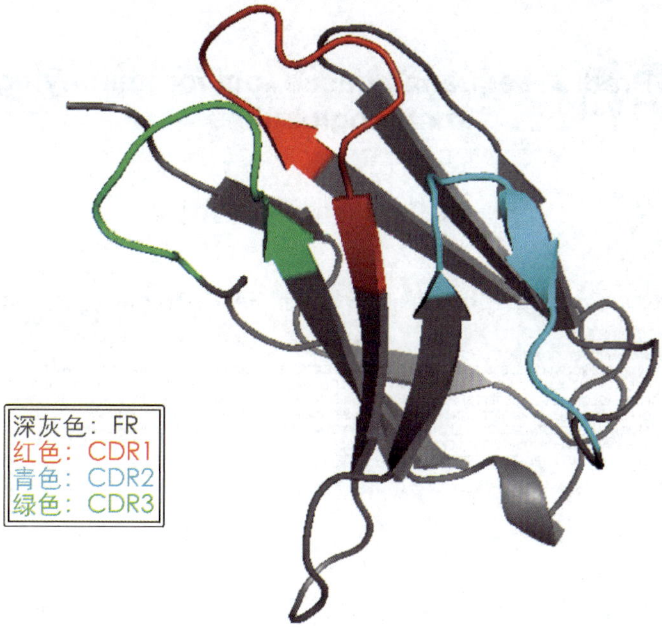


**图 29-11 抗体可变区的基本结构**

注：深灰色的为抗体骨架区（FR），红色、青色和绿色分别是 3 个互补决定区

开展了利用计算机辅助的信息学手段从蛋白质序列库中预测抗体的研究。这里我们以 IGPred 为例进行介绍。Tang 等基于抗体特殊的序列性质，基于氨基酸残基的物理化学性质，建立了一个名为 IGPred 的抗体预测方法，并提供了在线服务器（网址：http://lin.uestc.edu.cn/server/IGPred）。该服务器只需要以 BLAST 格式输入一段蛋白质序列，即可以预测该蛋白质序列是否可能是抗体。如以下序列：

>human | Q86WK6 | AMGO1_

MHPHRDPRGLWLLLPSLSLLLFEVARAGRAVVSCPAACLCASNILSCSKQQLPNVPHSLPSYTALLDL
SHNNLSRLRAEWTPTRLTQLHSLLLSHNHLNFISSEAFSPVPNLRYLDLSSNQLRTLDEFLFSDLQVLEVLLL
YNNHIMAVDRCAFDDMAQLQKLYLSQNQISRFPLELVKEGAKLPKLTLLDLSSNKLKNLPLPDLQKLPAWI
KNGLYLHNNPLNCDCELYQLFSHWQYRQLSSVMDFQEDLYCMNSKKLHNVFNLSFLNCGEYKERAWEA
HLGDTLIIKCDTKQQGMTKVWVTPSNERVLDEVTNGTVSVSKDGSLLFQQVQVEDGGVYTCYAMGETFNE
TLSVELKVHNFTLHGHHDTLNTAYTTLVGCILSVVLVLIYLYLTPCRCWCRGVEKPSSHQGDSLSSSMLSTT
PNHDPMAGGDKDDGFDRRVAFLEPAGPGQGQNGKLKPGNTLPVPEATGKGQRRMSDPESVSSVFSDTPI
VV

将其输入网站的文本框如下（图 29-12）。

提交任务后，服务器即可返回该蛋白序列的预测结果，包括其是否是免疫球蛋白（抗体）和其概率，见图 29-13 所示。

## （二）PyIgClassify 数据库

由于抗体识别和结合抗原的主要部位是可变区，因此对可变区进行分析能够帮助对抗体-抗原结合的研究。在抗体可变区中，抗体骨架区的序列和结构又相对固定，其主要作用的是互补决定区 CDR1、CDR2 及 CDR3。根据对蛋白质结构库 PDB 中已知结构抗体的分析，其中一个比

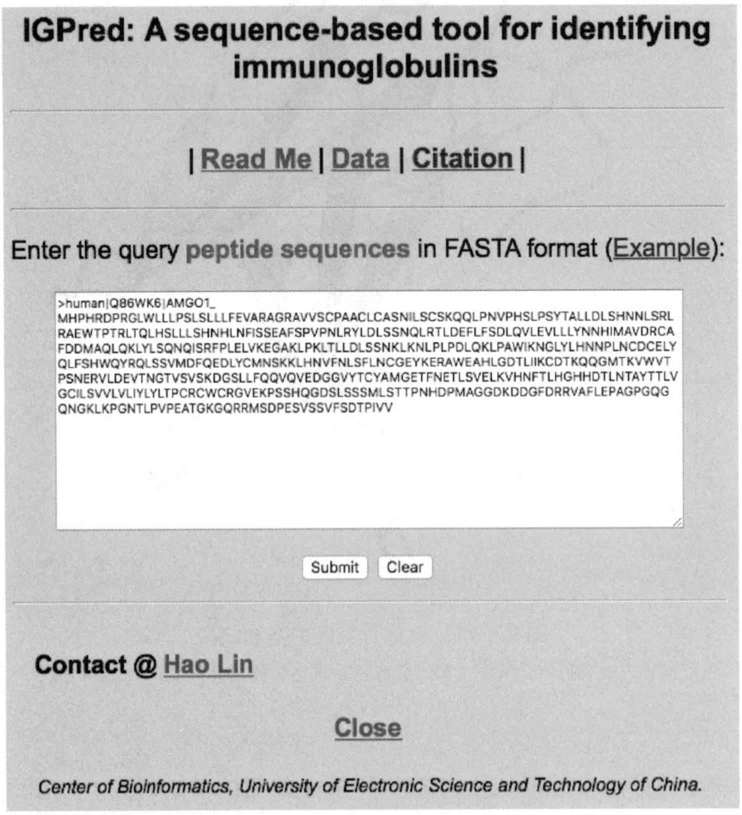


图 29-12 IGPred 的网站输入界面

注：文本框中用于输入 FASTA 格式的蛋白质序列

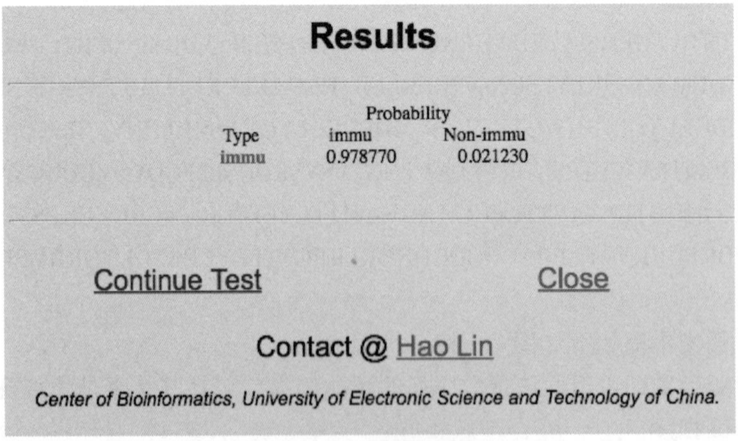


图 29-13 IGPred 网站的抗体预测结果

注：此例中，Type（类型）下显示“immu”，表明上述 IGPred 预测上述蛋白质序列很可能为抗体序列。其后进一步给出了预测概率（Probability），分别为是抗体的概率（immu）和不是抗体的概率（Non-immu）

较具有代表性的是 Adolf-Bryfogle 等结合前人研究，建立的一个抗体结构分类数据库 PyIgClassify 及其提供的在线服务器（http://dunbrack2.fccc.edu/pyigclassify/）。该服务器主要适用于对抗体的 CDR 结构进行分析，包括 CDR 序列的长度类别、氨基酸残基的二面角、脯氨酸的顺反式结构等。同时，服务器可以通过将用户提供的抗体氨基酸序列与 IMGT（http://www.imgt.org/）数据库进行比较，对抗体类型进行判定。该方法利用 8 重隐马尔科夫模型（HMM）对 VH 和 VL 区域进行判定。同时，该方法还对所有 PDB 中已知结构抗体的 CDR 构象根据结构进行聚类分析。

当我们需要直接利用 PDB 数据库中的抗体结构进行 CDR 分析时，可以在网站上直接输入相应的 PDB 代码，需要时可以包含蛋白链的 ID。见图 29-14。

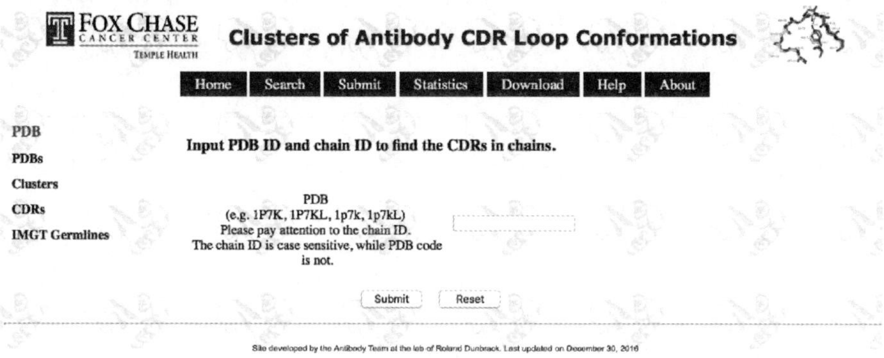


图 29-14　PyIgClassify 网站的 PDB 输入界面

注：在此界面下，只需要在文本输入框中，提供所需分析结构的 PDB 代码即可

以 1P7K 为例，当我们提交任务后，服务器返回结果如下（图 29-15）。

可以看到，结果中显示了该 PDB 文件中所包含的 CDR 数量及其聚类分析的类别种类，并进一步详细列出了蛋白链、抗体的基因型、来源物种、FR 类型、FR 与参考类型的序列相似性、CDR 类型、CDR 与参考类型的序列相似性、CDR 类别、CDR 序列长度、CDR 聚类类别、CDR 与 CDR 聚类类别中其他序列的二面角中位值差异、CDR 序列及残基对应的 Ramachandran 类别等信息。

除了对已知结构抗体进行分析外，更有意义的是对未知结构抗体的分析。该服务器同样可以分析 FASTA 格式的抗体序列，对其进行分析。如我们在"Sequences"分析界面中输入如下序列：

>LDIQMTQSPASLSASVGETVTITCRASENIYSYLTWYQQKQGKSPQLLVYNAKTLAEGVPSRFSGSGSGTQFSLKISSLQPEDFGNYYCQHHYGTRTFGGGTRLEIKRADAAPTVSIFPPSSEQLTSGGASVVCFLNNFYPKDINVKWKIDGSERQNGVLNSWTDQDSKDSTYSMSSTLTLTKDEYERHNSYTCEATHKTSTSPIVKSFNRNEC

提交作业后，服务器返回以下分析结果（图 29-16）。

可以看到，结果给出了该序列是否属于抗体序列及其类别的判定结果。若序列属于抗体序列，则进一步提供了序列中的 CDR 分析结果，包括该序列是重链还是轻链、CDR 序列、CDR 在输入序列中的残基位置区间、根据聚类编号重新对序列进行编号后的 CDR 对应残基位置区间、CDR 分类（包括 CDR 两头的部分 FR 区域）及 CDR 聚类类别等信息。

## （三）mCSM-AB 服务器

在很多情况下，我们希望对抗体进行优化设计，以进一步提高抗体与特定抗原的亲和力

FOX CHASE CANCER CENTER TEMPLE HEALTH

**Clusters of Antibody CDR Loop Conformations**

Home | Search | Submit | Statistics | Download | Help | About

**CDRs for query 1P7K**

#CDRs = 6; #Clusters = 7.

| Chain | Gene | PDB Species | Frame Germline | Frame % | CDR Germline | CDR % | CDR | Length | Cluster | Distance(°) | Sequence | Ramachandran |
|---|---|---|---|---|---|---|---|---|---|---|---|---|
| A | kappa | Mus.musculus | Mo_IGKV12-44*01 | 98.5 | Mo_IGKV12-44*01 | 100 | L1 | 11 | L1-11-1 | 6 | RASENIYSYLA | BBABPDGDPBB |
| A | kappa | Mus.musculus | Mo_IGKV12-44*01 | 98.5 | Mo_IGKV12-44*01 | 100 | L2 | 8 | L2-8-1 | 5 | YNAKTLAE | BLLDPPPP |
| A | kappa | Mus.musculus | Mo_IGKV12-44*01 | 98.5 | Mo_IGKV | -1 | L3 | 9 | L3-9-cis7-1 | 14 | QHHYGTPLT | BPDABPpPB |
| B | heavy | Mus.musculus | Mo_IGHV1-14*01 | 93.2 | Mo_IGHV1-14*01 | 100 | H1 | 13 | H1-13-1 | 9 | KASGYTFTSYVMH | PPBLBPAAABPBP |
| B | heavy | Mus.musculus | Mo_IGHV1-14*01 | 93.2 | Mo_IGHV1-14*01 | 90 | H2 | 10 | H2-10-1 | 8 | YINPYNDGTK | BBBAADLPBB |
| B | heavy | Mus.musculus | Mo_IGHV1-14*01 | 93.2 | Mo_IGHV | -1 | H3 | 13 | H3-13-cis7-* | -1 | VRGGYRPYYAMDY | BPPPABpAAPBAB |
| H | heavy | Mus.musculus | Mo_IGHV1-14*01 | 93.2 | Mo_IGHV1-14*01 | 100 | H1 | 13 | H1-13-1 | 7 | KASGYTFTSYVMH | PPBLBPAAABPBP |
| H | heavy | Mus.musculus | Mo_IGHV1-14*01 | 93.2 | Mo_IGHV1-14*01 | 90 | H2 | 10 | H2-10-1 | 8 | YINPYNDGTK | BBBAADLPBB |
| H | heavy | Mus.musculus | Mo_IGHV1-14*01 | 93.2 | Mo_IGHV | -1 | H3 | 13 | H3-13-* | -1 | VRGGYRPYYAMDY | BPPPAAPAAPBAB |
| L | kappa | Mus.musculus | Mo_IGKV12-44*01 | 98.5 | Mo_IGKV12-44*01 | 100 | L1 | 11 | L1-11-1 | 6 | RASENIYSYLA | BPABPDGDPBB |
| L | kappa | Mus.musculus | Mo_IGKV12-44*01 | 98.5 | Mo_IGKV12-44*01 | 100 | L2 | 8 | L2-8-1 | 7 | YNAKTLAE | BLLDPPPP |
| L | kappa | Mus.musculus | Mo_IGKV12-44*01 | 98.5 | Mo_IGKV | -1 | L3 | 9 | L3-9-cis7-1 | 14 | QHHYGTPLT | BPDABPpPB |

图 29-15 PyIgClassify 对 PDB 代码为 1P7K 的蛋白质结构中的抗体 CDR 的序列分析结果

注："#CDRs=6；#Clusters=7"表明该 PDB 结构中含有 6 个特异性 CDR 区域（不含相同的 CDR），分别属于 7 个不同的分类类别。结果表格中，每一列的信息分别表示：Chain 列代表 PDB 中的蛋白链名称，Gene 列代表抗体重链和轻链的类型，PDB Species 代表抗体的种属来源，Frame Germline 代表抗体骨架区的类别，Frame% 代表抗体骨架区与所属类别的序列相似性，CDR Germline 代表对 CDR1 和 CDR2 所属的类别，CDR% 代表 CDR 序列与所属类别的序列相似性，CDR 代表所属 CDR 区域，Length 代表对应 CDR 序列的氨基酸残基长度，Cluster 代表 CDR 所属的分类，Distance 代表抗体 CDR 结构与所属类别的 CDR 平均结构的空间走向差异，Sequence 代表对应 CDR 序列的蛋白质残基序列，Ramachandran 代表各个残基的二面角在 Ramachandran 图中所属区域

**CDRs for the input sequences**

CDRs of the input sequences are predicted from our antibody HMM models and HMMER3.0.
The input sequences are aligned to antibody HMMs by HMMER3.0. The E-value cutoff is 1E-5.
The column "New Chain" is the re-assigned chain id in the renumbered PDB. They will be L/H unless multiple heavy or light chains are in the PDB. New Numbers correspond to the renumbered residue numbers in the output PDB using our CDR definition defined in **North's new CDR clustering**, and **the AHO scheme**, refered to as North-AHO numbering.

You must download and/or export your data. Your data will be deleted after you leave the page.

Download Output files and/or renumbered PDB

Summary info for all chains

| Chain | Identification | Is_scfv | #domains | New Chain | Domain No | Gene | Score | E-Value |
|---|---|---|---|---|---|---|---|---|
| L | ig_ab | False | 1 | L | 1 | kappa | 169.7 | 9.1e-55 |

CDRs in each chain

| Chain | New Chain | Sequence | Residue Numbers | New Numbers | CDR | Cluster |
|---|---|---|---|---|---|---|
| L | L | DIQMTQSPASLSASVGETVTITC | [1 - 23] | [1 - 23] | frame | - |
| L | L | RASENIYSYLT | [24 - 34] | [24 - 42] | L1 | - |
| L | L | WYQQKQGKSPQLLV | [35 - 48] | [43 - 56] | frame | - |
| L | L | YNAKTLAE | [49 - 56] | [57 - 72] | L2 | - |
| L | L | GVPSRFSGSGSGTQFSLKISSLQPEDFGNYYC | [57 - 88] | [73 - 106] | frame | - |
| L | L | QHHYGTRT | [89 - 96] | [107 - 138] | L3 | - |
| L | L | FGGGTRLEIKR | [97 - 107] | [139 - 149] | frame | - |
| L | L | ADAAPTVSIFPPSSEQLTSGGASVVCFLNNFYPKDINVKWKIDGSERQNGVLNSWTDQDSKDSTYSMSSTLTLTKDEYERHNSYTCEATHKTSTSPIVKSFNRNEC | [108 - 213] | [150 - 255] | - | - |

图 29-16 PyIgClassify 对上述蛋白质序列的分析结果

注：第一个表格是概括信息，包括提供的蛋白质序列的抗体链类型（Chain），抗体预测情况（Identification），是否是单链抗体（Is_scfv），序列包含的结构域数目（#domains），服务器重命名后的蛋白质链名称（New Chain），重命名后的结构域编号（Domain No），抗体链类型（Gene），服务器的预测打分（Score），预测的 E 值（E-Value）。第二个表格中是更为详细的信息，包含每一条链中的 CDR 区域信息：输入序列的蛋白质链名称（Chain），服务器重命名后的蛋白质链名称（New Chain），CDR 的氨基酸残基序列，CDR 残基在输入序列中的编号区域（Residue Numbers），CDR 残基在重命名后的序列中的编号区域（New Numbers），CDR 类别（CDR），以及所属类别（Cluster）

和特异性，从而得到效价更高的抗体。有时，不同来源的与同一抗原结合的抗体，会有序列上的突变，我们期望知道突变对抗体功能的影响。还有可能的情况是，病毒等经常通过高度突变，逃避机体抗体或治疗抗体的识别，我们希望了解其原因并对抗体进行相应的优化。从抗体的结构分析知道，抗体主要通过 CDR 区域识别和结合抗原，因此通常突变会在抗体的 CDR 区域或对应的抗原区域。当通过结构分析或同源模建等手段得到抗体与抗原的复合物结构后，可以比较方便地利用计算机对界面突变的影响进行分析。如 Pires 等建立了一个 mCSM-AB 的预测方法，并提供了在线服务器（http://structure.bioc.cam.ac.uk/mcsm_ab），用于预测界面突变对抗体-抗原结合能的影响。

该网站提供 2 种输入方式。“Single mutation”是通过上传一个待分析的 PDB 文件，然后输入突变位点信息（Mutation）及在 PDB 文件中对应的蛋白质链名称（Mutation chain）。“Mutation list”是通过上传一个待分析的 PDB 文件后，在上传一个包含一个或多个突变位点信息的文件，用于预测分析。

如图 29-17 所示，利用该服务器，可以预测抗体或抗原上的单点或多点突变对指定抗体-抗原结合能的影响。以 PDB 结构 3NGB 为例，当其 H 链上的 54 位残基由 Gly 突变为 Ser 后，计算其对抗体-抗原结合能的影响见图 29-18。可以看到，根据预测结果，该突变会增强抗体与抗原的亲和力。不过由于结合能变化较小，该突变引起的亲和力改变可能并不显著。在页面右侧，显示了抗体-抗原结合界面的结构示意图及突变位点，并且可以利用鼠标对结构进行操作和查看分析。

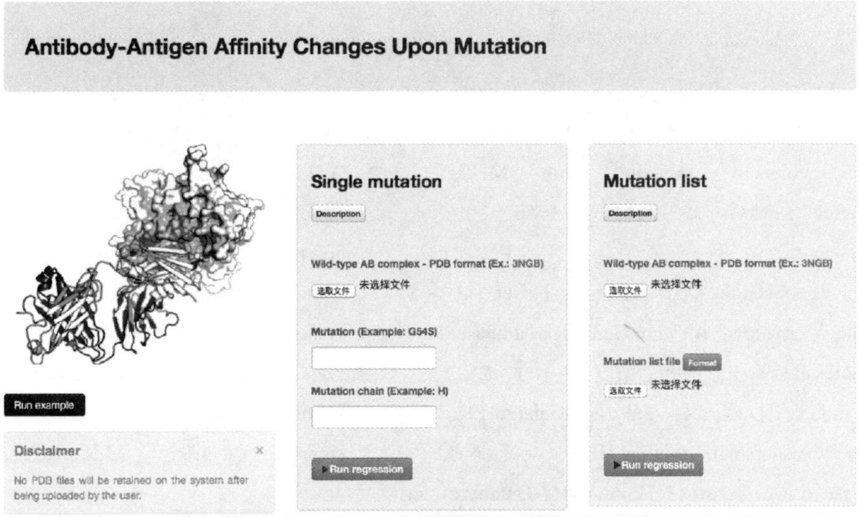


图 29-17　mCSM-AB 网站的界面

通过“Single mutation”方式，输入 PDB 文件“3NGB”、突变位点“G54S”及蛋白质链“H”，服务器返回上述结果。“Predicted Affinity Change（ΔΔG）”是对突变引起的抗原-抗体相互作用强度变化的预测，该例中变化大于零，表明该突变有助于提高抗原-抗体相互作用能力。右图是显示的 G54S 突变（棒状）及周围的抗原和抗体结构，可以在网站上进一步用鼠标进行操作、演示和分析。

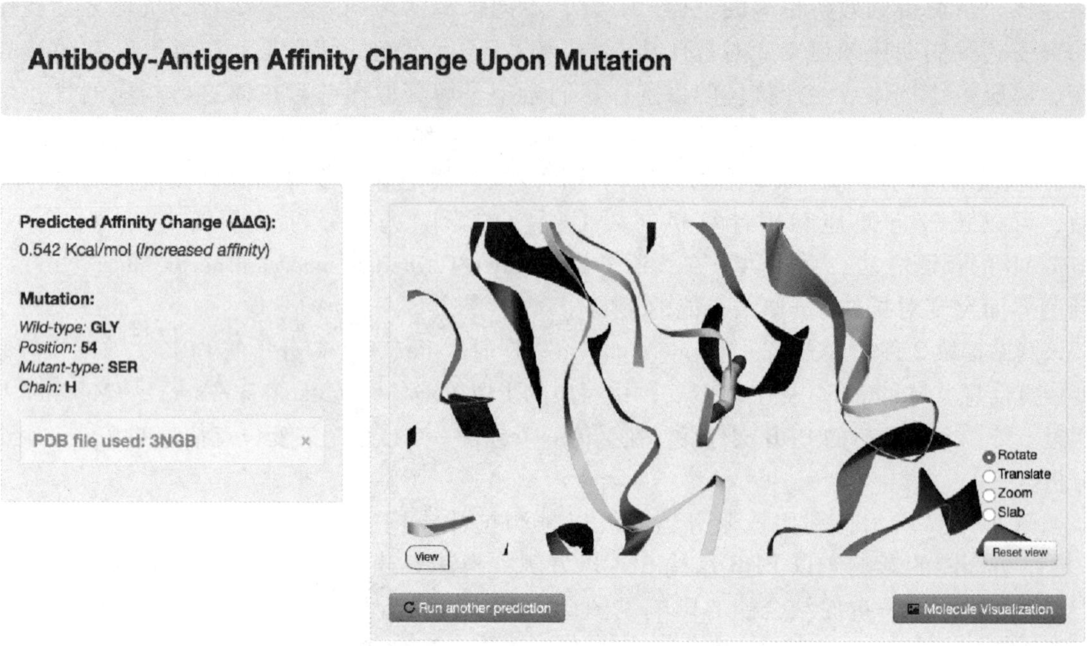


图 29-18 mCSM-AB 分析结果

（殷 雷 刘 森）

## 参考文献


[1] Yin L, Scott-Browne J, Kappler J, et al. T cells and their eons-old obsession with MHC. Immunological Reviews, 2012, Nov, 250 (1): 49-60.

[2] Giudicelli V, Chaume D, Bodmer J, et al. IMGT, the international ImMunoGeneTics database. Nucleic Acids Research, 1999, 27 (1): 209-212.

[3] Ghattaoraya GS, Dundar Y, González-Galarza FF, et al. A web resource for mining HLA associations with adverse drug reactions: HLA-ADR. Database the Journal of Biological Databases & Curation, 2016, 2016: baw069.

[4] Hua Tang, Wei Chen, Hao Lin. Identification of immunoglobulins using Chou's pseudo amino acid composition with feature selection technique. Molecular BioSystems, 2016, 12: 1269-1275.

[5] Jared Adolf-Bryfogle, Qifang Xu, Benjamin North, et al. PyIgClassify: a database of antibody CDR structural classifications. Nucleic Acids Research, 2015, 43: 432-438.

[6] Borrman T, Cimons J, Cosiano M, et al. ATLAS: a database linking binding affinities with structures for wild-type and mutant TCR-pMHC complexes. Proteins-structure Function & Bioinformatics, 2017, 85 (5): 908-916.

[7] Douglas E. V. Piresl, David B. Ascher. mCSM-AB: a web server for predicting antibody-antigen affinity changes upon mutation with graph-based signatures. Nucleic Acids Research, 2016, 44: 469-473.

[8] Blythe MJ, Doytchinova IA, Flower DR. JenPep: a database of quantitative functional peptide data for immunology. Bioinformatics, 2002, 18 (3): 434.

[9] Mcsparron H, Blythe MJ, Zygouri C, et al. JenPep: a novel computational information resource for immunobiology and vaccinology. Journal of Chemical Information & Computer Sciences, 2003, 43 (4): 1276.

[10] Shugay M, Bagaev DV, Zvyagin IV, et al.

VDJdb: a curated database of T-cell receptor sequences with known antigen specificity. Nucleic Acids Research, 2018, 46 (D1): 419–427.

[11] Tickotsky N, Sagiv T, Prilusky J, et al. McPAS-TCR: A manually-curated catalogue of pathology-associated T cell receptor sequences. Bioinformatics, 2017, 33 (18): 2924–2929.

[12] Vita R, Overton JA, Greenbaum JA, et al. The immune epitope database (IEDB) 3.0. Nucleic Acids Research, 2015, 43 (Database issue): 405–412.

[13] Olsen LR, Tongchusak S, Lin H, et al. TANTIGEN: a comprehensive database of tumor T cell antigens. Cancer Immunol Immunother, 2017, 66 (6): 731–735.

[14] Haraszi R, Tasi C, Juhasz A, et al. PDMQ-Protein Digestion Multi Query software tool to perform in silico digestion of protein/peptide sequences. Michigan Law Review, 2015, 122 (2): 139–217.

[15] Reche PA, Zhang H, Glutting JP, et al. EPIMHC: a curated database of MHC-binding peptides for customized computational vaccinology. Bioinformatics, 2005, 21 (9): 2140–2141.

[16] Rammensee H, Bachmann J, Emmerich NP, et al. SYFPEITHI: database for MHC ligands and peptide motifs. Immunogenetics, 1999, 50 (4): 213–219.

[17] Andreatta M, Nielsen M. Gapped sequence alignment using artificial neural networks: application to the MHC class Ⅰ system. Bioinformatics, 2016, 32 (4): 511.

[18] Nielsen M, Lundegaard C, Worning P, et al. Reliable prediction of T-cell epitopes using neural networks with novel sequence representations. Protein Science, 2010, 12 (5): 1007–1017.

[19] Andreatta M, Karosiene E, Rasmussen M, et al. Accurate pan-specific prediction of peptide-MHC class Ⅱ binding affinity with improved binding core identification. Immunogenetics, 2015, 67 (11–12): 641.

# 第五篇

# 常用免疫学实验技术

# 抗原-抗体体外反应

## 第 30 章

本章主要介绍颗粒性抗原与抗体的反应（包括玻片凝集试验、试管凝集试验）、可溶性抗原与抗体的反应（包括单向琼脂扩散、对流免疫电泳）的体外检测技术。

## 一、玻片凝集试验

### 【原理】

凝集反应是颗粒性抗原（如完整的细菌、细胞）与相应抗体，在适当浓度的电解质存在下，经过一定时间，出现肉眼可见的凝集块。

玻片凝集试验是在玻片上进行的直接凝集反应。玻片凝集反应是将抗体直接与颗粒性抗原物质（如细菌、红细胞等）混合，在有适当电解质存在的条件下，如两者对应便发生特异性结合而形成肉眼可见的凝集物，即为阳性；如两者不对应便无凝集物出现，即为阴性（图 30-1）。

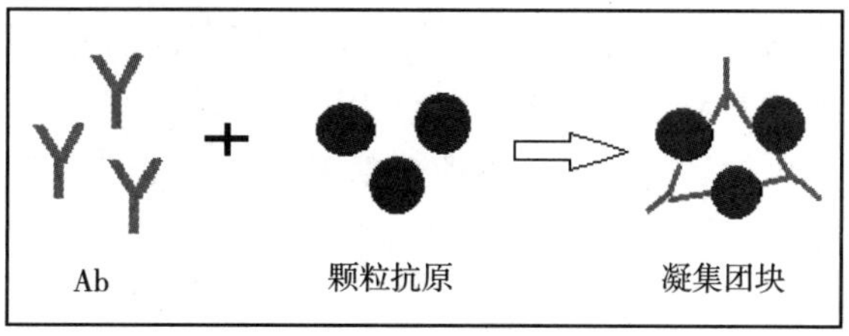


**图 30-1　玻片凝集试验**

### 【应用】

玻片凝集反应属定性试验，主要用于细菌的鉴定、分型和人 ABO 血型的鉴定等。本试验是以伤寒杆菌的诊断血清来鉴定伤寒杆菌。

### 【材料】

（1）抗体：1∶10 稀释的诊断血清。

（2）18~24 h 琼脂细菌培养物：伤寒杆菌（抗原1）、大肠埃希菌（抗原2）。

（3）生理盐水（0.9%NaCl）、玻片、接种环（针）、酒精灯等。

## 【方法】

（1）取一洁净玻片，用笔划分二格，并标明为“1”“2”。

（2）用接种环无菌取生理盐水，置玻片上，每格两环。

（3）用接种环无菌刮取伤寒杆菌少许，置“1”格内的生理盐水中，研磨均匀。同法取大肠埃希菌置“2”格的生理盐水中。

（4）用接种环无菌取诊断血清，于“1”“2”格中各置一环，并同菌混匀。轻轻摇晃玻片。

（5）1~2 min 后观察凝集现象。

## 【结果】

出现凝集颗粒，其周围混合悬液由浑浊变为澄清透明者为阳性；如仍呈均匀浑浊状者则为阴性。记录结果，最后将所用玻片放入置有甲酚皂消毒液的玻片缸中（图 30-2）。

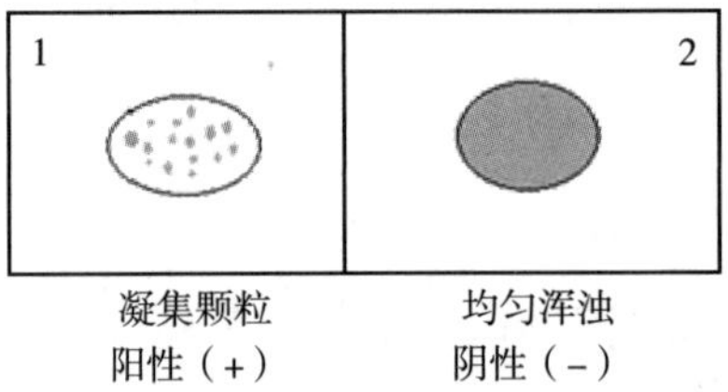


图 30-2 玻片凝集

## 【注意事项】

（1）接种环取每一种细菌前和后需要在火上烧一次。伤寒杆菌为致病菌，要严格无菌操作。

（2）试验完后，将含有活菌玻片放置含有 5%~10%甲酚皂溶液的消毒缸中。

（3）刮取细菌时，量不可过多；细菌在生理盐水中，应充分研磨均匀。否则，影响凝集现象的观察。

（4）凝集反应出现凝集所需抗体量比沉淀反应所需抗体量少得多。

## 【思考题】

抗原抗体反应特点及影响因素有哪些？

# 二、试管凝集试验

## 【原理】

试管凝集试验多用于半定量实验。用已知的定量的颗粒性抗原悬液直接与系列稀释的待检血清在试管内混合，经一定时间后，观察各管有无凝集，并根据凝集程度定量测定血清中的抗体水平及其效价。

## 【应用】

经典的试管凝集反应又称肥达反应，用来诊断伤寒感染的患者血清中是否存在伤寒 H 和 O 抗原的抗体，以辅助诊断伤寒病。

试管凝集试验是定性或半定量确定抗体水平及其效价。本实验是用已知的伤寒杆菌抗原检测未知抗体及相对含量。

## 【材料】

（1）待诊断血清或患者血清（1∶10 稀释）。

（2）伤寒杆菌菌液抗原（7 亿个/ml）。

（3）生理盐水。

（4）吸管、试管、试管架、水浴箱等。

## 【方法】

（1）取小试管 7 支置于试管架上，并按顺序编号“1”“2”至“7”（图 30-3）。

（2）用 5 ml 吸管取生理盐水，每管各加入 0.5 ml。

（3）用 1 ml 吸管吸取待诊断血清 0.5 ml 加入第“1”管，然后用该吸管将上述免疫血清和试管中盐水吹吸 3 次，混匀。

（4）用同一吸管从第“1”管取出血清盐水混合液 0.5 ml 加入第“2”管，同样用该吸管吹吸 3 次混匀，然后取出 0.5 ml 至第“3”管，依次类推，直至第“6”管，混匀后，取出 0.5 ml 弃之。此时第“1”管至第“6”管的血清稀释度分别为 1∶20、1∶40 ……1∶640。

（5）用 5 ml 吸管吸取伤寒杆菌菌液，从第“7”管到第“1”管，每管各加入 0.5 ml，此时第“1”管至第“6”管的血清最后稀释度分别为 1∶40、1∶80……1∶1280，第“7”管未加血清，为对照管（表 30-1）。

（6）菌液加毕，振摇试管，使血清与菌液充分混合，置 56℃水浴中 2~4 h（或置 37℃水浴箱中过夜），然后观察结果，凡能与定量抗原产生明显凝集现象（++）的血清最高稀释倍数，即为该血清的凝集效价。

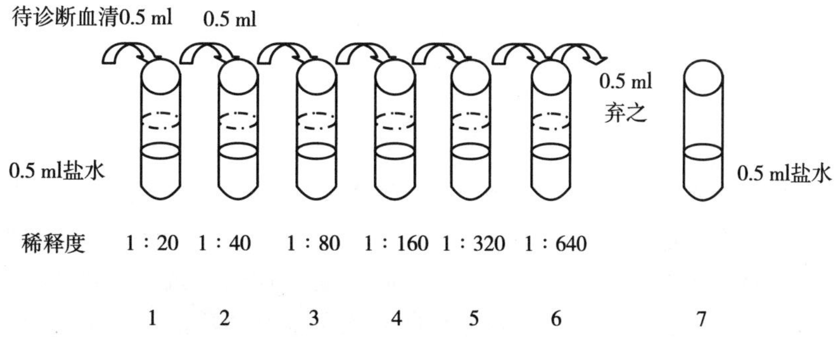


**图 30-3　试管凝集试验的血清系列倍比稀释**

表 30-1 试管凝集试验

| 管号 | 1 | 2 | 3 | 4 | 5 | 6 | 7 |
|---|---|---|---|---|---|---|---|
| 盐水（ml） | 0.5 | ↷ 0.5 | ↷ 0.5 | ↷ 0.5 | ↷ 0.5 | ↷ 0.5 | ↷ 0.5 |
| 血清（ml） | 0.5 | 0.5 | 0.5 | 0.5 | 0.5 | 0.5 | 弃，0 |
| 抗原（ml） | 0.5 | 0.5 | 0.5 | 0.5 | 0.5 | 0.5 | 0.5 |
| 终体积（ml） | 1.0 | 1.0 | 1.0 | 1.0 | 1.0 | 1.0 | 1.0 |
| 稀释度 | 1∶40 | 1∶80 | 1∶160 | 1∶320 | 1∶640 | 1∶1280 | 盐水对照 |

## 【结果】

（1）先观察对照管，管底沉淀物呈圆形，边缘整齐，轻轻振荡，细菌即分散而呈浑浊现象，此为不凝集。

（2）凝集强度的判断以“+”表示。

1）“++++”细菌全部凝集，液体澄清，轻摇有大片凝集块。

2）“+++”细菌部分凝集，液体微浑浊，凝集块稍小。

3）“++”细菌少量部分凝集，液体半澄清，凝集颗粒小，但仍清晰可见。

4）“+”细菌很少部分凝集，液体浑浊，凝集颗粒隐约可见。

5）“-”未凝集，液体与对照管相同。

## 【注意事项】

（1）实验操作认真仔细，如向试管内插入吸管宜轻，以免戳穿试管底；取样和加样应准确。稀释血清时应仔细且逐管进行，以防跳管。

（2）观察结果时，最好不要振摇试管，以免将凝集物摇散而影响观察。

## 【思考题】

能否用微量孔法代替传统的试管法测抗体效价？

# 三、单向琼脂扩散

## 【原理】

检测可溶性抗原抗体体外反应。将某种特异性抗体混合于琼脂凝胶中，制成含抗体的琼脂板，再于琼脂板上打孔，并将一定量的抗原加入孔中。抗原在孔中向四周做辐射状扩散，如抗原与已知的抗体相对应，在两者比例适合处出现由免疫复合物所形成的白色沉淀环。沉淀环直径与抗原的含量成正比（图 30-4）。以不同浓度的标准抗原与固定浓度的抗体反应后测得沉淀环的直径作为横坐标，以抗原浓度为纵坐标可绘制标准曲线。根据待测样本沉淀环的大小，从标准曲线中即可推算其含量。

## 【应用】

主要用于定量测定 IgG、IgM、IgA 和补体、转铁蛋白、抗胰蛋白酶、糖蛋白、前白蛋白等多

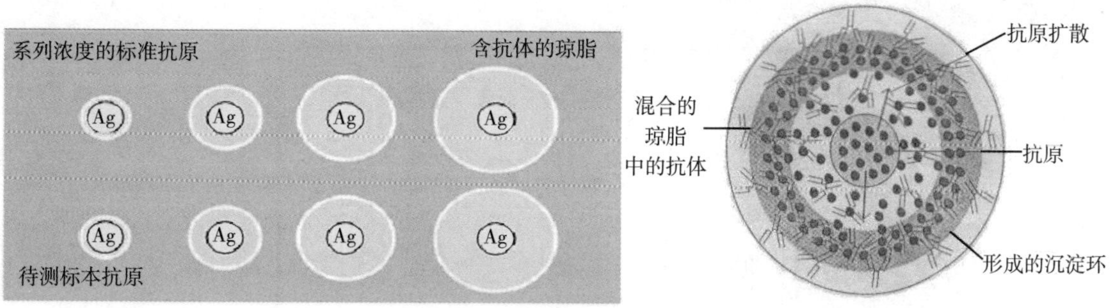


图 30-4　单向琼脂扩散

种血浆蛋白。

## 【材料】

（1）抗原：待测人血清、已知含量的 IgG 参考蛋白。

（2）抗体：抗人 IgG 抗体。

（3）3%生理盐水琼脂凝胶。

（4）吸管、4.5 cm×10 cm 塑料板（40 孔酶标板的盖板）、φ3 mm 打孔器、微量加样器、湿盒、半对数坐标纸。

## 【方法】

**1. 抗体琼脂板的制备**

（1）将 3%生理盐水琼脂凝胶置沸水浴加热溶化，吸取 6 ml 加至试管内，置 56℃水浴保温。

（2）用生理盐水将抗人 IgG 抗体做适当稀释（抗人 IgG 抗体稀释度视每批抗体的效价而异），吸取稀释的抗人 IgG 6 ml 加至另一试管内，置 56℃水浴保温。

（3）将上述在 56℃中保温的琼脂和稀释的抗体充分混匀，立即将此 12 ml 含抗体的琼脂凝胶倾注于放在水平台上的塑料板上，待板冷却备用。此抗体琼脂板厚度为 2 mm，琼脂浓度为 1.5%。

**2. 稀释参考血清和待测血清**

（1）稀释参考血清：每支冻干参考血清中加入蒸馏水 0.5 ml，待完全溶解后，用生理盐水稀释成几个不同稀释度。如参考血清 IgG 含量为 11.66 mg/ml。

参考血清稀释度：1∶10、1∶16、1∶20、1∶32、1∶40、1∶64。

IgG 相应含量 μg/ml：1166、728、583、364、291、182。

（2）待测血清用生理盐水做 1∶40 稀释。

**3. 打孔**　用打孔器在冷却凝固后的抗体琼脂板上打孔，孔径 3 mm，孔间距 15 mm，用针头挑出孔中琼脂。不得损坏孔缘。

**4. 加样**　用微量加样器分别吸取各种稀释度参考血清 10 μl，准确地加到琼脂板孔中，每种稀释度加二孔，以便取平均值。用同样方法吸取 10 μl 已稀释好的待测血清，每份标本加二孔。

**5. 反应**　将加好样品的琼脂板放在铺有湿纱布的盒内，置 37℃反应 24~48 h。

## 【结果】

**1. 观察记录**　取出琼脂板，即可见清晰的乳白色沉淀环（图 30-5）。用标尺测量其沉淀环直径并记录。

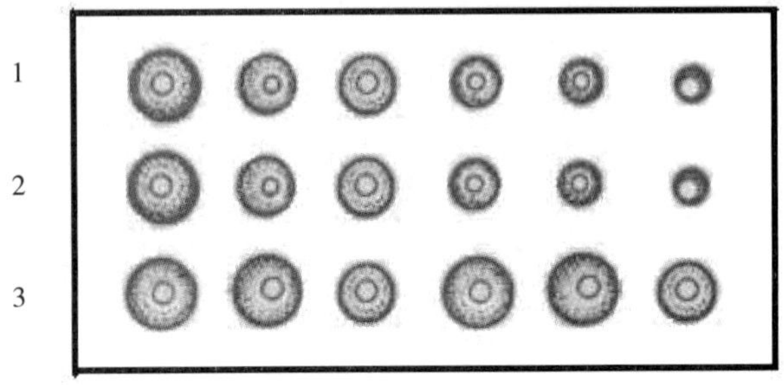


**图 30-5 单向琼脂扩散沉淀环**

注：1、2 行，参考血清的不同稀释度；3 行，待测样品孔

**2. 标准曲线的绘制** 以所加各种浓度参考血清的沉淀环直径为横坐标，相应孔中 IgG 蛋白（此时为抗原）浓度为纵坐标，在半对数纸上作图，绘制标准曲线（图 30-6）。

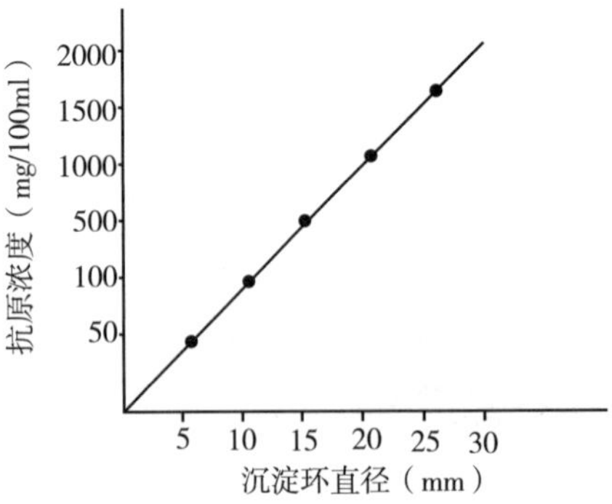


**图 30-6 单向琼脂扩散参考曲线**

**3. 待测标本 IgG 含量的计算** 以待测标本孔的沉淀环直径查标准曲线，将查得的 IgG 含量乘以标本的稀释倍数，即得该标本 IgG 的含量。

## 【注意事项】

（1）该试验为定量试验，因此，对各种影响因素，如参考血清的标准、抗体的浓度、琼脂的质量与浓度、免疫板的厚度与均匀程度等，必须严格控制。

（2）标准曲线测定必须同时制作，决不可一次做成，长期应用。

（3）制备抗体琼脂板时，温度不宜过高，以免使抗体变性失活，但亦不宜太低，以免使琼脂凝固不均。

（4）加样量要准确，加样孔不得混有气泡。

（5）测量沉淀环直径务必准确，若有误差，再乘以稀释倍数，则误差可成倍增加。

（6）待测品含量在 μg/ml 级水平，方可测出。

## 【思考题】

请设计一种改进方法能缩短单向琼脂扩散试验的时间。

# 四、对流免疫电泳

## 【原理】

对流免疫电泳是双向琼脂扩散与电泳技术的结合。抗原或抗体分子在一定的pH溶液中带有电荷，在电场作用下可发生定向移动。将抗原、抗体分别加在pH为8.6缓冲液琼脂中电泳，因各种血清蛋白质都带负电荷，泳向正极。由于电渗作用，液体则流向负极，两者方向相反。抗体（多为丙种球蛋白）的等电点较高（pH 6~7），故带负电荷少，又因分子量大，所以电泳力小于电渗力，向负极移动。而抗原的等电点较低（pH 4~5），所带负电荷多，又因其分子量较小，故其电泳力大于电渗力，向正极移动。如抗原、抗体相应，相遇，在比例适当时即形成白色沉淀线。由于电场限制了抗原抗体分子的自由扩散，因而提高了试验的敏感性，并缩短了反应时间（与双向琼脂扩散相比）。

## 【应用】

可用于各种蛋白的定性和半定量测定。

## 【材料】

（1）抗原：待测人血清，甲胎蛋白阳性血清。

（2）抗体：甲胎蛋白诊断血清（抗甲胎蛋白抗体）。

（3）巴比妥缓冲液（0.05 mol/L，pH 8.6）、0.4%巴比妥缓冲离子琼脂、1.5%巴比妥缓冲离子琼脂。

（4）其他：电泳仪、琼脂板打孔器、载玻片、毛细吸管、电表等。

## 【方法】

**1. 制板** 取一洁净载玻片，先用0.4%巴比妥琼脂铺底、烘干，放置水平台面上。再取4 ml隔水煮融的1.5%巴比妥琼脂，立即浇注在已铺底的玻片上，制成厚薄均匀的琼脂板。

**2. 打孔** 待琼脂凝固后，用打孔器按图30-7打孔，孔径3 mm，孔距5 mm。

**3. 加样** 用毛细吸管取待检血清（抗原）10 μl分别加于阴极侧1、2、3孔内，甲胎蛋白阳性血清如肝癌患者阳性血清10 μl加于4孔内作为对照，阳极侧5、6、7、8各孔均加甲胎蛋白诊断血清。加样量以孔满为宜，但不可溢出孔外。

**4. 电泳** 琼脂板放入电泳槽内，琼脂板两端用滤纸或纱布与缓冲液相接，抗原端接负极电源，抗体端接正极电源。按电场强度4~6 V/cm电泳50 min左右。

## 【结果】

电泳完毕，关闭电源，取出琼脂板，在黑色背景下观察，凡抗原抗体孔间出现白色沉淀线者为阳性，孔间无白色沉淀线者为阴性。如沉淀线不清晰可将琼脂板置37℃温箱数小时后再进行观察，也可染色观察（图30-7）。

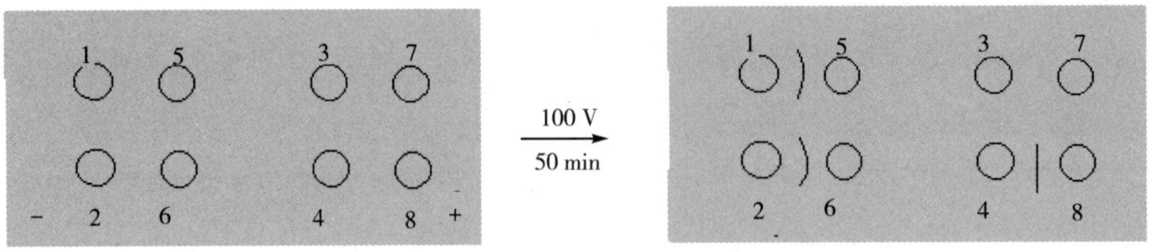


图 30-7 对流免疫电泳

## 【注意事项】

（1）根据配制琼脂的缓冲液的离子类型和离子强度不同，对流免疫电泳可分为连续电泳和不连续电泳两种。连续电泳槽液与配琼脂的缓冲液相同，不连续电泳槽液离子强度高于配制琼脂的缓冲液离子强度。实验证明不连续电泳具有电泳快、形成沉淀线清晰、电渗失水不明显等优点。

（2）在抗原与抗体孔间出现沉淀线者为阳性。沉淀线形状、位置等差异，与抗原、抗体浓度及分子量有关。

## 【思考题】

本试验中，抗原向正极移动，抗原端需接负极，是否在电泳中所有的抗原都向正极移动？

（王　瑾　李　舒）

CME TEXTBOOKS NATIONAL PROJECT

# 第31章 巨噬细胞的分离、纯化与诱导

## 【原理】

细胞吞噬作用原来是单细胞动物摄取营养物质的方式也是原始防御作用。在高等动物中发展成为大小两类吞噬细胞：巨噬细胞和嗜中性粒细胞，专司吞噬作用，是非特异性免疫的重要组成部分。巨噬细胞由骨髓干细胞分化而成，然后进入血液到达各组织内，进一步分化成为各种巨噬细胞。淀粉肉汤为异物，但是无毒害，可刺激小鼠巨噬细胞的产生，并且淀粉肉汤里含有台盼蓝，巨噬细胞吞噬后被染成蓝色，便于观察。利用巨噬细胞贴壁生长的特效可与其他悬浮生长的细胞分离，纯化后的巨噬细胞可以用来进行后续的实验研究，如巨噬细胞的分化、巨噬细胞的功能等。

## 【应用】

巨噬细胞的吞噬功能检测。

## 【材料】

实验动物、淀粉肉汤、一次性注射器、医用乙醇、剪刀、镊子、PBS-H、200 目的钢丝网、离心机、RPMI-1640 培养液、低渗液（20 mmol/L Tris，0.75%氯化铵，pH 7.4）、M-CSF、DMEM 培养液、LPS、IFN-γ、IL-4、IL-13 等。

## 【方法】

不同的实验动物、同一种动物不同组织的巨噬细胞的分离、纯化、诱导等，分别如下。

### （一）从小鼠、豚鼠或家兔腹腔中分离巨噬细胞

（1）取 6 周左右的小鼠（或 600g 左右的豚鼠，或 3kg 左右的家兔），剃去腹部的毛并消毒。腹腔注射 1 ml（豚鼠 20 ml，家兔 200 ml）无菌的液状石蜡或巯基乙酸肉汤或 4%淀粉肉汤。3~4 d 后收集腹腔细胞。

（2）如要收集腹腔静置巨噬细胞，不注射刺激物，直接从这一步开始。放血处死动物，以减少腹腔中的红细胞。消毒腹部，沿腹中线注入 3~4 ml（豚鼠 20~40 ml，家兔 50~70 ml）冰中预冷的无菌 PBS-H（含 10 U/ml 肝素和 10%小牛血清的 PBS）。轻轻按摩腹部 5 min。

（3）以下均无菌操作。剪开腹壁，用吸管吸出渗出液，再用同样容量的预冷 PBS-H 冲洗腹腔 2~3 次。合并渗出液于离心管中，4℃离心 250×$g$ 10 min（$g$=r×11.18×$10^{-6}$×rpm$^2$），去上清液。

（4）用预冷的 RPMI-1640 培养液洗涤细胞 3 次，每次 4℃离心 250 ×$g$ 10 min，去上清液。用预冷的适量 RPMI-1640 培养液悬浮细胞，台盼蓝染色计数细胞并决定细胞活力。

## （二）家兔肺泡巨噬细胞的分离和纯化

（1）取 2～3kg 的家兔，耳缘静脉注射 10 ml 空气处死动物或注射 2 ml（含 130 mg）戊巴比妥麻醉动物。仰卧固定，消毒胸部，剪开胸壁。以下过程注意无菌操作。小心从环状软骨下方剪下气管，分离心脏和血管，取出肺，剪去脂肪和结缔组织。用无菌纱布小心擦净肺表面，称重。

（2）分离肺泡巨噬细胞。用夹子夹住气管，使肺悬空。向气管中注射 40 ml 无菌的冷生理盐水，使生理盐水进入全部肺泡。用镊子提起气管，从夹子下面剪断气管，将肺中的液体倒入离心管中。再用同样方法，用 40 ml 无菌冷生理盐水冲洗肺泡，合并浸出液，置 4℃。

（3）分离肺组织中的巨噬细胞。取出肺泡巨噬细胞后，剪去气管，将肺组织放在有冷 RPMI-1640 培养液的平皿中。平皿置冰上，用吸满冷 RPMI-1640 培养液的 20 ml 注射器接 23 号针头，一边灌注一边用针头梳离肺组织，直到肺组织与支气管树全部分离。使肺组织通过 200 目的钢丝网，分离单个细胞。

（4）以下过程均在 4℃中进行。分别处理肺泡巨噬细胞和肺组织中的巨噬细胞：离心 200 ×$g$ 10 min，去上清液。轻弹试管，悬浮细胞，加入 10 ml 低渗液（20 mmol/L Tris，0. 75%氯化铵，pH 7. 4），37℃处理 3～5 min，溶解红细胞。红细胞通常分别占肺泡巨噬细胞和组织巨噬细胞的 1%和 10%。也可以不用低渗处理，直接在淋巴细胞分离液上分离巨噬细胞。

（5）离心 200 ×$g$ 10 min，去上清液。用 RPMI-1640 培养液洗涤细胞一次。将细胞悬液加在淋巴细胞分离液（比重 1. 077）上，离心 400×$g$ 20 min，收集交界面的巨噬细胞。弃去沉淀的死细胞和红细胞。

（6）用 RPMI-1640 培养液洗涤巨噬细胞 2 次。台盼蓝染色检测细胞活力和细胞数，将细胞配成所需浓度。此时巨噬细胞活力可达 90%以上，巨噬细胞占全部细胞的 90%以上。

## （三）从小鼠脾、胸腺中分离巨噬细胞

（1）用外科方法无菌摘取小鼠脾和胸腺，置于盛有预冷 RPMI-1640 培养液（含 1%小牛血清）的平皿中，剪去结缔组织和脂肪。用无菌注射器芯将脾或胸腺挤压通过 200 目的钢丝网，获得单个细胞。

（2）离心 200 ×g 10 min，去上清液。用含 1%小牛血清的 RPMI-1640 培养液将细胞配成 $1\times10^8$～$5\times10^8$/ml。

（3）用贴壁法纯化巨噬细胞

1）用含 20%～40%小牛血清的 RPMI-1640 培养液将巨噬细胞配成 $2\times10^6$～$4\times10^6$/ml 的浓度。以每平方厘米 $2\times10^5$～$4\times10^5$个巨噬细胞的密度将细胞悬液接种到玻璃培养皿（瓶）或塑料培养皿（瓶）中。37℃ 5% $CO_2$的饱和水汽二氧化碳培养箱中培养 1 h 或 24 h。1 h 培养节省时间，但会丢失一些黏附力弱的巨噬细胞，而 24 h 可以得到较多的巨噬细胞。20%～ 40%的小牛血清可以减少 B 淋巴细胞的黏附。

2）摇晃培养皿（瓶），悬浮未黏附细胞，吸出细胞悬液。用预温的 Hanks 液洗涤细胞 3～4 次。悬浮细胞可重复黏附，得到更多巨噬细胞。用适量含 2. 5 mmol/L EDTA 的无钙镁 Hanks 液消化细胞 37℃ 15～30 min。用吸管吹打分离细胞，离心 250 ×$g$ 10 min，去上清液。

## （四）小鼠骨髓巨噬细胞诱导培养方法

（1）处死小鼠后，无菌条件下取股骨、胫骨。一般情况下，优先取胫骨（胫骨细胞更多，诱

导的细胞状态似乎比股骨更好）。取胫骨时，在剪开皮肤以后，往膝部打弯的反方向稍用力，掰断膝部的肌腱，可见胫骨靠近膝部的一端露头，用镊子夹住从小腿腓肠肌中直接抽取胫骨，动作娴熟的时候，胫骨不带任何肌肉，也不用再准备消毒纱布剔肉，再剪断踝骨处。75%乙醇消毒胫骨，一般喷洒或浸泡 1 min，再用培养基冲洗。

（2）取 5 ml RPMI-1640 培养液，剪断胫骨两端，用 1 ml 注射器吸取 RPMI-1640 培养液冲洗出胫骨中的骨髓细胞，可见线状红色骨髓，用枪缓慢吹打成单细胞悬液；4℃、离心 5 min，转速 1600/min，弃上清，破红不超过 1 min，取不少于破红液 5 倍体积的冰 1640（含血清等），4℃、离心转速 1600/min 洗 2 遍，最后用 DMEM 重悬计数。鼠龄不宜过老，6~10 周为宜。每条胫骨最终骨髓细胞为 800 万~1000 万，重悬体积 4~5 ml，即浓度为 200 万/ml，稀释 1 倍后再计数。

（3）计算所需六孔板的孔数，如只需 3 个孔，则取 600 万~750 万细胞（保证每个孔 200 万~250 万）重悬到终体积为 6 ml 的 DMEM（即每孔 2 ml），再加入终浓度为 20 ng/ml 的鼠 M-CSF，混匀后按照每孔 2 ml 铺板，培养 3 d，一般 24 h 后可见少量巨噬细胞诱导成功而贴壁。也可将培养终体积压缩为 1. 5 ml 每孔，而加入的 M-CSF 量不变，则 M-CSF 终浓度提高到27 ng/ml，更小的体积似乎更容易诱导巨噬细胞分化，可提高巨噬细胞最终产量。也可将 M-CSF 浓度提高到 30~50 ng/ml，诱导效果更好。

（4）3 d 后，可见大量巨噬细胞贴壁，约占视野 1/2。先配好终浓度为 30~50 ng/ml M-CSF 的 DMEM，37℃预热数分钟。直接吸取巨噬细胞上清悬浮细胞，不用吹打不用洗，加入预热的含 M-CSF 的 DMEM，继续培养 3 d。

（5）6 d 后，视野中应该全都是贴壁的巨噬细胞，理想情况是培养孔完全无空隙，都是密密麻麻的巨噬细胞，有极少量悬浮细胞。弃掉培养上清，每孔加入冰 DMEM，用细胞刮子轻轻刮取细胞，计数。每个孔细胞不少于 100 万为佳，最少不少于 500 万，如果过少要仔细分析原因。计数后的巨噬细胞如果重新铺板，需要 2 h 贴壁，相关刺激最好等贴壁之后再进行。

（6）经过 6 d 的培养，得到的巨噬细胞为 M0，如需诱导成 M1 或 M2，可弃掉上清再加入终浓度为 100 ng/ml LPS 和 20 ng/ml 鼠 IFN-γ 的 DMEM 诱导 2 d，即为 M1；或加入终浓度为 20 ng/ml 鼠 IL-4 和 20 ng/ml 鼠 IL-13 的 DMEM 诱导 2 d，即为 M2。诱导 M1/M2 的过程中，会有部分细胞死亡，会损失 1/3 甚至更多。

## 【注意事项】

（1）整个操作过程注意保持无菌。

（2）破碎红细胞过程要轻柔。

（3）巨噬细胞贴壁牢固，使用细胞刮子要小心，不要导致过多细胞碎片。

（4）M-CSF 必须是鼠的，买回之后先离心再溶解，一般用无菌 PBS 含 0. 1%BSA 过滤除菌后溶解，也可用含 1% FBS 的无菌 PBS 溶解。浓度为 20 μg/ml，存于-20℃冰箱，长期储存用更高浓度并存于-80℃冰箱。无论怎么储存，必须分装后再储存。一旦从-20℃冰箱取出，剩余的即存于 4℃，避免反复冻融，2 周内不用则丢弃。

## 【思考题】

如果分离的细胞中巨噬细胞比率偏低，请分析一下可能的影响因素是什么？

（窦亚峰　周媛媛）

# T细胞亚群相关实验技术

# 第32章

T细胞是异质性、不均一的细胞群体，分类方法有多种。按T细胞表面抗原识别受体（TCR）的不同，可分为αβ T细胞和γδ T细胞；按细胞表面CD分子可分为$CD4^+$和$CD8^+$两大亚群；按功能可分为辅助性T细胞（Th细胞）、细胞毒T细胞（CTL）、记忆性T细胞和滤泡性辅助性T细胞（Tfh）等。

胸腺发育成熟后的T细胞，根据表面CD4和CD8分子表达情况，可分为$CD4^+$T细胞和$CD8^+$T细胞，在接受抗原刺激活化后，又可分化成为不同的细胞亚群，分别发挥各自的生物学功能。

初始$CD4^+$T细胞受到抗原刺激活化后，分化为Th0，并进一步在局部微环境及不同细胞因子的作用下，分化为具有不同生物学功能的亚群，如Th1、Th2、Th9、Th17、Th22、Tfh、Treg等，参与生理性和病理性免疫应答过程。

$CD8^+$T细胞是适应性免疫的重要效应细胞。$CD8^+$T细胞活化后进一步分化为细胞毒性淋巴细胞（cytotoxic T lymphocytes，CTL）。$CD8^+$T细胞根据功能及分泌细胞因子不同又可以分为Tc1、Tc2、Tc17等。

## 一、Th1细胞、Th2细胞、Th17细胞流式检测（以人外周血标本为例）

### 【原理】

流式细胞术（flow cytometry，FCM）是一种在功能水平上对单细胞或其他生物粒子进行定量分析和分选的检测手段，它可以高速分析上万个细胞，并能同时从一个细胞中测得多个参数，与传统的荧光镜检查相比，具有速度快、精度高、准确性好等优点。

Th1细胞主要分泌IFN-γ等，参与细胞免疫及迟发型超敏反应；Th2细胞主要分泌IL-4、IL-5等，其主要功能是刺激B细胞增殖并产生抗体；Th17主要通过分泌IL-17A、IL-17F等因子参与自身免疫疾病等。通过荧光标记抗体和FCM检测$CD3^+CD4^+$T细胞的胞内细胞因子：IFN-γ、IL-4、IL-17的含量高低，分别反映相关Th1、Th2和Th17细胞的比例。

### 【材料】

肝素抗凝管、一次性采血器、HBSS、淋巴细胞分层液（Ficoll液）、离心机、吸管、RPMI

1640、台盼蓝、PMA/Ionomycin、Monensin/BFA、$CO_2$ 培养箱、相对应的荧光抗体、同型对照抗体、FIX&PERM Reagent、0. 1%多聚甲醛等。

## 【方法】

（1）肝素抗凝管采集人静脉血至少 2 ml，采集后 4 h 内使用。

（2）加入等体积的 HBSS（Hank 平衡盐缓冲液，pH 7. 2~7. 4）稀释血液。

（3）取与稀释后血液等体积的淋巴细胞分层液加入离心管中。

（4）将稀释血液小心地加到淋巴细胞分层液上，注意保持两者界面清晰。

（5）室温下，转速 2000 r/min，离心 20 min。

（6）用毛细吸管轻轻吸出单个核细胞层，加入含有 5 ml HBSS 的试管中，充分混匀。

（7）转速 1500 r/min，离心 10 min，弃上清后，再洗一次。

（8）弃上清，用 RPMI 1640（含 10%热灭活 FBS）重悬单个核细胞，用台盼蓝染色计数活细胞数（应在 95%以上）。

（9）调节细胞浓度为 $2\times10^6$/ml，取 500 ml。

（10）在标本中加先入 PMA（终浓度为 20 ng/ml）、Ionomycin（终浓度为 500 ng/ml），然后加 Monensin（终浓度 3 μM）或者 BFA（终浓度为 10 μM）混匀。

（11）37℃，5% $CO_2$培养箱培养 4~6 h，期间注意相隔 1~2 h 混匀一次。

（12）分别加入 100 μl 培养好的细胞，以及表面抗体（如加入 3 μl APC-抗 CD3 和 1 μl PEcy5-抗 CD4 抗体。Human CD3、CD4 抗体，用量见说明书），4℃或室温避光孵育 30 min，不用洗。

（13）加入 FIX&PERM Reagent A 100 ml，室温孵育 15 min。

（14）加入 3 ml 染色缓冲液，300 ×*g* 离心 5 min 弃上清收集细胞，液体尽量倒干净，不要残留。

（15）分别在检测管中加入 IFN-γ/IL-4/IL-17 抗体（如 1 μl PE-antiIFN-γ），加入 FIX&PERM Reagent A 100 μl，对应的对照管中加入同型对照，混匀，室温孵育 20 min。

（16）加入缓冲液，300 ×*g* 离心 5 min 弃上清，收集细胞。

（17）PBS 重悬后立即上机，或加入 0. 1%多聚甲醛 0. 5 ml 避光 4℃保存。

## 【注意事项】

（1）各种液体和悬浮细胞样本新鲜，尽快完成样本制备和检测。

（2）针对不同的细胞样本进行适当洗涤、酶消化或 EDTA 处理，以清除杂质，使黏附的细胞彼此分离而形成单细胞状态。

（3）染色过程必须在 4℃进行，避光。设置合适的对照才能得到正确的结果。

（4）细胞应 4℃保存。若不立即检测，应将细胞固定于 1%多聚甲醛。24 h 内上机分析。

## 【思考题】

上述方法是一种直接染色法，你知道如何通过间接染色法进行流式细胞仪的分析吗？

# 二、CD8$^+$ T 细胞杀伤效应检测

## （一）LDH 释放法

### 【原理】

乳酸脱氢酶（LDH）是活细胞胞质内含酶之一，在正常情况下不能透过细胞膜。当靶细胞受到效应细胞的攻击而损伤时，细胞膜通透性改变，LDH 可释放至递质中，释放的 LDH 在催化乳酸生成丙酮酸的过程中，使氧化型辅酶Ⅰ（NAD$^+$）变成还原型辅酶Ⅰ（NADH2），后者再通过递氢体-吩嗪二甲酯硫酸盐（PMS）还原碘硝基氯化氮唑蓝（INT）或硝基氯化四氮唑蓝（NBT）形成有色的甲臜类化合物，在 490 nm 或 570 nm 波长处有一高吸收峰，利用读取的 OD 值，经过计算即可得 CD8$^+$T 细胞活性。

### 【应用】

可应用于 CTL 和 NK 细胞活性测定及药物、化学物质或放射所引起的细胞毒性，目前已有 LDH 法测定 CTL 活性的试剂盒。

### 【材料】

完全 RPMI-1640 培养液、温箱、离心机、1 mol/L 枸橼酸。

### 【方法】

（1）调整靶细胞浓度至 $5\times10^4$～$2\times10^5$/ml，按照每孔 100 μl 转移至 96 孔培养板中，每组设定 3 个复孔，靶细胞自然释放孔（阴性对照）不加效应细胞只加 100 μl 培养液。

（2）在每个实验孔中加入效应细胞 100 μl，效靶比设置为 20∶1～5∶1。将 100 μl 1% NP40 加入到最大释放孔（阳性对照）中代替培养液。

（3）将 96 孔培养板放置于培养箱中培养 4～6 h，离心培养板 200×*g* 10 min。每孔吸出150 μl 上清液，用自动生化分析仪检测 LDH 数值计算活性：杀伤活性（%）=［（实验组 OD 值-总自然释放 OD 值）/（最大释放组 OD 值-总自然释放 OD 值）］×100%。

### 【注意事项】

（1）冷冻会使样品中部分乳酸脱氢酶失活，4℃可放置 2～3 d。建议样品准备好后尽量当天完成测定。

（2）如果检测细胞培养液中的乳酸脱氢酶，由于血清含有乳酸脱氢酶，建议血清的使用浓度不要超过 1%，并最好使用热灭活血清。如果一定需要使用 10% 血清，在检测时一定要设置没有细胞，但加入了相同体积培养液的对照孔，以用于消除背景。

（3）细胞过度生长、密度过高、离心速度过大、培养箱内外温差过大，都会造成细胞释放乳酸脱氢酶增加。

（4）如果希望进行乳酸脱氢酶活性的绝对定量，用户需自备乳酸脱氢酶标准品。

（5）为了您的安全和健康，请穿实验服并戴一次性手套操作。

### （二）报告基因转染法

应用基因转染技术将原核或真核生物的报告酶如 β-半乳糖苷酶（β-galactosidase，β-gal）或荧光素酶（luciferase，luc）基因转染靶细胞，建立稳定转染靶细胞系，以此测定 CTL、NK 细胞及药物介导的细胞毒和细胞凋亡（apoptosis）。通过测定释放入培养液中报告酶活性（代表靶细胞死亡数目），可以计算效应细胞杀伤靶细胞百分比。其中 β-gal 半衰期较 luc 长，应用较为方便。

### 【思考题】

上述两种方法检测 $CD8^{+}$T 细胞杀伤效应检测各有什么优缺点?

（章晓联　梁晓红　王　坤）

CME TEXTBOOKS NATIONAL PROJECT

# 第33章 树突状细胞相关实验技术

**【原理】**

树突状细胞（DC）是体内功能最强的专职抗原提呈细胞，可将抗原特异性地提呈给T淋巴细胞而产生抗原特异性免疫应答。

目前认为树突状细胞主要包括有经典树突状细胞（classical dentritic cell，cDC）、浆细胞样DC（plasmacytoid DC，pDC）、朗格汉斯细胞（Langerhans cell，LC）、单核细胞源性DC（monocyte-derived DC，moDC）等，不同的树突状细胞表型和来源均不相同。

根据实验需要，可分别利用小鼠或人的多种标本，在体外制备DC。本文介绍从人外周血中制备DC的方法。DC占人外周血单个核细胞总数的0.5%~1.0%，从外周血中制备树突状细胞，需先从外周血中分离、获得单个核细胞，然后，获得DC。GM-CSF可促进DC增殖，IL-4则可抑制巨噬细胞增生而利于干细胞向DC分化。

目前尚未发现DC的特异性标记，国内外鉴定DC主要采用CD83和CD1a分子，CD1a主要表达于人胸腺细胞、树突状细胞（包括朗格汉斯细胞），是鉴定人外周血与骨髓中DC的最好标记；CD83是DC的成熟标记，在DC培养早期不表达CD83分子，当成熟时才表达CD83分子，此时DC激活T细胞功能最强。所以目前主要用CD1a阳性细胞的多少反映DC的数量。

**【应用】**

研究树突状细胞的功能及用于过继免疫治疗。

**【材料方法】**

## 一、DC的获取和分选

### （一）小鼠骨髓来源的BMDC的获取

（1）从6~8周龄的小鼠中取出胫骨和股骨。所有的肌肉组织用无菌剪刀去除。

（2）然后将骨用RPMI1640洗涤2次，转移到含有新鲜RPMI1640培养基的培养皿中。

（3）将骨两端切开，用20号针头的10 ml注射器冲洗，收集骨髓至新的培养皿。

（4）移液器吹打分散骨髓悬液中的细胞簇。然后用100 μm的过滤器去除小块骨和碎片。

（5）将滤过的细胞 200 ×$g$ 离心 5 min，弃上清后用 5 ml 裂解缓冲液破红 10 min。

（6）收集骨髓细胞，以 $1\times10^6$/ml 的密度在含有 10%FBS 的 PRMI1640 中培养，加入 10 ng/ml 的 rmGM-CSF 和 10 ng/ml 的 rmIL-4。诱导 7 d。

（7）培养过程中去除非贴壁细胞，贴壁细胞中 $CD11c^+$ 细胞占比 90%以上即可用于进一步实验，此时的 DC 细胞即为未成熟 BMDC。

## （二）从小鼠骨髓细胞中诱导 pDC

（1）小鼠骨髓细胞的获取方法同前。

（2）Flt-3 诱导 pDC 产生：将总的骨髓细胞在含有 100 ng/ml 的重组鼠 Flt-3 的完全培养基中培养 7~9d 后。

（3）分选。CD11c，SiglecH，B220，CD172a，CD8a 和 CD24 的 mAb 组合对 DC 进行分选，其中 $CD11c^{int}SiglecH^+B220^+$ 子集即为 pDC 细胞。

## （三）小鼠淋巴结 DC 细胞的分离和纯化

（1）取小鼠淋巴结，方法同前。将淋巴结至于无菌培养皿中，剪碎至糊状。

（2）按每个淋巴结 5 ml 消化液的量，将消化液加入培养皿中，室温 20 min。每隔 3~4 min 搅拌一次。

（3）在消化的细胞悬液中 0. 25 ml 的 0. 1M EDTA，室温 2 min。

（4）细胞悬液用 40 mm 过滤器过滤，去除未消化组织。

（5）将收集的细胞悬液 4℃，450 ×$g$ 离心 10 min。

（6）去上清，用 5 ml 预冷的 IMDM 培养基悬浮细胞。

（7）再次离心，将细胞以 $200\times10^6$/ml 的密度用含抗 CD3、CD19、CD56CD235a 抗体的标记液标记。

（8）磁珠阴性分选获得 DC 细胞。

（9）再根据需要对获得的 DC 细胞进行流式分选，分选所需细胞亚群。流式分选方法同前。

## （四）小鼠肺 DC 的分选

研究证实肺 DC 表达标志分子 CD11c，而不表达巨噬细胞表面标志 F4/80。

（1）取小鼠肺组织，将其研磨消化成单细胞悬液。

（2）将获取的细胞与 CD11c 磁珠孵育，然后通过 MASC 磁场进行阳性分选 $CD11c^+$ 细胞。

（3）再用 BD FACSAria Ⅲ Cell Sorter 富集 $CD11c^+F4/80^-$ 细胞。

（4）流式细胞术鉴定 LDC 的纯度可达到 99%。

## （五）小鼠小肠 cDC 细胞的分离和纯化

（1）处死小鼠，方法同前。

（2）从小肠幽门端到回肠末端，迅速截取小肠组织，放置含 2%FCS 的 CMF HBSS 缓冲液中。

（3）将小肠放操作台上，PBS 湿润，去除肠壁黏附的脂肪组织及所有派氏淋巴结。

（4）用剪刀纵向剖开小肠，在 2%FCS 的 CMF（calcium-and magnesium-free）HBSS 缓冲液中彻底清洗。

（5）将清洗后的小肠剪成 0. 5 cm 的小段，转移至含有上述缓冲液的离心管中。

（6）大力摇动离心管，后去除上清。

（7）加入 10 ml 预热的含 2 mM EDTA 的 CMF HBSS 缓冲液，置 37℃ 培养箱孵育 20 min。

（8）重复（6）和（7）步 2 次后，再次手动大力摇动离心管，丢弃上清液。

（9）加入 10 ml 预热的含有 0.6 mg/ml Collagenase Ⅷ的 10 ml PRMI 1640 完全培养基，置 37℃震荡培养箱孵育 20 min，直至组织碎片被完全消化，每 5 min 手动剧烈摇晃一次。

（10）加入 10 ml 预冷的 FACS 缓冲液置冰上。

（11）将单细胞悬液用 100 μm 细胞过滤器过滤，再用 40 μm 细胞过滤器过滤。

（12）收集过滤后的细胞悬液，400 ×*g* 离心 5 min，去上清后，用 5 ml FACS 缓冲液重悬，并进行细胞计数。

（13）流式细胞术鉴定或分选 cDC 细胞，方法同前。

### （六）原位肝癌组织中肿瘤相关 DC 的分离培养

（1）分离新鲜的原位肝癌组织，以 10 ml/min 的速度，用 GBSS 平衡盐溶液灌注洗涤 10 min。100 ml 含 0.12%链霉蛋白酶的 GBSS 溶液再洗涤 10 min。

（2）剪碎灌洗后的肝癌组织，用含 0.04%链霉蛋白酶 E，0.05%胶原酶和 0.002%DNase Ⅰ的 GBSS 100 ml 震荡孵育消化 30 min。

（3）消化后的细胞悬液用 40 μm 的滤网过滤，500 ×*g* 离心 10 min。

（4）随后将细胞用 8%Nycodenz 梯度离心。

（5）获得的单核细胞，以抗 CD11c 抗体进行流式细胞术分选。

（6）纯化后的 DC 在含有 50 ng/ml GM-CSF 和 10 ng/ml IL-4RPMI 1640 完全培养液中培养 5 d。

## 二、DC 细胞功能检测

### （一）DC 的体外培养

DC 细胞是一种多来源的专职抗原提呈细胞。目前关于人 DC 细胞的研究多数基于外周血 $CD14^+$单核细胞来源或 $CD14^+$造血祖细胞来源。其中从造血祖细胞来源的 $XCR1^+$DC 细胞有着良好的交叉提呈抗原的能力，常作为体外 DC 细胞研究的主要对象。

（1）将收集的外周血或脐带血等样本经泛影葡胺分离单个核细胞。

（2）$CD34^+$细胞选择试剂盒富集人 $CD34^+$造血干细胞。冻存或进一步扩增。

（3）将分选富集的 $CD34^+$ 造血干细胞在 T75 培养瓶中培养，$2.5\times10^4$/ml，含 10% FCS 的 StemSpan 培养基，培养基中加入细胞因子 FLT3-L（100 ng/ml）、SCF（100 ng/ml）、TPO（50 ng/ml）和 IL-3（20 ng/ml）。培养 7 d 左右，可将细胞数目扩增到 100 倍。此时的细胞可以冻存或直接用于下一步的诱导分化。

（4）扩增后的细胞以 $6.25\times10^4$/ml 的密度，在含 10%FCS 的 RPMI1640 培养基中培养，加入 100 ng/ml FLT3-L、20 ng/ml SCF、2.5 ng/ml IL-4、2.5 ng/ml GM-CSF 进行诱导分化。6 d 后，改用 2 倍浓度细胞因子，即含 200 ng/ml FLT3-L、40 ng/ml SCF、5 ng/ml IL-4、5 ng/ml GM-CSF 的完全 RPMI 1640 培养基继续培养 5~6 d。

（5）流式细胞术对诱导分化后的 DC 细胞进行鉴定［$CD11c^{high}$ $CD141^+$ DC（$XCR1^-$）和 $CD11c^{low}CD141^{high}CLEC9A^+$DC（$XCR1^+$）］和分选。

### （二）DC 细胞因子检测

（1）根据实验需要培养 DC。

（2）在 24 孔板中调整细胞密度至 $5\times10^5$个/ml，加入 LPS，终浓度为 100 ng/ml，培养 24 h。

（3）离心，分别收集上清和细胞沉淀。

（4）上清用于细胞因子 IL-6、IL-1β、TNF-α、MIP-1 和 RANTES 等的 ELISA 检测。

（5）细胞沉淀可用流式做胞内细胞因子检测。

## （三）DC 和 T 细胞的混合淋巴细胞反应

（1）在完全 PRMI1640 培养基中，将 DC 细胞和 $CD3^+$T 细胞以 1∶20～1∶10 混合培养，根据实验需要加入刺激剂。PBS 做空白对照。

（2）$CD3^+CD4^+$和 $CD3^+CD8^+$T 细胞的增殖用 CFSE 荧光标记试剂盒检测。

（3）流式细胞术检测 $CD3^+CD4^+$Th 细胞产生的 IFN-γ 和 IL-17，$CD3^+CD8^+$CTL 细胞产生的穿孔素和颗粒酶 B。

## （四）DC 的胞质抗原输出的动力学和效率检测

DC 具有交叉提呈能力。DC 可通过胞质通路将抗原从内吞室转出至胞质。我们通过将 DC 荷载上 FRET 敏感的 β-内酰胺酶的胞质底物 CFF4。DC 细胞通过摄取 β-内酰胺酶，如果 β-内酰胺酶通过内吞室转移至胞质，即可将胞质中的 FRET 染料裂解。然后通过流式细胞术分析 DC 细胞荧光从 535 nm 到 450 nm 的转变来定量检测 DC 细胞提呈抗原从内吞室转出胞质的能力。

（1）试剂盒：LiveBLAzer™-FRET B/G Loading Kit with CCF4-AM（Life Technologies）。

（2）按照试剂盒说明书准备 CCF4 标记液。

（3）收集细胞，并在 4℃保留 $1\times10^6$个未标记细胞用于校准流式细胞仪。

（4）PBS 洗涤待标记细胞。300×$g$，5 min 离心。

（5）以 $10\times10^6$～$20\times10^6$个/ml 浓度，用 CCF4 标记液重悬细胞。室温避光孵育 30 min。

（6）PBS 洗涤细胞一次，重悬后，保留 $1\times10^6$个 CCF4 标记细胞做阴性对照，再取 $1\times10^6$个 CCF4 标记细胞 37℃孵育至流式检测前，用作 CCF4 在细胞内的内参照。

（7）制备 β-内酰胺酶加载溶液：将 200 ml β-内酰胺酶储存液，20 ml 的 Alexa Fluor-647 标记的 β-内酰胺酶储存溶液（10 mg/ml）和 10 ml 丙磺舒、780 μl 细胞培养基混匀备用。

（8）细胞离心沉淀，弃去上清，用 β-内酰胺酶加载溶液将细胞重悬至 $10\times10^6$～$20\times10^6$/ml 的浓度。37℃孵育不同时间：1 min，30 min，60 min，90 min，120 min 和 180 min。

（9）停止反应，将细胞转移至预冷 PBS 离心管中。

（10）PBS 洗涤待测细胞，eFluor 780 染色。FACS 缓冲液洗涤细胞 2 次。

（11）多聚甲醛固定。再用 FACS 缓冲液洗涤细胞 2 次。

（12）流式细胞术检测，方法同前。

## （五）DC 交叉提呈抗原能力检测

**1. 可溶性抗原的交叉提呈**

（1）收集 DC，进行分离培养，方法同前。

（2）用无血清 Yssel 培养基重悬 DC 细胞，使终密度为 $2\times10^5$/ml。

（3）用无血清 Yssel 培养基梯度稀释抗原。

（4）96 孔板中，每孔加入 50 μl 抗原溶液和 50 μl 重悬的 DC 细胞，培养 3 h。

（5）在培养结束前 0.5 h，将无血清 Yssel 培养基 37℃水浴。然后在上述 96 孔板中每孔再加入 100 ml 预热的培养基。

（6）将平板 570 ×$g$ 离心 7 min，RT。弃上清，以 200 ml 37℃无血清 Yssel 培养基洗涤 2 次。

（7）每孔加入 50 μl 无血清 Yssel 培养基重悬细胞。

（8）将培养的 $CD8^+T$ 细胞用 Yssel 培养基洗涤一次，并用含有 20%胎牛血清的 Yssel 培养基按 $4×10^5$/ml 密度重悬。

（9）往步骤 7 中的 96 孔板中，每孔加入 50 μl $CD8^+T$ 细胞悬液后放入二氧化碳培养箱培养 16～24 h。

（10）培养后 ELISA 或流式细胞术等检测 $CD8^+T$ 细胞 IFN-γ 的分泌。

**2. 体内交叉提呈检测**

（1）小鼠体内分选 $CD8^+T$ 细胞，用 2 mM 的 CFSE 标记。

（2）将标记好的 $CD8^+T$ 细胞静脉注射到 $Rag2^{-/-}$小鼠体内。

（3）24 h 后，将 $1×10^6$DC 细胞通过尾静脉注射入上述小鼠体内。

（4）60 h 后，处死小鼠，收集小鼠外周血，流式细胞术分析小鼠 $CD8^+T$ 细胞增殖情况。

**3. DC 细胞吞噬体的纯化及其 pH 测定**

（1）将 DC 细胞与 3 mm 磁性乳胶珠温浴 30 min，后将其在匀浆缓冲液中破碎。

（2）离心，收集上清。

（3）磁珠标记的吞噬体在磁场中分离，预冷 PBS 洗涤 3 次。即得到分离好的吞噬体。

（4）在 pH8.5 的 $NaHCO_3$ 缓冲液中，将 3μm 的氨基球体共价偶联 1 mg/ml 的 FITC，1 mg/ml 的 Alexa Fluor647 羧酸。PBS 洗涤 1 次。

（5）将上述微球与 DC 细胞孵育 15 min。然后用预冷 PBS 充分洗涤。

（6）流式细胞术分析。将分析结果与标准曲线比较。

## 【注意事项】

（1）获得非成熟状态的 DC，此时 DC 仅表达低水平的共刺激分子和黏附分子，不能激活 T 细胞。非成熟 DC 的主要特征是能有效捕捉抗原，具极强的抗原加工和处理能力。如实验需获得成熟的 DC，应使用含 1%～5%自体血浆的巨噬细胞调控递质（macrophage-conditioned medium，Mo-CM）（通过将不含 T 细胞的外周血细胞在经 Ig 预处理过的 Petri 平碟上培养 24 h 后，获得的细胞培养上清液），继续对收获的非成熟的 DC 进行培养 1～3 d。

（2）制备外周血来源的 DC，需采用贴壁法获得单核细胞，因此单核细胞的产量对随后分离获得 DC 有较大影响，通过用含有血清的培养液和 IL-3 对培养瓶进行预处理，可提高单核细胞的产量，需注意的事 IL-3 对非贴壁的淋巴细胞会有一定影响；也可通过免疫磁珠技术等方法获得不含淋巴细胞的外周血细胞。

## 【思考题】

请说出一种用 DC 进行过免疫治疗的方法、原理及临床意义。

（章晓联　陈　朗　梁晓红）

CME TEXTBOOKS NATIONAL PROJECT

# 荧光和胶体金免疫标记技术

# 第 34 章

本章主要介绍荧光免疫标记技术（包括荧光免疫标记显微技术、荧光偏振免疫分析、时间分辨荧光免疫分析）和胶体金免疫标记技术（包括斑点免疫金银染色法、斑点金免疫渗滤测定法）。

## 一、荧光免疫标记技术

### （一）荧光免疫标记显微技术

#### 【原理】

荧光免疫标记技术是使荧光抗体与标本切片中组织或细胞表面的抗原进行反应，洗涤除去游离的荧光抗体后，于荧光显微镜下观察，在黑暗背景上可见明亮的特异荧光。两种荧光显微检测技术包括直接荧光法和间接荧光法。

#### 【材料】

（1）荧光抗体：荧光标记的一抗或荧光标记的二抗。

（2）固定液：如4%多聚甲醛、乙醇等。

（3）洗涤液及抗体稀释液（pH 7.4 PBS-Tween 20）。

（4）荧光显微镜。

#### 【实验准备】

**1. 涂片的制备**

（1）用接种环挑取待检材料（血液、脓汁、尿沉渣等），均匀涂于载玻片上，约呈 1 $cm^2$的圆形面积。

（2）用冷吹风机吹干后，立即应用，或装在塑料袋中，-10℃保存，可于 2 周内使用。

（3）注意事项：涂片宜薄，干后放在报纸上，以透过涂片仍可清晰见到报纸字迹为宜。如果待检材料太浓，则应预先加适量的灭菌生理盐水于另一玻片上，用接种环取材加入，使其混合稀释，待均匀后再取材涂片。

**2. 印片的制备**

（1）将待检组织剪开，用滤纸将创面血液吸干，然后用创面轻压玻片，使之黏上 1~2 层细胞。

（2）用冷吹风机将玻片吹干。

（3）注意事项：对于容易脱落的材料，如钩端螺旋体，应特别注意除尽玻片上的油脂，并在印片前加上2.5%蛋清少许于空玻片上，可以帮助黏附标本组织切片的制备。

**3. 组织切片的制备**

（1）在-25～16℃的低温下将冷冻的待检组织用冷冻切片机切片。

（2）将切片迅速贴在玻片上，用冷吹风机立即将玻片吹干。

（3）将标本玻片置于玻片架上，浸入盛有固定剂溶液的容器内，约3 min，即刻用冷磷酸缓冲液冲洗，再按顺序经过磷酸缓冲液3缸浸泡，每缸3 min，取出后空气中晾干。

（4）注意事项：石蜡切片由于操作烦琐、结果不稳，尤其是非特异性荧光染色较强，抗原、抗体的变化也较大，故已很少应用。冷冻切片能较好保持组织的抗原性，操作时间较短，步骤简单，切片自发荧光较少，效果优良；切片厚度在4 μm左右，太厚可增加自发荧光；切片贴于玻片上，不允许有皱褶或重叠；若组织不易切片（如肺）或太小，可将组织浸于清蛋白溶液中或埋于鼠肝切口内，再冰冻后连肝组织一起切片。

对于不同的组织和抗原成分，需要选择合适的固定剂、适宜的固定温度和时间，蛋白质类抗原，如血清蛋白和抗体，可用乙醇或甲醇固定；微生物抗原（包括病毒）可用四氯化碳固定；如需将病毒等的蛋白外壳除去，则可使用胰蛋白酶。多糖类抗原大多较稳定，有时也可以固定为佳，一般先用丙酮处理后再行切片，细菌多糖抗原则以10%的福尔马林处理或以微火加热；如有黏液物质存在，应用透明质酸酶等处理。

## 【方法步骤】

**1. 直接荧光法**

（1）加0.01 mol/L pH 7.4的PBS于待检标本片上，10 min后弃去，使标本保持一定湿度。

（2）特异性荧光抗体作为分子探针加到待检细胞涂片或组织切片上进行染色。滴加适当稀释的荧光标记的抗体溶液，使其完全覆盖标本，置于有盖搪瓷盒内，保温一定时间（约30 min）。

（3）取出玻片，置玻片架上，先用0.01 mol/L pH 7.4的PBS冲洗后，再按顺序经过0.01 mol/L pH 7.4的PBS酸缸浸泡，每缸3～5 min，不时振荡。

（4）取出玻片，用滤纸吸去多余水分，但不是标本干燥，加1滴缓冲甘油，以盖玻片覆盖。

（5）立即用荧光显微镜观察。观察标本的特异性荧光强度，一般可用“+”表示：（-）无荧光；（±）极弱的可疑荧光；（+）荧光较弱，但清楚可见；（++）荧光明亮；（+++～++++）荧光闪亮，待检标本特异性荧光强度达“++”以上，而各种对照显示为（±）或（-），即可判定为阳性。一般标本在高压汞灯下照射超过3 min，就有荧光减弱现象，经荧光染色标本最好在当天观察，随着时间的延长，荧光强度会逐渐下降。

（6）注意事项：荧光标记抗体的稀释一般不超过1∶20，浓度过低，会导致产生的荧光过弱，影响结果的观察；染色的温度和时间需要根据各种不同的标本及抗原而变化，一般30 min足矣。染色温度多采用室温（25℃左右），4℃低温染色过夜较37℃ 30 min效果要好得多；实验中通常设置标本自身荧光对照、特异性对照（抑制试验）、阳性对照；该法优点是方法简单、特异性高，缺点是检查多种抗原，需分别制备相应的多种标记抗体。

**2. 间接荧光法**

（1）取已固定的细胞玻片或甩片或经过预处理的组织切片（石蜡或冰冻切片）。

（2）加入25 μl一抗，完全盖住盖玻片，室温温育60 min；注意不可使盖玻片接触培养板孔边缘。每个检测应包括 3 组对照：与一抗同一种属、类型的无关抗体组，以检测染色的特异性；未加一抗的对照组，以检测二抗染色的背景；如果可能，用已知阳性样品作为阳性对照组。

（3）加入标记荧光标记的抗抗体（二抗）25 μl，室温温育 20 min；用洗涤液洗 3 次，每次 5 min；标记二抗在使用前，应预试其合适的稀释度。

（4）在一干净和做标记的载玻片上滴一滴封固液（约 50 μl）。用一尖头镊子将盖玻片取出。将盖玻片边缘置于一干净纸巾蘸干液体。翻转盖玻片，使细胞面朝下，置于封固液上，慢慢放下盖玻片，与载玻片相邻与封固液的一端接触，然后使盖玻片置于封固液上，这样可赶出气泡。在观察前空气干燥 30 min；在荧光显微镜下观察、拍照。该方法敏感性高，可克服直接法需制备多种荧光抗体的复杂操作。

（5）注意事项：可以用 5%的与标记二抗来源相同的同种血清、3%的 BSA 和 3%的脱脂奶粉等封闭液稀释抗体和检测试剂，将所有抗体溶液或含蛋白的检测试剂用 100 000 ×*g* 离心 30 min 以去除蛋白聚合物、缩短一抗或标记试剂的孵育时间、充分洗涤（延长洗涤时间，重复次数）、改变检测方法等方法解决背景不好的问题。

### 【结果分析】

**1. 阴性**　在整个检测系统（包括各种质控）正常的情况下，当待检标本在合适的起始稀释度下，实验基质没有明显的荧光染色，或没有可辨认的荧光模型时，称此待检的血清样本的某种自身抗体阴性。

**2. 阳性**　整个检测系统（包括各种质控）正常的情况下，当血清待检标本在合适的起始稀释度下，产生明显高于阴性对照的特异荧光，且有明显可以辨认的荧光模式，称此待检血清标本的某待检抗体阳性。

### 【思考题】

为什么用间接免疫荧光法可检测 T 淋巴细胞亚群？

## （二）荧光偏振免疫分析

### 【原理】

荧光偏振免疫分析是一种定量免疫分析技术，其基本原理是荧光物质经单一平面的蓝偏振光（485 nm）照射后，吸收光能跃入激发态，随后回复至基态，并发出单一平面的偏振荧光（525 nm）。

### 【应用】

偏振荧光的强弱程度与荧光分子的大小呈正相关，与其受激发时转动的速度呈负相关。荧光偏振免疫分析最适宜检测小至中等分子物质，常用于药物、激素的测定。

### 【主要实验及器材】

（1）待测样品检测试剂盒，含以下主要试剂：①样品标准物和荧光素（FITC）标记的样品。②稀释液。③除蛋白剂。④环孢霉素 mAb。

（2）荧光偏振免疫检测仪（TDX）。

## 【方法步骤】

（1）将各种试剂放置室温下，使其温度恢复至室温。

（2）将荧光偏振免疫检测仪接通电源后输入时间参数，放入稀释液，启动机器自动进行 5 次流动系统的清洗。

（3）取不同稀释度的标准品和待测样品（按一定稀释度稀释）25 μl，加入 25 μl 表面活性剂和 900 μl 稀释液，混匀震荡 10 s 后，转速 9500 r/min 离心 3 min。

（4）取上清，加入比色皿中，测定空白值。

（5）在上述管中，加入 25 μl 抗体、25 μl 荧光素（FITC）标记的抗原或半抗原药物。

（6）保温 3 min 后，测定最终偏振值。根据荧光偏振值从标准曲线上就可确定地得知样品中待测样品相应含量。

## 【结果分析】

当待测药物浓度高时，经过竞争反应，大部分抗体被其结合，而荧光素标记的药物多呈游离的小分子状态。由于其分子小，在液相中转动速度较快，测量到的荧光偏振程度也较低。反之，如果药物浓度低时，大部分荧光素标记药物与抗体结合，形成大分子的抗原抗体复合物，此时检测到的荧光偏振程度也较高。根据荧光偏振程度与药物浓度呈反比关系，可以建立坐标系。通过检测反应系中偏振光的大小，从坐标曲线上就可以精确地得知样品中待测药物的相应含量。

## 【思考题】

荧光偏振免疫分析有何特点？

## （三）时间分辨荧光免疫分析

## 【原理】

时间分辨荧光免疫测定（TRFIA）是一种非核素免疫分析技术，它用镧系元素标记抗原或抗体，根据镧系元素螯合物的发光特点，用时间分辨技术测量荧光，同时检测波长和时间两个参数进行信号分辨，可有效地排除非特异荧光的干扰，极大地提高了分析灵敏度。

## 【应用】

（1）激素：甲状腺激素、甾体类激素。

（2）病毒性肝炎标志物。

（3）肿瘤相关抗原、胃蛋白酶原。

（4）药物。

（5）多肽类。

## 【主要试剂及器材】（以固相双位点夹心法检测 $T_3$ 和 $T_4$ 为例）

（1）分析缓冲液：0.1 mol/L，pH 7.5 Tris-HCl 缓冲液，其中含 0.3 mol/L 三氯醋酸钠，0.1% BSA，0.02% $NaN_3$。

（2）洗涤液：生理盐水，含 0.1%Tween-20。

（3）荧光增强液：β-萘酰三氟丙酮 6 mg，三辛基磷化氢的氧化物 19.33 g，邻苯二甲酸氢甲

1.3 g，冰醋酸 6 ml，Tween-20 0.2 ml，加三蒸水至 500 ml，再加 Triton-100 1 ml，置 37℃水浴至溶解后，补加三蒸水至 1000 ml，于塑料瓶内备用。

（4）样品标准物。

（5）时间分辨荧光仪。

（6）$Eu^{3+}$标记的抗体。

（7）0.1 mol/L、pH 9.6 碳酸盐缓冲液。

## 【方法步骤】（以固相双位点夹心法检测 $T_3$ 和 $T_4$ 为例）

（1）用 0.1 mol/L，pH 9.6 碳酸盐缓冲液将已知相应抗体稀释到 10 μg/ml，加入聚苯乙烯滴定条孔中，每孔 100 μl，室温过夜，弃包被液，用洗涤液洗 3 次。

（2）分别加入不同稀释度样品的标准物及待检样品（如血清），每孔 20 μl，并迅速加入 100 μl用分析液稀释的 $Eu^{3+}$标记抗体，微量板振荡器上缓慢混匀，室温温育 2 h，洗涤液洗涤 6 次。

（3）每孔加入 100 μl 荧光增强液，慢慢振动 5 min 后，室温静置 30 min，用时间分辨荧光仪测定荧光强度。

## 【结果分析】

以不同稀释度的样品标准物为横坐标，以相应的荧光强度为纵坐标绘制标准曲线，从标准曲线上就可确定地得知样品中待测样品相应含量。

## 【思考题】

为什么时间分辨荧光免疫分析技术的灵敏性高于酶联免疫吸附法？

# 二、胶体金免疫标记技术

## （一）斑点免疫金银染色法（dot-IGS/IGSS）

## 【原理】

蛋白质抗原通过直接点样或转移电泳吸附在硝酸纤维素膜（NC 膜）上，与特异性抗体反应后，在滴加（或浸入）胶体金标记的第二抗体，结果在抗原抗体发生金颗粒聚集，形成肉眼可见的粉红色斑点，称为斑点免疫金染色（dot-IGS）。此反应可再提高银显色液增强，即斑点免疫金银染色法（dot-IGS/IGSS）。

## 【主要试剂与器材】

（1）NC 膜。

（2）胶体金标记的第二抗体。

（3）20 mol/L、pH 7.6 PBS（含 5%BSA 和 0.05% $NaN_3$）；0.4%明胶；TBS（含 0.1%BSA）；0.2 mol/L，pH3.5 枸橼酸缓冲液。

（4）定影液：20%硫代硫酸钠。

（5）电泳仪、电转仪及相关缓冲液。

## 【方法步骤】

（1）用微量加样器在 NC 膜上直接点样 1~2 μl，或经电转移将抗原吸附在 NC 膜上，自然干燥；将点样后的 NC 膜浸入含 5%BSA 和 0.05% $NaN_3$ 的 20 mol/L，pH 7.6 PBS 内，37℃，30 min，以封闭未饱和的蛋白质结合位点。

（2）用含 0.1%BSA 的 TBS 洗 3 次，每次 5 min；滴加适当稀释的一抗（1~2 μg/ml，用含 0.1%BSA 和正常羊或兔血清的 TBS 稀释），阴性对照用稀释液代替抗体，在室温下，反应 2 h。

（3）用含 0.1%BSA 的 TBS 洗 3 次，每次 5 min 后，将 NC 膜浸入金标二抗溶液中（金标抗体用含 0.4%明胶和 0.1%BSA 的 TBS 适当稀释）。反应时间视金标抗体的稀释度而定：一般 1∶25 稀释（OD520 nm 值约为 0.2），反应时间为 2 h；1∶200~1∶100 稀释（OD520 nm 值约为 0.005），反应时间为 16 h；TBS 冲洗，NC 膜上观察结果（粉红色斑点）。此过程为 dot-IGS。

（4）此反应可通过银显影液增强，即斑点金银染色法（dot-IGS/IGSS）：将金标抗体染色后的 NC 膜，用 TBS 洗 3 次，每次 5 min，再用蒸馏水洗涤 2 次以去除 $Cl^-$，浸入 0.2 mol/L，pH 3.5 枸橼酸缓冲液内 2 min；移入银显色液中，避光显色 5~10 min 后，再移入定影液中，定影 5 min；自来水冲洗，自然干燥；NC 膜上观察结果（棕黑色斑点）。

## 【结果分析】

dot-IGS：在 NC 膜上呈粉红色。dot-IGSS：在 NC 膜上呈棕黑色。

## 【思考题】

斑点免疫金银染色法与酶联免疫法相比有何特点？

### （二）斑点金免疫渗滤测定法

## 【原理】

斑点金免疫渗滤测定法（dot immuno-gold filtration assay，DIGFA）是在斑点免疫渗滤测定法基础上，改用胶体金标记物代替酶，省去底物显色的步骤。试验方法是以硝酸纤维素膜（NC 膜）为载体，将试剂及标本滴加在膜上，通过渗滤而逐步反应。全过程可于数分钟内完成，阳性结果为在膜上呈红色斑点。

## 【主要试剂与器材】

（1）渗滤装置：为一塑料小盒（4.0 cm×3.0 cm×0.6 cm），分为底、盖两层，盖的中央有一个直径 0.5 cm 的小孔。盒底充填吸水性较强的垫料，盖孔下，紧贴垫料放置一片 NC 膜。紧闭盒盖，即为渗滤装置。在孔中的 NC 膜上点加 1~2 μl 特异性抗体（一抗）或抗原，室温自然干燥，保存于放干燥剂的密封塑料袋中备用。

（2）封闭液：含 0.2%BSA 和 0.05%吐温-20 的洗涤液。

（3）洗涤液：50 mol/L，pH 7.2 PBS。

（4）特异性抗体（一抗）或抗原。

（5）金标抗体。

## 【方法步骤】

（1）取出渗滤器，先在小孔的 NC 膜上，滴加 2 滴（约 100 μl）封闭液。

（2）待其渗入盒内，在 NC 膜上加待检标本 1 滴（约 50 μl）；待其渗入盒内，在 NC 膜上滴加 2 滴（约 100 μl）洗涤液。

（3）待其渗入盒内，在 NC 膜上加金标抗体 1 滴（约 50 μl），使其与 NC 膜上吸附的检品发生反应；洗涤方法同上。

（4）结果观察：小孔 NC 膜上出现红色反应时为阳性反应，阴性反应不着色。

## 【结果分析】

在小孔 NC 膜上出现红色时为阳性反应，阴性反应不着色。

## 【思考题】

斑点金免疫渗滤测定法与胶体金标记测定法有何区别？

（韩　莉　章晓联　王　坤）

# 第 35 章 酶联免疫吸附试验

酶联免疫吸附试验（ELISA）方法的基本原理是酶分子与抗体或抗抗体分子共价结合，此种结合不会改变抗体的免疫学特性，也不影响酶的生物学活性。此种酶标记抗体可与吸附在固相载体上的抗原或抗体发生特异性结合。滴加底物溶液后，底物可在酶作用下使其所含的供氢体由无色的还原型变成有色的氧化型，出现颜色反应。因此，可通过底物的颜色判定有无相应的免疫反应，颜色的深浅与标本中相应抗体或抗原的量呈正比。此种显色反应可通过 ELISA 检测仪进行定量测定，这样就将酶化学反应的敏感性和抗原抗体反应的特异性结合起来，使 ELISA 方法成为一种既特异又敏感的检测方法。

## 一、间接法检测抗体

### 【原理】

利用酶标记的抗体检测与固相抗原结合的受检抗体。

### 【主要试剂与器材】

（1）纯化抗原。

（2）酶标抗体。

（3）底物溶液：①$H_2O_2$/OPD：OPD 4 mg 溶于 10 ml pH 5.0 枸橼酸－磷酸盐缓冲液（0.1 mol/L枸橼酸 4.86 ml 加 0.2 mol/L $Na_2PO_4$ 5.14 ml）中，加入 3% $H_2O_2$ 50 ml 混匀，避光。临用时配制。$H_2O_2$/OPD 的呈色反应为棕色，比色波长为 492 nm。终止液为 2 mol/L $H_2SO_4$。②$H_2O_2$/TMB（或 TMBS）：用 DMSO 将 TMB（或 TMBS）配成 10 mg/ml 原液，4℃保存。临用前用 pH 5.4 枸橼酸－磷酸盐缓冲液（0.1 mol/L 枸橼酸 8.85 ml 加 0.2 mol/L $Na_2PO_4$ 11.15 ml）稀释成 0.1 mg/ml（TMB）或 0.2 mg/ml（TMBS），每毫升加入 0.75% $H_2O_2$ 4.2 ml，此溶液应在 1 h 内使用。$H_2O_2$/TMB（或 TMBS）的呈色反应为蓝色，比色波长为 450 nm。反应终止液为 2 mol/L $H_2SO_4$。

（4）包被液（pH 9.6 碳酸盐缓冲液），稀释液（pH 7.4 PBS-Tween 20），洗涤液（0.01 mol/L pH 7.4 Tris-HCl-Tween 20），终止液（2 mol/L $H_2SO_4$），封闭液（1%BSA pH 9.6 碳酸盐缓冲液）。

（5）聚苯乙烯微量反应板。

（6）酶标仪。

## 【方法步骤】

（1）取洁净的聚苯乙烯微量反应板，于每孔内加适当浓度抗原 100 μl（用包被缓冲液稀释，蛋白含量 10 mg/ml），湿盒中 37℃温育 2 h 或 4℃过夜，弃抗原液，用洗涤液 3 次每次 3 min。

（2）封闭液封闭：湿盒中 37℃温育 20 min，洗涤 3 次。

（3）加待测标本，通常每标本设立 3 复孔检测，同时设定阴性对照、阳性对照及空白对照，置湿盒内，37℃温育 1 h，洗涤 3 次。

（4）每孔加酶标记抗抗体 100 μl，湿盒中 37℃温育 1 h，洗涤 3 次。

（5）加临时配制的底物溶液各 100 μl，置暗处 37℃孵育 10 min。加 2M 硫酸 1 滴终止反应，5 min内检查结果。

（6）酶标仪检测结果。

# 二、双抗体夹心法检测抗原

## 【主要试剂与器材】

（1）已知特异性抗体。

（2）酶标抗体。

（3）底物溶液：①$H_2O_2$/OPD：OPD 4 mg 溶于 10 ml pH 5.0 枸橼酸-磷酸盐缓冲液（0.1 mol/L枸橼酸 4.86 ml 加 0.2 mol/L $Na_2PO_4$ 5.14 ml）中，加入 3%$H_2O_2$ 50 ml 混匀，避光。临用时配制。$H_2O_2$/OPD 的呈色反应为棕色，比色波长为 492 nm。终止液为 2 mol/L $H_2SO_4$。②$H_2O_2$/TMB（或 TMBS）：用 DMSO 将 TMB（或 TMBS）配成 10 mg/ml 原液，4℃保存。临用前用 pH 5.4 枸橼酸-磷酸盐缓冲液（0.1 mol/L 枸橼酸 8.85 ml 加 0.2 mol/L $Na_2PO_4$ 11.15 ml）稀释成 0.1 mg/ml（TMB）或 0.2 mg/ml（TMBS），每毫升加入 0.75% $H_2O_2$4.2 ml，此溶液应在 1 h 内使用。$H_2O_2$/TMB（或 TMBS）的呈色反应为蓝色，比色波长为 450 nm。反应终止液为2 mol/L $H_2SO_4$。

（4）包被液（pH 9.6 碳酸盐缓冲液），稀释液（pH 7.4 PBS-Tween 20），洗涤液（0.01 mol/L pH 7.4 Tris-HCl-Tween 20），终止液（2 mol/L $H_2SO_4$），封闭液（1%BSA pH 9.6 碳酸盐缓冲液）。

（5）聚苯乙烯微量反应板。

（6）酶标仪。

## 【方法步骤】

（1）用包被液将以知抗体稀释成一定浓度，加于酶标板中，100 μl/孔置湿盒内，4℃过夜。

（2）弃上清，控干，加封闭液，200 μl/孔，置湿盒内，37℃温育 2 h；用洗涤液 3 次，每次 3 min，弃上清，控干。

（3）加入待检样本（视样本不同，按一定稀释度稀释），100 μl/孔，通常每标本设立 3 复孔检测，同时设定阴性对照、阳性对照及空白对照。置湿盒内，37℃1 h，洗涤 3 次。

（4）加入工作浓度的酶标二抗 100 μl/孔，置湿盒内，37℃温育 1 h；洗涤 3 次。

（5）加临时配制的底物溶液各 100 μl，置暗处 37℃温育 10 min。加 2M 硫酸 1 滴终止反应，5 min内检查结果。

（6）酶标仪检测结果。

## 三、竞争法检测抗原

### 【主要试剂与器材】

（1）已知特异性抗体。

（2）酶标抗原。

（3）底物溶液：① $H_2O_2$/OPD：OPD 4 mg 溶于 10 ml pH 5.0 枸橼酸-磷酸盐缓冲液（0.1 mol/L枸橼酸4.86 ml加0.2 mol/L $Na_2PO_4$ 5.14 ml）中，加入3% $H_2O_2$ 50 ml混匀，避光。临用时配制。$H_2O_2$/OPD 的呈色反应为棕色，比色波长为 492 nm。终止液为 2 mol/L $H_2SO_4$。②$H_2O_2$/TMB（或TMBS）：用DMSO将TMB（或TMBS）配成10 mg/ml原液，4℃保存。临用前用pH 5.4 枸橼酸-磷酸盐缓冲液（0.1 mol/L 枸橼酸 8.85 ml 加 0.2 mol/L $Na_2PO_4$ 11.15 ml）稀释成0.1 mg/ml（TMB）或0.2 mg/ml（TMBS），每毫升加入0.75% $H_2O_2$ 4.2 ml，此溶液应在1 h内使用。$H_2O_2$/TMB（或 TMBS）的呈色反应为蓝色，比色波长为 450 nm。反应终止液为 2 mol/L $H_2SO_4$。

（4）包被液（pH 9.6 碳酸盐缓冲液），稀释液（pH 7.4 PBS-Tween 20），洗涤液（0.01 mol/L pH 7.4 Tris-HCl-Tween 20），终止液（2 mol/L $H_2SO_4$），封闭液（1%BSA pH 9.6 碳酸盐缓冲液）。

（5）聚苯乙烯微量反应板。

（6）酶标仪。

### 【方法步骤】

（1）用包被液将以知抗体稀释成一定浓度，加于酶标板中，100 μl/孔置湿盒内，4℃过夜。

（2）弃上清，控干，加封闭液，200 μl/孔，置湿盒内，37℃温育 2 h；用洗涤液 3 次，每次 3 min，弃上清，控干。

（3）加入待检样本、酶标记抗原（视样本不同，按一定稀释度稀释），100 μl/孔，通常每标本设立 3 复孔检测，同时设定阴性对照、阳性对照及空白对照。置湿盒内，37℃温育 1 h，洗涤 3 次。

（4）加临时配制的底物溶液各 100 μl，置暗处 37℃温育 10 min。加 2M 硫酸 1 滴终止反应，5 min内检查结果。

（5）酶标仪检测结果。

## 四、生物素亲和素酶联免疫吸附试验

### 【主要试剂与器材】

（1）已知特异性抗体。

（2）生物素化抗体、酶标亲和素、亲和素、亲和素-酶标生物素复合物。

（3）底物溶液：① $H_2O_2$/OPD：OPD 4 mg 溶于 10 ml pH 5.0 枸橼酸-磷酸盐缓冲液（0.1 mol/L枸橼酸4.86 ml加0.2 mol/L $Na_2PO_4$ 5.14 ml）中，加入3% $H_2O_2$ 50 ml混匀，避光。临用时配制。$H_2O_2$/OPD 的呈色反应为棕色，比色波长为 492 nm。终止液为 2 mol/L $H_2SO_4$。②$H_2O_2$/TMB（或TMBS）：用DMSO将TMB（或TMBS）配成10 mg/ml原液，4℃保存。临用前用

pH 5.4 枸橼酸-磷酸盐缓冲液（0.1 mol/L 枸橼酸 8.85 ml 加 0.2 mol/L $Na_2PO_4$ 11.15 ml）稀释成 0.1 mg/ml（TMB）或 0.2 mg/ml（TMBS），每毫升加入 0.75% $H_2O_2$4.2 ml，此溶液应在 1 h 内使用。$H_2O_2$/TMB（或 TMBS）的呈色反应为蓝色，比色波长为 450 nm。反应终止液为 2 mol/L $H_2SO_4$。

（4）包被液（pH 9.6 碳酸盐缓冲液），稀释液（pH 7.4 PBS-Tween 20），洗涤液（0.01 mol/L pH 7.4 Tris-HCl-Tween 20），终止液（2 mol/L $H_2SO_4$），封闭液（1%BSA pH 9.6 碳酸盐缓冲液）。

（5）聚苯乙烯微量反应板。

（6）酶标仪。

## 【方法步骤】

BAS-ELISA 有 3 种基本检测法。

**1. BA 法** 固相抗体+待测抗原+生物素化抗体+酶标亲和素+底物显色。

**2. BAB 法** 固相抗体+待测抗原+生物素化抗体+亲和素+酶标生物素+底物显色。

**3. ABC 法** 固相抗体+待测抗原+生物素化抗体+亲和素-酶标生物素复合物+底物显色。

具体操作方法见竞争法检测抗原方法步骤（1）~（5）。

# 五、免疫酶组织化学技术

## 【主要试剂与器材】

（1）APAAP 试剂盒。

（2）TBS 缓冲液（pH 7.6 0.05 mol/L Tris-HCl）：Tris 30.25 g，NaCl 40.0 g，HCl 11 ml，加蒸馏水溶解至 500 ml，调 pH 至 7.4~7.6。抗体稀释用含 1%牛血清白蛋白的 TBS。

（3）Mayer 苏木精复染液：苏木精 0.1 g，钾明矾 5 g，枸橼酸 0.1 g，水合氯醛 5 g，碘酸钠 0.02 g，蒸馏水 100 ml。将苏木精、钾明矾和碘酸钠溶于蒸馏水，加温搅拌溶解，加枸橼酸和水合氯醛，混合后煮沸 5 min，冷却后过滤备用。

（4）纯丙酮。

（5）McAb。

## 【方法步骤】

（1）取经过预处理（固定或脱蜡）的组织切片、细胞玻片或甩片。

（2）纯丙酮固定 5 min，空气中干燥 10 min，TBS 浸洗 5 min；取出玻片仔细擦干，用记号笔在细胞周围画一圆圈；在圆圈内滴加第一抗体 20~50 μl，放湿盒内 37 ℃温育 1 h 或 4 ℃过夜。TBS 浸洗 5 min，吸干。

（3）滴加二抗 10~50 μl，放湿盒内 37 ℃温育 30~60 min，TBS 浸洗 5 min，吸干。

（4）滴加 APAAP 复合物 10~50 μl，放湿盒内 37 ℃，30~60 min，TBS 浸洗 5 min，吸干。

（5）滴加底物显色液 10~50 μl（临用前配制，取底物溶液 1 ml 加坚固红 1 mg，充分溶解后使用），放湿盒内 37 ℃温育 30 min，TBS 浸洗 5 min，擦片。

（6）加 Mayer 苏木精复染 1 min，用自来水冲洗。空气中干燥。

（7）高倍镜下观察：以细胞膜或胞质着红色为阳性细胞，无色者为阴性细胞，并计算阳性细胞百分率。

## 【注意事项】

（1）操作前应对实验的物理参数有充分的了解，如环境温度（18~25℃）、反应孵育温度和孵育时间、洗涤的次数等，要先查看水育箱温度是否符合要求。

（2）正确使用加样器。加样器应垂直加入标本或试剂，避免刮擦包被板底部。加样过程中避免液体外溅及血清残留在反应孔壁上，加样器吸头要清洗干净，避免污染，加样次序与说明书一致，否则可导致结果错误，实验重复性差。

（3）手工洗板加洗液时冲击力不可太大，不要超过说明书推荐的洗涤次数，洗液在反应孔内滞留的时间不宜太长。不可使洗液在孔间窜流，造成孔间污染，导致假阴性或假阳性。

（4）应保证加液量一致。我们在使用时感觉滴瓶加液不如加样器好用，滴瓶不易控制，加液量不准，造成显色不统一，判断错误。

（5）显色液量不可过多。加样的工作环境不能处于阳光直射下，加显色系统后须避光反应，显色液量不能过多，以免显色过强。

（6）试剂的影响因素。应选用有国家批准文号、质量可靠的产品，不能图便宜，忽视质量保证。试剂应妥善保存于4℃冰箱内，在使用时先平衡至室温，不同批号的试剂组分不宜交叉使用。试剂开启后应在1周内用完，剩余的试剂下次用时应先检查是否变质，显色剂如被污染变色将造成全部显色，导致错误结果。过期的试剂不宜再用，若别无选择，应做好双份质控品的监测，确保结果的可靠性。

## 【思考题】

为什么标记一种二抗能够检测多种抗原抗体系统？

（韩　莉　刘　胜）

CME TEXTBOOKS NATIONAL PROJECT

# 第36章 发光免疫标记技术

本章主要介绍化学发光免疫标记技术、生物发光免疫标记技术及电化学发光免疫标记技术。

## 一、化学发光免疫标记技术

### 【原理】

化学发光免疫分析（chemiluminescence immunoassay，CLIA）是将具有高灵敏度的化学发光测定技术与高特异性的免疫反应相结合，用于各种抗原、半抗原、抗体、激素、酶、脂肪酸、维生素和药物等的检测分析技术。

### 【主要试剂与器材】

以耦合放大化学发光酶联免疫分析法检测人血清中乙型肝炎表面抗原（HBsAg）为例。

**1. 试剂**

（1）缓冲液：①0.05M，pH 9.6 $Na_2CO_3$-$NaHCO_3$缓冲液（包被液）。②0.01M，pH 7.4 PBS-Tween20缓冲液（抗体稀释液）。③0.02M，pH 7.4 Tris-HCl-Tween20缓冲液（洗涤液）。

（2）抗体：①抗HBsAg抗体。②HRP标记的抗HBsAg抗体。

（3）抗原：①正常人血清（HBsAg阴性对照）。②HBsAg阳性标准品。③待检血清。

（4）小牛血清。

（5）底物溶液：1.0 ml EDTA（$1.0\times10^{-2}$M）；2.0 ml Eosin（$1.0\times10^{-3}$M）；1.0 ml $H_2O_2$（$7.5\times10^{-3}$M）用三蒸水稀释到25 ml；0.4 ml HCl（$1.0\times10^{-2}$M）；0.2 ml Tween20（1%）。

（6）luminol $5.0\times10^{-4}$M。

**2. 器材**

（1）LKB-1250光度计。

（2）隔水式电热恒温培养箱。

（3）各种规格加样器，小玻璃试管，聚苯乙烯珠。

（4）洗瓶、抽滤装置等。

### 【方法步骤】

（1）包被抗体：在每个小试管中加入聚苯乙烯珠各1枚，再加入300 μl用0.05M，pH 9.6碳酸盐缓冲液稀释的抗 HBsAg 抗体，同时设空白对照，置 4℃过夜。

（2）洗涤：用抽滤针头吸干管内液体，加入 Tris-HCl-Tween20 洗涤 3 次，每次加 2 ml，放置 3~5 min，用抽滤针头吸干管内液体。

（3）加待检血清和阳性标准品：用 PBS-Tween20 缓冲液不同倍数稀释 HBsAg 阳性标准品或待检血清，每管加入 300 μl。同时设阴性对照；空白对照管只加抗体稀释液。置 37℃孵育 2 h。

（4）第二次洗涤：同（2）。

（5）加酶标抗体：用含小牛血清的 PBS-Tween20 缓冲液稀释 HRP 标记的抗 HBsAg 抗体，每管加入 300 μl，空白对照管只加用于稀释酶标抗体的稀释液。置 37℃孵育 2 h。

（6）第三次洗涤：同（2）。

（7）化学发光测定：给每管加入 300 μl 底物溶液，置 37℃保温 20 min。然后将小试放入 LKB-1250 光度计中，并置于测量位置，加入 300 μl $5.0\times10^{-4}$ M luminol。记录仪记录化学发光强度。

（8）同时用 ELISA 方法进行对照，结果测量采用 DG3022 型酶联免疫检测仪。

## 【结果分析】

**1. 定性** 按下列公式判别阴、阳性。

$$S/N=\frac{L_{样品}-L_{空白}}{L_{阴性对照}-L_{空白}}=商\left|\begin{array}{ll}\Delta\geqslant 2.1 & 为阳性\\ \Delta<2.1 & 为阴性\end{array}\right.$$

**2. 定量** 以不同稀释度的 HBsAg 阳性标准品的化学发光强度为纵坐标，不同稀释倍数为横坐标，做出剂量反应曲线（标准曲线），则待测样品中 HBsAg 的含量就可由测量的化学发光强度换算得到。

## 【思考题】

什么是化学发光免疫分析？其特点是什么？

# 二、生物发光免疫标记技术

## 【原理】

生物发光免疫标记技术是利用发光蛋白（如重组水母蛋白）或 1 个编码萤火虫荧光素酶基因片段作为标记进行免疫检测。

## 【主要试剂与器材及动物】

（1）雄性裸鼠。

（2）单克隆抗体 NJ001（特异性识别肺腺癌及其他非小细胞肺癌细胞中的 SP70 抗原）。

（3）750 nm 磁珠。

（4）SPC-A1-luc 细胞（稳定表达荧光素酶），荧光素酶底物。

（5）RPMI 1640、胎牛血清、羊血清工作液。

（6）快捷型酶标羊抗鼠/兔 IgG 聚合物及 DAB 显色试剂盒。

（7）小动物可见光活体成像系统，小动物活体 micro-CT 影像系统。

（8）PM3-050 超顺磁性纳米微球。

## 【方法步骤】

（以裸鼠肺腺癌模型检测为例）

**1. NJ001 免疫磁珠的制备** 取 200 μl 磁珠（2 mg），500 μl MEST，洗涤 3 次，磁珠分离后弃上清，分别加入 200 μl ED（5 mg/ml）和 200 μl NHS（5 mg/ml）混匀，37℃水浴 30 min。磁架分离，移除上清，加入 500 μl MEST 洗 2 次，磁架分离，弃上清。加入 NJ001 抗体 250 μg（50 μl×5 μg/ml），加入450 μl MEST 混匀。37℃水浴中偶联 4 h。磁架分离，弃上清，加入 1 ml PBST（pH 7.4，含 1%BSA）重悬，4℃过夜，摇床震摇。磁架分离，弃上清，500 μl PBST 洗涤 4 次。磁架分离，弃上清，200 μl PBST（pH 7.4，含 0.5%BSA+0.02%叠氮钠）重悬，4℃保存。将上述重悬液 1∶50 稀释，即为注射到小鼠体内的浓度。

**2. 细胞培养及裸鼠肺腺癌模型的建立** 裸鼠实验须经实验动物福利伦理审查委员会审查批准；SPC-A1-luc 细胞生长于含有 10%胎牛血清的 RPMI 1640 培养基，在 37℃、5%$CO_2$ 恒温培养箱中培养。生长 48 h 后，取对数生长期的细胞，用生理盐水重悬细胞 5×10 个/ml，尾静脉注射 100 μl细胞悬液（裸鼠饲养于 SPF 级环境中，室温 26~28℃，相对湿度 40%~60%，所用垫料、饮水、标准饲料及其他与实验动物接触的物品均经高压蒸气灭菌处理。

**3. 生物标记的裸鼠肺腺癌模型** 裸鼠随机分为生理盐水组、裸磁珠组和免疫磁珠组。每周通过尾静脉分别注射 100 μl 生理盐水、100 μl 750 nm 裸磁珠悬液（体积比为 1∶50 稀释）、100 μl 偶联 NJ001 的 1∶50（体积比）稀释的 750 nm 免疫磁珠悬液，每周注射前和注射后 4 h 分别进行 micro-CT 扫描。

**4. 小动物可见光活体成像检测** 每周利用生物发光成像系统检测肺部肿瘤生物发光信号强度，监测肺部肿瘤的生长，检测时每只裸鼠异氟烷麻醉后 10~15 min 后按 150 mg/kg 的量腹腔注射荧光素底物。成像后应用系统自带软件检测肺部肿瘤生物发光信号强度。采用小动物活体 micro-CT 影像系统监测和诊断裸鼠肺部肿瘤。实验数据采用 Graph Pad Prism 6.0 软件进行统计学分析。

## 【结果分析】

肺部肿瘤大，发光强度升高，肺部肿瘤小，发光强度降低，根据生物发光成像系统检测肺部肿瘤生物发光信号强度和肺部肿瘤大小绘制标准曲线，可用于检测样品中肺部肿瘤的大小。

## 【思考题】

什么是生物发光免疫分析？其特点是什么？

# 三、电化学发光免疫标记技术

## 【原理】

电化学发光免疫测定（electrochemiluminescence immunoassay，ECLI）。ECLI 是继放射免疫、酶免疫、荧光免疫、化学发光免疫测定之后的新一代标记免疫测定技术。电化学发光法源于电化学法和化学发光法，而 ECLI 是电化学发光（ECL）和免疫测定相结合的产物，是一种在电极表面由电化学引发的特异性化学发光反应，包括了电化学和化学发光两个过程。

在电极表面由电化学引发的特异性化学发光反应，用电化学发光剂三联吡啶钌［Ru（bpy）

3]$^{2+}$标记 Ab，通过 Ag-Ab 反应和磁珠分离技术，根据三联吡啶钌在电极上发出的光强度对待测的Ag 或 Ab 进行定量/定性。

## 【应用】

ECLI 不仅可以应用于所有的免疫测定，而且还可用于 DNA/RNA 探针检测。

## 【主要试剂与器材】

1. 电化学发光试剂盒（以甲型肝炎病毒抗体电化学检测为例），主要成分包括：链霉亲和素包被的微粒、生物素化的 HAV 抗体、钌$^{2+}$标记的 HAVAb、HAVAg、定标液 1 和 2（阴、阳性对照）。

2. 电化学发光多指标免疫分析平台。

3. 微孔板。

4. 标记、读数缓冲液。

## 【方法步骤】

（竞争法）

严格按操作说明书进行，总检测时间 18 min。

（1）第一步孵育：加入标本 50 μl。

（2）第二步孵育：加入生物素化的 HAV 抗体、钌$^{2+}$标记的 HAVAb、链霉亲和素包被的微粒。

（3）反应混合液吸到微量池中，微粒通过磁珠吸附到电极上，未结合的物质被清洗液洗，电极加电压后产生化学发光通过光电倍增管进行测定。

（4）电化学发光多指标免疫分析平台扫描读数，结合标准曲线分析。

## 【结果分析】

根据发光数值和样本中的抗原或抗体浓度，制定标准曲线，然后根据标准品的发光值和标准方差确定阳性临界值（$V_{cutoff}=V_{negative}+2.5V_{student(negative)}$），发光值高于阳性临界值的是阳性样本，并根据标准曲线分析其抗原或抗体浓度。

## 【思考题】

什么是电化学发光免疫分析？其特点是什么？

（韩　莉　章晓联　潘　璆）

CME TEXTBOOKS NATIONAL PROJECT

# 流式细胞仪常用实验方法

# 第 37 章

## 【实验原理】

流式细胞术（flow cytometry，FCM）是一种对液流中悬浮的细胞或颗粒的性质进行多参数分析的方法。细胞流通过检测点时被聚焦的激光束照射。细胞通常被结合特异性表面分子的荧光探针所标记。

当细胞流通过检测点被激光束照射时，检测到探针发出的散射光，部分光信号被转换成电信号，这样可以检测细胞流中悬浮的单个细胞的多种表型、生化及分子特性。细胞通过激光束时发出散射光，可以检测单个细胞的大小及颗粒性质。

流式细胞术能够通过测定可见光和荧光的发射对单个活（或死）细胞进行快速、定量、多参数分析。

流式细胞术的实验检测对象是单细胞悬液，因此需把样品制备成细胞悬液，细胞浓度为$10^5 \sim 10^7$个/ml，制备成的单细胞悬液经荧光标记即可上机检测。样本制备的基本原则：①使各种液体和样本新鲜，尽快完成样本制备和检测。②针对不同的细胞样本进行适当洗涤、酶消化或EDTA 处理，以清除杂质，使黏附的细胞彼此分离而形成单细胞状态。③对新鲜实体组织可选用或联用酶消化法、机械打散法和化学分散法获得足够数量的单细胞悬液。

## 【应用】

FCM 可用于细胞或颗粒的分析及分类。常用于细胞表面标记分子检测、DNA 细胞周期分析、细胞凋亡分析、绿色荧光蛋白细胞分类、胞内细胞因子和蛋白测定、细胞间连接物测定和免疫表型分析等。

## 一、流式细胞仪检测细胞凋亡——Annexin V/PI 双染色法

### 【实验原理】

在正常细胞中，磷脂酰丝氨酸只分布在细胞膜脂质双层的内侧，细胞发生凋亡最早期，膜磷脂酰丝氨酸（PS）由脂膜内侧翻向外侧，这一变化早于细胞皱缩、染色质浓缩、DNA 片断化和细胞膜的通透性增加等凋亡现象。Annexin V 是一种磷脂结合蛋白，与磷脂酰丝氨酸有高度亲和力，故可通过细胞外侧暴露的磷脂酰丝氨酸与凋亡早期细胞的胞膜结合。因此 Annexin V 被作为检测细

胞早期凋亡的灵敏指标之一。碘化丙啶（propidium iodide，PI）是一种核酸染料，它不能透过完整的细胞膜，但凋亡中晚期的细胞和死细胞由于细胞膜通透性的增加，PI 能够透过细胞膜而使细胞核染红。因此将 Annexin V 与 PI 匹配使用，就可以将处于不同凋亡时期的细胞区分开来。因此，将 Annexin V 与 PI 联合使用时，PI 则被排除在活细胞（Annexin $V^-/PI^-$）和早期凋亡细胞（Annexin $V^+/PI^-$）之外，而晚期凋亡细胞和坏死细胞同时被 FITC 和 PI 结合染色呈现双阳性（Annexin $V^+/PI^+$）。

### 【方法】

（1）贴壁细胞需用 0.25%的胰酶消化。注意过度消化可损伤细胞。在消化时可加 2% BSA 防止消化过度。如果用含 EDTA 的胰酶消化时，注意必须彻底清除 EDTA：在标记前用1×PBS 或1×结合缓冲液洗涤，清除 EDTA，以免残余的 EDTA 与 $Ca^{2+}$螯合，影响 Annexin V 的结合。

（2）用去离子水将 10×结合缓冲液稀释成 1×结合缓冲液。

（3）细胞收集。悬浮细胞收集：离心 5 min；贴壁细胞：用不含 EDTA 的胰酶消化收集后（胰酶消化时间不宜过长，否则会影响细胞膜上磷脂酰丝氨酸与 Annexin V-FITC 的结合），于室温转速 2000 r/min 离心 5~10 min，收集细胞。

（4）细胞洗涤。用预冷 1×PBS（4℃）重悬细胞 1 次，转速 2000 r/min 离心 5~10 min，洗涤细胞。

（5）加入 300 μl 的 1×结合缓冲液悬浮细胞。

（6）Annexin V-FITC 标记　加入 5 μl 的 Annexin V-FITC 混匀后，避光，室温孵育 15 min。

（7）PI 标记：上机前 5 min 再加入 5 μl 的 PI 染色。

（8）上机前，补加 200 μl 的 1×结合缓冲液。

## 二、流式细胞仪检测胞内细胞因子（以 T 细胞为例）

### 【实验原理】

自然状态下，T 淋巴细胞仅产生少量的细胞因子，用流式细胞仪检测胞内的细胞因子需通过体外多克隆激活药如佛波酯（PMA）、离子霉素（ionomycin）或特定的抗原（蛋白质、肽）激活细胞，同时用 Brefeldin（BFA）、Monensin 阻断高尔基体和内质网介导的蛋白质转运，抑制细胞因子释放到细胞外，从而使产生的细胞因子在细胞质内蓄积，信号增强。经多聚甲醛固定和皂角苷破膜增加细胞膜的通透性后，用抗细胞因子的抗体与胞内特定的分子相结合，通过非相关特异性同型匹配的抗体作为对照，以确定静止的与无细胞因子分泌的细胞的最小荧光背景，这样就可以用流式细胞仪检测不同细胞亚群分泌的细胞因子。

### 【方法】

（1）收获细胞，加刺激剂，同时加蛋白转运抑制药（参照说明书），混匀后，37℃，5% $CO_2$ 培养 4~6 h。

（2）阻断 Fc 受体，用于消除非特异性的结合染色。

（3）细胞表面染色：将适当的细胞表面染色试剂加入细胞（细胞浓度维持在 $2×10^6$/ml）混匀，室温避光孵育 15 min，离心 500×*g* 5 min，弃上清。

（4）固定和破膜：加固定剂，室温暗处孵育 15 min，离心 500×*g* 5 min，弃上清；加破膜剂温暗处孵育 10 min；加 2~3 ml PBS 洗液，离心 500×*g* 5 min，弃上清。

（5）细胞内染色：加入荧光标记的细胞因子抗体，混匀，室温暗处孵育 30 min；加 2~3 ml 洗液，离心 500×*g* 5 min，弃上清，加入 500 μl PBS 上机检测。

## 三、流式细胞仪检测转录因子（以 Treg 细胞为例）

### 【实验原理】

调节性 T 细胞（regulatory T cells，Treg）是一类控制体内自身免疫反应性的 T 细胞亚群。

研究表明，在正常人和小鼠的外周血及脾组织的 $CD4^+$T 细胞中有 5%~10% 的细胞持续表达 CD25 分子（IL-2 受者 α 链），同时这一亚群细胞低表达 CD45RB 分子。$CD4^+CD25^+$Treg 除表达 CD4 分子和 CD25 分子外，其特征标志为其高表达细胞核中的转录因子 Foxp3。

因此常通过 FCM 检测 $CD3^+CD4^+$T 细胞的细胞核中是否表达 Foxp3，来代表 Treg。

### 【材料方法】

（1）按照流式样品要求制备单细胞悬液。

（2）按照流式表面染色方法标记 CD3 和 CD4，缓冲液洗涤一次，离心完全弃上清。

（3）加 1 ml 荧光标记 Foxp3 固定/破膜工作液，室温或 4℃避光孵育 30~60 min（小鼠样品最长可以 4℃固定 18 h）。

（4）每管加 2 ml 1×破膜缓冲液。

（5）300×*g* 室温离心 5 min，弃上清。

（6）加 100 μl 1×破膜缓冲液重悬细胞后，加入 Foxp3 抗体，室温避光孵育 20 min。

（7）2 ml 1×破膜缓冲液洗涤 1 次，300×*g* 室温离心 5 min，弃上清。

（8）加 2 ml 流式染色液，300×*g* 室温离心 5 min，弃上清。

（9）适量流式染色液重悬，即可上机检测。同型对照依照上述步骤进行，软件分析结果。

### 【注意事项】

（1）设立同型对照。使用与荧光标记抗体相同来源、相同标记、相同剂量和亚型的免疫球蛋白，用于消除由于抗体非特异性结合到细胞表面而产生的背景染色。

（2）Fc 受体阻断。使用试剂阻断 Fc 受体可以有效减少非特异荧光染色，在小鼠可以用纯化的抗小鼠的 CD16/32，在大鼠可以用纯化的抗大鼠的 CD32，在人可以用过量的同种无关纯化 Ig 或血清。

（3）在染胞内或胞核内的因子时，要对细胞进行固定和破膜，因此，与活细胞相比，在形态上会有一定变化，因此必须对所有细胞样本进行固定和破膜；若对 Blank 和染色细胞没做固定和破膜，在 FSC/SSC 图中对固定和破膜的样品细胞圈门时需要做一定调整。

### 【思考题】

（1）若同时检测细胞表面 2 个或更多参数（分子），如何准备细胞？又如何分析数据？

（2）上述方法是一种直接染色法，你知道如何通过间接染色法进行流式细胞仪分析吗？

（3）你知道流式细胞仪有哪些应用吗？

（罗凤玲　章晓联　窦亚峰）

# HLA的型别检测实验技术

# 第38章

## 一、PCR技术检测HLA的型别

### 【原理】

编码HLA的基因具有高度的多态性，每一个基因座位上有众多的复等位基因，而每一个等位基因都有其各自的DNA序列，因此可用相应的序列特异性引物进行扩增。通过控制PCR反应条件，特异性引物仅扩增与其相应的等位基因，而不扩增其他的等位基因。

### 【应用】

PCR技术检测HLA的型别可用于临床器官移植组织配型。

### 【材料】

（1）DNA抽提试剂盒。

（2）PCR相关Taq多聚酶。

（3）Ficoll 400（终浓度为1.0%、V/V）。

（4）加样缓冲液（甲酚红、终浓度为0.001%、W/V）。

### 【方法】

#### （一）DNA的抽提和质量控制

**1. DNA抽提** 注意：所有步骤均在室温下进行。

（1）将500 μl新鲜或冻存全血（用EDTA或枸橼酸盐抗凝，不要用肝素抗凝，因为肝素抑制Taq多聚酶活性）与1 ml细胞裂解缓冲液混合（0.32 mol/L蔗糖，1% Triton X-100，5 mmol/L $MgCl_2$，12 mmol/L Tris-HCl pH 7.5）。

（2）为了去除上述全血中残留的红细胞，用转速13 000 r/min离心，收集白细胞/细胞核。

（3）弃上清。

（4）用100 μl无菌双蒸水洗沉淀1次。

（5）用80 μl DNA稀释缓冲液（0.375 mol/L NaCl，0.12 mol/L EDTA pH 8.0）使沉淀重新

悬浮。

(6) 加入 10 μl 10% SDS 和 100 μl 5 mol/L NaCl（用手摇匀，不得使用旋涡振荡器）。

(7) 用 240 μl 双蒸水稀释 DNA。

(8) 立即加入 300 μl（苯酚-氯仿混合液，pH 7.5），用手摇匀（30s），注意：试管必须盖上，并能耐受有机溶剂。

(9) 转速 13 000 r/min 离心 1 min，将沉淀的蛋白离心。

(10) 将上清（水相）移至另一试管中，弃有机相。

(11) 将水相移至另一试管之后，加 1.5～2.0 倍体积的无水乙醇，颠倒试管混合数次，直至 DNA 沉淀析出。

(12) 用玻棒将 DNA 沉淀挑出，或用转速 13 000 r/min 离心 30s 收集 DNA。

(13) 用 70%乙醇洗去 DNA 中的盐，让试管中的液体挥发，但不要使 DNA 干燥。

(14) 用 100 μl 双蒸水溶解 DNA，如果 DNA 不能完全溶解（分布不均匀，可见黏稠状物质）可在加热器上将 DNA 溶液加热 94℃ 2 min。

**2. 质量控制**

(1) 用双蒸水调整分光光度计零点，将待测 DNA 样品用蒸馏水 1∶20 稀释，置石英比色杯中，测量标本在 260 nm 的光密度值，1OD＝50 μg/ml。

(2) 为了判断核酸纯度或蛋白质污染情况，可测定比较标本在 260/280 nm 的 OD 值，260/280 的比值应为 1.6～1.8。

(3) 用上述方法（快速法或盐析法）抽提的 DNA 可能含有少量的 RNA，一般 RNA 的量很低，不至于对 OD 值有明显的影响，可以忽略。

(4) 如果 DNA 中含有 RNA，可在琼脂糖凝胶电泳中检出，其迁移区域在相当于 300bp 的位置。

(5) 若要去除样品的 RNA，可用以下方法：在 DNA 溶液中加入 6 ml 10 mg/ml RNA 酶（不含 DNA 酶）至终浓度为 20 ng/ml；37℃温育 30 min；酚/氯仿抽提后去除 RNase；用乙醇沉淀 DNA，去盐后溶解 DNA，方法同前。

## （二）操作步骤

**1. 引物混合液的配制** 预先准备好所有的引物混合液，其中包括除 Taq 多聚酶和待测 DNA 以外的所有 PCR 反应成分。引物混合液包括下列成分：①2 pmol 5′末端和 3′末端引物。②d-NTP（dATP、dCTP、dGTP、dTTP）各 200 μmol。③1×PCR 缓冲液（10 mmol/L Tris-HCl，pH 8.3；50 mmol/L KCl；1.5 mmol/L $MgCl_2$；0.01%明胶）。④Ficoll 400（终浓度为 1.0%、V/V）。⑤加样缓冲液（甲酚红、终浓度为 0.001%、W/V）。⑥每种引物混合液均用相应 HLA-DRB 等位基因阳性和阴性的参考 DNA 检验其特异性。

各引物对分布顺序及等位基因特异性见表 38-1。

**2. 实验中 DNA 浓度的计算** 每一个 PCR 扩增管需加 150 ng DNA 标本，完成 HLA-DRB1＊分型需要约 3500 ng DNA。所需 DNA 量按下式计算。

$$\text{所需 DNA 量}=\frac{\text{扩增管数}\times\text{每管所需 DNA 量（ml）}}{\text{检测的 DNA 浓度（ng/ml）}}$$

**3. DNA/Taq 多聚酶混合液的制备** 取按上式计算的 DNA 量加 3 ml Taq 多聚酶（5 U/ml）在 80 μl的稀释液中混匀（稀释液为上述 1×PCR 缓冲液）。用加样器短暂混匀反应混合液，但应避免气泡形成（否则会导致气溶胶状 DNA 形成）。每个 PCR 扩增管加 3 μl 混合液。

**4. 制备液体注意事项** 每管加 20 μl 矿物油覆盖，以防蒸发。

**5. PCR 扩增参数** ①94℃初变性 5 min。②94℃，30s。③65℃，1 min。④72℃，1 min，30 个循环。⑤72℃延伸 5 min。

表 38-1 各种引物对分布顺序及等位基因的特异性

（从 invitrogen 公司购买）

| 位点 | HLA-DRB1 * | 引物 | |
|---|---|---|---|
| 1 | 0101-0102 | 5′-01 | 3′-15 |
| 2 | 0103 | 5′-01 | 3′-10 |
| 3 | 1501-1502 | 5′-02 | 3′-01 |
| 4 | 1601-1602 | 5′-02 | 3′-02 |
| 5 | 0301-0302 | 5′-03 | 3′-03 |
| 6 | 0301 | 5′-06 | 3′-048 |
| 7 | 0302-1302-1305<br>1402-1403-1409 | 5′-03 | 3′-047 |
| 8 | 0401-0414-1410 | 5′-04 | 3′-047<br>3′-048 |
| 9 | 0701-0702 | 5′-07 | 3′-079 |
| 10 | 0801-0806 | 5′-08 | 3′-06 |
| 11 | 0901 | 5′-09 | 3′-079 |
| 12 | 1001 | 5′-10 | 3′-047 |
| 13 | 1101-105 | 5′-05 | 3′-06 |
| 14 | 1201-1202 | 5′-08 | 3′-08 |
| 15 | 1301-1302-1306 | 5′-03 | 3′-10 |
| 16 | 1303-1304-1305 | 5′-05 | 3′-045 |
| 17 | 1306 | 5′-03 | 3′-11 |
| 18 | 1401-1404-1405<br>1407-1408 | 5′-05<br>5′-08 | 3′-11 |
| 19 | 1402-1305-1306<br>1406-1409 | 5′-03 | 3′-12 |
| 20 | 1410 | 5′-04 | 3′-19 |
| 21 | DRB3 *<br>0101-0301 | 5′-52<br>5′-52. 2 | 13′-13<br>3′-14 |
| 22 | DRB4 * 0101 | 5′-53 | 3′-048 |
| 23 | DRB5 * 0101-0202 | 5′-52 | 3′-01<br>3′-16 |

**6. 琼脂糖凝胶电泳观察扩增后的 DNA 产物** 用 0.5×或 1.0×TBE（5×TBE：0.45 mol/L Tris-HCl，pH 7.5；0.45 mol/L 硼酸；100 mmol/L EDTA）制备 2%琼脂糖凝胶，100 ml 琼脂糖溶液中加入 10 ml 溴化乙锭（10 mg/ml）。凝胶厚度 3～5 mm，将扩增后的产物加入样品孔中。15V/cm 电泳至少20 min。在紫外线照射下观察电泳后琼脂糖凝胶显示的荧光条带并拍照存档。

## 二、HLA-Ⅰ类抗原血清学分型方法

### 【原理】

HLA-A、HLA-B、HLA-C 抗原分型，目前国际上统一采用 Terasaki 改良的微量细胞毒试验。该方法的原理为取 HLA 分型血清，加入从被检者外周血中分纯的淋巴细胞，在补体的参与下充分作用，最后在倒置显微镜下观察，根据淋巴细胞的死活判定其表面是否具有与分型血清中抗体相对应的抗原。

### 【应用】

HLA-Ⅰ类抗原血清学分型可用于临床器官移植组织配型。

### 【材料】

（1）HLA 分型血清：取多次经产妇或计划免疫志愿者的血清进行筛选，但筛选工作十分复杂，所得抗血清须经标准品鉴定。此项工作通常由从事血液与输血研究的专业机构完成，为各实验室提供成套的标准 HLA 分型血清微量细胞毒试验板（简称 HLA 分型板）。

（2）家兔补体：兔补体质量对 HLA 分型结果影响甚大，一般是从多只健康家兔（至少 10 只以上）心脏采血分离血清，经检查合格后混合，小量分装，冷冻干燥后低温（-30℃以下）保存，2 年内不失效。-60℃保存可使用半年。亦可选用质量可靠的商品补体制剂。

（3）对照血清阳性：对照为马抗人淋巴细胞血清，阴性对照为不含 HLA 抗体的 AB 型人血清。

（4）5%伊红水溶液：伊红 5 g 溶于 100 ml 重蒸水中，用滤纸过滤 2~3 次后使用。

（5）中性甲醛：37%甲醛以 1 mol/L NaOH 调 pH 至 7.2 配成 10%浓度。

（6）淋巴细胞的分离试剂。

### 【方法】

（1）用特制的 HLA 抗原分型试验板（通称 Teraski 板），每孔注加无细胞毒性的液状石蜡 5~8 μl和 HLA 分型血清 1 μl。同时设阳性血清对照、阴性血清对照及补体对照。

（2）HLA-A、HLA-B、HLA-C 抗原分型时，分型板每孔加待检淋巴细胞 1 μl（2000~2500 个细胞）。

（3）将 HLA-A、HLA-B、HLA-C 分型板置室温（22℃±2℃）温育 30 min。

（4）各孔加入兔补体 5 μl。HLA-A、HLA-B、HLA-C 分型板置室温温育 60 min。

（5）各孔加入 5%伊红水溶液 2~3 μl，室温染色 5 min。

（6）各孔加 10%中性甲醛 10 μl，固定和终止反应。

### 【结果】

（1）分型板用倒置相差显微镜观察。阳性细胞（死细胞）呈暗红色，肿大，不折光；阴性细胞（活细胞）不着色，不肿大，有折光性。

（2）判定标准不同作者略有不同。

8 分：81%~100%或 76%~100%阳性细胞。

6 分：41%~80%或 51%~75%阳性细胞。

4 分：21%~40%或 26%~50%阳性细胞。

2 分：11%~20%或 11%~25%阳性细胞。

1 分：0~10%或阳性细胞。

通常以>50%（即≥6 分）为阳性；>80%为强阳性。

## 【注意事项】

（1）用于血清学分型的血液标本以玻璃珠脱纤维抗凝为好，因淋巴细胞获得率高，血小板污染较少，结果易观察。将血液注入装有玻璃珠的瓶内轻轻摇动 15~20 min，至有白色纤维蛋白凝块包绕于玻璃珠外，听不见嘎啦嘎啦的响声为止。

（2）待检淋巴细胞一定要加入到分型板的抗血清中，否则抗血清和补体不能与细胞表面的特异性抗原充分作用，将导致分型试验失败。

## 【思考题】

比较 PCR 和血清学两种方法检测 HLA 型别的技术优缺点。

（方　敏　窦亚峰）